# 中医护理技术规范及临床应用

主编　孙秋华　徐　敏

浙江科学技术出版社·杭州

**图书在版编目（CIP）数据**

中医护理技术规范及临床应用 / 孙秋华，徐敏主编.

杭州 ： 浙江科学技术出版社，2024. 10. -- ISBN 978-7-
5739-1561-0

Ⅰ. R248-65

中国国家版本馆 CIP 数据核字第 2024FX6559 号

| | |
|---|---|
| 书　　名 | 中医护理技术规范及临床应用 |
| 主　　编 | 孙秋华　徐　敏 |

| | |
|---|---|
| 出版发行 | 浙江科学技术出版社 |
| | 地址：杭州市拱墅区环城北路 177 号　邮政编码：310006 |
| | 办公室电话：0571-85176593 |
| | 销售部电话：0571-85062597 |
| | E-mail： *zkpress@zkpress.com* |
| 排　　版 | 杭州立飞图文制作有限公司 |
| 印　　刷 | 浙江新华数码印务有限公司 |

| | | | |
|---|---|---|---|
| 开　　本 | 889 mm × 1194 mm　1/16 | 印　　张 | 34 |
| 字　　数 | 604 千字 | | |
| 版　　次 | 2024 年 10 月第 1 版 | 印　　次 | 2024 年 10 月第 1 次印刷 |
| 书　　号 | ISBN 978-7-5739-1561-0 | 定　　价 | 89.00 元 |

| | | | | | |
|---|---|---|---|---|---|
| **责任编辑** | 刘　丹 | **责任校对** | 张　宁 | **文字编辑** | 朱晓妍 |
| **责任美编** | 金　晖 | **责任印务** | 吕　琰 | | |

如发现印、装问题，请与承印厂联系。电话：0571-85155604

# 前　言

中医药是中华民族的瑰宝。几千年来，它生生不息、长盛不衰，离不开一代代中医人的传承与创新。随着我国人口老龄化进程加快，健康服务业蓬勃发展，人民群众对中医药服务的需求越来越迫切，我们亟须继承、发展、利用好中医药，充分发挥其在深化医药卫生体制改革中的作用，造福人类健康。中医护理作为中医药的重要组成部分，对推动中医药事业创新发展具有重要的意义。中医护理技术作为中医护理临床实践的主要手段，也是中医特色的体现，被越来越多的人认识和欢迎，因此规范、安全、有效地推广中医护理技术是人民群众得到优质中医药服务的重要保障。

在浙江省卫生健康委员会、浙江省中医药管理局的领导下，浙江省中医护理质量控制中心在 2022 年发布《浙江省中医护理技术临床应用管理方案》，对浙江省中医护理技术的分类分级管理作出规范。为了确保护理人员统一、规范、安全、有效地开展中医护理技术，浙江省中医护理质量控制中心组织全省委员单位，历时 1 年分工撰写《中医护理技术规范及临床应用》一书。本书对该管理方案中涉及的拔罐类、推拿类、灸类、针刺类、刮痧类等 8 大类共 56 项常用中医护理技术操作规范及与技术操作相关的临床应用实例进行整理，分上下两个篇章。上篇为中医护理技术操作规范，按类别分 8 个章节，分别介绍每项技术的定义、适应证、禁忌证、评估、告知、用物准备、基本操作方法、注意事项及健康教育，并附有技术操作流程图、技术考核评分标准、技术实施过程中有可能出现的并发症的预防及处理。上篇注重技术的规范性与安全性，重点突显每项技术操作步骤的关键环节。下篇为围绕 56 项技术开展临床应用实例介绍，涵盖内、外、妇、儿及其他不同系统疾病的中医护理临床实践案例，注重临床辨证施护及技术应用能力的提升。本书适用于中医和中西医结合护理人员，可作为他们的学习参考用书。

本书的编写得到了浙江省卫生健康委员会中医药综合管理处及中医药传承创新处、浙江省中医护理质量控制中心委员单位等相关管理及临床医疗、护理专家的大力支持，在此表示衷心的感谢！由于本书是首次编写，难免存在不足和疏漏，敬请各位读者提出宝贵意见和建议，以便我们进一步修订、提高。

编　者

2024 年 4 月 7 日

# 目 录

上篇　中医护理技术操作规范

上篇　中医护理技术操作规范

## 第七章　气功类

## 第八章　其他类

上篇　中医护理技术操作规范

## 第二章　外科疾病

## 第三章　妇科疾病

## 第四章　儿科疾病

## 第五章　其他疾病

下篇　中医护理技术临床应用实例

下篇　中医护理技术临床应用实例

上篇

中医护理技术操作规范

# 第一章　拔罐类

拔罐技术是以罐为工具，利用燃烧、抽吸、蒸汽等方法形成罐内负压，使罐吸附于腧穴或相应体表部位，使局部皮肤充血或瘀血，达到温通经络、祛风散寒、消肿止痛、吸毒排脓等防治疾病的中医外治技术。临床常用方法有火罐法、真空拔罐法、药物罐法、平衡火罐法、刺络拔罐法等。

## 第一节　拔罐技术（火罐法、真空拔罐法）

火罐法是以闪火法、投火法等方式使罐内产生负压，吸附于腧穴或相应体表部位的一种拔罐技术。真空拔罐法是将抽气罐置于选定穴位上，用抽气法使罐内产生负压，吸附于体表的一种拔罐技术。

### 一、适应证

适用于风湿痹痛，如风寒型感冒、头痛、颈肩痛、腰背痛等；疮疡、毒蛇咬伤的急救排毒等。

### 二、禁忌证

1. 出血性疾病者、极度消瘦或体质过于虚弱者、接触性传染病者。

2. 严重疾病者，如呼吸衰竭、心功能不全等。

3. 孕妇腹部、腰骶部。

4. 皮肤肿瘤部位、溃烂部位、严重水肿部位，心尖区、体表大动脉搏动处、静脉曲张处及其他大血管部位。

5. 精神疾病、高度紧张、抽搐等不配合者。

### 三、评估

1. 操作环境及室温。

2. 主要症状、既往史、过敏史、是否妊娠或处于月经期。

3. 患者体质、局部皮肤情况及对疼痛的耐受程度。

4. 心理状况及对操作的接受程度。

### 四、告知

1. 拔罐的作用、操作方法、留罐时间。

2. 拔罐过程中不随意改变体位，局部皮肤受负压影响有紧绷感为正常现象，如出现疼痛剧烈、头昏、眼花、恶心、心慌出汗等不适症状，及时告知护士。

3.拔罐后局部皮肤会出现与罐口大小相当的紫红色瘀斑，为正常表现，数日可消退。

## 五、用物准备

治疗盘、罐数个（包括玻璃罐、抽气罐等）、润滑剂、止血钳、95%酒精棉球、打火机、弯盘、广口瓶、纱布，必要时备屏风、毛毯。

## 六、基本操作方法

1.核对医嘱，评估患者，做好解释，嘱患者排空二便。

2.根据拔罐部位选择罐的大小及数量，检查罐口周围是否光滑、有无缺损裂痕。备齐用物，携至床旁，关闭门窗，必要时用屏风遮挡。

3.协助患者取舒适体位，充分暴露拔罐部位，注意保护隐私及保暖。

4.火罐法或真空拔罐法。

（1）火罐法：使用闪火法，一手用止血钳夹住干湿度适宜的酒精棉球点燃，勿烧罐口，另一手持火罐，稳、准、快速地将罐吸附于相应部位，待吸牢后撒手、灭火。

①闪罐：用闪火法使罐内产生负压，吸附于皮肤后立即拔起，反复吸拔多次，以皮肤潮红、充血或瘀血为度。适用于感冒、皮肤麻木、面部疼痛、肌肉僵硬等病症、中风后遗症或虚弱病症。

②走罐：又称推罐，在吸拔部位上涂一层润滑剂，将罐吸拔于皮肤上，再以手握住罐底，稍倾斜罐体，前后推拉或做环形旋转运动，如此反复数次，以皮肤潮红、深红或起痧点为度。适用于急性热病或深部组织气血瘀滞之疼痛、外感风寒、神经痛、风湿痹痛及较大范围疼痛等。

③留罐：又称坐罐，将罐吸拔在应拔部位后留置10～15 min，使局部皮肤充血或瘀血。适用于临床大部分病症。

（2）真空拔罐法：将抽气罐置于选定部位上，抽出空气，使其产生负压而吸于拔罐部位。

5.观察罐体吸附情况和皮肤颜色，询问患者有无不适感。

6.起罐时，一手扶罐具，另一手拇指按压罐口皮肤，使空气进入罐内，即可顺利起罐，不可强行上提或旋转提拔。

7.操作完毕，清洁皮肤，协助患者整理衣着，饮一杯温水，安置舒适体位。

8.整理用物，洗手，评估记录。

## 七、注意事项

1. 空腹及饱餐情况下不宜进行拔罐操作。

2. 拔罐时要选择适当体位和肌肉丰满的部位；骨骼凹凸不平、毛发较多的部位、瘢痕处等，均不适宜。

3. 面部、儿童、年老体弱者拔罐的吸附力不宜过大。

4. 拔罐过程中，注意观察患者的反应，患者如有头晕、心慌等不适症状时，应立即起罐；症状严重时可让患者平卧，注意保暖并嘱其饮温水或糖水，还可掐水沟（人中），揉内关、足三里等穴。

5. 酒精棉球干湿度适宜；点燃酒精棉球后，切勿较长时间停留于罐口及罐内，以免将火罐烧热烫伤皮肤。

6. 如出现小水疱不必处理，可自行吸收；如水疱较大，消毒局部皮肤后，用无菌注射器吸出液体，覆盖消毒敷料。

## 八、健康教育

1. 注意休息，避风寒，畅情志，6 h 内勿沐浴。

2. 拔罐后宜饮温水，忌食生冷、肥甘厚腻及辛辣之品。

3. 根据患者症状，给予相关的健康宣教。

## 九、附件

1. 拔罐技术（火罐法、真空拔罐法）操作流程图。（附件1）

2. 拔罐技术（火罐法、真空拔罐法）考核标准。（附件2）

3. 拔罐技术（火罐法、真空拔罐法）并发症预防及处理。（附件3）

（绍兴市中医院）

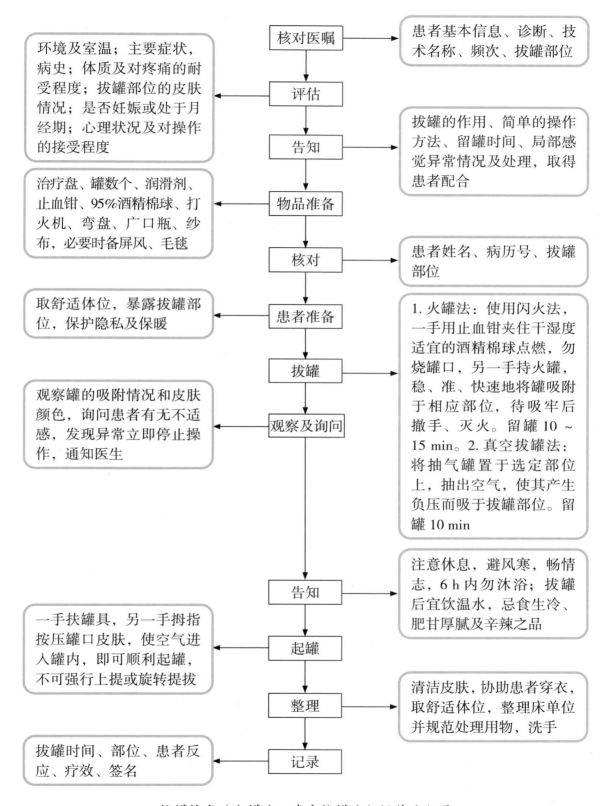

拔罐技术（火罐法、真空拔罐法）操作流程图

**核对医嘱** → 患者基本信息、诊断、技术名称、频次、拔罐部位

环境及室温；主要症状，病史；体质及对疼痛的耐受程度；拔罐部位的皮肤情况；是否妊娠或处于月经期；心理状况及对操作的接受程度 ← **评估**

**告知** → 拔罐的作用、简单的操作方法、留罐时间、局部感觉异常情况及处理，取得患者配合

治疗盘、罐数个、润滑剂、止血钳、95%酒精棉球、打火机、弯盘、广口瓶、纱布，必要时备屏风、毛毯 ← **物品准备**

**核对** → 患者姓名、病历号、拔罐部位

取舒适体位，暴露拔罐部位，保护隐私及保暖 ← **患者准备**

**拔罐** → 1. 火罐法：使用闪火法，一手用止血钳夹住干湿度适宜的酒精棉球点燃，勿烧罐口，另一手持火罐，稳、准、快速地将罐吸附于相应部位，待吸牢后撤手、灭火。留罐 10 ~ 15 min。2. 真空拔罐法：将抽气罐置于选定部位上，抽出空气，使其产生负压而吸于拔罐部位。留罐 10 min

观察罐的吸附情况和皮肤颜色，询问患者有无不适感，发现异常立即停止操作，通知医生 ← **观察及询问**

**告知** → 注意休息，避风寒，畅情志，6 h 内勿沐浴；拔罐后宜饮温水，忌食生冷、肥甘厚腻及辛辣之品

一手扶罐具，另一手拇指按压罐口皮肤，使空气进入罐内，即可顺利起罐，不可强行上提或旋转提拔 ← **起罐**

**整理** → 清洁皮肤，协助患者穿衣，取舒适体位，整理床单位并规范处理用物，洗手

拔罐时间、部位、患者反应、疗效、签名 ← **记录**

## 拔罐技术（火罐法、真空拔罐法）考核标准

| | | 内容 | 分值 | 备注 |
|---|---|---|---|---|
| | 素质要求 | 服装、鞋帽整齐，仪表大方（1分）　洗手、戴口罩（1分） | 2 | |
| 操作前 | | 核对医嘱：患者基本信息（1分）　诊断（1分）　技术名称（1分）　频次（1分）　拔罐部位（1分） | 5 | |
| | | 评估：环境及室温（1分）　主要症状（1分）　既往史及过敏史（1分）　舌象及脉象（1分）　是否有出血性疾病（1分）　体质及对疼痛的耐受程度（1分）　拔罐部位的皮肤情况（1分）　是否妊娠或处于月经期（1分）　心理状况及对操作的接受程度（1分） | 9 | |
| | | 告知：拔罐的作用（1分）　简单的操作方法（1分）　局部感觉（1分）　异常情况及处理（1分）　嘱患者排空二便，取得患者配合（1分） | 5 | |
| | | 物品准备：治疗盘（1分）　罐数个（1分）　润滑剂（1分）　止血钳（1分）　95%酒精棉球（1分）　打火机（1分）　弯盘及广口瓶（1分）　纱布（1分）　必要时备屏风、毛毯（1分） | 9 | |
| 操作步骤 | 操作中 | 核对：患者姓名（1分）　病历号（1分）　拔罐部位（1分） | 3 | |
| | | 患者准备：取舒适体位（3分）　暴露拔罐部位（3分）　注意保护隐私（2分）　保暖（2分） | 10 | |
| | | 拔罐：核对身份（2分）<br>1.火罐法：用纱布进行皮肤清洁（2分）　选择合适玻璃罐，检查罐口有无缺损裂痕（4分）　一手用止血钳夹住干湿度适宜的酒精棉球（2分）　点燃（1分）　勿烧罐口（2分）　另一手持火罐，稳、准、快速地将罐吸附于相应部位（5分）　待吸牢后撤手（2分）　灭火（1分）　留罐10～15 min（1分）<br>2.真空拔罐法：用纱布进行皮肤清洁（2分）　选择合适抽气罐（2分）　检查罐口有无缺损裂缝（4分）　将抽气罐置于选定部位上（2分）　抽出空气（2分）　使其产生负压而吸于拔罐部位（4分）　待吸牢后撤手（2分）　留罐10 min（2分） | 22 | |
| | | 观察及询问：随时检查罐口吸附情况（2分）　以局部皮肤红紫色为度（2分）　询问患者感受如疼痛或过紧（4分）　及时起罐（2分） | 10 | |
| | | 起罐：一手夹持罐体，另一手拇指按压罐口皮肤（2分）　使空气进入罐内，即可起罐（2分）　清洁皮肤（2分）　有水疱或破溃及时处理（2分）　再次核对（2分） | 10 | |
| | 操作后 | 告知：注意休息（1分）　避风寒，畅情志（1分）　6 h内勿沐浴（1分）　拔罐后宜饮温水（1分）　忌食生冷、肥甘厚腻及辛辣之品（1分） | 5 | |
| | | 整理：协助患者穿衣（1分）　取舒适体位（1分）　整理床单位（1分）　处理用物（1分）　洗手（1分） | 5 | |
| | | 评估记录：拔罐时间（1分）　部位（1分）　患者反应（1分）　疗效（1分）　签名（1分） | 5 | |

# 常见并发症——烫伤

## 一、发生原因

1. 点火时间过长，导致罐口温度过高。

2. 酒精棉球过湿，操作过程中不慎将酒精滴在皮肤上。

## 二、临床表现

局部皮肤发红，或者出现大小不等的水疱，伴灼痛。

## 三、预防及处理

1. 操作前评估患者的配合程度。

2. 酒精棉球干湿适宜。

3. 操作时，酒精棉球燃烧后，应伸入罐内中下端（不可碰及罐口），不宜在罐口长时间燃烧以免罐口温度过高。

4. 操作过程中及时询问患者感受，观察局部皮肤情况。

5. 如果出现皮肤有烫伤，不宜再在此处进行拔罐，予以湿润烧伤膏外涂，水疱小于 1 cm 者，不必刺破，消毒局部皮肤后可自行吸收；水疱大于 1 cm 者，局部消毒后用无菌针头刺破，用无菌棉球轻压挤出水疱内液体，再用无菌敷料覆盖，避免搓破皮肤，防止感染。

# 常见并发症——皮肤损伤

## 一、发生原因

操作前未检查罐口或检查方法不正确，罐口有裂纹或破损，起罐方法不正确。

## 二、临床表现

出现皮肤破损疼痛，局部伴或不伴有渗血。

## 三、预防及处理

1. 拔罐前，先检查罐口是否光滑，无裂纹无破损，起罐时切勿强拉，操作规范、熟练。

2. 若操作中不慎损伤皮肤，如有出血，先用无菌敷料压迫止血，再用碘伏消毒后进行包扎；如无出血则用碘伏消毒后包扎处理，避免感染。

## 常见并发症——晕罐

### 一、发生原因

1. 空腹或过度疲劳、剧吐、大汗之后。

2. 心情过于紧张。

3. 体质虚弱。

4. 手法过重，刺激量大，时间过长。

### 二、临床表现

头晕、心慌、恶心、面色苍白、呼吸急促、四肢厥冷、脉搏细数等现象。

### 三、预防及处理

1. 对初诊、精神过度紧张及体弱者，应先做好解释，消除顾虑；不在空腹、过度疲劳、剧吐、大汗之后等情况下拔罐。

2. 注意室内通风，保持空气新鲜。

3. 拔罐时随时观察患者的反应，争取早发现、早处理，防止晕罐发生。

4. 晕罐时立即停止拔罐，取平卧位、注意保暖，及时通知医生，配合处理。

5. 轻者饮温水或糖水后休息片刻；重者可点掐百会、水沟（人中），揉内关、涌泉、足三里等穴。

# 第二节 药物罐技术

药物罐技术是以竹罐或木罐为工具，浸泡药液煮沸后，利用高热排除罐内空气形成负压，使之吸附于腧穴或相应体表部位上的一种拔罐技术。

## 一、适应证

适用于寒证、痛证、痹证，如颈椎病、腰腿痛、皮肤病、妇科疾病等。

## 二、禁忌证

1. 出血性疾病者、极度消瘦或体质过于虚弱者、接触性传染病者。

2. 严重疾病者，如呼吸衰竭、心功能不全等。

3. 孕妇腹部、腰骶部。

4. 皮肤肿瘤部位、溃烂部位、严重水肿部位，心尖区、体表大动脉搏动处、静脉曲张处及其他大血管部位。

5. 精神疾病、高度紧张、抽搐等不配合者。

## 三、评估

1. 操作环境及室温。

2. 主要症状、既往史、过敏史、是否妊娠或处于月经期。

3. 患者体质、局部皮肤情况及对疼痛的耐受程度。

4. 心理状况及对操作的接受程度。

## 四、告知

1. 药物罐的作用、操作方法、留罐时间。

2. 拔罐过程中不随意改变体位，局部皮肤受负压影响有紧绷感为正常现象，如出现皮肤灼热感、疼痛剧烈、头昏、眼花、恶心、心慌出汗等不适症状，及时告知护士。

3. 拔罐后局部皮肤会出现与罐口大小相当的紫红色瘀斑，为正常表现，数日可消退。

## 五、用物准备

治疗车、煮锅或电饭煲（中药煮竹罐或木罐数个）、止血钳、纱布、小毛巾，必要时备屏风、毛毯。

## 六、基本操作方法

1. 核对医嘱，评估患者，做好解释，嘱患者排空二便。

2. 根据拔罐部位选择罐的大小及数量，检查罐口周围是否光滑、有无缺损裂痕。备齐用物，携至床旁，关闭门窗，必要时用屏风遮挡。

3. 协助患者取舒适体位，充分暴露拔罐部位，注意保护隐私及保暖。

4. 右手持止血钳夹住煮好的药物罐，在左手小毛巾上拍打数下，快速甩去罐内残余热水，迅速将罐移至选定的穴位留罐，留罐时间为 5 ～ 10 min。

5. 观察罐口吸附情况，局部皮肤反应及全身情况，询问患者有无不适感，如过烫、过紧、疼痛明显，应及时处理。

6. 起罐时，一手扶罐具，另一手拇指按压罐口皮肤，使空气进入罐内，即可顺利起罐。用纱布轻拭皮肤表面药渍。

7. 操作结束，观察患者皮肤情况，协助患者穿衣，安排舒适体位。

8. 整理用物，洗手，评估记录。

## 七、注意事项

1. 空腹及饱餐情况下不宜进行拔罐操作。

2. 拔罐时要选择适当体位和肌肉丰满的部位，骨骼凹凸不平、毛发较多的部位、瘢痕处等，均不适宜。

3. 拔罐的吸附力度应视病情而定，年老体弱者及儿童吸附力度不宜过大。

4. 拔罐过程中，注意观察患者的反应，患者如有头晕、心慌等不适，应立即起罐；严重者可让患者平卧，保暖并饮温水或糖水，还可掐水沟（人中），揉内关、足三里等穴。

5. 注意甩尽罐内残余热水。拔罐后，如出现小水疱不必处理，可自行吸收；如水疱较大，消毒局部皮肤后，用无菌注射器吸出液体，覆盖消毒敷料。保持干燥，注意防止皮肤感染。

## 八、健康教育

1. 注意休息，避风寒，畅情志，6 h 内勿沐浴。

2. 拔罐后宜饮温水，忌食生冷、肥甘厚腻及辛辣之品。

3. 观察皮肤情况，如出现皮疹、瘙痒等过敏症状，及时告知医护人员。

4. 根据患者症状，给予相关的健康宣教。

## 九、附件

1. 药物罐技术操作流程图。（附件 1）

2. 药物罐技术考核标准。（附件 2）

3. 药物罐技术并发症预防及处理。（附件 3）

（温岭市中医院）

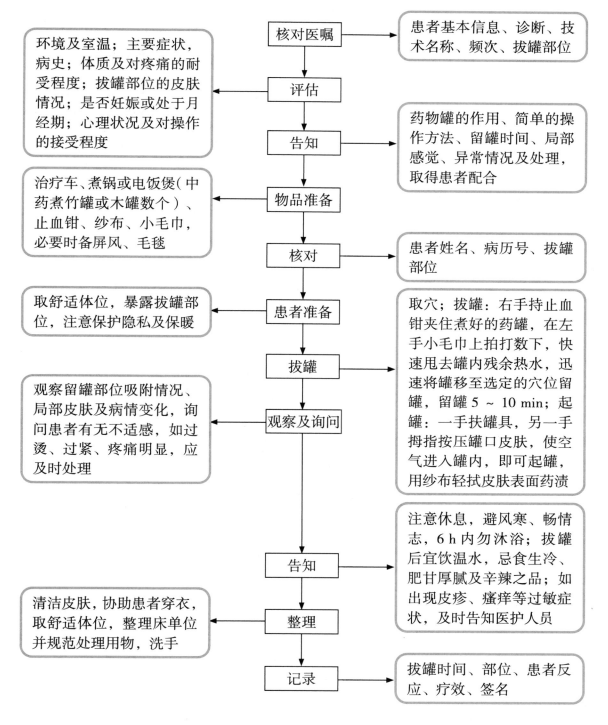

环境及室温；主要症状，病史；体质及对疼痛的耐受程度；拔罐部位的皮肤情况；是否妊娠或处于月经期；心理状况及对操作的接受程度

治疗车、煮锅或电饭煲（中药煮竹罐或木罐数个）、止血钳、纱布、小毛巾，必要时备屏风、毛毯

取舒适体位，暴露拔罐部位，注意保护隐私及保暖

观察留罐部位吸附情况、局部皮肤及病情变化，询问患者有无不适感，如过烫、过紧、疼痛明显，应及时处理

清洁皮肤，协助患者穿衣，取舒适体位，整理床单位并规范处理用物，洗手

核对医嘱 ──→ 患者基本信息、诊断、技术名称、频次、拔罐部位

评估

告知 ──→ 药物罐的作用、简单的操作方法、留罐时间、局部感觉、异常情况及处理，取得患者配合

物品准备

核对 ──→ 患者姓名、病历号、拔罐部位

患者准备

拔罐 ──→ 取穴；拔罐：右手持止血钳夹住煮好的药罐，在左手小毛巾上拍打数下，快速甩去罐内残余热水，迅速将罐移至选定的穴位留罐，留罐 5 ~ 10 min；起罐：一手扶罐具，另一手拇指按压罐口皮肤，使空气进入罐内，即可起罐，用纱布轻拭皮肤表面药渍

观察及询问

告知 ──→ 注意休息，避风寒、畅情志，6 h 内勿沐浴；拔罐后宜饮温水，忌食生冷、肥甘厚腻及辛辣之品；如出现皮疹、瘙痒等过敏症状，及时告知医护人员

整理

记录 ──→ 拔罐时间、部位、患者反应、疗效、签名

药物罐技术操作流程图

附件2

药物罐技术考核标准

| | | 内容 | 分值 | 备注 |
|---|---|---|---|---|
| 素质要求 | | 服装、鞋帽整齐，仪表大方（1分）　洗手、戴口罩（1分） | 2 | |
| 操作步骤 | 操作前 | 核对医嘱：患者基本信息（1分）　诊断（1分）　技术名称（1分）　频次（1分）　拔罐部位（1分） | 5 | |
| | | 评估：环境及室温（1分）　主要症状（1分）　既往史及过敏史（1分）　舌象及脉象（1分）　是否有出血性疾病（1分）　体质及对疼痛的耐受程度（1分）　拔罐部位的皮肤情况（1分）　是否妊娠或处于月经期（1分）　心理状况及对操作的接受程度（1分） | 9 | |
| | | 告知：药物罐的作用（1分）　简单的操作方法（1分）　局部感觉（1分）　异常情况及处理（1分）　嘱患者排空二便，取得配合（1分） | 5 | |
| | | 物品准备：治疗车（1分）　煮锅或电饭煲（1分）　检查竹罐或木罐有无破损（1分）　裂缝（1分）　将罐具放入中药中煮沸（1分）　止血钳（1分）　纱布（1分）　小毛巾（1分）　必要时备屏风、毛毯（1分） | 9 | |
| | 操作中 | 核对：患者姓名（1分）　病历号（1分）　拔罐部位（1分） | 3 | |
| | | 患者准备：取合理、舒适的体位（3分）　暴露拔罐部位（3分）　注意保护隐私（2分）及保暖（2分） | 10 | |
| | | 拔罐：核对身份（2分）　取穴（2分）　右手持止血钳夹住煮好的药罐（2分）在左手小毛巾上拍打数下（2分）　快速甩去罐内残余热水（2分）　迅速将罐移至选定的穴位留罐（5分）　留罐5~10 min（2分）<br>起罐：一手扶罐具（2分）　另一手拇指按压罐口皮肤，使空气进入罐内，即可起罐（3分）　用纱布轻拭皮肤表面药渍（3分）　再次核对（2分） | 27 | |
| | | 观察及询问：观察药罐吸附情况（5分）　局部皮肤及病情变化（5分）　询问患者有无不适感，如过烫、过紧、疼痛明显时及时处理（5分） | 15 | |
| | 操作后 | 告知：注意休息（1分）　避风寒、畅情志（1分）　6 h内勿沐浴（1分）拔罐后宜饮温水，忌食生冷、肥甘厚腻及辛辣之品（1分）　如出现皮疹、瘙痒等过敏症状及时告知医护人员（1分） | 5 | |
| | | 整理：协助患者穿衣（1分）　取舒适体位（1分）　整理床单位（1分）处理用物（1分）　洗手（1分） | 5 | |
| | | 评估记录：拔罐时间（1分）　部位（1分）　患者反应（1分）　疗效（1分）签名（1分） | 5 | |

# 常见并发症——烫伤

## 一、发生原因

1. 治疗前没有认真评估患者皮肤状况，患者耐受力差。

2. 药罐温度过高或药罐内药液未拍打干，药液流至皮肤。

## 二、临床表现

局部皮肤发红，或者出现大小不等的水疱，伴灼痛。

## 三、预防及处理

1. 操作前认真评估患者皮肤状况。

2. 操作时需拍打干药罐内残留的药液，以免滴落。

3. 操作过程中询问患者感受，如果感觉温度过高，立即取下。

4. 如果出现皮肤烫伤，不宜再在此处进行拔罐，予以湿润烧伤膏外涂，水疱小于1 cm者，不必刺破，消毒局部皮肤后可自行吸收；水疱大于1 cm者，局部消毒后用无菌针头刺破，用无菌棉球轻压挤出水疱内液体，再用无菌敷料覆盖，避免搓破皮肤，防止感染。

# 常见并发症——晕罐

## 一、发生原因

操作前未检查罐口或检查方法不正确，罐口有裂纹或破损，起罐方法不正确。

## 二、临床表现

出现皮肤破损疼痛，局部伴或不伴有渗血。

## 三、预防及处理

1. 拔罐前，先检查罐口是否光滑，无裂纹无破损，起罐时切勿强拉，操作规范、熟练。

2. 若操作中不慎损伤皮肤，如有出血，先用无菌敷料压迫止血，再用碘伏消毒后进行包扎；如无出血则用碘伏消毒后包扎处理，避免感染。

## 第三节　平衡火罐技术

平衡火罐技术是以阴阳学说为基础，以神经传导为途径，以自身平衡为核心，运用不同拔罐手法作用于人体，达到自然平衡的一种拔罐技术。

### 一、适应证

适用于慢性疾病，如腰肌劳损、失眠、疲劳综合征、亚健康人群等。

### 二、禁忌证

1. 有出血性疾病者、极度消瘦或体质过于虚弱者、接触性传染病者。

2. 严重疾病者，如呼吸衰竭、心功能不全等。

3. 孕妇腹部、腰骶部。

4. 皮肤肿瘤部位、溃烂部位、严重水肿部位，心尖区、体表大动脉搏动处、静脉曲张处及其他大血管部位。

5. 精神疾病、高度紧张、抽搐等不配合者。

### 三、评估

1. 操作环境及室温。

2. 主要症状、既往史、过敏史、是否妊娠或处于月经期。

3. 患者体质、局部皮肤情况及对疼痛的耐受程度。

4. 心理状况及对操作的接受程度。

### 四、告知

1. 平衡火罐的作用、操作方法及时间。

2. 拔罐过程中不随意改变体位，局部皮肤受负压影响有紧绷感为正常现象，如出现疼痛剧烈、头昏、眼花、恶心、心慌出汗等不适症状，及时告知护士。

3. 走罐、留罐后局部皮肤会出现紫红色瘀斑与罐印，为正常表现，数日可消退，询问患者是否能接受。

### 五、用物准备

治疗盘、玻璃罐数个、润滑剂、止血钳、95%酒精棉球、打火机、弯盘、广口瓶、纱布，必要时备屏风、毛毯。

### 六、基本操作方法

1. 核对医嘱，评估患者，做好解释，嘱患者排空二便。

2. 根据拔罐部位选择罐的大小及数量，检查罐口周围是否光滑，有无缺损裂痕。

备齐用物，携至床旁，关闭门窗，必要时用屏风遮挡。

3. 协助患者取舒适体位，充分暴露拔罐部位，注意保护隐私及保暖。

4. 分别采用闪罐、揉罐、走罐、抖罐、留罐等拔罐手法。

（1）闪罐：至少选择 3 个口径相同的火罐轮换使用。

（2）揉罐：在闪罐的基础上，利用罐体的温热，手持火罐在治疗部位做轻柔缓和的回旋动作，使热度渗透于施术部位。适用于风湿痹痛、肌肉僵硬等病症。

（3）走罐：揉罐后涂抹润滑剂，走罐至皮肤潮红、深红或起痧点为度。

（4）抖罐：拔罐负压适中，施术者手掌空心握罐，手腕带动，沿经络方向快速抖动，从上到下，从左到右，频率要求 120 次 / 分。此法为典型的泻法，适用于实热病证。

（5）留罐：将罐吸拔在应拔部位，留置 5 ~ 10 min。

5. 观察罐体吸附情况和皮肤颜色，询问患者疼痛耐受程度，防止皮肤破损，询问有无不适感。

6. 起罐时，一手扶罐具，另一手拇指按压罐口皮肤，使空气进入罐内，即可顺利起罐，不可强行上提或旋转提拔。

7. 操作完毕，清洁皮肤，协助患者整理衣着，安置舒适体位，整理床单位。

8. 整理用物，洗手，评估记录。

## 七、注意事项

1. 空腹及饱餐情况下不宜进行拔罐操作。

2. 拔罐时要选择适当体位和肌肉丰满的部位，骨骼凹凸不平、毛发较多的部位、瘢痕处等，均不适宜。

3. 面部、儿童、年老体弱者拔罐的吸附力不宜过大。

4. 拔罐过程中，注意观察患者的反应，患者如有头晕、心慌等不适症状，应立即起罐；严重者可让患者平卧，保暖并饮温水或糖水，还可掐水沟（人中），揉内关、足三里等穴。

5. 酒精棉球干湿度适宜。闪罐时，轮换使用罐具，避免罐口烫伤皮肤；揉罐时，使用罐体的光滑面；走罐、抖罐时，勿使用暴力推拉，以免损伤皮肤。

6. 如出现小水疱不必处理，可自行吸收；如水疱较大，消毒局部皮肤后，用无菌注射器吸出液体，覆盖消毒敷料。

## 八、健康教育

1. 注意休息，避风寒、畅情志，6 h 内勿沐浴。

2. 拔罐后宜饮温水，忌食生冷、肥甘厚腻及辛辣之品。

3. 拔罐处若出现点片状紫红色瘀点、瘀斑或兼有微热痛感，皆是拔罐后正常反应，一般不需处理，勿揉搓皮肤。

4. 根据患者症状，给予相关的健康宣教。

## 九、附件

1. 平衡火罐技术操作流程图。（附件1）

2. 平衡火罐技术考核标准。（附件2）

3. 平衡火罐技术并发症预防及处理。（参考拔罐技术附件3）

（浙江省立同德医院）

附件1

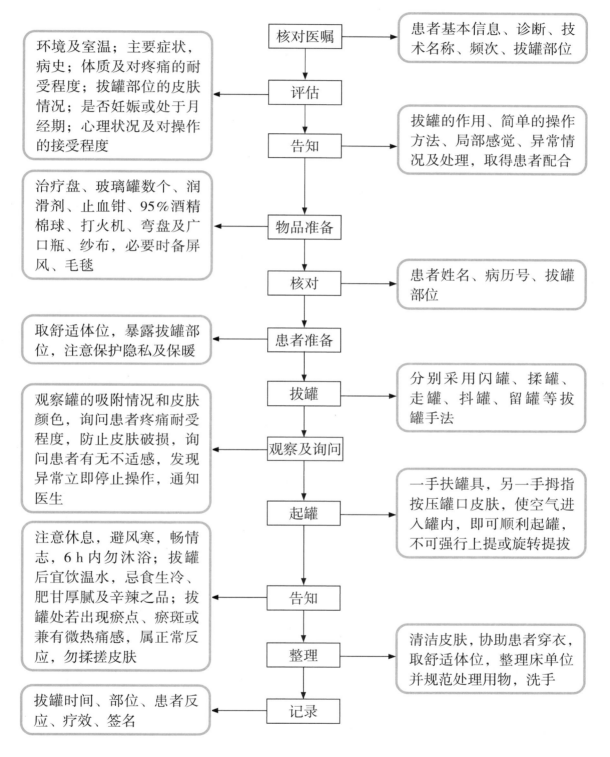

平衡火罐技术操作流程图

17

附件 2

平衡火罐技术考核标准

| 内容 | | | 分值 | 备注 |
|---|---|---|---|---|
| 素质要求 | 服装、鞋帽整齐，仪表大方（1分）　洗手、戴口罩（1分） | | 2 | |
| 操作前 | 核对医嘱：患者基本信息（1分）　诊断（1分）　技术名称（1分）　频次（1分）　拔罐部位（1分） | | 5 | |
| | 评估：环境及室温（1分）　主要症状（1分）　既往史及过敏史（1分）　舌象及脉象（1分）　是否有出血性疾病（1分）　体质及对疼痛的耐受程度（1分）　拔罐部位的皮肤情况（1分）　是否妊娠或处于月经期（1分）　心理状况及对操作的接受程度（1分） | | 9 | |
| | 告知：平衡火罐的作用（1分）　简单的操作方法（1分）　局部感觉（1分）异常情况及处理（1分）　嘱患者排空二便，取得配合（1分） | | 5 | |
| | 物品准备：治疗盘（1分）　玻璃罐数个（1分）　润滑剂（1分）　止血钳（1分）95%酒精棉球（1分）　打火机（1分）　弯盘及广口瓶（1分）　纱布（1分）必要时备屏风、毛毯（1分） | | 9 | |
| 操作步骤 | 操作中 | 核对：患者姓名（1分）　病历号（1分）　拔罐部位（1分） | 3 | |
| | | 患者准备：取舒适体位（3分）　暴露拔罐部位（3分）　注意保护隐私（2分）及保暖（2分） | 10 | |
| | | 拔罐：核对身份（2分）　①闪罐：以闪火法使罐吸附于皮肤后，立即拔起，反复吸拔多次，直至皮肤潮红发热，以皮肤潮红、充血或瘀血为度，至少选择3个口径相同的火罐轮换使用（5分）②揉罐：在闪罐的基础上，利用罐体的温热，手持火罐在治疗部位做轻柔缓和的回旋动作，使热度渗透于施术部位（5分）③走罐：在吸拔部位上涂一层润滑剂，将罐吸拔于皮肤上，再以手握住罐底，稍倾斜罐体，前后推拉，或做环形旋转运动，如此反复数次，以皮肤潮红、深红或起瘀点为度（5分）④抖罐：拔罐负压适中，施术者手掌空心握罐，手腕带动，沿经络方向快速抖动，从上到下，从左到右，频率要求120次/分（5分）⑤留罐：将罐吸拔在应拔部位，留置5~10 min（5分） | 27 | |
| | | 观察及询问：观察罐体吸附情况和皮肤颜色（5分）　询问患者疼痛耐受程度，防止皮肤破损（3分）　询问有无不适感（2分） | 10 | |
| | | 起罐：一手夹持罐体，另一手拇指按压罐口皮肤（1分）　使空气进入罐内，即可起罐（1分）　清洁皮肤（1分）　有水疱或破溃及时处理（1分）　再次核对（1分） | 5 | |
| | 操作后 | 告知：注意休息（1分）　避风寒，畅情志（1分）　6 h内勿沐浴（1分）拔罐后宜饮温水，忌食生冷、肥甘厚腻及辛辣之品（1分）　拔罐处若出现瘀点、瘀斑或兼有微热痛感，属正常反应，勿揉搓皮肤（1分） | 5 | |
| | | 整理：协助患者穿衣（1分）　取舒适体位（1分）　整理床单位（1分）处理用物（1分）　洗手（1分） | 5 | |
| | | 评估记录：拔罐时间（1分）　部位（1分）　患者反应（1分）　疗效（1分）签名（1分） | 5 | |

# 第四节 刺络拔罐技术

刺络拔罐是将刺络放血技术与拔罐技术相结合，先用刺血针具点刺体表相应部位或腧穴，然后拔上罐，靠罐内负压吸出血液，以加强刺络放血效果的一种拔罐技术。

## 一、适应证

适用于气滞证、血瘀证、湿热证所致的疼痛、发热、肿胀等为主要表现的疾病，如头痛、乳腺炎、带状疱疹、软组织扭挫伤、中暑、湿疹、痤疮等。

## 二、禁忌证

1. 有出血性疾病者、极度消瘦或体质过于虚弱者、接触性传染病者。

2. 严重疾病者，如呼吸衰竭、心功能不全等。

3. 孕妇腹部、腰骶部。

4. 皮肤肿瘤部位、溃烂部位、严重水肿部位，心尖区、体表大动脉搏动处、静脉曲张处及其他大血管部位。

5. 精神疾病、高度紧张、抽搐等不配合者。

## 三、评估

1. 操作环境及室温。

2. 主要症状、既往史、过敏史、是否妊娠或处于月经期。

3. 患者体质、局部皮肤情况及对疼痛的耐受程度。

4. 心理状况及对操作的接受程度。

5. 是否有晕血史、晕针史。

## 四、告知

1. 刺络拔罐的作用、操作方法、留罐时间、出血量。

2. 操作过程中不随意改变体位，拔罐时局部皮肤受负压影响有紧绷感为正常现象，如出现疼痛剧烈、头昏、眼花、恶心、心慌出汗等不适症状，及时告知护士。

3. 拔罐后局部皮肤会出现与罐口大小相当的紫红色瘀斑，为正常表现，数日可消退。

## 五、用物准备

治疗盘、无菌刺血针具、无菌棉签、皮肤消毒剂、一次性灭菌橡胶手套、利器盒、罐数个（玻璃罐、抽气罐等）、止血钳、95%酒精棉球、打火机、弯盘、广口瓶、纱布，必要时备屏风、毛毯。

## 六、基本操作方法

1. 核对医嘱，评估患者，做好解释，嘱患者排空二便。

2. 根据拔罐部位选择罐的大小及数量，检查罐口周围是否光滑，有无缺损裂痕。备齐用物，携至床旁，关闭门窗，必要时用屏风遮挡。

3. 协助患者取舒适体位，充分暴露刺络拔罐部位，注意保护隐私及保暖。

4. 在针刺部位的上下用手指向针刺点处推按（按摩），使血液积聚于针刺部位。

5. 常规消毒皮肤。

6. 洗手，戴一次性灭菌橡胶手套。

7. 检查针具无毛尖或倒钩，术者右手持针，左手拇、中、食指夹紧被刺部位或穴位，针尖露出所需的深度，对准被刺部位或穴位直刺 1.5 ~ 3 mm，随即出针，将针弃入利器盒内。迅速将火罐叩至针刺部位，使血液自然从针刺部位流出，留罐 5 ~ 10 min。出血量根据病情和体质而定，血色由暗红变为鲜红为止，放血过程中观察患者有无不适。

8. 观察罐体吸附情况和皮肤颜色、出血量及血液颜色，询问患者疼痛耐受程度，询问有无不适感。

9. 起罐时，一手扶罐具，另一手拇指按压罐口皮肤，使空气进入罐内，即可顺利起罐，不可强行上提或旋转提拔。起罐后用棉签按压针孔片刻，再次消毒拔罐处皮肤。

10. 操作完毕，协助患者整理衣着，安置舒适体位，整理床单位。

11. 整理用物，洗手，评估记录。

## 七、注意事项

1. 使用一次性无菌针具，严格遵守无菌操作原则。

2. 刺络拔罐时，刺络进针勿过深，以免损伤其他组织。

3. 拔罐吸附力适中，放血量应视病情而定，实证、热证、急症者出血量可稍大，虚证者宜少出血为宜。

4. 刺络拔罐过程中，注意观察患者的反应，患者如有晕针、晕罐等不适感，应立即停止操作；严重者可让患者平卧，保暖并饮温水或糖水，还可掐水沟（人中），揉内关、足三里等穴。

5. 若出血不易止者，可采取压迫止血法。

## 八、健康教育

1. 注意休息，避风寒，畅情志，保持局部皮肤清洁干燥，24 h 内勿沐浴。

2. 拔罐后宜饮温水，忌食生冷、肥甘厚腻及辛辣之品。

3. 如感觉局部皮肤红肿、发热、疼痛、血肿、针孔局部渗出明显等不良反应，及时告知医护人员。

4. 根据患者症状，给予相关的健康宣教。

## 九、附件

1. 刺络拔罐技术操作流程图。（附件 1）

2. 刺络拔罐技术考核标准。（附件 2）

3. 刺络拔罐技术并发症预防及处理。（附件 3）

（浙江省立同德医院）

附件 1

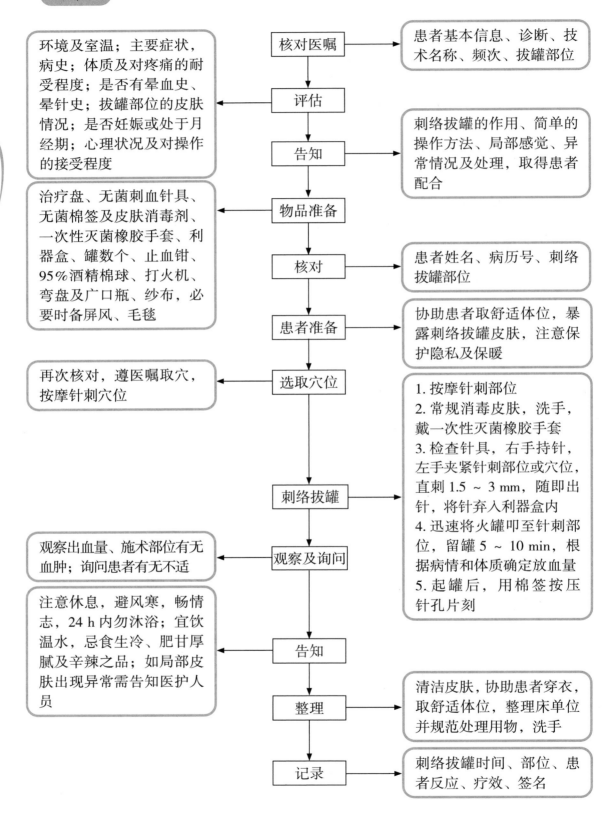

环境及室温；主要症状，病史；体质及对疼痛的耐受程度；是否有晕血史、晕针史；拔罐部位的皮肤情况；是否妊娠或处于月经期；心理状况及对操作的接受程度

→ 核对医嘱 → 患者基本信息、诊断、技术名称、频次、拔罐部位

评估

告知 → 刺络拔罐的作用、简单的操作方法、局部感觉、异常情况及处理，取得患者配合

治疗盘、无菌刺血针具、无菌棉签及皮肤消毒剂、一次性灭菌橡胶手套、利器盒、罐数个、止血钳、95%酒精棉球、打火机、弯盘及广口瓶、纱布，必要时备屏风、毛毯

物品准备

核对 → 患者姓名、病历号、刺络拔罐部位

患者准备 → 协助患者取舒适体位，暴露刺络拔罐皮肤，注意保护隐私及保暖

再次核对，遵医嘱取穴，按摩针刺穴位 ← 选取穴位

刺络拔罐 →
1. 按摩针刺部位
2. 常规消毒皮肤，洗手，戴一次性灭菌橡胶手套
3. 检查针具，右手持针，左手夹紧针刺部位或穴位，直刺 1.5 ～ 3 mm，随即出针，将针弃入利器盒内
4. 迅速将火罐叩至针刺部位，留罐 5 ～ 10 min，根据病情和体质确定放血量
5. 起罐后，用棉签按压针孔片刻

观察出血量、施术部位有无血肿；询问患者有无不适 ← 观察及询问

注意休息，避风寒，畅情志，24 h 内勿沐浴；宜饮温水，忌食生冷、肥甘厚腻及辛辣之品；如局部皮肤出现异常需告知医护人员

告知

整理 → 清洁皮肤，协助患者穿衣，取舒适体位，整理床单位并规范处理用物，洗手

记录 → 刺络拔罐时间、部位、患者反应、疗效、签名

**刺络拔罐技术操作流程图**

# 刺络拔罐技术考核标准

| | | 内容 | 分值 | 备注 |
|---|---|---|---|---|
| 素质要求 | | 服装、鞋帽整齐，仪表大方（1分） 洗手、戴口罩（1分） | 2 | |
| 操作步骤 | 操作前 | 核对医嘱：患者基本信息（1分） 诊断（1分） 技术名称（1分） 频次（1分） 拔罐部位（1分） | 5 | |
| | | 评估：环境及室温（1分） 主要症状（1分） 既往史及过敏史（1分） 舌象及脉象（1分） 是否有出血性疾病（1分） 体质及对疼痛的耐受程度（1分） 是否有晕血史、晕针史（1分） 拔罐部位的皮肤情况（1分） 是否妊娠或处于月经期（1分） 心理状况及对操作的接受程度（1分） | 10 | |
| | | 告知：刺络拔罐的作用（1分） 简单的操作方法（1分） 局部感觉（1分） 异常情况及处理（1分） 嘱患者排空二便，取得患者配合（1分） | 5 | |
| | | 物品准备：治疗盘（0.5分） 无菌刺血针具（1分） 无菌棉签及皮肤消毒剂（1分） 一次性灭菌橡胶手套（1分） 利器盒（0.5分） 罐数个（1分） 止血钳（0.5分） 95%酒精棉球（0.5分） 打火机（0.5分） 弯盘及广口瓶（0.5分） 纱布（0.5分） 必要时备屏风、毛毯（0.5分） | 8 | |
| | 操作中 | 核对：患者姓名（1分） 病历号（1分） 刺络拔罐部位（1分） | 3 | |
| | | 患者准备：取舒适体位（3分） 暴露刺络拔罐部位（3分） 注意保护隐私（2分）及保暖（2分） | 10 | |
| | | 刺络拔罐：核对身份（2分） 在针刺部位的上下用手指向针刺点处推按（按摩），使血液积聚于针刺部位（3分） 常规消毒皮肤（2分） 洗手（2分） 戴一次性灭菌橡胶手套（2分） 检查针具无毛尖或倒钩（2分） 术者右手持针，左手拇、中、食指夹紧被刺部位或穴位（2分） 针尖露出所需的深度（2分） 对准被刺部位或穴位直刺1.5～3 mm（3分） 随即出针（2分） 将针弃入利器盒内（2分） 迅速将火罐叩至针刺部位（2分） 使血液自然从针刺部位流出，留罐5～10 min，根据病情和体质确定放血量（2分） 起罐后用棉签按压针孔片刻（2分） 再次核对（2分） | 32 | |
| | | 观察及询问：观察出血量，血色由暗红变为鲜红为止（5分） 观察施术部位有无血肿（2分） 询问患者有无不适（3分） | 10 | |
| | 操作后 | 告知：注意休息（1分） 避风寒，畅情志（1分） 保持局部皮肤清洁干燥，24 h内勿沐浴（1分） 宜饮温水，忌食生冷、肥甘厚腻及辛辣之品（1分） 如局部皮肤出现红肿、发热、疼痛、血肿、针孔局部渗出明显等，应及时告知医护人员（1分） | 5 | |
| | | 整理：温水清洁患者局部皮肤，协助患者穿衣（1分） 取舒适体位（1分） 整理床单位（1分） 处理用物（1分） 洗手（1分） | 5 | |
| | | 评估记录：刺络拔罐时间及放血量（1分） 部位（1分） 患者反应（1分） 疗效（1分） 签名（1分） | 5 | |

# 常见并发症——晕针

## 一、发生原因

1. 操作前评估不到位,患者精神紧张、体质虚弱、劳累过度、饥饿、大汗后、大泻后等。

2. 因患者体位不当,施术者手法过重以及治疗室内空气闷热或寒冷刺激等引起晕针。

3. 多见于初次接受刺络治疗的患者。

## 二、临床表现

轻度晕针表现为精神疲倦、头晕目眩、恶心欲吐;重度晕针表现为心慌气短、面色苍白、出冷汗、脉象细弱,甚则神志昏迷、唇甲青紫、血压下降、二便失禁、脉微欲绝。

## 三、预防及处理

1. 注意保持治疗室内空气流通,保持适宜的温度。

2. 操作前认真评估,对初次接受刺络治疗的患者做好解释,消除其恐惧心理。避免在患者劳累、饥饿、大汗、大泻后治疗。

3. 选取舒适的治疗体位,一般应尽量采用卧位。对耐受性较弱的患者选穴宜少、手法要轻,先进行适应性治疗。

4. 针刺过程中,随时观察患者神态,询问其针后感觉,一旦出现头晕、恶心等晕针先兆,应立即停止刺络出血,患者平卧,头部放低,松解衣带,注意保暖。患者静卧片刻,给饮温水,即可恢复。如未能缓解者,可掐按水沟、合谷、内关等穴,也可灸气海、关元、神阙等穴,必要时可配用西医急救措施。

# 常见并发症——局部血肿

## 一、发生原因

1. 术者在治疗前未检查针具,针尖带毛刺牵拉刮伤血管壁造成皮下瘀斑。

2. 治疗时操作手法不熟练,因刺入深度过深,从而刺穿近皮侧和深层血管壁,血液溢于皮下组织而造成血肿。

## 二、临床表现

在刺络拔罐治疗时或治疗结束后局部出现小块青紫或血性包块,可伴有局部或循神经分布部位疼痛,也可因疼痛而导致功能受限。

### 三、预防及处理

1. 在刺络治疗前认真检查针具，防止因针尖毛钩而损伤血管壁。

2. 治疗时应正确熟练掌握操作方法，放血时只需刺穿络脉表层血管壁，防止刺伤深部血管壁，造成向内出血而形成瘀斑和血肿。

3. 治疗结束后用无菌干棉球按压止血，防止继续出血而造成瘀斑和血肿，对有凝血障碍的患者禁用刺络疗法治疗。

4. 如皮肤有青紫瘀斑，可在出血停止后用热毛巾外敷，或采用按摩手法治疗，以促进瘀血的吸收。

5. 如刺伤小动脉或大静脉血管形成较大血肿，一旦发现立即停止治疗，采用压迫或冷敷的方法进行止血，待出血停止 24 h 后采用热敷或按摩促使血肿吸收。

6. 若出血量较大，在不造成新的出血前提下用注射器将血肿内瘀血抽出，以加快瘀血的吸收。一般情况下皮下瘀斑可在 3 ~ 5 天内吸收，血肿因出血量不同会在 5 ~ 10 天内吸收。

## 常见并发症——烫伤

### 一、发生原因

操作前未检查罐口或检查方法不正确，罐口有裂纹或破损，起罐方法不正确。

### 二、临床表现

出现皮肤破损疼痛，局部伴或不伴有渗血。

### 三、预防及处理

1. 拔罐前，先检查罐口是否光滑，无裂纹无破损，起罐时切勿强拉，操作规范、熟练。

2. 若操作中不慎损伤皮肤，如有出血，先用无菌敷料压迫止血，再用碘伏消毒后进行包扎；如无出血则用碘伏消毒后包扎处理，避免感染。

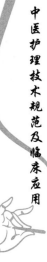

# 第二章　推拿类

## 第一节　小儿捏脊技术

小儿捏脊技术是儿科临床较为有效的一种中医外治法，主要以捏、提等基本手法不间断地作用于脊背部肌肤，刺激背部督脉和足太阳膀胱经，通过经络、穴位协同工作，从而起到调和气血、平衡阴阳的作用。

### 一、适应证

适用于小儿积滞、疳证、便秘、泄泻、厌食、呕吐、遗尿、夜啼以及保健等。

### 二、禁忌证

1. 脊背部皮肤破损或有局部感染。

2. 严重的感染性疾病。

3. 伴有心脏病、凝血功能障碍或出血倾向。

4. 重度营养不良、极度疲惫、元气衰竭。

5. 有急性脊柱损伤伴有脊髓症状。

### 三、评估

1. 操作环境及室温。

2. 主要症状、舌象、脉象、既往史、过敏史等。

3. 局部皮肤情况、体质。

4. 小儿进食情况。

5. 对疼痛的耐受程度。

### 四、告知

1. 向家长及患儿介绍小儿捏脊的作用和操作方法。

2. 向家长及患儿介绍小儿捏脊时的局部感觉。

3. 指导家长协助患儿取舒适且适宜操作的体位，注意桌角、床栏等硬物，避免发生碰撞。

4. 操作结束后，注意避风保暖，冬季应避免感受风寒，夏季避免风扇、空调直吹。

### 五、用物准备

手消液、治疗盘、纱布、污物桶、浴巾、屏风等物。

### 六、基本操作方法

1. 核对医嘱，评估患儿，做好解释，嘱患者排空二便，取得家长理解及患儿配合。

2. 根据患儿的症状确定其证型、选择相应捏拿部位和穴位。

3. 备齐用物，携至床旁，关闭门窗，必要时用屏风遮挡。

4. 核对确认，协助患儿取合理舒适体位（俯卧位或俯坐位），脊背伸平，肌肉放松，以便于操作。

5. 施术者站在患儿的正后方或侧后方。

6. 松开患儿衣着，充分暴露后背部，用纱布清洁皮肤，注意保护隐私及保暖。

7. 术者双掌搓热，将脊柱两侧的肌肤夹持提起，双手交替用力，自下向上，按、推、捏、提、捻，直线移动前进。

（1）手法一（拇指前位捏脊法）：双手半握空拳状，腕关节略背伸，以食指、中指、无名指和小指的背侧置于脊柱两侧，拇指伸直前按，并对准食指中节处。以拇指的螺纹面和食指的桡侧缘将皮肤捏起，并进行提捻，然后向前推行移动。在向前移动捏脊的过程中，两手拇指要交替前按，同时前臂用力，推动食指桡侧缘前行，两者互为配合，交替捏提捻动前行。

（2）手法二（拇指后位捏脊法）：两手拇指伸直，两指端分置于脊柱两侧，指面向前，两手示、中指前按，腕关节微屈。以两手拇指与示、中指螺纹面将皮肤捏起，并轻轻提捻，然后向前推行移动。在向前移动的捏脊过程中，两手拇指要前推，而示、中指则需交替前按，两者相互配合，从而交替捏提捻动前行。

8. 在捏脊过程中，包括按、推、捏、提、捻等复合手法的综合动作。用力拎起肌肤，称为"提法"，每捏3次提拉一下，称"捏三提一法"；每捏5次提拉一下，称"捏五提一法"；也可以单捏不提。其中"单捏不提法"刺激量较轻，"捏三提一法"最强。

9. 捏脊一般从长强穴开始，沿脊柱两侧向上终止于大椎穴，可连续捏3~5遍，约3~5 min，以皮肤微微发红为度。捏脊过程中观察患儿面色、精神、局部皮肤等情况，随时询问患儿感受，适时调节手法和力度。

10. 捏脊结束，协助患儿穿衣。

11. 整理用物，洗手，记录。

### 七、注意事项

1. 年龄以0.5~7岁左右患儿最宜。

2. 患儿过饱过饥时不宜进行小儿捏脊，宜在饭后1~2 h进行操作。

3. 操作时室内温度适中，施术者指甲应修整光滑，手要温暖。

4.操作时手法宜轻快柔和、平稳着实；要用指面着力，不能以指端着力挤捏，更不能将肌肤拧转，或用指甲掐压肌肤；捻动向前时，需做直线前进。

5.需较大刺激量时，宜用拇指前位捏脊法；需较小或一般刺激量时，宜用拇指后位捏脊法。对于初诊患儿，切忌运用重的手法。

6.根据脏腑辨证，在相应的背俞穴部位上用力挟提，以加强针对性治疗作用。如厌食选大肠俞、胃俞、脾俞；呕吐选胃俞、肝俞、膈俞；夜啼选胃俞、肝俞、厥阴俞等。

7.操作时间的长短和手法强度的轻重及挤捏面积的大小要适中，操作中要注意观察患儿反应，询问患儿感受，必要时进行调整。

8.根据病情选择捏脊次数，急性病每天可操作 1～2 次，6 天为一疗程；慢性病每天 1 次，或每周 2～3 次，以每周或每月为一疗程。

## 八、健康教育

1.根据患儿的症状，给予患儿和家长对症的相关健康宣教。

2.操作后，患儿应注意避风保暖，半小时以后才能进食，避免生冷食物。

3.多给予患儿赞扬和鼓励，避免产生抵触等不良情绪。

## 九、附件

1.小儿捏脊技术操作流程图。（附件 1）

2.小儿捏脊技术考核标准。（附件 2）

3.小儿捏脊技术并发症预防及处理。（附件 3）

（温州市中医院）

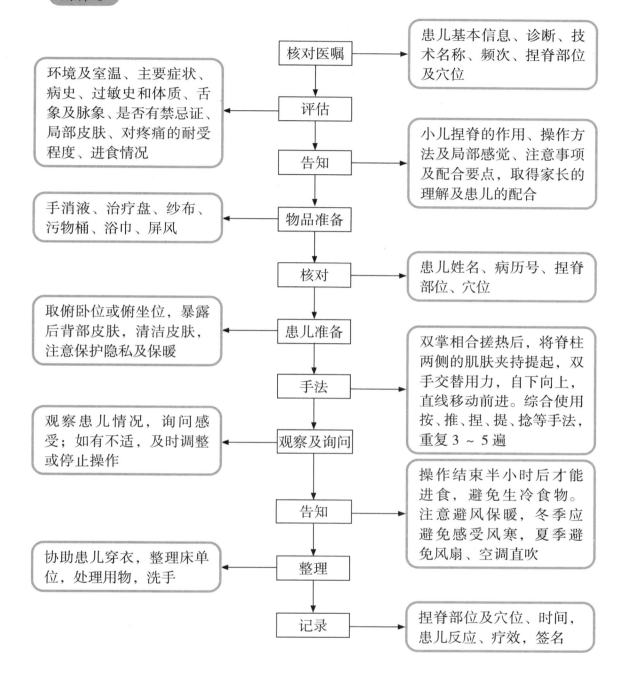

环境及室温、主要症状、病史、过敏史和体质、舌象及脉象、是否有禁忌证、局部皮肤、对疼痛的耐受程度、进食情况

核对医嘱 → 患儿基本信息、诊断、技术名称、频次、捏脊部位及穴位

评估

告知 → 小儿捏脊的作用、操作方法及局部感觉、注意事项及配合要点，取得家长的理解及患儿的配合

手消液、治疗盘、纱布、污物桶、浴巾、屏风 ← 物品准备

核对 → 患儿姓名、病历号、捏脊部位、穴位

取俯卧位或俯坐位，暴露后背部皮肤，清洁皮肤，注意保护隐私及保暖 ← 患儿准备

手法 → 双掌相合搓热后，将脊柱两侧的肌肤夹持提起，双手交替用力，自下向上，直线移动前进。综合使用按、推、捏、提、捻等手法，重复3～5遍

观察患儿情况，询问感受；如有不适，及时调整或停止操作 ← 观察及询问

告知 → 操作结束半小时后才能进食，避免生冷食物。注意避风保暖，冬季应避免感受风寒，夏季避免风扇、空调直吹

协助患儿穿衣，整理床单位，处理用物，洗手 ← 整理

记录 → 捏脊部位及穴位、时间，患儿反应、疗效，签名

小儿捏脊技术操作流程图

附件 2

## 小儿捏脊技术考核标准

<table>
<tr><th colspan="3">内容</th><th>分值</th><th>备注</th></tr>
<tr><td rowspan="13">操作步骤</td><td>素质要求</td><td>服装、鞋帽整齐，仪表大方（1分）　洗手、戴口罩（1分）</td><td>2</td><td></td></tr>
<tr><td rowspan="5">操作前</td><td>核对医嘱：患儿基本信息（1分）　诊断（1分）　技术名称（1分）　频次（1分）　捏脊部位及穴位（1分）</td><td>5</td><td></td></tr>
<tr><td>评估：环境及室温（1分）　主要症状（2分）　病史（1分）　过敏史和体质（1分）　舌象及脉象（2分）　是否有禁忌证（2分）　局部皮肤（1分）对疼痛的耐受程度（1分）　进食情况（1分）</td><td>12</td><td></td></tr>
<tr><td>告知：小儿捏脊的作用（1分）　操作方法及局部感觉（1分）　注意事项及配合要点（1分）　取得家长的理解及患儿的配合（1分）</td><td>4</td><td></td></tr>
<tr><td>物品准备：手消液（1分）　治疗盘（1分）　纱布（2分）　污物桶（1分）浴巾（1分）　屏风（1分）</td><td>7</td><td></td></tr>
<tr><td rowspan="4">操作中</td><td>核对：患儿姓名（1分）　病历号（1分）　捏脊部位及穴位（1分）</td><td>3</td><td></td></tr>
<tr><td>患儿准备：取俯卧位或俯坐位（2分）　暴露后背部皮肤（2分）　清洁皮肤（1分）　注意保护隐私（1分）及保暖（2分）</td><td>8</td><td></td></tr>
<tr><td>小儿捏脊：核对身份（2分）　术者双掌相合搓热后（2分）　将脊柱两侧的肌肤夹持提起（5分）　双手交替用力（3分）　自下向上（3分）　直线移动前进（6分）　综合使用按、推、捏、提、捻等手法（8分）　重复3~5遍（5分）</td><td>34</td><td></td></tr>
<tr><td>观察及询问：观察患儿情况（3分）　询问感受（2分）　如有不适，及时调整手法或停止操作（5分）</td><td>10</td><td></td></tr>
<tr><td rowspan="3">操作后</td><td>告知：操作结束半小时后才能进食（1分）　避免生冷食物（1分）　注意避风保暖，冬季应避免感受风寒（1分）　夏季避免风扇、空调直吹（1分）</td><td>4</td><td></td></tr>
<tr><td>整理：协助患儿穿衣（2分）　整理床单位（1分）　处理用物（1分）　洗手（1分）　再次核对（1分）</td><td>6</td><td></td></tr>
<tr><td>评估记录：捏脊部位及穴位（1分）　时间（1分）　患儿反应（1分）　疗效（1分）　签名（1分）</td><td>5</td><td></td></tr>
</table>

# 常见并发症——皮肤损伤

## 一、发生原因

1. 小儿皮肤娇嫩，操作前评估不到位。

2. 施术者指甲过长。

3. 施术者操作力度不当，手法不够娴熟，使用蛮力。

## 二、临床表现

出现皮肤红肿不退，严重者皮肤破损疼痛。

## 三、预防及处理

1. 操作前认真评估，皮肤娇嫩者谨慎操作，必要时在医生指导下进行。

2. 操作前施术者应修剪指甲，以防损伤患儿皮肤。

3. 操作时施术者用力要均匀、柔和、持久，禁用蛮力。

4. 在操作过程中，要善于察颜观色，询问患儿感受，随时调整手法。

5. 患儿出现皮肤损伤，立即停止操作，消毒局部皮肤，必要时遵医嘱用药。

## 第二节　手指点穴技术

手指点穴技术是应用指端或屈曲的指间关节部着力于人体腧穴，进行持续点压的一种中医方法，通过舒筋通络，解痉止痛，开通闭塞，调和脏腑，从而达到治疗疾病的目的。

### 一、适应证

适用于头痛、眩晕、失眠、恶心、呕吐、呃逆、胃痛、痹证、痿证、急慢性腰痛等疾病。

### 二、禁忌证

1. 恶性肿瘤、骨折、脱臼、严重的骨质疏松、严重心血管疾病、结核菌或化脓菌引起的骨和关节疾患。

2. 出血倾向疾病、极度虚弱者。

3. 皮肤破损、水肿及瘢痕等部位禁止手指点穴。

4. 妊娠期腰腹部禁用手指点穴。

### 三、评估

1. 操作环境及室温。

2. 主要症状、舌象、脉象、既往史、过敏史及是否妊娠。

3. 局部皮肤情况、体质及对疼痛的耐受程度。

4. 是否有出血性疾病。

### 四、告知

1. 手指点穴的作用、简单操作方法及局部感觉。

2. 手指点穴前，嘱患者排空二便。

3. 手指点穴时及手指点穴后局部可能出现酸痛的感觉，如有不适及时告知护士。

### 五、用物准备

治疗巾、屏风。

### 六、基本操作方法

1. 核对医嘱，评估患者，做好解释，调节室温。腰腹部手指点穴时嘱患者排空二便。

2. 备齐用物，携至床旁。

3. 协助患者取合理、舒适体位。

4. 遵医嘱确定手指点穴的穴位、选用适宜的点穴手法及强度。

5. 手指点穴时间一般宜在饭后 1 ~ 2 h 进行。每个穴位施术 1 ~ 2 min，以局部穴位透热为度。

6. 操作过程中询问患者的感受。若有不适立即停止操作，以防发生意外。

7. 常见部位手指点穴穴位。

（1）头面部：取印堂、太阳、头维、攒竹、睛明、鱼腰、丝竹空、四白、神庭、百会、迎香、地仓、下关、颊车、水沟（人中）、承浆等穴。

（2）颈项部：取风池、风府、肩井、天柱、大椎、肩中俞、肩外俞等穴。

（3）胸腹部：取天突、膻中、神阙、中脘、下脘、气海、关元、天枢、乳根、期门、章门等穴。

（4）腰背部：取风门、肺俞、心俞、膈俞、肝俞、脾俞、肾俞、关元俞、华佗夹脊、大肠俞、命门、腰阳关等穴。

（5）肩部及上肢部：取肩中俞、肩外俞、肩髃、肩髎、肩贞、手三里、外关、天宗、曲池、极泉、小海、内关、合谷、腕骨、后溪等穴。

（6）臀及下肢部：取环跳、居髎、风市、委中、昆仑、足三里、阳陵泉、悬钟、太溪、梁丘、秩边、承扶、承山、三阴交、血海、膝眼等穴。

8. 常用的手指点穴手法，包括拇指端点法、屈拇指点法和屈食指点法等，临床上以拇指端点法常用。

（1）拇指端点法：手握空拳，拇指伸直并紧靠于食指中节，以拇指端着力于穴位上。前臂与拇指主动发力、进行持续点压。亦可采用拇指按法的手法形态、用拇指端进行持续点压。

（2）屈拇指点法：屈拇指，以拇指指间关节桡侧着力于施术部位或穴位，拇指端抵于食指中节桡侧缘以助力。前臂与拇指主动施力，进行持续点压。

（3）屈食指点法：屈食指，其他手指相握，以食指第一指间关节突起部着力于施术部位或穴位上，拇指末节尺侧缘紧压食指指甲部以助力。前臂与食指主动施力，进行持续点压。

## 七、注意事项

1. 肿瘤或感染患者、女性经期腰腹部慎用。

2. 操作前应修剪指甲，以防损伤患者皮肤。

3. 操作时应由轻到重，持续一定时间，同时应注意点穴的手法。

4. 操作过程中，注意保暖，保护患者隐私。

**八、健康教育**

1. 手指点穴后要注意保暖，避免受凉。

2. 手指点穴后饮一杯温水。

3. 手指点穴后不宜立即洗澡。

4. 手指点穴后不宜立即进行运动，需要休息片刻，身体没有疲倦感或没有头晕不适之后再起身活动，活动强度不宜过大。

**九、附件**

1. 手指点穴技术操作流程图。（附件1）

2. 手指点穴技术考核标准。（附件2）

3. 手指点穴技术并发症预防及处理。（附件3）

（杭州市红十字会医院）

环境及室温；主要症状、舌象、脉象、既往史、过敏史及是否妊娠；局部皮肤情况、体质及对疼痛的耐受程度；是否有出血性疾病 ← 评估

核对医嘱 → 患者基本信息、诊断、技术名称、频次、穴位

告知 → 手指点穴的作用、简单操作方法及局部感觉；手指点穴前排空二便；手指点穴时及手指点穴后局部可能出现酸痛的感觉，如有不适及时告知护士

治疗巾、屏风 ← 物品准备

核对 → 患者姓名、病历号、穴位

取舒适体位，暴露点穴部位，注意保护隐私及保暖 ← 患者准备

点穴 → 遵医嘱确定腧穴部位，正确运用手法，操作时逐渐用力，每个穴位施术 1～2 min，以局部穴位透热为度

随时询问患者对手法治疗的反应，及时调整手法 ← 观察及询问

告知 → 结束后，可饮一杯温水，不宜吹对流风，注意保暖

协助患者着衣，取舒适卧位，整理床单位，清理用物 ← 整理

记录 → 治疗时间、手法、穴位及患者的反应、疗效、签名

手指点穴技术操作流程图

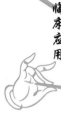

附件2

## 手指点穴技术考核标准

| | | 内容 | 分值 | 备注 |
|---|---|---|---|---|
| | 素质要求 | 服装、鞋帽整齐，仪表大方（1分）　洗手、戴口罩（1分） | 2 | |
| 操作步骤 | 操作前 | 核对医嘱：患者基本信息（1分）　诊断（1分）　技术名称（1分）　频次（1分）　穴位（1分） | 5 | |
| | | 评估：环境及室温（1分）　主要症状（1分）　舌象及脉象（1分）　既往史（1分）　过敏史（1分）　是否妊娠（1分）　局部皮肤情况（2分）　体质（1分）及对疼痛的耐受程度（1分）　是否有出血性疾病（2分） | 12 | |
| | | 告知：手指点穴的作用（1分）　简单的操作方法（1分）及局部感觉（1分）取得患者合作（1分）　嘱患者排空二便（1分） | 5 | |
| | | 物品准备：治疗巾（3分）　屏风（3分） | 6 | |
| | 操作中 | 核对：患者姓名（1分）　病历号（1分）　穴位（1分） | 3 | |
| | | 患者准备：取舒适体位（3分）　暴露点穴部位（3分）　注意保护隐私（2分）及保暖（2分） | 10 | |
| | | 手指点穴：核对身份（2分）　遵医嘱确定手指点穴的穴位（5分）　选用适宜的点穴手法及强度（5分）　操作时压力均匀（5分）　动作灵活（5分）每个穴位施术1～2min（5分）　以局部穴位透热为度（5分） | 32 | |
| | | 观察及询问：操作过程中询问患者的感受（2分）　询问患者有无不适（3分）调节手法力度（5分） | 10 | |
| | 操作后 | 告知：手指点穴结束后，饮一杯温水（1分）　注意保暖，避免受凉（1分）不宜洗冷水澡（1分）　不宜立即运动，需休息片刻（2分） | 5 | |
| | | 整理：协助患者穿衣（1分）　取舒适卧位（1分）　整理床单位（1分）处理用物（1分）　再次核对（1分） | 5 | |
| | | 评估记录：手指点穴时间（1分）　穴位（1分）　患者反应（1分）　疗效（1分）　签名（1分） | 5 | |

# 常见并发症——皮肤损伤

## 一、发生原因

1. 操作前评估不到位，对局部皮肤菲薄区域进行操作。

2. 施术者操作前未修剪指甲，损伤施术皮肤。

3. 施术者操作力度不当，使用蛮力。

## 二、临床表现

出现皮肤破损疼痛，局部伴或不伴有渗液。

## 三、预防及处理

1. 操作前认真评估，皮肤破损、水肿及瘢痕等部位禁止手指点穴，必要时在医生指导下进行。

2. 施术者动作轻柔，点穴力度由轻到重，有渗透力，禁用蛮力。

3. 出现皮肤损伤，消毒局部皮肤，用纱布包扎，必要时遵医嘱用药。

# 第三节　药棒穴位按摩技术

药棒穴位按摩技术是用特制的木棒蘸上配好的中药液，在人体适当的穴位上进行叩击，使拘急之经脉柔润，闭阻之经脉畅通，从而达到治疗目的的一种中医方法。

## 一、适应证

适用于各种急慢性疾病所致的肌肉疼痛、关节扭伤、腰椎间盘突出症、颈椎病等骨骼系统疾病；亦可用于脑卒中后的常见并发症和糖尿病的周围神经病变等。

## 二、禁忌证

1. 严重心血管疾病、出血倾向、极度虚弱、严重骨质疏松者。

2. 妊娠期妇女。

3. 局部皮肤溃疡、严重破损或有感染性疾病者，传染病患者。

## 三、评估

1. 操作环境及室温。

2. 主要症状、舌象、脉象、既往史、药物过敏史、妊娠及是否处于月经期。

3. 局部皮肤情况、体质。

4. 对疼痛的耐受程度。

## 四、告知

1. 药棒穴位按摩的作用、简单的操作方法。

2. 治疗时及治疗后局部可能出现酸痛的感觉。

3. 治疗过程中如有疼痛明显或者其他不适感，及时告知护士。

4. 治疗前嘱患者排空二便，治疗前后局部注意保暖。

## 五、用物准备

洗手液、治疗盘、药棒、纱布、治疗碗、中药液、浴巾，必要时备屏风。

## 六、基本操作方法

1. 核对医嘱，评估患者，做好解释，调节室温，嘱患者排空二便。

2. 备齐用物，携至床旁，关闭门窗，必要时用屏风遮挡。

3. 协助患者取合理、舒适体位，注意保护隐私及保暖。

4. 遵医嘱确定腧穴、选用适宜的中药、药棒按摩手法及强度。

5. 治疗时间一般宜在饭后 1 ~ 2 h 进行。

6. 药棒浸泡于预先调制的中药汤剂中，利用加热工具将药棒及中药汤剂加热至

40 ～ 42 ℃备用。

7.清洁所选穴位部位的皮肤，用纱布蘸取药液，涂擦在所选穴位部位皮肤上，并用手轻轻揉擦。

8.操作者手握药棒以不同手法进行点按或叩击，中途发现药液干燥应反复涂药，药棒温度下降后及时更换，以保证疗效。经反复涂药、点按和叩击，直至局部皮肤发红、患者自感局部皮肤发热为度。

9.操作过程中询问患者的感受。如有不适，应及时调整手法或停止操作，以防发生意外。

10.药棒按摩疗法常用操作手法。

（1）点法：用拇指、食指、中指固定药棒，以相对圆钝的棒头部吸定于痛点、腧穴进行持续点按，要求平稳均匀着力，切勿突施蛮力。本法适用于全身各个部位。

（2）揉法：同点法以圆钝的棒头吸定于体表治疗部位，带动深部组织做轻柔缓和的环旋动作。本法揉动幅度需适中，不可过大过小。本法适用于全身各个部位，多作为结束性手法。

（3）按法：以圆钝的药棒头端着力于体表治疗部位，利用治疗者自身体重逐渐垂直下压，力度遵循由轻到重再到轻的顺序，亦常结合揉法放松局部，以平缓本法带来的较强的刺激。本法适用于全身部位。

（4）滚法：双手固定圆形药棒两端或单手固定棒体中央，将棒体置于体表治疗部位，在患处沿肌肉、神经、经络走行来回匀速滚动的手法。本法要求移动速度不宜过快，多作为结束性手法。

（5）拍法：治疗者以除小指外的四指握紧药棒的末端，以肘腕关节为发力点，棒头为着力点，在体表治疗部位轻巧有弹性地拍打，拍打力度宜遵循由轻到重再到轻的顺序，有促进血液循环、驱寒通络之效。

（6）叩法：以拇指、食指第二关节与中指第三关节持棒，药棒尾端与掌面劳宫穴相贴，使用腕部发力对体表进行有节律的叩击。根据与皮肤接触面的大小，将叩法分为点叩、平叩、横叩、直叩与混合叩。点叩法以圆形棒头为着力点，与皮肤接触面较小，刺激强，有酸、胀、麻等放射感与烧灼感，适用于四肢穴位和瘦弱、敏感的患者；平叩法为圆形或圆锥形木棒叩击体表，本法与皮肤接触面较大，有烧灼样痛感与针扎感，适用于壮实和不敏感的患者；横叩法多用扁平形木棒作用于各关节内外侧，手腕部稍左旋转使手心朝向右下方，操作时多有痛感和对侧震动感；直叩法以药棒圆形或锥形末端垂直于体表叩击，因直叩法为应力最强烈的叩法，故适用于肌肉丰厚的腧穴处，只宜短暂性使用。同时使用两种及两种以上的叩击手法为混合叩，适用于全身范围的痛证。

11. 结束后，温水清洁局部皮肤，评估局部颜色变化，协助患者穿衣，饮一杯温水。

12. 整理用物，洗手，记录。

### 七、注意事项

1. 对胸部靠近心脏处及头面部不能叩击；腹部只能轻点；细小关节部位，如指、腕、踝、趾、锁骨等关节和颈项部位，宜轻点、拍；腰部应轻点、拍、打；四肢肌肉较丰厚处，点、打、拍、甩四法皆可用，宜先轻后重；四肢关节可重点、重拍、轻打、轻甩。

2. 部分疾病需配合药物、针灸、按摩等方法综合治疗，以提高疗效。

3. 空腹或者饱餐后不宜进行药棒穴位按摩。

### 八、健康教育

1. 治疗部位注意保暖，避风寒。

2. 如皮肤局部有破损或过敏，告知护士处理，不可自行处理。

### 九、附件

1. 药棒穴位按摩技术操作流程图。（附件1）

2. 药棒穴位按摩技术考核标准。（附件2）

3. 药棒穴位按摩技术并发症预防及处理。（附件3）

（杭州市红十字会医院）

附件 1

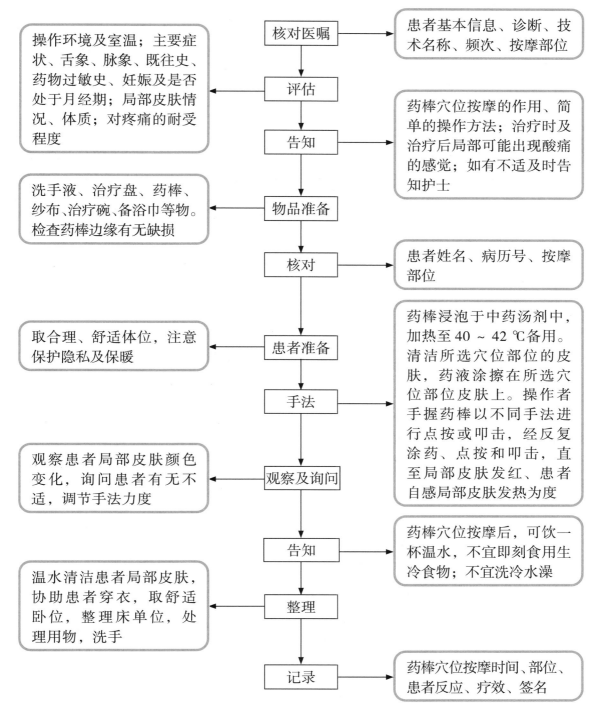

操作环境及室温；主要症状、舌象、脉象、既往史、药物过敏史、妊娠及是否处于月经期；局部皮肤情况、体质；对疼痛的耐受程度

核对医嘱 → 患者基本信息、诊断、技术名称、频次、按摩部位

评估

告知 → 药棒穴位按摩的作用、简单的操作方法；治疗时及治疗后局部可能出现酸痛的感觉；如有不适及时告知护士

洗手液、治疗盘、药棒、纱布、治疗碗、备浴巾等物。检查药棒边缘有无缺损

物品准备

核对 → 患者姓名、病历号、按摩部位

取合理、舒适体位，注意保护隐私及保暖

患者准备 → 药棒浸泡于中药汤剂中，加热至40～42℃备用。清洁所选穴位部位的皮肤，药液涂擦在所选穴位部位皮肤上。操作者手握药棒以不同手法进行点按或叩击，经反复涂药、点按和叩击，直至局部皮肤发红、患者自感局部皮肤发热为度

手法

观察患者局部皮肤颜色变化，询问患者有无不适，调节手法力度

观察及询问

告知 → 药棒穴位按摩后，可饮一杯温水，不宜即刻食用生冷食物；不宜洗冷水澡

温水清洁患者局部皮肤，协助患者穿衣，取舒适卧位，整理床单位，处理用物，洗手

整理

记录 → 药棒穴位按摩时间、部位、患者反应、疗效、签名

药棒穴位按摩技术操作流程图

附件 2

## 药棒穴位按摩技术考核标准

| | | 内容 | 分值 | 备注 |
|---|---|---|---|---|
| | 素质要求 | 服装、衣帽整齐，仪表大方（1分）　洗手、戴口罩（1分） | 2 | |
| 操作步骤 | 操作前 | 核对医嘱：患者基本信息（1分）　诊断（1分）　技术名称（1分）　频次（1分）　按摩部位（1分） | 5 | |
| | | 评估：操作环境及室温（1分）　主要症状（1分）　舌象及脉象（1分）　既往史、药物过敏史（2分）　妊娠及是否处于月经期（2分）　局部皮肤情况及体质（2分）　对疼痛的耐受程度（1分） | 10 | |
| | | 告知：药棒穴位按摩的作用、简单的操作方法及局部感觉（2分）　治疗前嘱患者排空二便（1分）　治疗时及治疗后局部可能出现酸痛的感觉，如有不适及时告知护士（2分） | 5 | |
| | | 物品准备：洗手液（1分）　治疗盘（1分）　治疗碗（1分）　药棒（2分）　纱布（1分）　中药液（1分）　浴巾（1分）　必要时备屏风 | 8 | |
| | 操作中 | 核对：患者姓名（1分）　病历号（1分）　药棒按摩部位（1分） | 3 | |
| | | 患者准备：取舒适体位（3分）　注意保护隐私（2分）　及保暖（2分）　嘱患者排空二便（3分） | 10 | |
| | | 手法：核对身份（2分）　药棒浸泡于预先调制的中药汤剂中，利用加热工具将药棒及中药汤剂加热至40～42℃备用（3分）　常规清洁所选穴位部位的皮肤，用纱布蘸取药液，涂擦在所选穴位部位皮肤上，并用手轻轻揉擦（10分）　操作者手握药棒以不同手法进行点按或叩击，中途一旦发现药液干燥应反复涂药，药棒温度下降后及时更换，以保证疗效（10分）　经反复涂药、点按和叩击，直至局部皮肤发红、患者自感局部皮肤发热为度（3分）　一般叩击频率为80～90次/分，每次治疗20 min（2分）　再次核对（2分） | 32 | |
| | | 观察及询问：观察患者局部皮肤颜色变化（2分）　询问患者有无不适（3分）　调节手法力度（5分） | 10 | |
| | 操作后 | 告知：药棒穴位按摩后，可饮一杯温水（1分）　不宜即刻食用生冷食物（1分）　不宜洗冷水澡（1分）　冬季应避免感受风寒（1分）　夏季避免风扇、空调直吹按摩部位（1分） | 5 | |
| | | 整理：温水清洁患者局部皮肤（1分）　协助患者穿衣、取舒适卧位（1分）　整理床单位（1分）　处理用物（1分）　洗手（1分） | 5 | |
| | | 评估记录：药棒按摩技术时间（1分）　部位（1分）　患者反应（1分）　疗效（1分）　签名（1分） | 5 | |

# 常见并发症——皮肤损伤

## 一、发生原因

1. 操作前评估不到位，对局部皮肤破损或者水肿患者进行操作。

2. 施术者操作力度不当，使用蛮力。

## 二、临床表现

出现皮肤红肿不退，严重者皮肤破损疼痛，局部伴或不伴有渗液。

## 三、预防及处理

1. 操作前认真评估，皮肤水肿、营养不良、骨突处谨慎操作，必要时在医生指导下进行。

2. 施术者动作轻柔，药棒按摩力度由轻到重，有渗透力，禁用蛮力。

3. 出现皮肤损伤，消毒局部皮肤，用纱布包扎，必要时遵医嘱用药。

# 第四节　中医手法排乳技术

中医手法排乳技术是通过揉推施压等手法作用于局部或循经治疗，从而达到理气散结，疏通乳络，乳汁通畅，排除积乳的一种中医方法。

## 一、适应证

适用于产后哺乳期急性乳腺炎郁滞期的妇女（如乳汁淤积导致的乳房肿块、胀痛、高热，乳汁少等）。

## 二、禁忌证

1. 严重心血管疾病、出血倾向疾病、极度虚弱者。

2. 高热惊厥者。

3. 注射隆胸者。

## 三、评估

1. 操作环境及室温。

2. 主要症状、急性乳腺炎的分期、舌象、脉象、既往史及过敏史。

3. 局部皮肤情况、体质及对疼痛的耐受程度。

4. 哺乳方式、方法。

## 四、告知

1. 中医手法排乳的作用、简单的操作方法及局部感觉。

2. 手法排乳过程中若出现头晕、目眩、心慌、出冷汗、恶心呕吐等症状及时告知。

3. 手法排乳结束后，可饮一杯温水，不宜即刻食用生冷食物，不宜洗冷水澡，冬季应避免感受风寒，夏季避免风扇、空调直吹乳房部位。

## 五、用物准备

洗手液、集乳袋、介质（如麻油、清水等）、一次性橡胶手套、38～43 ℃的温水、毛巾、纱布、浴巾等物，必要时备屏风。

## 六、基本操作方法

1. 核对医嘱，评估患者，做好解释，嘱患者排空二便。

2. 备齐用物，携至床旁，关闭门窗，必要时用屏风遮挡。

3. 协助患者取舒适体位（平卧位或坐位），暴露乳房部位，垫集乳袋，注意保护隐私及保暖，必要时乳房处进行热敷（避开乳晕）3～5 min。

4. 戴一次性橡胶手套，取适量的介质涂抹于乳房部位，放松乳房，同时再次用指腹评估患者乳房肿块部位、大小、数量、局部皮温等。

5. 采用点按法取膻中、灵墟、神封、屋翳、膺窗、天池、乳根、期门、乳中等穴，每穴点按 5 次。

6. 一手托起患侧乳房，一手提捏乳头，用食指、中指环绕式放松乳晕，再用按压手法从乳晕排出积乳。

7. 交替采用摩法、点揉法、推法、擦法、梳法，呈放射状从乳房基底部沿乳腺导管向乳晕方向按摩 3 ～ 5 min，待乳汁积于乳晕部时，一手提捏乳头，按压乳晕各象限排空乳晕处乳汁。

8. 操作过程中观察乳房肿块颜色、大小，询问患者有无不适，调节手法力度。

9. 手法排乳结束后，再次评估肿块大小、性状，温水清洁局部皮肤，协助患者穿衣，饮温水一杯。

10. 整理用物，洗手，记录。

### 七、注意事项

1. 操作前应评估乳腺炎的分期及肿块的大小和位置，热毒炽盛（化脓期）、正虚毒恋（破溃期）者慎用。

2. 饱餐后或空腹时不宜进行。

3. 手法排乳过程中若出现头晕、目眩、心慌、出冷汗、面色苍白、恶心呕吐，甚至神昏仆倒等现象，应立即停止操作，取平卧位，通知医生，积极配合处理。

4. 操作时间以 20 ～ 30 min 为宜，不宜过长，手法不宜过重。

### 八、健康教育

1. 保持局部清洁，及时纠正乳头凹陷，防止因乳头内陷、乳汁不畅而反复发作。

2. 如若乳头破损，可用蛋黄油、西瓜霜等涂抹乳头，哺乳前用温水洗净。乳房用乳罩托起，可减轻牵拉引起的疼痛。

3. 定时哺乳，切忌让婴儿含乳睡觉，哺乳时尽量排空乳汁。

4. 乳母宜心情舒畅，情绪稳定。

5. 饮食宜清淡富有营养，忌食肥甘厚腻及辛辣之品。

### 九、附件

1. 中医手法排乳技术操作流程图。（附件 1）

2. 中医手法排乳技术考核标准。（附件 2）

3. 中医手法排乳技术并发症预防及处理。（附件 3）

（浙江省中医院）

附件1

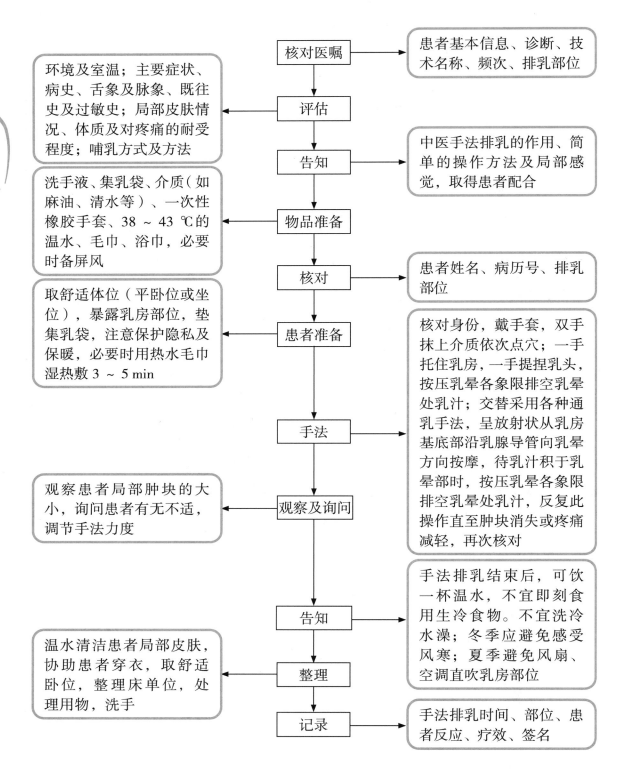

环境及室温；主要症状、病史、舌象及脉象、既往史及过敏史；局部皮肤情况、体质及对疼痛的耐受程度；哺乳方式及方法

洗手液、集乳袋、介质（如麻油、清水等）、一次性橡胶手套、38～43℃的温水、毛巾、浴巾，必要时备屏风

取舒适体位（平卧位或坐位），暴露乳房部位，垫集乳袋，注意保护隐私及保暖，必要时用热水毛巾湿热敷3～5 min

观察患者局部肿块的大小，询问患者有无不适，调节手法力度

温水清洁患者局部皮肤，协助患者穿衣，取舒适卧位，整理床单位，处理用物，洗手

核对医嘱 → 患者基本信息、诊断、技术名称、频次、排乳部位

评估

告知 → 中医手法排乳的作用、简单的操作方法及局部感觉，取得患者配合

物品准备

核对 → 患者姓名、病历号、排乳部位

患者准备 → 核对身份，戴手套，双手抹上介质依次点穴；一手托住乳房，一手提捏乳头，按压乳晕各象限排空乳晕处乳汁；交替采用各种通乳手法，呈放射状从乳房基底部沿乳腺导管向乳晕方向按摩，待乳汁积于乳晕部时，按压乳晕各象限排空乳晕处乳汁，反复此操作直至肿块消失或疼痛减轻，再次核对

手法

观察及询问

告知 → 手法排乳结束后，可饮一杯温水，不宜即刻食用生冷食物。不宜洗冷水澡；冬季应避免感受风寒；夏季避免风扇、空调直吹乳房部位

整理

记录 → 手法排乳时间、部位、患者反应、疗效、签名

中医手法排乳技术操作流程图

## 中医手法排乳技术考核标准

| | | 内容 | 分值 | 备注 |
|---|---|---|---|---|
| 操作步骤 | 素质要求 | 服装、鞋帽整齐,仪表大方(1分) 洗手、戴口罩(1分) | 2 | |
| | 操作前 | 核对医嘱:患者基本信息(1分) 诊断(1分) 技术名称(1分) 频次(1分) 排乳部位(1分) | 5 | |
| | | 评估:环境及室温(1分) 主要症状(2分) 病史(1分) 舌象及脉象(2分) 既往史及过敏史(1分) 局部皮肤情况(1分) 体质(1分)及对疼痛的耐受程度(1分) 哺乳方式及方法(2分) | 12 | |
| | | 告知:手法排乳的作用(2分) 简单的操作方法及局部感觉(2分) 取得患者配合(1分) | 5 | |
| | | 物品准备:洗手液(1分) 集乳袋(1分) 介质(如麻油、清水等)(1分) 一次性橡胶手套(1分) 38～43℃的温水及毛巾(1分) 浴巾(1分) 必要时备屏风(1分) | 7 | |
| | 操作中 | 核对:患者姓名(1分) 病历号(1分) 排乳部位(1分) | 3 | |
| | | 患者准备:取舒适体位(平卧位或坐位)(2分) 暴露乳房部位(2分) 垫集乳袋,注意保护隐私(2分)及保暖(2分) 必要时用热水毛巾湿热敷3～5 min(1分) | 9 | |
| | | 手法排乳:核对身份(2分) 戴手套(1分) 双手抹上介质依次点穴(3分) 一手托住乳房(2分) 一手提捏乳头(3分) 按压乳晕各象限排空乳晕处乳汁(3分) 交替采用各种通乳手法(5分) 呈放射状从乳房基底部沿乳腺导管向乳晕方向按摩(5分) 待乳汁积于乳晕部时,按压乳晕各象限排空乳晕处乳汁(4分) 反复此操作直至肿块消失或疼痛减轻(2分) 再次核对(2分) | 32 | |
| | | 观察及询问:观察患者局部肿块的大小(2分) 询问患者有无不适(3分) 调节手法力度(5分) | 10 | |
| | 操作后 | 告知:手法排乳结束后,可饮一杯温水(1分) 不宜即刻食用生冷食物(1分) 不宜洗冷水澡(1分) 冬季应避免感受风寒(1分) 夏季避免风扇、空调直吹乳房部位(1分) | 5 | |
| | | 整理:温水清洁患者局部皮肤,协助患者穿衣(1分) 取舒适卧位(1分) 整理床单位(1分) 处理用物(1分) 洗手(1分) | 5 | |
| | | 评估记录:手法排乳时间(1分) 部位(1分) 患者反应(1分) 疗效(1分) 签名(1分) | 5 | |

# 常见并发症——皮肤损伤

## 一、发生原因

1. 操作前评估不到位，对乳痈化脓期局部皮肤变薄区域进行操作。

2. 施术者操作力度不当，使用蛮力。

3. 未使用介质或使用量不足。

## 二、临床表现

出现皮肤红肿不退，严重者皮肤破损疼痛，局部伴或不伴有渗液。

## 三、预防及处理

1. 操作前认真评估，乳痈化脓期或者破溃期谨慎操作，必要时在医生指导下进行。

2. 施术者应动作轻柔，按摩力度由轻到重，有渗透力，禁用蛮力。

3. 充分使用介质。

4. 出现皮肤损伤，消毒局部皮肤，纱布包扎，必要时遵医嘱用药。

# 第五节　经穴推拿技术

经穴推拿技术是以中医学理论为指导，运用按法、揉法、推法、摩法等手法作用于经络腧穴，具有减轻疼痛、调节脏腑功能、温经通络、调和气血等作用的一种操作方法。

## 一、适应证

适用于急慢性疾病所致的痛症，如肩颈痛、腰腿痛、头痛、痛经以及失眠、便秘、腹泻、近视、感冒等症。

## 二、禁忌证

1.合并肝、肾、心、脑和造血系统等严重疾病者。

2.女性经期或妊娠期妇女，不宜在腹、臀、腰骶等部位经穴推拿。

3.急性传染病、急性腹膜炎、急性阑尾炎以及各种疮疡者。

4.传染性皮肤病、湿疹、烫伤、皮肤溃疡等患者的皮损部位。

## 三、评估

1.病室环境及室温，保护患者隐私安全。

2.主要症状、舌象、脉象、既往史、是否妊娠或处于月经期。

3.推拿部位皮肤情况及体质。

4.对疼痛的耐受程度。

## 四、告知

1.推拿的作用，简单的操作方法。

2.推拿时及推拿后局部可能出现酸痛的感觉，为正常现象。

3.推拿过程中如有头晕、目眩、心慌、出冷汗等不适，请及时告知护士。

4.推拿前后局部注意保暖，可适量饮温水。

## 五、用物准备

治疗巾，必要时备纱布、介质、屏风。

## 六、基本操作方法

1.核对医嘱，评估患者，做好解释，调节室温。嘱患者排空二便。

2.备齐用物，携至床旁。

3.协助患者取合理、舒适体位。

4.遵医嘱确定腧穴部位，选用适宜的推拿手法及强度。

5. 每个穴位施术 1～2 min，以局部穴位透热为度。

6. 操作过程中询问患者的感受。若有不适，应及时调整手法或停止操作，以防发生意外。

7. 常见疾病推拿部位和穴位。

（1）头面部：取穴印堂、太阳、头维、百会、四神聪、安眠、攒竹、睛明、鱼腰、丝竹空、四白、阳白等。

（2）颈项部：取穴风池、风府、肩井、天柱、颈百劳、大椎等。

（3）胸腹部：取穴天突、膻中、膺窗、乳根、期门、中脘、下脘、气海、关元、天枢、大横等。

（4）腰背部：取穴肺俞、心俞、膈俞、脾俞、肝俞、肾俞、华佗夹脊、大肠俞、命门、腰阳关等。

（5）肩部及上肢部：取穴肩髃、肩贞、肩髎、肩中俞、肩外俞、手三里、天宗、曲池、极泉、小海、内关、合谷等。

（6）臀及下肢部：取穴环跳、居髎、风市、委中、昆仑、足三里、阴陵泉、阳陵泉、梁丘、血海、膝眼、足临泣等。

8. 常用的推拿手法。临床中推拿手法有很多，此处仅介绍几种常用手法。

（1）揉法：以一定力按压在施术部位，带动皮下组织做轻柔缓和的回旋揉动的一种手法。操作时压力要轻柔，动作要协调而有节律，频率为 120～160 次/分。本法适用于全身各部位，具有宽胸理气、消积导滞、活血化瘀、消肿止痛等作用。

揉法包括：①拇指揉法，以拇指螺纹面着力按压置于施术部位上，余四指置于其相对或合适的位置以助力，腕关节微屈或伸直，拇指主动做环形运动，带动皮肤及皮下组织。②中指揉法，中指指间关节伸直，掌指关节微屈，以中指螺纹面着力于施术部位，前臂做主动运动，通过腕关节使中指螺纹面在施术部位做轻柔灵活小幅度的环形运动，带动皮肤及皮下组织。为加强揉动的力量，可以食指螺纹面搭于中指远侧指间关节背侧进行操作，也可以无名指螺纹面搭于中指远侧指尖关节背侧进行操作。③鱼际揉法，肩部放松，屈肘成120°～140°，肘部外翘，腕关节放松，呈微屈或水平状，鱼际部位着力于施术部位，前臂做主动的横向摆动，使鱼际部位环形运动，带动皮肤和皮下组织。④掌根揉法，肘关节微屈，腕关节放松并略背伸，手指自然弯曲，以掌根部附着于施术部位，前臂做主动运动，带动腕掌做小幅度的环形运动，带动皮肤和皮下组织。

（2）推法：以指、掌或肘着力于体表一定部位上，进行单方向的直线或弧形推动，称推法。操作时指、掌、肘要紧贴体表，用力要稳，速度缓慢而均匀，频率为30～60次/分，以能使肌肤深层透热而不擦伤皮肤为度。此法可在人体各部位使用，能提高肌肉的兴奋性，促进血液循环，并有舒筋活络的作用。

推法包括：①拇指平推法，以拇指螺纹面着力于施术部位或穴位上，余四指置于其前外方以助力，腕关节略屈曲。拇指及腕部主动施力，向其指示方向呈短距离、单向直线推进。在推进的过程中，拇指螺纹面的着力部分应逐渐偏向桡侧，且随着拇指的推进腕关节应逐渐伸直。②掌推法，以掌根部着力于施术部位上，腕关节略背伸，肘关节伸直。以肩关节为支点，上臂部主动施力，通过肘、前臂、腕，使掌根部向前方做单方向直线推进。

（3）抹法：用单手或双手拇指指腹为着力部位，贴于一定的部位上，做上下或左右往返移动推抹的一种手法。操作时用力要轻而不浮，重而不滞。本法适用于头面及颈项部，具有开窍镇静、醒脑明目、疏肝理气、消食导滞等作用。

（4）摩法：用手掌掌面或手指指腹附着于一定部位或穴位，以腕关节连同前臂做节律性的环旋运动。此法操作时肘关节自然弯曲，腕部放松，指掌自然伸直，动作要缓和而协调，频率为60～120次/分。此法刺激轻柔，常用于胸腹、胁肋部位，具有理气和中、消食导滞、活血化瘀、调节肠胃蠕动等作用。

（5）按法：以指或掌在一定的部位或穴位上逐渐向下用力按压，压力由轻到重，具有渗透力。本法具有舒经通络、祛寒止痛、解痉散结、镇静放松等作用。

（6）擦法：用指、掌或大小鱼际附着于一定的部位上，做直线往返摩擦的一种手法。本法适用于胸腹、肩背、腰臀及四肢部位，具有行气活血、温经通络、消肿散结、祛风散寒、温中止痛的作用。

在临床治疗的实际运用中，上述这些基本操作方法可以单独或复合运用，也可以选用属于经穴推拿技术的其他手法，比如点法、弹拨法、叩击法、拿法、掐法等，视具体情况而定。

9. 操作结束协助患者着衣，安置舒适卧位，整理床单位，洗手，记录。

10. 失眠、便秘、腹泻等常见病种的经穴推拿方法如下：

（1）失眠（不寐）是指因脏腑机能紊乱、气血亏虚、阴阳失和所致，以不能经常获得正常睡眠为特征的一种病证。

失眠经穴推拿技术运用轻柔的推拿手法施行于头面部诸穴，由督脉开始，归于任脉，将气血流注归于阴经，达到头部经脉气血流畅、阴阳平衡、神有所主、心神得安、引阳入阴从而获得正常睡眠的一种中医外治法。此法适用于各个证型的失眠。

技术要领包括：①取穴，印堂、百会、攒竹、鱼腰、丝竹空、太阳、风池、安眠、廉泉、承浆。②手法，推法、抹法、揉法、按法。③操作，患者取仰卧位，操作者坐于患者头顶前方，取适量按摩乳，引导患者全身心放松，呼吸自然、均匀平静。运用"引阳入阴"头面部推拿法，每个步骤按揉 2～3 min。具体步骤如下。

第一步：开天门，两拇指以指推法自下而上交替直推，自印堂穴推至百会穴。

第二步：推坎宫，双手大鱼际及拇指自印堂沿眉向眉梢成一横线推抹至太阳穴。

第三步：揉太阳，以蝴蝶飞手法用拇指指端揉按太阳穴。

第四步：揉百会，拇指指端按或揉百会穴。

第五步：勾风池压安眠，以中指指端勾揉风池穴，食指指腹按压安眠穴。

第六步：按承浆勾廉泉，双手中指由安眠穴顺势勾至下颌廉泉穴，以中指指端勾按，拇指按压承浆穴。

第七步：操作者对搓劳宫穴 3～5 次后，轻按患者面颊结束推拿。

操作时手法应柔和、均匀、渗透，操作过程中，随时观察患者对推拿手法的反应，以患者舒适为宜。推拿时间以 15～20 min 为宜。

（2）便秘：因燥热内结，或气阴不足、腑气不通所致，以大便秘结不通，排便周期延长，或周期不长，但粪质干结，排出艰难，粪质不硬，虽频有便意，但排便不畅为主要临床表现的病证。

便秘经穴推拿技术是通过推、揉、按、摩施压及刺激局部穴位等手法作用于腹部或循经治疗，从而达到调整气机、行滞通络、健脾和胃、润肠通便为目的的一种中医外治法。此法可用于各个证型的便秘。

技术要领包括：①取穴，中脘、天枢、神阙、气海、支沟。②手法，按法、推法、摩法、揉法。③操作，患者取仰卧位，自然放松，暴露腹部，注意保护隐私及保暖。操作者站立于患者右侧，取适量介质涂抹于腹部，用指腹触诊，评估患者腹部情况，有无肿块或条索状物及结块大小、软硬度、数量、活动度等。具体步骤如下。

第一步：操作者双手相叠，全掌顺时针、逆时针用按法、摩法按摩全腹 20 圈。

第二步：操作者用拇指或中指指腹点揉中脘、神阙、天枢、大横、气海、支沟等穴位，每穴 1～2 min，以局部穴位透热为度。

第三步：辨证取穴，热秘者加曲池、太冲等穴；冷秘者加涌泉、太溪等穴；气秘者加上脘、足三里等穴。气虚秘者加足三里、上巨虚等穴；阴虚秘者加照海、涌泉等穴；血虚秘者加血海、大肠俞等穴；阳虚秘者加命门、关元等穴。

第四步：再次掌揉法顺时针按摩全腹 20 圈。

操作过程中观察患者有无肛门排气、腹痛等表现，询问患者有无不适，调节手法力度。推拿时间以 15 ~ 30 min 为宜。

（3）腹泻（泄泻）是湿邪内盛，脾胃运化失常所致，以排便次数增多，粪便稀溏，甚至泻出如水样为主要临床表现的病证。

腹泻经穴推拿技术通过逆时针推揉及刺激局部穴位等手法作用于腹部或循经治疗，从而达到健脾益肾、固本培元，改善肠道吸收，调节肠道功能，减少排便次数的一种中医外治法，此法主要用于慢性久泻患者。

技术要领包括：①取穴，中脘、天枢、神阙、气海、足三里、上巨虚、脾俞、胃俞、肾俞、大肠俞、八髎穴。②手法，按法、摩法、揉法、推法、擦法。③操作，患者取仰卧位，自然放松，暴露腹部，注意保护隐私及保暖。操作者站立于患者右侧，取适量介质涂抹于腹部，用指腹触诊，评估患者腹部情况，有无压痛、反跳痛等。具体步骤如下。

第一步：操作者双手相叠，全掌逆时针推摩全腹，频率为 60 ~ 80 次 / 分，时间约 5 ~ 10 min，以使整个腹部有温热感，并向腹内透热为宜。

第二步：用拇指或中指指腹点揉中脘、天枢、神阙、气海，拇指螺纹面按揉足三里、上巨虚等穴，每穴 1 ~ 2 min。

第三步：患者俯卧位，操作者用拇指在脾俞、胃俞、肾俞、大肠俞用一指禅推法操作，每穴 1 ~ 2 min。

第四步：在八髎穴部位涂上介质，用手掌面或小鱼际紧贴八髎穴部位做上下摩擦，使局部有明显温热感，至盆腔内透热为宜。

操作过程中观察患者的反应，询问患者有无不适，调节手法力度。推拿时间一般为 15 ~ 20 min。

**七、注意事项**

1. 推拿一般宜在饭后 1 ~ 2 h 进行。患者空腹、饱餐后、过度疲劳、紧张或虚弱的状态下，不宜进行推拿治疗。

2. 操作前应修剪指甲，以防损伤患者皮肤。

3. 操作时用力要适度。

4. 操作过程中，注意保暖，保护患者隐私。

5. 为减少阻力或提高疗效,操作者可使用介质进行推拿,如按摩乳、滑石粉、按摩油、姜汁、酒等。

## 八、健康教育

1. 嘱患者注意避风保暖，推拿后避免剧烈运动或重体力劳动。

2. 向患者介绍疾病的相关知识，如病因、预防、养护、锻炼等。

3. 嘱患者养成良好的生活习惯，做到饮食有节、起居有常、劳逸结合，适度进行运动以增强体质。

4. 嘱患者保持情绪平和，控制紧张、焦虑情绪，避免七情致病。

## 九、附件

1. 失眠、便秘、腹泻经穴推拿技术操作流程图。（附件1）

2. 失眠、便秘、腹泻经穴推拿技术考核标准。（附件2）

3. 经穴推拿技术并发症预防及处理。（附件3）

（湖州市中医院）

附件1

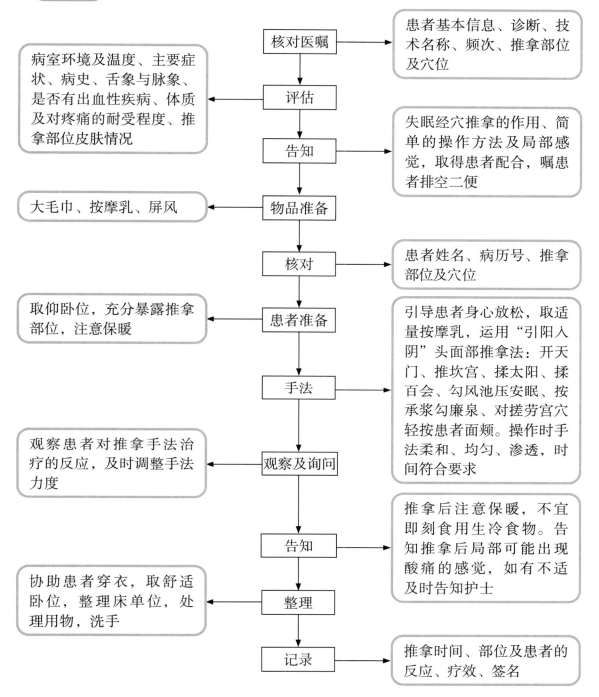

病室环境及温度、主要症状、病史、舌象与脉象、是否有出血性疾病、体质及对疼痛的耐受程度、推拿部位皮肤情况

核对医嘱 → 患者基本信息、诊断、技术名称、频次、推拿部位及穴位

评估

告知 → 失眠经穴推拿的作用、简单的操作方法及局部感觉，取得患者配合，嘱患者排空二便

大毛巾、按摩乳、屏风 ← 物品准备

核对 → 患者姓名、病历号、推拿部位及穴位

取仰卧位，充分暴露推拿部位，注意保暖 ← 患者准备

手法 → 引导患者身心放松，取适量按摩乳，运用"引阳入阴"头面部推拿法：开天门、推坎宫、揉太阳、揉百会、勾风池压安眠、按承浆勾廉泉、对搓劳宫穴轻按患者面颊。操作时手法柔和、均匀、渗透，时间符合要求

观察患者对推拿手法治疗的反应，及时调整手法力度 ← 观察及询问

告知 → 推拿后注意保暖，不宜即刻食用生冷食物。告知推拿后局部可能出现酸痛的感觉，如有不适及时告知护士

协助患者穿衣，取舒适卧位，整理床单位，处理用物，洗手 ← 整理

记录 → 推拿时间、部位及患者的反应、疗效、签名

失眠经穴推拿技术操作流程图

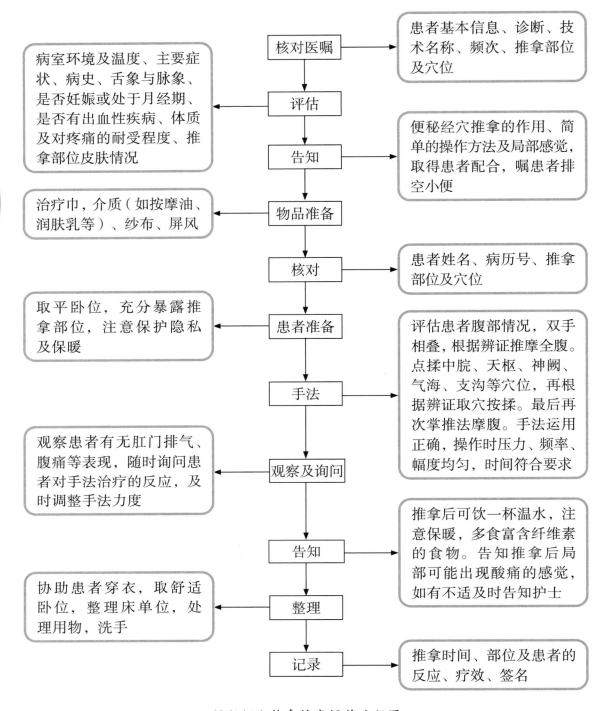

核对医嘱 → 患者基本信息、诊断、技术名称、频次、推拿部位及穴位

病室环境及温度、主要症状、病史、舌象与脉象、是否妊娠或处于月经期、是否有出血性疾病、体质及对疼痛的耐受程度、推拿部位皮肤情况 ← 评估

告知 → 便秘经穴推拿的作用、简单的操作方法及局部感觉，取得患者配合，嘱患者排空小便

治疗巾，介质（如按摩油、润肤乳等）、纱布、屏风 ← 物品准备

核对 → 患者姓名、病历号、推拿部位及穴位

取平卧位，充分暴露推拿部位，注意保护隐私及保暖 ← 患者准备

手法 → 评估患者腹部情况，双手相叠，根据辨证推摩全腹。点揉中脘、天枢、神阙、气海、支沟等穴位，再根据辨证取穴按揉。最后再次掌推法摩腹。手法运用正确，操作时压力、频率、幅度均匀，时间符合要求

观察患者有无肛门排气、腹痛等表现，随时询问患者对手法治疗的反应，及时调整手法力度 ← 观察及询问

告知 → 推拿后可饮一杯温水，注意保暖，多食富含纤维素的食物。告知推拿后局部可能出现酸痛的感觉，如有不适及时告知护士

协助患者穿衣，取舒适卧位，整理床单位，处理用物，洗手 ← 整理

记录 → 推拿时间、部位及患者的反应、疗效、签名

便秘经穴推拿技术操作流程图

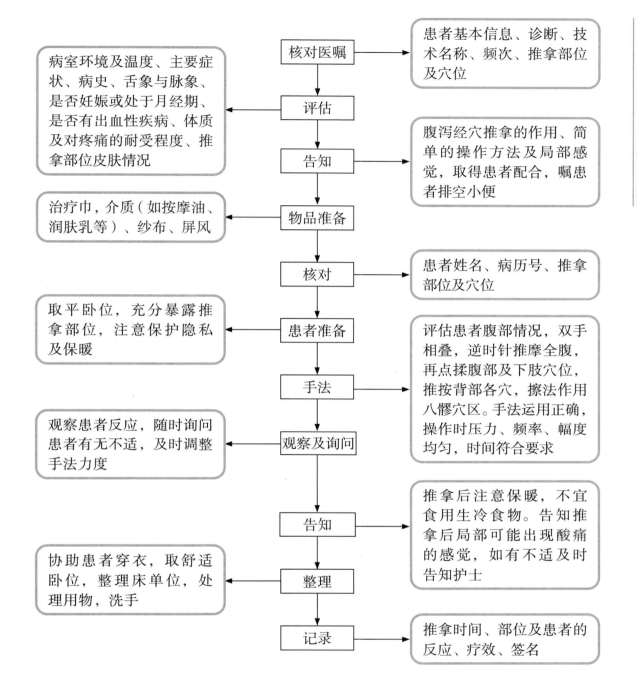

病室环境及温度、主要症状、病史、舌象与脉象、是否妊娠或处于月经期、是否有出血性疾病、体质及对疼痛的耐受程度、推拿部位皮肤情况 ← 评估

核对医嘱 → 患者基本信息、诊断、技术名称、频次、推拿部位及穴位

告知 → 腹泻经穴推拿的作用、简单的操作方法及局部感觉，取得患者配合，嘱患者排空小便

治疗巾，介质（如按摩油、润肤乳等）、纱布、屏风 ← 物品准备

核对 → 患者姓名、病历号、推拿部位及穴位

取平卧位，充分暴露推拿部位，注意保护隐私及保暖 ← 患者准备

手法 → 评估患者腹部情况，双手相叠，逆时针推摩全腹，再点揉腹部及下肢穴位，推按背部各穴，擦法作用八髎穴区。手法运用正确，操作时压力、频率、幅度均匀，时间符合要求

观察患者反应，随时询问患者有无不适，及时调整手法力度 ← 观察及询问

告知 → 推拿后注意保暖，不宜食用生冷食物。告知推拿后局部可能出现酸痛的感觉，如有不适及时告知护士

协助患者穿衣，取舒适卧位，整理床单位，处理用物，洗手 ← 整理

记录 → 推拿时间、部位及患者的反应、疗效、签名

腹泻经穴推拿技术操作流程图

附件 2

## 失眠经穴推拿技术考核标准

| | | 内容 | 分值 | 备注 |
|---|---|---|---|---|
| 操作步骤 | 素质要求 | 服装、鞋帽整齐，仪表大方（1分）　洗手、戴口罩（1分） | 2 | |
| | 操作前 | 核对医嘱：患者基本信息（1分）　诊断（1分）　技术名称（1分）　频次（1分）　推拿部位及穴位（1分） | 5 | |
| | | 评估：病室环境及温度（2分）　主要症状（2分）　病史（2分）　舌象与脉象（2分）　是否有出血性疾病（1分）　体质及对疼痛的耐受程度（1分）　推拿部位皮肤情况（2分） | 12 | |
| | | 告知：失眠经穴推拿的作用（2分）　简单的操作方法及局部感觉（2分）　取得患者合作（2分）　嘱患者排空二便（2分） | 8 | |
| | | 物品准备：大毛巾（1分）　按摩乳（1分）　屏风（1分） | 3 | |
| | 操作中 | 核对：患者姓名（1分）　病历号（1分）　推拿部位及穴位（1分） | 3 | |
| | | 患者准备：取仰卧位（1分）　暴露推拿部位（1分）　注意保暖（2分） | 4 | |
| | | 手法：核对身份（2分）　引导患者身心放松（2分）　取适量按摩乳（1分）　运用"引阳入阴"头面部推拿法：开天门（4分）　推坎宫（4分）　揉太阳（4分）　揉百会（4分）　勾风池压安眠（4分）　按承浆勾廉泉（4分）　对搓劳宫穴轻按患者面颊（4分）　操作时手法柔和、均匀、渗透（4分）　时间符合要求（2分） | 39 | |
| | | 观察及询问：观察患者对推拿手法治疗的反应（4分）　调节手法力度（5分） | 9 | |
| | 操作后 | 告知：推拿结束后注意保暖（1分）　不宜即刻食用生冷食物（1分）　告知推拿后局部可能出现酸痛的感觉（1分）　如有不适及时告知护士（2分） | 5 | |
| | | 整理：协助患者穿衣，取舒适卧位（1分）　整理床单位（1分）　再次核对（1分）　处理用物（1分）　洗手（1分） | 5 | |
| | | 评估记录：推拿时间（1分）　部位（1分）　患者反应（1分）　疗效（1分）　签名（1分） | 5 | |

便秘经穴推拿技术考核标准

| | | 内容 | 分值 | 备注 |
|---|---|---|---|---|
| 操作步骤 | 素质要求 | 服装、鞋帽整齐，仪表大方（1分）　洗手、戴口罩（1分） | 2 | |
| | 操作前 | 核对医嘱：患者基本信息（1分）　诊断（1分）　技术名称（1分）　频次（1分）　推拿部位及穴位（1分） | 5 | |
| | | 评估：病室环境及温度（2分）　主要症状（2分）　病史（2分）　舌象与脉象（2分）　是否妊娠或处于月经期（2分）　是否有出血性疾病（1分）　体质（1分）　对疼痛的耐受程度（1分）　推拿部位皮肤情况（1分） | 14 | |
| | | 告知：便秘经穴推拿的作用（1分）　简单的操作方法（1分）及局部感觉（1分）　取得患者合作（1分）　嘱患者排空小便（1分） | 5 | |
| | | 物品准备：治疗巾（1分）　介质（如按摩油、润肤乳等）（1分）　纱布（1分）　屏风（1分） | 4 | |
| | 操作中 | 核对：患者姓名（1分）　病历号（1分）　推拿部位及穴位（1分） | 3 | |
| | | 患者准备：取平卧位（2分）　充分暴露推拿部位（2分）　注意保护隐私及保暖（2分） | 6 | |
| | | 手法：核对身份（2分）　评估患者腹部情况（3分）　双手相叠，根据辨证推摩全腹（5分）　点揉中脘、天枢、神阙、气海、支沟等穴位（5分）　再根据辨证取穴按揉（5分）　最后再次掌推法摩腹（5分）　手法运用正确（5分）　操作时压力、频率、幅度均匀（3分）　时间符合要求（3分） | 36 | |
| | | 观察及询问：观察患者有无肛门排气、腹痛等表现（3分）　询问患者有无不适（2分）　调节手法力度（5分） | 10 | |
| | 操作后 | 告知：推拿结束后可饮一杯温水（1分）　注意保暖（1分）　多食富含纤维素的食物（1分）　告知推拿后局部可能出现酸痛的感觉（1分）　如有不适及时告知护士（1分） | 5 | |
| | | 整理：协助患者穿衣（1分）　取舒适卧位，整理床单位（1分）　再次核对（1分）　处理用物（1分）　洗手（1分） | 5 | |
| | | 评估记录：推拿时间（1分）　部位（1分）　患者反应（1分）　疗效（1分）　签名（1分） | 5 | |

## 腹泻经穴推拿技术考核标准

| | | 内容 | 分值 | 备注 |
|---|---|---|---|---|
| 操作步骤 | 素质要求 | 服装、鞋帽整齐，仪表大方（1分） 洗手、戴口罩（1分） | 2 | |
| | 操作前 | 核对医嘱：患者基本信息（1分） 诊断（1分） 技术名称（1分） 频次（1分） 推拿部位及穴位（1分） | 5 | |
| | | 评估：病室环境及温度（2分） 主要症状（2分） 病史（2分） 舌象与脉象（2分） 是否妊娠或处于月经期（2分） 是否有出血性疾病（1分） 体质（1分） 对疼痛的耐受程度（1分） 推拿部位皮肤情况（1分） | 14 | |
| | | 告知：腹泻经穴推拿的作用（1分） 简单的操作方法（1分）及局部感觉（1分） 取得患者合作（1分） 嘱患者排空小便（1分） | 5 | |
| | | 物品准备：治疗巾（1分） 介质（如按摩油、润肤乳等）（1分） 纱布（1分） 屏风（1分） | 4 | |
| | 操作中 | 核对：患者姓名（1分） 病历号（1分） 推拿部位及穴位（1分） | 3 | |
| | | 患者准备：取平卧位（2分） 充分暴露推拿部位（2分） 注意保护隐私及保暖（2分） | 6 | |
| | | 手法：核对身份（2分） 评估患者腹部情况（2分） 双手相叠，逆时针推摩全腹（5分） 再点揉腹部（5分）及下肢穴位（5分） 推按背部各穴（5分） 擦法作用八髎穴区（5分） 手法运用正确（3分） 操作时压力、频率、幅度均匀（3分） 时间符合要求（3分） | 38 | |
| | | 观察及询问：观察患者反应（2分） 随时询问患者有无不适（2分） 调节手法力度（4分） | 8 | |
| | 操作后 | 告知：推拿后注意保暖（2分） 不宜食用生冷食物（1分） 告知推拿后局部可能出现酸痛的感觉（1分） 如有不适及时告知护士（1分） | 5 | |
| | | 整理：协助患者穿衣（1分） 取舒适卧位，整理床单位（1分） 再次核对（1分） 处理用物（1分） 洗手（1分） | 5 | |
| | | 评估记录：推拿时间（1分） 部位（1分） 患者反应（1分） 疗效（1分） 签名（1分） | 5 | |

中医护理技术规范及临床应用

# 常见并发症——晕厥

## 一、发生原因

患者处于饥饿、紧张、疲劳、体质虚弱等情况下，加之推拿手法过重，持续时间过长，则可能引发晕厥。

## 二、临床表现

患者在推拿治疗过程中，突然出现头晕、心慌、恶心、面色苍白、出冷汗、四肢发凉、神呆目定，甚至意识丧失而出现昏仆等症状。

## 三、预防及处理

1. 对于空腹的患者，可让其少量进食，改善其饥饿状态；紧张的患者，嘱其放松情绪；体质虚弱或初次接受推拿治疗的患者，治疗时手法不宜过重，时间不宜过长，均可有效地预防晕厥的发生。

2. 患者一旦发生晕厥，应立即停止推拿，让患者平卧于空气流通处，头部保持低位，经过休息一般就会恢复。

3. 属于低血糖引起的晕厥，可进食糖果，或饮葡萄糖水、温水。

4. 如果患者严重晕厥，可根据医嘱采取掐水沟（人中），拿肩井、合谷，按涌泉等方法，必要时按医嘱予输液或吸氧。

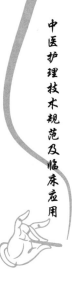

# 第三章　灸类

灸法是指以艾绒或其他物质为灸材，通过烧灼、温熨、熏烤体表一定部位或穴位，借助灸火的温和热力及药物的作用，达到温经散寒、消瘀散结、行气止痛、扶阳固脱、防病保健等作用的一种中医外治技术。

## 第一节　悬灸技术（艾条灸）

悬灸是采用点燃的艾条悬于选定的穴位或病痛部位之上，通过艾的温热和药力作用刺激穴位或病痛部位的一种外治技术。

### 一、适应证

适用于风寒湿痹和寒邪所致胃脘痛、腹痛、泄泻、痢疾等病证；气血凝滞所致的闭经等病证；中气不足、阳气下陷而引起的遗尿、脱肛、阴挺、崩漏、带下等病证。

### 二、禁忌证

1. 实热证、阴虚发热、邪热内炽等证，如高热、高血压危象、肺结核晚期、大量咯血、急性传染性疾病等不宜施灸。

2. 孕妇腹部和腰骶部、肿瘤患者肿块处均不宜施灸。

### 三、评估

1. 操作环境及室温。

2. 主要症状、既往史（如哮喘病史）、过敏史、是否妊娠或处于月经期。

3. 患者体质、局部皮肤情况、对热的耐受程度，是否对艾烟的刺激敏感。

4. 心理状况及对操作的接受程度。

### 四、告知

1. 悬灸的作用、简单的操作方法及操作时间。

2. 局部皮肤发红不起疱、感觉温热为正常现象，若施灸过程中出现灼热、疼痛，或头昏、眼花、恶心、颜面苍白、心慌出汗等不适时，及时告知护士。

3. 施灸过程中如需改变体位，请告知护士。

### 五、用物准备

治疗盘、艾条、打火机、弯盘、小口瓶、纱布，必要时备浴巾、屏风、计时器。

## 六、基本操作方法

1. 核对医嘱，评估患者，做好解释。

2. 备齐用物，携用物至床旁。

3. 协助患者取合理、舒适体位。

4. 遵照医嘱确定施灸部位，充分暴露施灸部位，注意保护隐私及保暖。

5. 点燃艾条，进行施灸。

6. 常用施灸方法。

（1）温和灸：将点燃的艾条对准施灸部位，距离皮肤约 2 ~ 3 cm，使患者局部有温热感为宜，每处灸 10 ~ 15 min，至皮肤出现红晕为度。

（2）雀啄灸：将点燃的艾条对准施灸部位约 2 ~ 3 cm，一上一下地进行施灸，如此反复，一般每穴灸 10 ~ 15 min，至皮肤出现红晕为度。

（3）回旋灸：将点燃的艾条悬于施灸部位上方约 2 cm 处，反复旋转，移动半径约 3 cm，每处灸 10 ~ 15 min，至皮肤出现红晕为度。

7. 及时将艾灰弹入弯盘，防止灼伤皮肤。

8. 施灸结束，立即将艾条插入小口瓶，熄灭艾火。

9. 施灸过程中询问患者有无不适，观察患者皮肤情况，如有艾灰，用纱布清洁，协助患者穿衣，取舒适卧位。

10. 整理用物，洗手，记录。

## 七、注意事项

1. 空腹或者饱餐后不宜立即施灸，抽搐等不配合者慎灸。

2. 一般情况下，施灸顺序自上而下，先头身，后四肢。

3. 施灸时防止艾灰脱落烧伤皮肤或衣物。

4. 注意观察皮肤情况，对糖尿病、肢体麻木及感觉迟钝的患者，尤应注意防止烫伤。

5. 施灸后若出现灼痛、水疱，局部涂抹湿润烧伤膏；小水疱任其自然吸收；水疱较大者，局部消毒，可用无菌注射器抽出疱液，并以无菌纱布覆盖，避免感染。

## 八、健康教育

1. 灸后可饮一杯温水，宜安静休息。

2. 酌情开窗通风，注意保暖，避免吹对流风。

3. 饮食宜清淡，忌辛辣刺激、肥甘厚腻、寒凉生冷等食品。

4. 灸后不宜即刻洗澡。

## 九、附件

1. 悬灸技术（艾条灸）操作流程图。（附件1）

2. 悬灸技术（艾条灸）考核标准。（附件2）

3. 悬灸技术（艾条灸）并发症预防及处理。（附件3）

（嘉兴市中医医院）

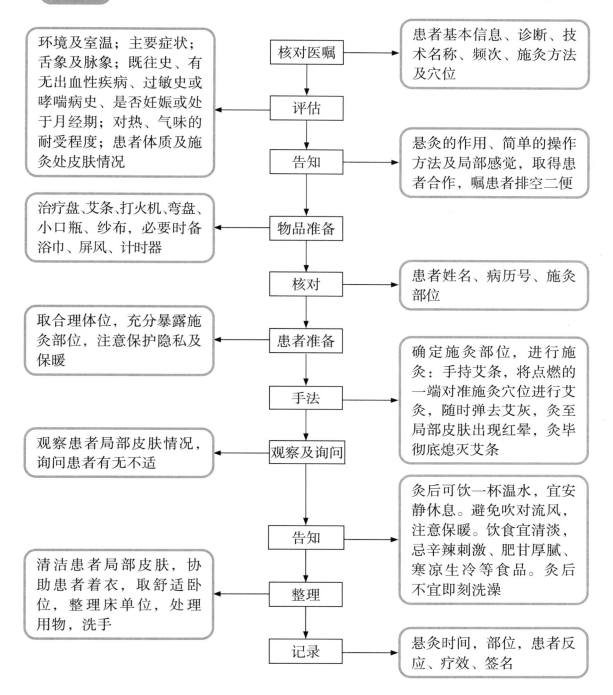

环境及室温；主要症状；舌象及脉象；既往史、有无出血性疾病、过敏史或哮喘病史、是否妊娠或处于月经期；对热、气味的耐受程度；患者体质及施灸处皮肤情况 ← 评估 ← 核对医嘱 → 患者基本信息、诊断、技术名称、频次、施灸方法及穴位

告知 → 悬灸的作用、简单的操作方法及局部感觉，取得患者合作，嘱患者排空二便

治疗盘、艾条、打火机、弯盘、小口瓶、纱布，必要时备浴巾、屏风、计时器 ← 物品准备

核对 → 患者姓名、病历号、施灸部位

取合理体位，充分暴露施灸部位，注意保护隐私及保暖 ← 患者准备

手法 → 确定施灸部位，进行施灸：手持艾条，将点燃的一端对准施灸穴位进行艾灸，随时弹去艾灰，灸至局部皮肤出现红晕，灸毕彻底熄灭艾条

观察患者局部皮肤情况，询问患者有无不适 ← 观察及询问

告知 → 灸后可饮一杯温水，宜安静休息。避免吹对流风，注意保暖。饮食宜清淡，忌辛辣刺激、肥甘厚腻、寒凉生冷等食品。灸后不宜即刻洗澡

清洁患者局部皮肤，协助患者着衣，取舒适卧位，整理床单位，处理用物，洗手 ← 整理

记录 → 悬灸时间，部位，患者反应、疗效、签名

悬灸技术（艾条灸）操作流程图

中医护理技术规范及临床应用

## 悬灸技术（艾条灸）考核标准

| | | 内容 | 分值 | 备注 |
|---|---|---|---|---|
| 操作步骤 | 素质要求 | 服装、鞋帽整齐，仪表大方（1分） 洗手、戴口罩（1分） | 2 | |
| | 操作前 | 核对医嘱：患者基本信息（1分） 诊断（1分） 技术名称（1分） 频次（1分） 施灸方法及穴位（1分） | 5 | |
| | | 评估：环境及室温（1分） 主要症状（1分） 既往史（1分） 过敏史（1分） 舌象及脉象（1分） 是否有出血性疾病（1分） 体质（1分）及对疼痛、热、气味的耐受程度（1分） 施灸部位皮肤情况（1分） 是否妊娠或处于月经期（1分） | 10 | |
| | | 告知：悬灸的作用（2分） 简单的操作方法（2分）及局部感觉（1分） 取得患者合作（1分） 嘱患者排空二便（1分） | 7 | |
| | | 物品准备：治疗盘（1分） 艾条（1分） 打火机（1分） 弯盘（1分） 小口瓶（1分） 纱布（1分） 必要时备浴巾、屏风、计时器 | 6 | |
| | 操作中 | 核对：患者姓名（1分） 病历号（1分） 施灸部位（1分） | 3 | |
| | | 患者准备：取舒适体位（3分） 暴露施灸部位（3分） 注意保护隐私（2分）及保暖（2分） | 10 | |
| | | 施灸过程：核对身份（2分） 确定施灸部位，定穴（5分） 选择正确的施灸方法（5分） 手持艾条将点燃的一端对准施灸穴位（5分） 施灸距离正确（3分） 时间合适（3分） 随时弹去艾灰（3分） 灸至局部皮肤出现红晕（2分） 灸毕彻底熄灭艾条（2分） 再次核对（2分） | 32 | |
| | | 观察及询问：观察患者局部皮肤情况（5分） 询问患者有无不适（5分） | 10 | |
| | 操作后 | 告知：灸后可饮一杯温水（1分） 宜安静休息（1分） 避免吹对流风，注意保暖（1分） 饮食宜清淡，忌辛辣刺激、肥甘厚腻、寒凉生冷等食品（1分） 灸后不宜即刻洗澡（1分） | 5 | |
| | | 整理：清洁患者局部皮肤（1分） 协助患者整理衣物（1分） 取舒适卧位、整理床单位（1分） 处理用物（1分） 洗手（1分） | 5 | |
| | | 评估记录：悬灸时间（1分） 部位（1分） 患者反应（1分） 疗效（1分） 签名（1分） | 5 | |

## 常见并发症——烫伤

### 一、发生原因

1.操作前皮肤对热的耐受程度，尤其是对糖尿病、肢体感觉障碍的患者评估不到位。

2.施灸者注意力不集中，出现艾灰掉落而烫伤皮肤。

3.施灸者操作距离不当或施灸时间过长。

### 二、临床表现

若损伤皮肤表层，局部轻度红肿、无水疱，疼痛明显；若损伤真皮层，局部红肿疼痛，伴有大小不等的水疱。

### 三、预防及处理

1.严格掌握禁忌证。

2.操作前认真评估施灸部位的皮肤及感知觉状况。

3.施灸者动作应轻柔熟练，操作过程中询问患者感受，如果感觉温度过高，及时调整距离、手法，施灸时间不宜过长。

4.施灸过程中要防止艾灰掉落烫伤皮肤。

5.如有烫伤，立即停止施灸，予以湿润烧伤膏外涂。局部出现小水疱，无须处理，可自行吸收；有较大水疱时，消毒局部皮肤后，用无菌注射器吸出液体，覆盖消毒敷料，保持干燥，防止感染。

## 常见并发症——晕灸

### 一、发生原因

1.多因初次施灸引起。

2.空腹、疲劳、恐惧、体弱、姿势不当也可导致晕灸。

3.施灸时灸量过大、刺激过重易引起晕灸。

### 二、临床表现

施灸时突然出现头昏、眼花、恶心、颜面苍白、脉细手冷、血压降低、心慌汗出，甚至晕倒等。

### 三、预防及处理

1.初次施灸前，要和患者耐心解释施灸的方法及注意事项，消除患者紧张的情绪。

3. 在施灸时要不断观察患者的反应，争取早发现、早处理，防止晕灸发生。

4. 掌控好施灸量及施灸时间。

5. 一经发现晕灸立即停止施灸，让患者平卧，并开窗通风，但不能吹对流风。轻者一般休息片刻，或饮温水后即可恢复；重者可掐水沟（人中）、内关、足三里；严重时按晕厥处理。

# 第二节 隔物灸技术

隔物灸也称间接灸、间隔灸，是利用姜、盐、蒜或药物等材料将艾炷和施灸部位、腧穴的皮肤间隔开以进行施灸，借间隔物的药力和艾炷的特性发挥协同作用的一种外治技术。

## 一、适应证

1.隔姜灸。多用于因寒而致的呕吐、泄泻、脘腹痛、鼻衄、痛经、风寒袭络型面瘫，风寒湿痹和外感表证，卫阳亏虚型自汗等。

2.隔蒜灸。多用于瘰疬、初起的肿疡（未溃疮疖、乳痈）及虫、蛇、蝎、蜂蜇伤等病证。

3.隔盐灸。只用于神阙穴，多用于急性寒性腹痛、吐泻并作、下利、中风脱证、四肢发凉等。

4.隔附子饼灸。多用于命门火衰而致的阳痿、早泄、遗精、宫寒不孕、遗尿，疮疡久溃不敛等病证。

5.其他。如面碗隔药灸、改良隔物灸、隔鳖甲灸等。临床根据间隔物的功能对症选用，适应证相对广泛。

## 二、禁忌证

1.实热证、阴虚发热、邪热内炽等证，如高热、高血压危象、肺结核晚期、大量咯血、急性传染性疾病等不宜施灸。

2.乳头、外生殖器、孕妇的腹部和腰骶部、肿瘤患者肿块处均不宜施灸。

## 三、评估

1.操作环境及室温。

2.主要症状、既往史（如哮喘病史）、过敏史、是否妊娠或处于月经期。

3.患者体质、局部皮肤情况、对热的耐受程度，是否对艾烟的刺激敏感。

4.心理状况及对操作的接受程度。

## 四、告知

1.隔物灸的作用、简单的操作方法及操作时间。

2.局部皮肤发红不起疱、感觉温热为正常现象，若施灸过程中出现灼热、疼痛，或头昏、眼花、恶心、颜面苍白、心慌出汗等不适时，及时告知护士。

3.施灸过程中不宜随便改变体位，以免烫伤。

## 五、用物准备

治疗盘、艾炷或艾绒、间隔物（姜、蒜、盐、药物、面碗等）、打火机、镊子、弯盘、纱布、灭火筒或杯，必要时备浴巾、屏风、温控仪。

## 六、基本操作方法

1. 核对医嘱，评估患者病情、施灸部位皮肤情况和操作环境等，做好告知解释，嘱患者排空二便。

2. 备齐用物，携至床旁，必要时以屏风遮挡。

3. 核对信息无误后，协助患者取合理舒适体位。

4. 遵照医嘱确定隔物灸方法和施灸部位，充分暴露施灸部位，注意保护隐私及保暖，清洁皮肤。

5. 在施灸部位放置间隔物，点燃艾炷，进行施灸，施灸的顺序一般是先上后下、先阳后阴，艾炷先小后大，壮数先少后多，灸量以患者局部皮肤红晕不起疱、感觉温热无灼痛感为宜。

6. 常用隔物灸施灸方法。

（1）隔姜灸：用鲜生姜切成直径约 2～3 cm、厚约 0.2～0.3 cm 的薄片，中间以针穿刺数孔，放在施灸部位，上置艾炷，从顶端点燃艾炷，待燃尽时接续一个艾炷，一般灸 5～10 壮。

（2）隔蒜灸：用鲜大蒜头切成厚度约 0.3～0.5 cm 的蒜片，中间以针穿刺数孔，放在施灸部位，上置艾炷，从顶端点燃艾炷，待燃尽时接续一个艾炷，一般灸 5～7 壮。

（3）隔盐灸：只用于神阙穴，又称神阙灸。用食盐填平肚脐，上置艾炷，从顶端点燃艾炷，燃尽更换艾炷，也可于盐上放置姜片后再施灸，一般灸 3～7 壮。如是急性脱证需连续施灸，不拘壮数，以脉起、肢温、症状改善为度。

（4）隔附子饼灸：将附子研成细末，以黄酒调和，制成直径约 3 cm、厚度约 0.8 cm 的附子饼，中间以针穿刺数孔，放在施灸部位，上置艾炷，点燃施灸，待燃尽时接续一个艾炷，一般灸 5～10 壮。

（5）改良隔物灸：施灸部位外面放一个防火器材进行塑形和防火，器具内铺一层 2～3 cm 厚度的生姜泥或中药饼等间隔物，上面再铺一层艾绒进行燃烧，一般灸 2～3 壮，以患者局部皮肤红晕不起疱、感觉温热无灼痛感为宜，必要时使用温控仪监测施灸温度。

（6）面碗隔药灸：全麦面粉加水和面，面质软硬适中，制成圆钵状（直径约

8 cm、高约 3 cm、底厚约 2 cm）的面碗，面碗的底部中间孔与患者脐孔大小一致（直径约 1.5 ～ 2 cm）。肚脐上放置适量辨证药物，放置面碗，面碗的孔对牢肚脐，在面碗上放置艾炷，点燃施灸，待燃尽时接续一个艾炷，一般灸 2 ～ 3 壮，以患者局部皮肤红晕不起疱、感觉温热无灼痛感为宜。

7. 施灸过程中，密切观察病情，询问患者有无灼痛感等不适，观察艾炷有无脱落。

8. 施灸结束，正确熄灭余火，清洁局部皮肤，协助患者整理衣着，安置舒适体位。

9. 整理用物，洗手，记录。

## 七、注意事项

1. 一般过饱、过饥、情绪激动、对灸法恐惧者，应慎用。

2. 注意防止艾灰脱落而烫伤皮肤或烧坏衣被。灸毕后应将剩下的艾炷放入灭火筒内或浸入水中，将余火彻底熄灭，防止再燃。

3. 注意皮肤情况，对糖尿病、肢体感觉障碍及幼儿患者，需谨慎控制施灸强度和时间，以免发生烫伤。

4. 施灸后若出现灼痛、水疱，局部涂抹湿润烧伤膏；小水疱任其自然吸收；水疱较大者，局部消毒，可用无菌注射器抽出疱液，并以无菌纱布覆盖，避免感染。

## 八、健康教育

1. 施灸结束后饮一杯温水。

2. 饮食宜清淡，忌食肥甘厚腻及辛辣之品，不宜即刻食用生冷食物。

3. 灸后注意保暖，避风寒。

4. 日常调护方法。

## 九、附件

1. 隔物灸技术操作流程图。（附件 1）

2. 隔物灸技术考核标准。（附件 2）

3. 隔物灸技术并发症预防及处理。（参考悬灸技术附件 3）

（丽水市中医院）

中医护理技术规范及临床应用

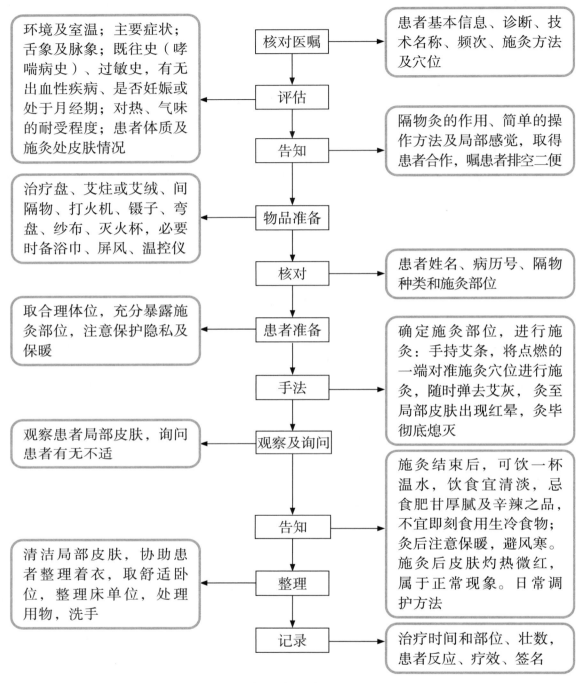

环境及室温；主要症状；舌象及脉象；既往史（哮喘病史）、过敏史，有无出血性疾病、是否妊娠或处于月经期；对热、气味的耐受程度；患者体质及施灸处皮肤情况 → 评估

核对医嘱 → 患者基本信息、诊断、技术名称、频次、施灸方法及穴位

告知 → 隔物灸的作用、简单的操作方法及局部感觉，取得患者合作，嘱患者排空二便

治疗盘、艾炷或艾绒、间隔物、打火机、镊子、弯盘、纱布、灭火杯，必要时备浴巾、屏风、温控仪 → 物品准备

核对 → 患者姓名、病历号、隔物种类和施灸部位

取合理体位，充分暴露施灸部位，注意保护隐私及保暖 → 患者准备

手法 → 确定施灸部位，进行施灸：手持艾条，将点燃的一端对准施灸穴位进行施灸，随时弹去艾灰，灸至局部皮肤出现红晕，灸毕彻底熄灭

观察患者局部皮肤，询问患者有无不适 → 观察及询问

告知 → 施灸结束后，可饮一杯温水，饮食宜清淡，忌食肥甘厚腻及辛辣之品，不宜即刻食用生冷食物；灸后注意保暖，避风寒。施灸后皮肤灼热微红，属于正常现象。日常调护方法

清洁局部皮肤，协助患者整理着衣，取舒适卧位，整理床单位，处理用物，洗手 → 整理

记录 → 治疗时间和部位、壮数，患者反应、疗效、签名

隔物灸技术操作流程图

## 隔物灸技术考核标准

| | | 内容 | 分值 | 备注 |
|---|---|---|---|---|
| **操作步骤** | 素质要求 | 服装、鞋帽整齐，仪表大方（1分）　洗手、戴口罩（1分） | 2 | |
| | 操作前 | 核对医嘱：患者基本信息（1分）　诊断（1分）　技术名称（1分）　隔物种类和施灸部位（1分）　频次（1分） | 5 | |
| | | 评估：病室环境及温度（1分）　主要症状（2分）　病史（2分）　舌象及脉象（2分）　是否有出血性疾病（1分）　体质（1分）　对热和疼痛的耐受程度（1分）　施灸部位皮肤情况（1分） | 11 | |
| | | 告知：隔物灸的作用（1分）　简单的操作方法及局部感觉（2分）　施灸时不宜随意改变体位，防止艾炷脱落燃损衣物和皮肤（2分）　取得患者合作（1分）　嘱患者排空二便（1分） | 7 | |
| | | 物品准备：治疗盘（0.5分）　艾炷或艾绒（1分）　间隔物（1分）　打火机（0.5分）　镊子（0.5分）　弯盘（0.5分）　纱布（0.5分）　灭火杯（0.5分）　必要时备浴巾、屏风、温控仪（1分） | 6 | |
| | 操作中 | 核对：患者姓名（1分）　病历号（1分）　隔物种类和施灸部位（1分） | 3 | |
| | | 患者准备：取舒适体位（2分）　暴露施灸部位（2分）　注意保护隐私（1分）及保暖（1分） | 6 | |
| | | 施灸：核对身份（2分）　在施灸部位或穴位放置合适的间隔物（5分）　点燃艾炷顶端放于间隔物上进行施灸，待燃尽时接续一个艾炷（5分）　施灸的顺序一般是先上后下、先阳后阴，艾炷先小后大，壮数先少后多，特殊情况可以灵活变通，因人因证而宜（5分）　灰烬过多时及时清理（5分）　施灸壮数以患者皮肤发红不起疱、感觉温热为度（5分）　施灸过程中注意防止艾灰脱落或艾炷倾倒而烫伤皮肤或烧坏衣被（5分）　施灸结束，正确熄灭艾炷余火（5分）　再次核对（2分） | 39 | |
| | | 观察及询问：施灸过程中，密切观察病情（2分）　观察局部皮肤情况（2分）　询问患者有无灼痛感等不适（2分） | 6 | |
| | 操作后 | 告知：施灸结束后，可饮一杯温水（1分）　饮食宜清淡，忌食肥甘厚腻及辛辣之品，不宜即刻食用生冷食物（1分）　灸后注意保暖，避风寒（1分）　施灸后皮肤灼热微红，属于正常现象（1分）　日常调护方法（1分） | 5 | |
| | | 整理：清洁局部皮肤（1分）　协助患者整理衣着（1分）　取舒适卧位、整理床单位（1分）　处理用物（1分）　洗手（1分） | 5 | |
| | | 评估记录：施灸时间和部位（1分）　壮数（1分）　患者反应（1分）　疗效（1分）　签名（1分） | 5 | |

## 第三节　温灸器灸技术

温灸器是一种专门施灸的器具，用温灸器施灸的方法称为温灸器灸。临床上常用的温灸器有灸盒、灸筒、灸架等。

### 一、适应证

适用于各种寒湿所致疾病，如胃脘痛、关节冷痛、颈肩腰腿痛、痛经等；中气不足所致的急性腹痛、吐泻、四肢不温等症状。其中，苇管灸适用于神经性耳鸣、面神经炎、眩晕等；核桃灸适用于老年性黄斑病变、老年性眼底动脉硬化、糖尿病视网膜病变、近视眼、麦粒肿、角膜炎、老年性白内障、干眼症和飞蚊症等。

### 二、禁忌证

1. 实热证，阴虚发热、邪热内炽等证，如高热、高血压危象、肺结核晚期、大量咯血、急性传染性疾病等不宜施灸。

2. 孕妇腹部和腰骶部、肿瘤患者肿块处均不宜施灸。

### 三、评估

1. 操作环境及室温。

2. 主要症状、既往史（如哮喘病史）、过敏史、是否妊娠或处于月经期。

3. 患者体质、局部皮肤情况、对热的耐受程度，是否对艾烟的刺激敏感。

4. 心理状况及对操作的接受程度。

### 四、告知

1. 温灸器灸的作用、简单的操作方法及操作时间。

2. 局部皮肤发红不起疱、感觉温热为正常现象，若施灸过程中出现灼热、疼痛，或头昏、眼花、恶心、颜面苍白、心慌出汗等不适时，及时告知护士。

3. 施灸时若需改变体位，避免温灸器移位。

### 五、用物准备

治疗盘、温灸器、艾炷或艾绒、打火机、镊子、弯盘、纱布、灭火筒，必要时备浴巾、屏风、计时器，其他则根据温灸器具不同备齐用物。

1. 苇管灸。胶布、线香、棉球。

2. 砭石灸。持物棒、植物油或精油。

3. 核桃灸。核桃灸眼镜架、核桃、一次性帽子。

## 六、基本操作方法

1. 核对医嘱，评估患者，做好解释，嘱患者排空二便。

2. 备齐用物，携至床旁，关闭门窗，必要时用屏风遮挡。

3. 协助患者取舒适体位，暴露治疗部位，注意保护隐私及保暖。

4. 根据患者病情选择合适的温灸器，不同温灸器操作方法如下：

（1）苇管灸：取苇管灸器口径为 0.4 ~ 0.6 cm、长 5 ~ 6 cm，苇管的一端制作成半个鸭嘴形，另一端苇管周围用胶布缠绕 1 圈，插入患侧耳道内（面瘫患者插入健侧），周围填塞棉花以固定苇管及隔绝空气。将半个花生米大的一撮细艾绒放在灸器的半个鸭嘴处，用线香点燃后，施灸时耳部有温热感。灸完 1 壮，再换 1 壮，每次灸 3 ~ 9 壮。10 次为 1 疗程。

（2）砭石灸：确定操作部位，定位准确，清洁皮肤，检查罐体边缘有无破损。打开砭石温灸器，持物棒固定艾炷或艾条点燃，将点燃端放入温灸器底托内胆，手持柄与底托衔接拧紧，调节通气孔，准备完毕后试温。将适量精油滴于治疗部位，双手打圈涂抹均匀。施术者手持砭石温灸器，根据治疗部位选择不同角度在施术部位进行直线或弧线温熨、刮拭，操作时观察局部皮肤情况，询问患者有无不适。如有不适立即停止操作，告知医生处理。

（3）电灸：选择合适的功率，暴露治疗部位，必要时使用屏风遮挡，用前臂内侧测试温度，以感觉温热为宜，询问患者感受，观察局部皮肤情况，灸疗时间为 20 ~ 30 min，灸毕关闭电源。

（4）艾箱灸：确定操作部位，正确取穴，点燃艾条，放入艾箱，垫一块隔热垫后将艾灸放置施灸穴位上方进行施灸，根据辨证调节风口大小，便于空气流通艾条燃烧。施灸过程中，随时询问患者有无灼痛感，若过热可以加一块隔热垫，防止烫伤，观察患者病情变化及有无体位不适。灸后艾条彻底熄灭，用纱布清洁局部皮肤，观察局部皮肤，处理适当及时。

（5）核桃灸：确定操作部位，定位准确，戴上一次性帽子遮盖头发，把经中药浸泡过的核桃夹入眼镜架，调整灸桶，灸桶正对核桃壳，以距离 0.5 cm 最佳，插上艾炷，点燃。观察皮肤及询问患者有无不适。灸毕，摘下眼镜架，用纱布擦拭眼睛周围皮肤。

5. 治疗结束后协助患者取舒适体位，饮一杯温水。

6. 整理用物，洗手，记录。

## 七、注意事项

1. 空腹或者饱餐后不宜立即施灸，抽搐等不配合者慎灸。

2. 施灸时防止艾灰脱落烧伤皮肤或衣物。

3. 注意观察皮肤情况，对糖尿病、肢体麻木及感觉迟钝的患者，尤应注意防止烫伤。

4. 施灸后若出现灼痛、水疱，局部涂抹湿润烧伤膏；小水疱任其自然吸收；水疱较大者，局部消毒，可用无菌注射器抽出疱液，并以无菌纱布覆盖，避免感染。

5. 核桃灸时不能佩戴隐形眼镜。

## 八、健康教育

1. 灸后可饮一杯温水，宜安静休息。

2. 酌情开窗通风，注意保暖，避免吹对流风。

3. 饮食宜清淡，忌辛辣刺激、肥甘厚腻、寒凉生冷等食物。

## 九、附件

1. 苇管灸、砭石灸、电灸、艾箱灸、核桃灸技术操作流程图。（附件1）

2. 苇管灸、砭石灸、电灸、艾箱灸、核桃灸技术考核标准。（附件2）

3. 苇管灸、砭石灸、电灸、艾箱灸、核桃灸技术并发症预防及处理。（参考悬灸技术附件3）

（嘉兴市中医医院）

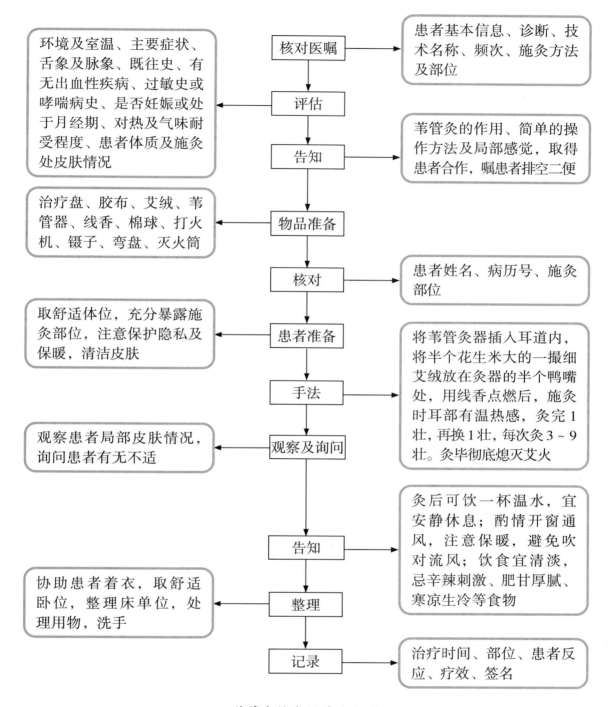

环境及室温、主要症状、舌象及脉象、既往史、有无出血性疾病、过敏史或哮喘病史、是否妊娠或处于月经期、对热及气味耐受程度、患者体质及施灸处皮肤情况

患者基本信息、诊断、技术名称、频次、施灸方法及部位

核对医嘱

评估

告知

苇管灸的作用、简单的操作方法及局部感觉，取得患者合作，嘱患者排空二便

治疗盘、胶布、艾绒、苇管器、线香、棉球、打火机、镊子、弯盘、灭火筒

物品准备

核对

患者姓名、病历号、施灸部位

取舒适体位，充分暴露施灸部位，注意保护隐私及保暖，清洁皮肤

患者准备

手法

将苇管灸器插入耳道内，将半个花生米大的一撮细艾绒放在灸器的半个鸭嘴处，用线香点燃后，施灸时耳部有温热感，灸完1壮，再换1壮，每次灸3～9壮。灸毕彻底熄灭艾火

观察患者局部皮肤情况，询问患者有无不适

观察及询问

告知

灸后可饮一杯温水，宜安静休息；酌情开窗通风，注意保暖，避免吹对流风；饮食宜清淡，忌辛辣刺激、肥甘厚腻、寒凉生冷等食物

协助患者着衣，取舒适卧位，整理床单位，处理用物，洗手

整理

记录

治疗时间、部位、患者反应、疗效、签名

苇管灸技术操作流程图

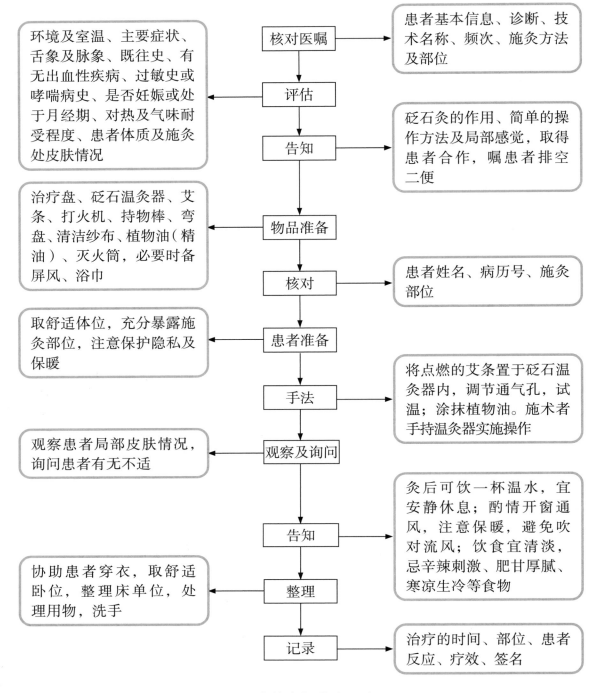

环境及室温、主要症状、舌象及脉象、既往史、有无出血性疾病、过敏史或哮喘病史、是否妊娠或处于月经期、对热及气味耐受程度、患者体质及施灸处皮肤情况

核对医嘱 → 患者基本信息、诊断、技术名称、频次、施灸方法及部位

评估

告知 → 砭石灸的作用、简单的操作方法及局部感觉，取得患者合作，嘱患者排空二便

治疗盘、砭石温灸器、艾条、打火机、持物棒、弯盘、清洁纱布、植物油（精油）、灭火筒，必要时备屏风、浴巾

物品准备

核对 → 患者姓名、病历号、施灸部位

取舒适体位，充分暴露施灸部位，注意保护隐私及保暖

患者准备

手法 → 将点燃的艾条置于砭石温灸器内，调节通气孔，试温；涂抹植物油。施术者手持温灸器实施操作

观察患者局部皮肤情况，询问患者有无不适

观察及询问

告知 → 灸后可饮一杯温水，宜安静休息；酌情开窗通风，注意保暖，避免吹对流风；饮食宜清淡，忌辛辣刺激、肥甘厚腻、寒凉生冷等食物

协助患者穿衣，取舒适卧位，整理床单位，处理用物，洗手

整理

记录 → 治疗的时间、部位、患者反应、疗效、签名

砭石灸技术操作流程图

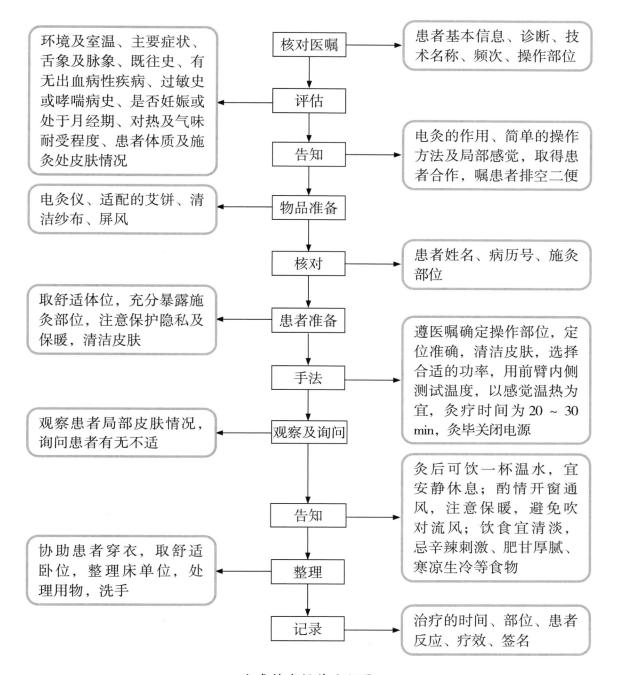

环境及室温、主要症状、舌象及脉象、既往史、有无出血病性疾病、过敏史或哮喘病史、是否妊娠或处于月经期、对热及气味耐受程度、患者体质及施灸处皮肤情况

核对医嘱 → 患者基本信息、诊断、技术名称、频次、操作部位

评估

告知 → 电灸的作用、简单的操作方法及局部感觉，取得患者合作，嘱患者排空二便

电灸仪、适配的艾饼、清洁纱布、屏风

物品准备

核对 → 患者姓名、病历号、施灸部位

取舒适体位，充分暴露施灸部位，注意保护隐私及保暖，清洁皮肤

患者准备

手法 → 遵医嘱确定操作部位，定位准确，清洁皮肤，选择合适的功率，用前臂内侧测试温度，以感觉温热为宜，灸疗时间为20～30 min，灸毕关闭电源

观察患者局部皮肤情况，询问患者有无不适

观察及询问

告知 → 灸后可饮一杯温水，宜安静休息；酌情开窗通风，注意保暖，避免吹对流风；饮食宜清淡，忌辛辣刺激、肥甘厚腻、寒凉生冷等食物

协助患者穿衣，取舒适卧位，整理床单位，处理用物，洗手

整理

记录 → 治疗的时间、部位、患者反应、疗效、签名

电灸技术操作流程图

第三章　灸类

79

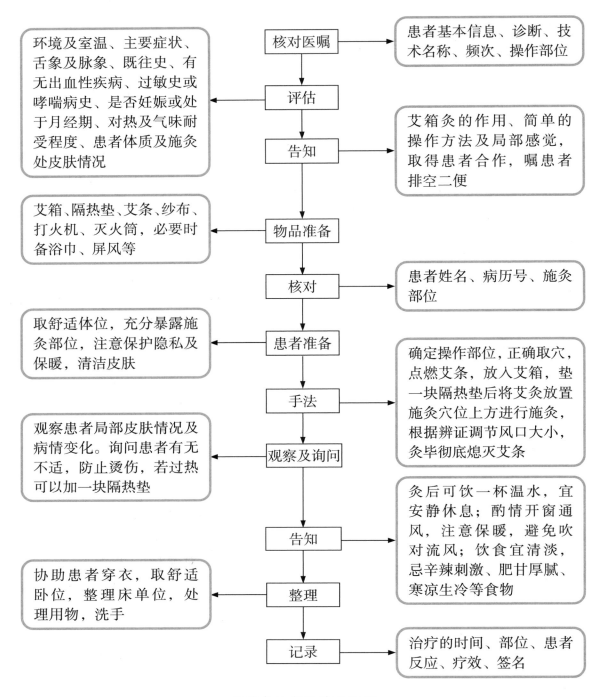

环境及室温、主要症状、舌象及脉象、既往史、有无出血性疾病、过敏史或哮喘病史、是否妊娠或处于月经期、对热及气味耐受程度、患者体质及施灸处皮肤情况

艾箱、隔热垫、艾条、纱布、打火机、灭火筒，必要时备浴巾、屏风等

取舒适体位，充分暴露施灸部位，注意保护隐私及保暖，清洁皮肤

观察患者局部皮肤情况及病情变化。询问患者有无不适，防止烫伤，若过热可以加一块隔热垫

协助患者穿衣，取舒适卧位，整理床单位，处理用物，洗手

核对医嘱 → 患者基本信息、诊断、技术名称、频次、操作部位

评估

告知 → 艾箱灸的作用、简单的操作方法及局部感觉，取得患者合作，嘱患者排空二便

物品准备

核对 → 患者姓名、病历号、施灸部位

患者准备

手法 → 确定操作部位，正确取穴，点燃艾条，放入艾箱，垫一块隔热垫后将艾灸放置施灸穴位上方进行施灸，根据辨证调节风口大小，灸毕彻底熄灭艾条

观察及询问

告知 → 灸后可饮一杯温水，宜安静休息；酌情开窗通风，注意保暖，避免吹对流风；饮食宜清淡，忌辛辣刺激、肥甘厚腻、寒凉生冷等食物

整理

记录 → 治疗的时间、部位、患者反应、疗效、签名

艾箱灸技术操作流程图

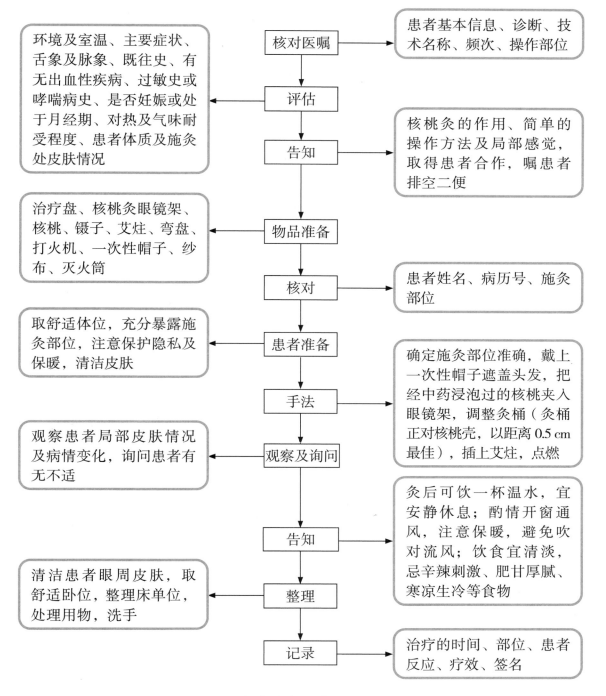

核桃灸技术操作流程图

核对医嘱 → 患者基本信息、诊断、技术名称、频次、操作部位

评估 ← 环境及室温、主要症状、舌象及脉象、既往史、有无出血性疾病、过敏史或哮喘病史、是否妊娠或处于月经期、对热及气味耐受程度、患者体质及施灸处皮肤情况

告知 → 核桃灸的作用、简单的操作方法及局部感觉，取得患者合作，嘱患者排空二便

物品准备 ← 治疗盘、核桃灸眼镜架、核桃、镊子、艾炷、弯盘、打火机、一次性帽子、纱布、灭火筒

核对 → 患者姓名、病历号、施灸部位

患者准备 ← 取舒适体位，充分暴露施灸部位，注意保护隐私及保暖，清洁皮肤

手法 → 确定施灸部位准确，戴上一次性帽子遮盖头发，把经中药浸泡过的核桃夹入眼镜架，调整灸桶（灸桶正对核桃壳，以距离0.5 cm最佳），插上艾炷，点燃

观察及询问 ← 观察患者局部皮肤情况及病情变化，询问患者有无不适

告知 → 灸后可饮一杯温水，宜安静休息；酌情开窗通风，注意保暖，避免吹对流风；饮食宜清淡，忌辛辣刺激、肥甘厚腻、寒凉生冷等食物

整理 ← 清洁患者眼周皮肤，取舒适卧位，整理床单位，处理用物，洗手

记录 → 治疗的时间、部位、患者反应、疗效、签名

核桃灸技术操作流程图

附件 2

# 苇管灸技术考核标准

| | | 内容 | 分值 | 备注 |
|---|---|---|---|---|
| 操作步骤 | 素质要求 | 服装、鞋帽整齐，仪表大方（1分）　洗手、戴口罩（1分） | 2 | |
| | 操作前 | 核对医嘱：患者基本信息（1分）　诊断（1分）　技术名称（1分）　频次（1分）　部位（1分） | 5 | |
| | | 评估：环境及室温（1分）　主要症状（1分）　舌象及脉象（1分）　既往史、是否有出血性疾病（1分）　过敏史或哮喘病史（1分）　是否妊娠或处于月经期（1分）　对热及气味耐受程度（1分）　患者体质（1分）　施灸处皮肤情况（1分） | 9 | |
| | | 告知：苇管灸的作用（1分）　简单的操作方法（1分）及局部感觉（1分）　取得患者合作（1分） | 4 | |
| | | 物品准备：治疗盘（1分）　胶布（1分）　艾绒（1分）　苇管器（1分）　线香（1分）　棉球（1分）　打火机（1分）　镊子（1分）　弯盘（1分）　灭火筒（1分） | 10 | |
| | 操作中 | 核对：患者姓名（1分）　病历号（1分）　施灸部位（1分） | 3 | |
| | | 患者准备：取舒适体位（3分）　暴露施灸部位（3分）　注意保护隐私（2分）及保暖（2分） | 10 | |
| | | 施灸过程：核对身份（2分）　确定施灸部位（5分）　将苇管灸器插入耳道内（3分）　将半个花生米大的一撮细艾绒放在灸器的半个鸭嘴处（3分）　用线香点燃后（5分）　施灸时耳部有温热感（5分）　灸完1壮，再换1壮，每次灸3～9壮（5分）　灸毕彻底熄灭艾火（2分）　再次核对（2分） | 32 | |
| | | 观察及询问：观察患者局部皮肤情况（5分）　询问患者有无不适（5分） | 10 | |
| | 操作后 | 告知：苇管灸结束后安静休息（1分）　饮一杯温水（1分）　忌辛辣刺激、肥甘厚腻、寒凉生冷食物（1分）　避免吹对流风、注意保暖（2分） | 5 | |
| | | 整理：清洁患者局部皮肤（1分）　协助患者整理衣物（1分）　取舒适卧位、整理床单位（1分）　处理用物（1分）　洗手（1分） | 5 | |
| | | 评估记录：苇管灸的时间（1分）　部位（1分）　患者反应（1分）　疗效（1分）　签名（1分） | 5 | |

# 砭石灸技术考核标准

| | | 内容 | 分值 | 备注 |
|---|---|---|---|---|
| 操作步骤 | 素质要求 | 服装、鞋帽整齐，仪表大方（1分）　洗手、戴口罩（1分） | 2 | |
| | 操作前 | 核对医嘱：患者基本信息（1分）　诊断（1分）　技术名称（1分）　频次（1分）　部位（1分） | 5 | |
| | | 评估：环境及室温（1分）　主要症状（1分）　舌象及脉象（1分）　既往史、是否有出血性疾病（1分）　过敏史或哮喘病史（1分）　是否妊娠或处于月经期（1分）　对热及气味耐受程度（1分）　患者体质（1分）　施灸处皮肤情况（1分） | 9 | |
| | | 告知：砭石灸的作用（1分）　简单的操作方法（1分）及局部感觉（1分）　取得患者合作（1分）　嘱患者排空二便（1分） | 5 | |
| | | 物品准备：治疗盘（1分）　砭石温灸器（1分）　艾条（1分）　打火机（1分）　持物棒（1分）　弯盘（1分）　清洁纱布（1分）　植物油（精油）（1分）　灭火筒（1分）　必要时备屏风、浴巾 | 9 | |
| | 操作中 | 核对：患者姓名（1分）　病历号（1分）　施灸部位（1分） | 3 | |
| | | 患者准备：取舒适体位（3分）　暴露施灸部位（3分）　注意保护隐私（2分）及保暖（2分） | 10 | |
| | | 施灸方法：核对身份（2分）　定位准确（4分）　检查罐体边缘有无破损（2分）打开砭石温灸器，持物棒固定艾炷或艾条点燃（4分）　将点燃端放入温灸器底托内胆（2分）　手持柄与底托衔接拧紧（2分）　根据耐受度调节通气孔（2分）　准备完毕后试温（2分）　涂油（2分）　根据治疗部位选择不同角度在施术部位进行直线或弧线温熨、刮拭（6分）　灸毕彻底熄灭艾条（2分）　再次核对（2分） | 32 | |
| | | 观察及询问：观察患者局部皮肤情况（5分）　询问患者有无不适（5分） | 10 | |
| | 操作后 | 告知：砭石灸后安静休息（1分）　饮一杯温水（1分）　忌辛辣刺激、肥甘厚腻、寒凉生冷食物（1分）　避免吹对流风、注意保暖（2分） | 5 | |
| | | 整理：清洁患者局部皮肤（1分）　协助患者穿衣（1分）　取舒适卧位，整理床单位（1分）　处理用物（1分）　洗手（1分） | 5 | |
| | | 评估记录：砭石灸的时间（1分）　部位（1分）　患者反应（1分）　疗效（1分）　签名（1分） | 5 | |

电灸技术考核标准

| | | 内容 | 分值 | 备注 |
|---|---|---|---|---|
| 操作步骤 | 素质要求 | 服装、鞋帽整齐，仪表大方（1分）　洗手、戴口罩（1分） | 2 | |
| | 操作前 | 核对医嘱：患者基本信息（1分）　诊断（1分）　技术名称（1分）　频次（1分）　部位（1分） | 5 | |
| | | 评估：环境及室温（1分）　主要症状（1分）　舌象及脉象（1分）　既往史、是否有出血性疾病（1分）　过敏史或哮喘病史（1分）　是否妊娠或处于月经期（1分）　对热及气味耐受程度（1分）　患者体质（1分）　施灸处皮肤情况（1分） | 9 | |
| | | 告知：电灸的作用（1分）　简单的操作方法（1分）及局部感觉（1分）取得患者合作（1分） | 4 | |
| | | 物品准备：电灸仪（4分）　适配的艾饼（2分）　清洁纱布（2分）　屏风（2分） | 10 | |
| | 操作中 | 核对：患者姓名（1分）　病历号（1分）　施灸部位（1分） | 3 | |
| | | 患者准备：取舒适体位（3分）　暴露施灸部位（3分）　注意保护隐私（2分）及保暖（2分） | 10 | |
| | | 施灸过程：核对身份（2分）　确定施灸部位定穴准确（5分）　清洁皮肤（3分）　选择合适的功率（3分）　用前臂内侧测试温度，以感觉温热为宜（5分）灸疗时间为20～30 min（10分）　灸毕关闭电源（2分）　再次核对（2分） | 32 | |
| | | 观察及询问：观察患者局部皮肤情况（5分）　询问患者有无不适（5分） | 10 | |
| | 操作后 | 告知：电灸结束后注意休息（1分）　饮一杯温水（1分）　忌辛辣刺激、肥甘厚腻、寒凉生冷食物（1分）　避免吹对流风、注意保暖（2分） | 5 | |
| | | 整理：协助患者穿衣（1分）　取舒适卧位（1分）　整理床单位（1分）处理用物（1分）　洗手（1分） | 5 | |
| | | 评估记录：电灸的时间（1分）　部位（1分）　患者反应（1分）　疗效（1分）　签名（1分） | 5 | |

## 艾箱灸技术考核标准

| | | 内容 | 分值 | 备注 |
|---|---|---|---|---|
| 操作步骤 | 素质要求 | 服装、鞋帽整齐，仪表大方（1分）　洗手、戴口罩（1分） | 2 | |
| | 操作前 | 核对医嘱：患者基本信息（1分）　诊断（1分）　技术名称（1分）　频次（1分）　部位（1分） | 5 | |
| | | 评估：环境及室温（1分）　主要症状（1分）　舌象及脉象（1分）　既往史、是否有出血性疾病（1分）　过敏史或哮喘病史（1分）　是否妊娠或处于月经期（1分）　对热及气味耐受程度（1分）　患者体质（1分）　施灸处皮肤情况（1分） | 9 | |
| | | 告知：艾箱灸的作用（1分）　简单的操作方法（1分）及局部感觉（1分）取得患者合作（1分）　嘱患者排空二便（1分） | 5 | |
| | | 物品准备：艾箱（2分）　隔热垫（2分）　纱布（1分）　艾条（1分）打火机（1分）　灭火筒（1分）　必要时备浴巾、屏风等（1分） | 9 | |
| | 操作中 | 核对：患者姓名（1分）　病历号（1分）　施灸部位（1分） | 3 | |
| | | 患者准备：取舒适体位（3分）　暴露施灸部位（3分）　注意保护隐私（2分）及保暖（2分） | 10 | |
| | | 施灸：核对身份（2分）　确定施灸部位定穴准确（5分）　点燃艾条放入艾箱（3分）　垫一块隔热垫后将艾灸箱放置穴位上方进行施灸（5分）　根据辨证调节风口大小（5分）　灸至局部皮肤稍起红晕（5分）　施灸时间合理（一般20～30 min）（5分）　再次核对（2分） | 32 | |
| | | 观察及询问：观察患者局部皮肤情况（5分）　询问患者有无不适（5分） | 10 | |
| | 操作后 | 告知：艾箱灸结束后注意休息（1分）　饮一杯温水（1分）　忌辛辣刺激、肥甘厚腻、寒凉生冷食物（1分）　避免吹对流风、注意保暖（2分） | 5 | |
| | | 整理：清洁局部皮肤（1分）　协助患者穿衣（1分）　取舒适卧位，整理床单位（1分）　处理用物（1分）　洗手（1分） | 5 | |
| | | 评估记录：艾箱灸的时间（1分）　部位（1分）　患者反应（1分）　疗效（1分）　签名（1分） | 5 | |

## 核桃灸技术考核标准

| | | 内容 | 分值 | 备注 |
|---|---|---|---|---|
| 操作步骤 | 素质要求 | 服装、鞋帽整齐，仪表大方（1分）　洗手、戴口罩（1分） | 2 | |
| | 操作前 | 核对医嘱：患者基本信息（1分）　诊断（1分）　技术名称（1分）　频次（1分）　部位（1分） | 5 | |
| | | 评估：环境及室温（1分）　主要症状（1分）　舌象及脉象（1分）　既往史、是否有出血性疾病（1分）　过敏史或哮喘病史（1分）　是否妊娠或处于月经期（1分）　对热及气味耐受程度（1分）　患者体质（1分）　施灸处皮肤情况（1分） | 9 | |
| | | 告知：核桃灸的作用（1分）　简单的操作方法（1分）及局部感觉（1分）取得患者合作（1分） | 4 | |
| | | 物品准备：治疗盘（1分）　核桃灸眼镜架（1分）　核桃（1分）　镊子（1分）艾炷（1分）　弯盘（1分）　打火机（1分）　一次性帽子（1分）　纱布（1分）　灭火筒（1分） | 10 | |
| | 操作中 | 核对：患者姓名（1分）　病历号（1分）　施灸部位（1分） | 3 | |
| | | 患者准备：取舒适体位（3分）　暴露施灸部位（3分）　注意保护隐私（2分）及保暖（2分） | 10 | |
| | | 施灸：核对身份（2分）　确定施灸部位准确（5分）　戴上一次性帽子遮盖头发（3分）　把经中药浸泡过的核桃夹入眼镜架（5分）　调整灸桶（5分）（灸桶正对核桃壳，距离以0.5 cm最佳），插上艾炷、点燃（5分）　施灸时间合理（一般20～30 min）（5分）　灸毕摘下眼镜架，再次核对（2分） | 32 | |
| | | 观察及询问：观察患者皮肤及病情（5分）　询问患者有无不适（5分） | 10 | |
| | 操作后 | 告知：核桃灸结束后，注意用眼卫生（1分）　饮一杯温水（1分）　忌辛辣刺激、肥甘厚腻、寒凉生冷食物（1分）　避免吹对流风、注意保暖（2分） | 5 | |
| | | 整理：清洁患者眼周皮肤（1分）　协助取舒适卧位（1分）　整理床单位（1分）　处理用物（1分）　洗手（1分） | 5 | |
| | | 评估记录：核桃灸的时间（1分）　部位（1分）　患者反应（1分）　疗效（1分）　签名（1分） | 5 | |

## 第四节　天灸技术

天灸是指在三伏天或三九天，将特定配置的药物贴敷于穴位或患处，借助药物对穴位的刺激，使局部皮肤发红或发疱，提升机体阳气，激发人体经气，调整脏腑气血从而达到防治疾病的一种外治技术。

### 一、适应证

1. 呼吸系统疾病：慢性阻塞性肺疾病、慢性支气管炎、支气管哮喘、慢性咳嗽、体虚易感冒、慢性咽炎、过敏性鼻炎等。

2. 运动系统疾病：寒性腰腿痛、颈椎病、虚寒性筋骨肌肉痛、风湿性关节炎、强直性脊柱炎等。

3. 消化系统疾病：寒性胃肠病、慢性腹泻、慢性胃炎、慢性消化不良等。

4. 妇科疾病：宫寒不孕、慢性盆腔炎、虚寒性痛经等。

5. 其他疾病：冻疮、免疫功能低下及亚健康状态的患者等。

### 二、禁忌证

1. 实热证、阴虚发热、邪热内炽等证，如高热、高血压危象、肺结核晚期、大量咯血、急性传染性疾病等不宜施灸。

2. 孕妇腹部和腰骶部、肿瘤患者肿块处均不宜贴敷。

3. 对药物或介质过敏者。

### 三、评估

1. 操作环境及室温。

2. 主要症状、既往史、过敏史、是否妊娠或处于月经期。

3. 患者体质、局部皮肤情况、对热及疼痛的耐受程度。

4. 心理状况及对操作的接受程度。

### 四、告知

1. 天灸的作用、简单的操作方法，贴敷时间及疗程。

2. 贴敷后部分患者会出现局部皮肤有温、热、痒、痛等感觉，这些均属于药物吸收的正常反应，若自觉皮肤灼热疼痛难忍，可提前揭去敷贴，以防灼伤皮肤。

3. 贴敷部位忌用肥皂或刺激性物品清洗。

### 五、用物准备

治疗盘、敷贴、贴敷药物、纱布、胶布，必要时备屏风、浴巾。

## 六、基本操作方法

1. 核对医嘱，评估患者，做好解释，嘱其排空二便。

2. 备齐用物，携至床旁，关闭门窗，必要时用屏风遮挡。

3. 协助患者取舒适体位，充分暴露贴敷部位。

4. 遵医嘱取穴，根据疾病一般取 8～10 个穴位。

（1）呼吸系统疾病：大椎、风门、大杼、肺俞、心俞、膻中、定喘、厥阴俞、肾俞、膈俞、脾俞等。

（2）运动系统疾病：膈俞、大椎、脾俞、肾俞、命门、筋缩、至阳、腰阳关、足三里等。

（3）消化系统疾病：肾俞、肝俞、脾俞、胃俞、大肠俞、足三里、中脘、天枢、气海、关元、大椎等。

（4）妇科系统疾病：肾俞、肝俞、脾俞、命门、次髎、神阙、关元、气海、三阴交等。

5. 清洁皮肤，药丸放置于透气敷贴中央，厚薄以 0.2～0.5 cm 为宜，覆盖敷料大小适宜。将药丸贴敷在相应的穴位上，做好固定。每次贴敷时间以患者个体皮肤耐受度为观察指标，成人一般 2～4 h，儿童不超过 1 h。

6. 观察贴药部位皮肤情况，询问患者有无不适感。

7. 操作完毕后，协助患者穿衣、取舒适卧位，告知注意事项。

8. 整理用物，洗手，记录。

## 七、注意事项

1. 局部皮肤出现刺痛、烧灼感等不适或既往用药曾出现起疱等反应，应缩短贴药时间。

2. 孕妇的腹部、腰骶部及某些敏感穴位，如合谷、三阴交等不宜贴敷，以免因局部刺激引起流产。

3. 2 岁以下的儿童慎贴。

4. 贴敷部位皮肤有疖、痈及皮肤破损处慎用。

## 八、健康教育

1. 贴敷后避免空调（风扇）直吹，避免剧烈运动，以防药贴移位或出汗导致脱落，若出现脱落及时告知护士。

2. 天灸当天忌食生冷食物，忌食腥发、辛辣刺激之物。

3. 贴敷后出现小水疱，无须特殊处理，保持局部皮肤清洁干燥。水疱较大或有渗液时，应及时到医院处理。

4. 天灸治疗每年贴敷 3 次为一疗程，也可根据患者情况适当增加次数，连续贴敷 3 年效果更佳。

## 九、附件

1. 天灸技术操作流程图。（附件 1）

2. 天灸技术考核标准。（附件 2）

3. 天灸技术并发症预防及处理。（附件 3）

（丽水市中医院）

附件1

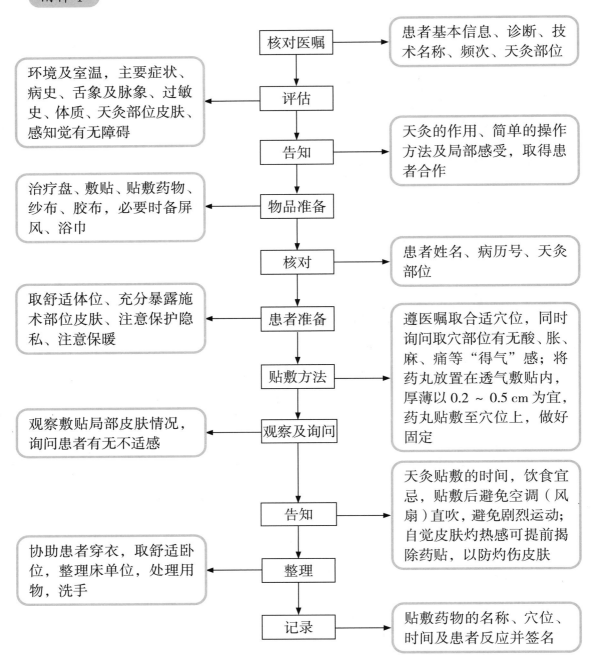

| 核对医嘱 | → | 患者基本信息、诊断、技术名称、频次、天灸部位 |

环境及室温，主要症状、病史、舌象及脉象、过敏史、体质、天灸部位皮肤、感知觉有无障碍 ← 评估

告知 → 天灸的作用、简单的操作方法及局部感受，取得患者合作

治疗盘、敷贴、贴敷药物、纱布、胶布，必要时备屏风、浴巾 ← 物品准备

核对 → 患者姓名、病历号、天灸部位

取舒适体位、充分暴露施术部位皮肤、注意保护隐私、注意保暖 ← 患者准备

贴敷方法 → 遵医嘱取合适穴位，同时询问取穴部位有无酸、胀、麻、痛等"得气"感；将药丸放置在透气敷贴内，厚薄以 0.2 ~ 0.5 cm 为宜，药丸贴敷至穴位上，做好固定

观察敷贴局部皮肤情况，询问患者有无不适感 ← 观察及询问

告知 → 天灸贴敷的时间，饮食宜忌，贴敷后避免空调（风扇）直吹，避免剧烈运动；自觉皮肤灼热感可提前揭除药贴，以防灼伤皮肤

协助患者穿衣，取舒适卧位，整理床单位，处理用物，洗手 ← 整理

记录 → 贴敷药物的名称、穴位、时间及患者反应并签名

天灸技术操作流程图

## 天灸技术考核标准

| | | 内容 | 分值 | 备注 |
|---|---|---|---|---|
| 操作步骤 | 素质要求 | 仪表大方，服装、鞋帽整齐（1分）　洗手、戴口罩（1分） | 2 | |
| | 操作前 | 核对医嘱：患者基本信息（1分）　诊断（1分）　技术名称（1分）　频次（1分）　天灸部位（1分） | 5 | |
| | | 评估：环境及温湿度（1分）　主要症状（2分）　病史（1分）　舌象及脉象（2分）　过敏史（1分）　体质（1分）　天灸部位皮肤（2分）　感知觉有无障碍（1分） | 11 | |
| | | 告知：天灸的作用（2分）　简单的操作方法及局部感受（2分）　取得患者合作（1分） | 5 | |
| | | 物品准备：治疗盘（1分）　敷贴（1分）　贴敷药物（2分）　纱布（1分）　胶布（1分）　必要时备屏风、浴巾（1分） | 7 | |
| | 操作中 | 核对：患者姓名（1分）　病历号（1分）　天灸部位（1分） | 3 | |
| | | 患者准备：取舒适体位（3分）　充分暴露施术部位皮肤（3分）　注意保护隐私（2分）　注意保暖（2分） | 10 | |
| | | 贴敷方法：核对身份（2分）　取合适穴位，取穴部位有无酸、胀、麻、痛等"得气"感（20分）　清洁皮肤（1分）　药丸放置在透气敷贴内，厚薄以0.2～0.5 cm为宜（6分）　贴敷至穴位上，做好固定（6分）　再次核对（2分） | 37 | |
| | | 观察及询问：观察敷贴局部皮肤情况（3分）　询问患者有无不适感（2分） | 5 | |
| | 操作后 | 告知：天灸贴敷的时间、饮食宜忌（1分）　贴敷后避免剧烈运动，以防药贴移位或出汗导致药贴脱落（1分）　避免风扇、空调直吹（1分）　敷料脱落及时告知护士（1分）　自觉皮肤灼热难以忍受，可以提前揭除药贴，以防灼伤皮肤（1分） | 5 | |
| | | 整理：协助患者穿衣（2分）　取舒适卧位（1分）　处理用物（1分）　洗手（1分） | 5 | |
| | | 评估记录：记录贴敷药物的名称及时间（1分）　部位（1分）　患者反应（1分）　局部皮肤情况（1分）　签名（1分） | 5 | |

中医护理技术规范及临床应用

## 常见并发症——皮肤损伤

### 一、发生原因

患者本身属易于发疱体质或贴敷时间过长。

### 二、临床表现

局部皮肤出现大小不等的水疱，有刺痛感、皮肤烧灼感等。

### 三、预防及处理

1. 施术前充分评估患者，告知贴敷的时长。

2. 皮肤易发疱者慎用或缩短贴敷时间。

3. 使用敷贴后，出现刺痛、烧灼感等应及时取下，切不要搓、抓、挠，局部皮肤忌用肥皂或刺激性物品清洗。

4. 贴敷后皮肤出现针尖至小米大小的水疱，无须特殊处理，保持局部皮肤清洁干燥，或涂抹湿润烧伤膏；水疱较大者，碘伏消毒局部皮肤后用无菌针刺抽吸疱液，保持局部皮肤清洁干燥。

## 常见并发症——过敏反应

### 一、发生原因

1. 患者本身属易过敏体质。

2. 贴敷的中药中含有使皮肤过敏的成分。

### 二、临床表现

局部皮肤出现红肿、瘙痒、脱皮及过敏性皮炎等异常现象。

### 三、预防及处理

1. 尽量避免使用易致皮肤过敏的药物。

2. 过敏体质者慎用或缩短贴敷时间。

3. 贴敷部位应交替使用，不宜单个部位连续贴敷。

4. 使用敷贴后，出现红疹、瘙痒等过敏反应，应暂停治疗，报告医生，配合处理。

# 第五节　火龙罐综合灸技术

火龙罐综合灸是集推拿、刮痧、艾灸、点穴为一体，运用旋震推揉按等手法，作用于局部或循经治疗，以达到温通调补功效的一种综合性中医外治技术。

**一、适应证**

适用于风、寒、湿所致的痹症、脊柱软伤及腰背部肌肉劳损、胃肠疾病（如便秘、便溏、腹胀、消化不良等）、慢性疾病（如免疫力低下、中风后遗症、月经不调、痛经、癌因性疲乏等）、更年期综合征、子宫肌瘤、产后缺乳、产后康复、术后促进胃肠功能恢复的患者。

**二、禁忌证**

1. 实热证、阴虚发热、邪热内炽等证，如高热、高血压危象、肺结核晚期、大量咯血、急性传染性疾病等不宜施灸。

2. 孕妇腹部和腰骶部、肿瘤患者肿块处均不宜施灸。

3. 不明原因的出血或凝血功能障碍（如血小板减少）者。

4. 治疗部位皮肤有感染、溃疡、破损。

**三、评估**

1. 操作环境及室温。

2. 主要症状、既往史（如哮喘病史）、过敏史、是否妊娠或处于月经期。

3. 患者体质、局部皮肤情况、对热的耐受程度，是否对艾烟的刺激敏感。

4. 心理状况及对操作的接受程度。

**四、告知**

1. 火龙罐综合灸的作用、简单的操作方法及操作时间。

2. 操作中出现局部皮肤发红不起疱、感觉温热或微微出汗为正常现象，若操作过程中患者出现灼热、疼痛，或有头昏、眼花、恶心、颜面苍白、心慌出汗等不适时，及时告知护士。

3. 操作后局部皮肤出现紫红色瘀痕或瘀斑，为正常表现，数日可消退，需询问患者是否能接受。

**五、用物准备**

治疗盘、火龙罐、专用艾炷、点火枪、介质（如润肤油、食用油等）、集灰罐、纱布、一次性橡胶手套，必要时备屏风、浴巾。

## 六、基本操作方法

1. 核对医嘱，评估患者，做好解释，嘱其排空二便。

2. 备齐用物，携至床旁，关闭门窗，必要时用屏风遮挡。

3. 协助患者取舒适体位（平卧位、侧卧位或俯卧位），充分暴露施术部位，注意保护隐私及保暖。

4. 将专用艾炷插入罐器内，点火枪对准艾炷中心和圆边点燃，防止烧到罐口。

5. 一摸二测三观察：一摸，检查罐口、罐体有无裂痕、缺损。二测，用手掌放在罐口测试温度是否过高。三观察，艾炷燃烧是否均匀，升温是否正常。

6. 再次核对患者信息并评估患者皮肤，清洁局部皮肤，在施灸局部均匀涂抹介质。

7. 把火龙罐放在选定部位，施灸时手掌的小鱼际先接触皮肤，然后落罐，施术者要时刻感受皮肤温度并对罐做出调整。

8. 结合旋、揉、按、摩、点、推、震、扣、拨、碾、熨等手法进行正旋、反旋、摇拨、摇振罐体以作用于经络及腧穴。操作强度由轻到重，循序渐进，以患者可接受范围内为准。

9. 双手同时不断运罐，不能停留在同一部位过久，避免过度和不正规晃动，防止掉落。

10. 施罐过程中随时观察艾炷燃烧情况，局部皮肤颜色及询问患者感觉，做到随时调节手法力度，防止烫伤、烧伤，操作结束后再次清洁局部皮肤。

11. 暂停使用期间和用完罐必须放置在治疗盘上，盘内垫湿毛巾，放置 10 min 温度降低后，用水浇灭，将残余艾灰剔除，倒入大口径集灰罐。

12. 协助患者取舒适体位，整理床单位，询问患者感受，整理用物，洗手，记录。

## 七、注意事项

1. 空腹或饱餐后不宜进行火龙罐综合灸。

2. 急性疾病（如高热、腹痛等）、糖尿病末梢神经损害者、精神疾病发作期患者慎用。

3. 点火时避免烧到罐口，如罐口太热可扣在放有湿毛巾的罐托上等待片刻，以迅速降温。

4. 原则上应减少体位的更改，应先灸左边再右边，左边疏气，右边活血。

5. 每部位施灸 20～30 min，至皮肤微微发红发热，具体视情况而定。操作过程中注意调控罐温，注意施灸量和火候，避免艾炷、艾灰脱落，引起烫伤。

6. 火龙罐综合灸过程中患者若出现头晕、目眩、心慌、出冷汗、面色苍白、恶心呕吐，甚至神昏仆倒等现象，应立即停止操作，取平卧位，通知医生，积极配合处理。

7. 施灸后若出现灼痛、水疱，局部涂抹湿润烧伤膏；小水疱任其自然吸收；水疱较大者，局部消毒，可用无菌注射器抽出疱液，并以无菌纱布覆盖，避免感染。

**八、健康教育**

1. 灸后可饮一杯温水，不宜即刻食用生冷食物，不宜剧烈运动，施灸 4 h 内不宜洗冷水澡；避免感受风寒，注意夏季避免风扇、空调直吹施术部位。

2. 火龙罐综合灸后局部皮肤会出现紫红色瘀斑、痧痕，数日后可自行消失。

3. 初次接受治疗者可能出现口干，轻者无须处理，适应后症状可消失；重者立即停止施灸。

4. 患者宜保持心情舒畅。

5. 饮食宜清淡富有营养，忌食肥甘厚腻及辛辣刺激之品。

**九、附件**

1. 火龙罐综合灸技术操作流程图。（附件1）

2. 火龙罐综合灸技术考核标准。（附件2）

3. 火龙罐综合灸技术并发症预防及处理。（附件3）

（宁波市中医院）

附件 1

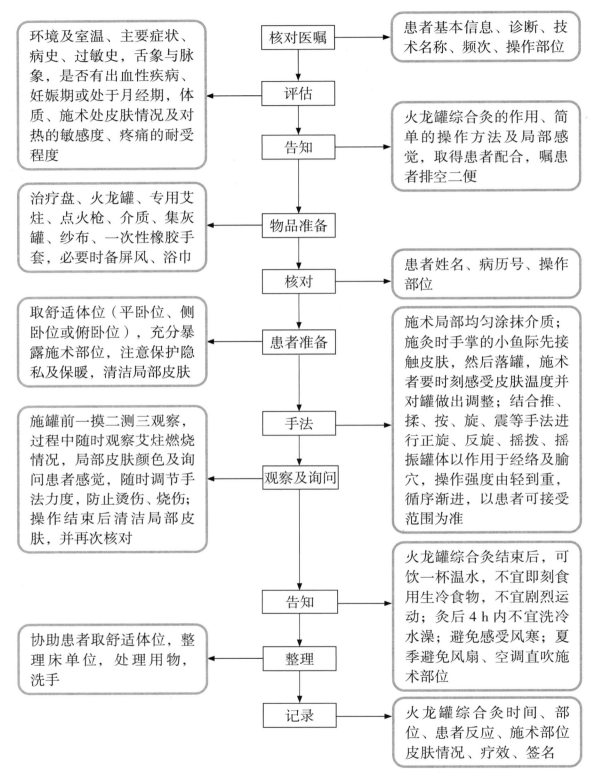

环境及室温、主要症状、病史、过敏史，舌象与脉象，是否有出血性疾病、妊娠期或处于月经期，体质、施术处皮肤情况及对热的敏感度、疼痛的耐受程度

治疗盘、火龙罐、专用艾炷、点火枪、介质、集灰罐、纱布、一次性橡胶手套，必要时备屏风、浴巾

取舒适体位（平卧位、侧卧位或俯卧位），充分暴露施术部位，注意保护隐私及保暖，清洁局部皮肤

施罐前一摸二测三观察，过程中随时观察艾炷燃烧情况，局部皮肤颜色及询问患者感觉，随时调节手法力度，防止烫伤、烧伤；操作结束后清洁局部皮肤，并再次核对

协助患者取舒适体位，整理床单位，处理用物，洗手

核对医嘱

评估

告知

物品准备

核对

患者准备

手法

观察及询问

告知

整理

记录

患者基本信息、诊断、技术名称、频次、操作部位

火龙罐综合灸的作用、简单的操作方法及局部感觉，取得患者配合，嘱患者排空二便

患者姓名、病历号、操作部位

施术局部均匀涂抹介质；施灸时手掌的小鱼际先接触皮肤，然后落罐，施术者要时刻感受皮肤温度并对罐做出调整；结合推、揉、按、旋、震等手法进行正旋、反旋、摇拨、摇振罐体以作用于经络及腧穴，操作强度由轻到重，循序渐进，以患者可接受范围为准

火龙罐综合灸结束后，可饮一杯温水，不宜即刻食用生冷食物，不宜剧烈运动；灸后 4 h 内不宜洗冷水澡；避免感受风寒；夏季避免风扇、空调直吹施术部位

火龙罐综合灸时间、部位、患者反应、施术部位皮肤情况、疗效、签名

火龙罐综合灸技术操作流程图

## 火龙罐综合灸技术考核标准

| | | 内容 | 分值 | 备注 |
|---|---|---|---|---|
| | 素质要求 | 服装、鞋帽整齐，仪表大方（1分）　洗手、戴口罩（1分） | 2 | |
| 操作步骤 | 操作前 | 核对医嘱：患者基本信息（1分）　诊断（1分）　技术名称（1分）　频次（1分）　操作部位（1分） | 5 | |
| | | 评估：环境及室温（1分）　主要症状及病史（1分）　舌象及脉象（2分）是否有出血性疾病（1分）　体质（1分）　是否妊娠或处于月经期（1分）对热的敏感度（1分）　对疼痛的耐受程度（1分）　局部皮肤情况（1分） | 10 | |
| | | 告知：火龙罐综合灸的作用（1分）　简单的操作方法（1分）及局部感觉（1分）　取得患者配合，嘱患者排空二便（1分） | 4 | |
| | | 物品准备：治疗盘（1分）　火龙罐（1分）　专用艾炷（1分）　点火枪（1分）　介质（1分）　集灰罐（1分）　纱布（1分）　一次性橡胶手套（1分）必要时备屏风、浴巾（1分） | 9 | |
| | 操作中 | 核对：患者姓名（1分）　病历号（1分）　操作部位（1分） | 3 | |
| | | 患者准备：取舒适体位（1分）　充分暴露施术部位（2分）　注意保护隐私及保暖（2分）　清洁局部皮肤（1分） | 6 | |
| | | 手法：核对身份（2分）　施罐前对罐及艾炷进行一摸二测三观察（3分）施术局部均匀涂抹介质（3分）　把火龙罐放在选定部位进行操作（3分）施灸时手掌的小鱼际先接触皮肤，然后落罐（5分）　施术者要时刻感受皮肤温度并对罐做出调整（3分）　结合旋、震、推、揉、按等手法进行正旋、反旋、摇拨、摇振罐体以作用于经络及腧穴（10分）　操作强度由轻到重，循序渐进，以患者可接受范围为准（5分） | 34 | |
| | | 观察及询问：观察患者局部皮肤及病情变化（2分）　询问患者有无不适（2分）调节手法力度（2分）　操作结束后清洁局部皮肤（2分）　并再次核对（2分） | 10 | |
| | 操作后 | 告知：火龙罐综合灸结束后，可饮一杯温水（1分）　不宜即刻食用生冷食物（1分）　不宜剧烈运动（1分）　灸后4h内不宜洗冷水澡（1分）　避免感受风寒，夏季避免风扇、空调直吹施术部位（1分） | 5 | |
| | | 整理：协助患者穿衣（1分）　取舒适卧位（1分）　整理床单位（1分）处理用物（1分）　洗手（1分） | 5 | |
| | | 评估记录：火龙罐综合灸时间（1分）　部位（1分）　患者反应（1分）疗效（1分）　签名（1分） | 5 | |

附件 3

# 常见并发症——烫伤

## 一、发生原因

1. 操作前评估不到位，对皮肤质地较薄，或对皮肤热较敏感区域进行操作或操作时间过长。

2. 施术者操作手法力度不当，使用蛮力。

3. 未使用润滑剂或使用量不足。

## 二、临床表现

出现局部皮肤发红、疼痛、起水疱，严重者大面积皮肤出现数个大小不等水疱，局部伴或不伴有皮肤破损。

## 三、预防及处理

1. 操作前认真仔细评估，施术者应动作轻柔，操作力度由轻到重，循序渐进，有渗透力，禁用蛮力。

2. 充分使用介质。

3. 若灸后局部起小水疱，无须处理，可自行吸收。大者可按烫伤处理，经局部消毒后，用灭菌针头刺破水疱下沿，将其液体挤干，外涂湿润烧伤膏，并覆盖无菌纱布，必要时遵医嘱用药。

# 第六节　督灸技术

督灸是在督脉上施以灸法，利用经络、腧穴、药物、艾绒等多种因素的综合优势，发挥协同作用的一种中医外治技术，本节重点介绍督脉铺灸。

## 一、适应证

1. 强直性脊柱炎、类风湿性关节炎等免疫性疾病。

2. 各种虚寒性疾病及寒湿所致的疼痛，如体虚乏力、腰背冷痛、肩颈痛、痛经及脾胃虚寒所致的消化不良、腹泻等。

3. 可用于疾病的预防和保健。

## 二、禁忌证

1. 实热证、阴虚发热、邪热内炽等证，如高热、高血压危象、肺结核晚期、大量咯血、急性传染性疾病等不宜施灸。

2. 月经期、妊娠期不宜施灸。

3. 治疗部位皮肤有感染、溃疡、破损不宜施灸。

## 三、评估

1. 操作环境及室温。

2. 主要症状、既往史（如哮喘病史）、过敏史、是否妊娠或处于月经期。

3. 患者体质、局部皮肤情况、对热的耐受程度，是否对艾烟的刺激敏感。

4. 心理状况及对操作的接受程度。

## 四、告知

1. 督灸的作用、简单的操作方法及治疗时间。

2. 局部皮肤发红不起疱、感觉温热、微微发痒为正常现象，若施灸过程中患者出现灼热、疼痛，或有头昏、眼花、恶心、颜面苍白、心慌出汗等不适时，及时告知护士。

3. 施灸过程中不宜随便改变体位，以免烫伤。

## 五、用物准备

治疗盘、灸盒、姜泥、姜汁、艾绒、中药粉、桑皮纸、毛巾若干条、纱布、点火器（打火机）、治疗巾，必要时备屏风和温控仪。

## 六、基本操作方法

1. 核对医嘱，评估患者病情、施灸部位皮肤情况和操作环境等，做好告知解释，嘱患者排空二便。

2. 备齐用物，携至床旁，必要时用屏风遮挡。

3. 核对信息无误后协助患者取合理舒适体位，充分暴露施灸部位，注意保护隐私及保暖，清洁皮肤。

4. 取穴：取督脉的大椎穴至腰俞穴作为施灸部位。

5. 清洁局部皮肤。

6. 涂抹姜汁：沿督脉的大椎穴至腰俞穴涂抹姜汁。

7. 撒中药粉：沿督脉的大椎穴至腰俞穴撒中药粉。

8. 敷盖桑皮纸：将宽 10 cm 的桑皮纸敷盖在药粉的上面，桑皮纸的中心对准督脉。

9. 必要时使用温控仪，将其探头放置在桑皮纸与皮肤之间，便于监测施灸过程中的温度变化。

10. 常用施灸方法。

（1）直接铺放姜泥：把姜泥牢固地铺在桑皮纸中央，要求姜泥底宽约 3 cm，高约 2.5 cm，顶宽约 2.5 cm，长为大椎穴至腰俞穴的长度，呈梯形放置。在姜泥上面放置梭形艾炷，艾炷直径约 2 cm，适合姜泥长度。

（2）使用铺灸器：将准备好的姜泥直接放在铺灸器上，要求姜泥高度约 2 ~ 3 cm，上面再铺一层艾绒捏成的艾炷，直径约 2 cm，长度应适合铺灸器。

11. 点燃艾炷。

12. 更换艾炷：1 壮灸完后再换 1 壮，可灸 3 ~ 5 壮，以患者局部皮肤红晕不起疱、感觉温热无灼痛感为宜。

13. 观察：施灸过程中，密切观察患者病情及施灸部位皮肤情况，询问患者有无灼痛感等不适，观察艾炷有无脱落。

14. 督灸结束后，取下姜泥，清洁局部皮肤，观察艾炷是否燃尽，未燃尽要正确熄灭余火。协助患者整理衣着，安置舒适体位。

15. 整理用物，通风，洗手，记录。

**七、注意事项**

1. 空腹及饱餐后不宜施灸。

2. 对糖尿病、感觉障碍的患者，需谨慎控制施灸强度，以免发生烫伤。

3. 施灸过程中患者如出现头晕、眼花、恶心、心慌、面色苍白、出冷汗等不适现象，应立即停止操作，取平卧位，通知医生，积极配合处理。治疗结束后，应嘱其缓慢坐起，并在治疗床上静坐 5 ~ 10 min，以免出现体位性眩晕而摔倒。

4. 施灸后若出现灼痛、水疱，局部涂抹湿润烧伤膏；小水疱任其自然吸收；水疱较大者，局部消毒，可用无菌注射器抽出疱液，并以无菌纱布覆盖，避免感染。

## 八、健康教育

1. 灸后饮一杯温水，注意休息。

2. 饮食宜清淡，多饮温水，忌生冷寒凉、肥甘厚腻及辛辣的食物。

3. 灸后注意保暖，4 ~ 6 h 内不宜洗澡。

## 九、附件

1. 督灸技术操作流程图。（附件 1）

2. 督灸技术考核标准。（附件 2）

3. 督灸技术并发症预防及处理。（参考悬灸技术附件 3）

（丽水市中医院）

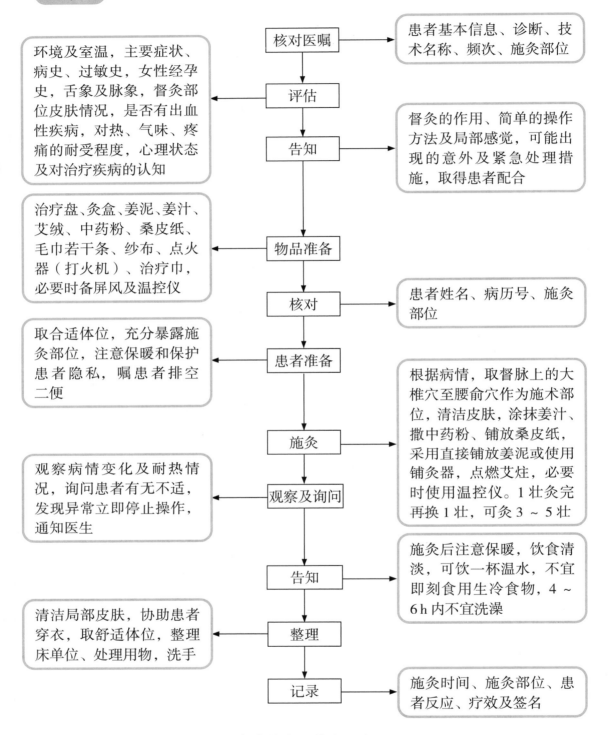

环境及室温，主要症状、病史、过敏史，女性经孕史，舌象及脉象，督灸部位皮肤情况，是否有出血性疾病，对热、气味、疼痛的耐受程度，心理状态及对治疗疾病的认知

核对医嘱 → 患者基本信息、诊断、技术名称、频次、施灸部位

评估

告知 → 督灸的作用、简单的操作方法及局部感觉，可能出现的意外及紧急处理措施，取得患者配合

治疗盘、灸盒、姜泥、姜汁、艾绒、中药粉、桑皮纸、毛巾若干条、纱布、点火器（打火机）、治疗巾，必要时备屏风及温控仪

物品准备

核对 → 患者姓名、病历号、施灸部位

取合适体位，充分暴露施灸部位，注意保暖和保护患者隐私，嘱患者排空二便

患者准备

施灸 → 根据病情，取督脉上的大椎穴至腰俞穴作为施术部位，清洁皮肤，涂抹姜汁、撒中药粉、铺放桑皮纸，采用直接铺放姜泥或使用铺灸器，点燃艾炷，必要时使用温控仪。1壮灸完再换1壮，可灸3～5壮

观察病情变化及耐热情况，询问患者有无不适，发现异常立即停止操作，通知医生

观察及询问

告知 → 施灸后注意保暖，饮食清淡，可饮一杯温水，不宜即刻食用生冷食物，4～6h内不宜洗澡

清洁局部皮肤，协助患者穿衣，取舒适体位，整理床单位、处理用物，洗手

整理

记录 → 施灸时间、施灸部位、患者反应、疗效及签名

督灸技术操作流程图

# 督灸技术考核标准

| | 内容 | | 分值 | 备注 |
|---|---|---|---|---|
| 素质要求 | 服装、鞋帽整齐，仪表大方（1分）　洗手、戴口罩（1分） | | 2 | |
| 操作前 | 核对医嘱：患者基本信息（1分）　诊断（1分）　技术名称（1分）　频次（1分）　施灸部位（1分） | | 5 | |
| | 评估：环境及室温（1分）　主要症状（1分）　病史（1分）　过敏史（1分）　女性经孕史（1分）　舌象及脉象（1分）　督灸部位皮肤情况（1分）　是否有出血性疾病（1分）　对热、气味、疼痛的耐受程度（1分）　心理状态及对治疗疾病的认知（1分） | | 10 | |
| | 告知：督灸的作用（1分）　简单的操作方法（1分）及局部感觉（1分）　取得患者合作（1分） | | 4 | |
| | 物品准备：治疗盘（0.5分）　灸盒（1分）　姜泥、姜汁（1分）　艾绒（1分）　中药粉（1分）　桑皮纸（0.5分）　毛巾若干条（0.5分）　纱布（1分）　点火器（1分）　治疗巾（0.5分）　必要时备屏风及温控仪（1分） | | 9 | |
| 操作步骤 | 操作中 | 核对：患者姓名（1分）　病历号（1分）　施灸部位（1分） | 3 | |
| | | 患者准备：取合适体位（2分）　充分暴露施灸部位（2分）　注意保护隐私（2分）和保暖（2分） | 8 | |
| | | 督灸：核对身份（2分）　取督脉上大椎穴至腰俞穴作为施术部位（2分）　施术部位自上而下沿督脉常规清洁1遍（2分）　沿督脉涂抹姜汁（2分）　沿督脉撒中药粉呈线条状（2分）　将宽10 cm的桑皮纸覆盖在药粉的上面（2分）　桑皮纸的中央对准督脉（2分）　必要时使用温控仪，将其探头放置在桑皮纸与皮肤之间（2分）　可采用2种施灸方法（6分）：①采用直接铺放姜泥法：把姜泥牢固地铺在桑皮纸中央，长为大椎穴至腰俞穴的长度，姜泥底宽约3 cm，高约2.5 cm，顶宽约2.5 cm，呈梯形放置；②采用铺灸器方法：将准备好的姜泥直接放在铺灸器上，要求姜泥高度约2～3 cm。在姜泥上面放置棱形艾炷，艾炷直径约2 cm，长度合适（2分）　点燃艾炷（3分）　1壮灸完后再换1壮，可灸3～5壮（3分）　灸完后取下姜泥（2分）　清洁局部皮肤（2分）　再次核对（2分） | 36 | |
| | | 观察及询问：观察病情变化（2分）　局部皮肤情况（2分）　询问患者有无不适（2分）　必要时调整施灸温度（2分） | 8 | |
| | 操作后 | 告知：治疗结束后注意保暖（1分）　避免风扇、空调直吹（1分）　可饮一杯温水（1分）　饮食宜清淡，不宜食用生冷食物（1分）　4～6 h内不宜洗澡（1分） | 5 | |
| | | 整理：协助患者穿衣（1分）　取舒适体位（1分）　整理床单位（1分）　处理用物（1分）　洗手（1分） | 5 | |
| | | 评估记录：施灸时间（1分）　部位（1分）　患者反应（1分）　疗效（1分）　签名（1分） | 5 | |

## 第七节　灯火灸技术

灯火灸，又名灯心草灸，是通过灯心草蘸取麻油或其他植物油，点燃火苗对穴位或局部进行施灸，通过热刺激，达到疏风散寒、温经通络、活血化瘀、祛风止痒、止痛安神作用的一种中医外治技术。

### 一、适应证

1. 皮肤疾病：带状疱疹、神经性皮炎、湿疹等。

2. 痛证：带状疱疹遗留神经痛、肩痛、胃脘痛、腰痛等。

3. 儿科疾病：疖、痈、感冒、腹胀腹泻、腮腺炎、哮喘等。

4. 其他：慢性腰肌劳损、肩周炎、风湿性关节炎等。

### 二、禁忌证

1. 实热证、阴虚发热、邪热内炽等证，如高热、高血压危象、肺结核晚期、大量咯血、急性传染性疾病等不宜施灸。

2. 颜面部、心前区、大血管、关节肌腱、乳头、外生殖器，孕妇腹部和腰骶部，肿瘤患者肿块处均不宜施灸。

3. 结缔组织病、血友病患者不宜施灸。

### 三、评估

1. 操作环境及室温。

2. 主要症状、既往史、过敏史、是否妊娠或处于月经期。

3. 患者体质、局部皮肤情况、对热及疼痛的耐受程度。

4. 心理状况及对操作的接受程度。

### 四、告知

1. 灯火灸的作用、简单的操作方法及操作时间。

2. 施灸时，皮肤有轻微烧灼感，属于正常的现象，若施灸过程中患者出现灼热、疼痛难忍，或有头昏、眼花、恶心、颜面苍白、心慌出汗等不适时，及时告知护士。

3. 施灸过程中不宜随便改变体位，以免影响治疗。

4. 施灸后局部皮肤有少许结痂，会自然脱落，不留灼痕。

### 五、用物准备

治疗盘、治疗巾、治疗碗、灯心草数根、麻油或其他植物油、一次性橡胶手套、酒精灯、打火机、无菌纱布、消毒棉签、凡士林，必要时备湿润烧伤膏。

**六、基本操作方法**

1. 核对医嘱，评估患者及环境，做好解释。

2. 备齐用物，携至床旁。协助患者取适宜的体位，暴露操作部位，注意保暖，保护隐私。

3. 施灸原则：遵循"先阳后阴，先上后下，先头身后四肢，先少后多"的施灸原则进行。

4. 施灸步骤。

（1）取穴：清洁皮肤，根据医嘱选取穴位或施灸部位并做好标记。

（2）燃火：佩戴手套，取灯心草1根，将灯心草一端约1 cm浸入植物油中，取出后用无菌纱布吸去灯心草上多余的油，右手示指、拇指捏住灯心草上1/3处，把蘸油的灯心草一端在酒精灯上点燃明火。

5. 施灸方法。

（1）明灯爆灸法：将点燃的灯心草对准选取的穴位或部位，直接点触进行爆灸。一触一离，听到爆响的"啪"声，即为1壮，每穴爆灸1～3壮。

（2）阴灯灼灸法：灯心草蘸油点燃后吹灭灯芯火，利用剩余热度点灼穴位或部位，一触一离即为1壮，每穴灼灸1～3壮。

（3）压灯指温熨法：灯心草蘸油点燃，把拇指指腹压在灯芯火上，随即用温热的拇指指腹迅速压在穴位或部位上进行熨灼，每穴熨灼3～5壮。多用于2周岁以下的婴幼儿。

（4）灯芯柱灸法：本法为直火灸法。灯心草剪成1 cm长的"灯芯柱"，浸在盛装植物油的器皿中。治疗时将灯芯柱取出，多余的油滴干，施灸部位涂抹凡士林，将灯芯柱竖直于治疗的部位上，点燃，每燃完1柱为1壮，每穴灸1～3壮。适用于慢性病、虚损性疾病的治疗。

6. 急性病每穴施灸1～3壮，每天1次，5天为1个疗程。慢性病每穴施灸1～3壮，每天1次，10天为1个疗程。

7. 施灸过程中观察患者意识、面色、施灸局部皮肤变化，询问患者耐热情况及有无不适。

8. 操作完毕后观察皮肤，协助患者穿衣，取舒适卧位。

9. 整理用物，洗手，记录。

## 七、注意事项

1. 严格掌握禁忌证。瘢痕体质、糖尿病、恶性肿瘤、有出血倾向及情绪紧张患者或过饥过饱时慎灸。

2. 灯心草蘸油要适量，以不滴油为度，以免滴落烫伤皮肤。

3. 施灸过程中患者如有不适，随时停止操作，对症处理。

## 八、健康教育

1. 灸毕局部皮肤保持干燥，注意保暖，避免风邪入侵，多饮温水。

2. 注意饮食禁忌，忌食辛香燥热之品，如羊肉、辣椒、油炸食品等。

3. 起居有常，劳逸结合，保持情绪稳定，避免忧思恼怒等不良情绪刺激。

## 九、附件

1. 灯火灸技术操作流程图。（附件1）

2. 灯火灸技术考核标准。（附件2）

3. 灯火灸技术并发症预防及处理。（附件3）

（丽水市中医院）

附件1

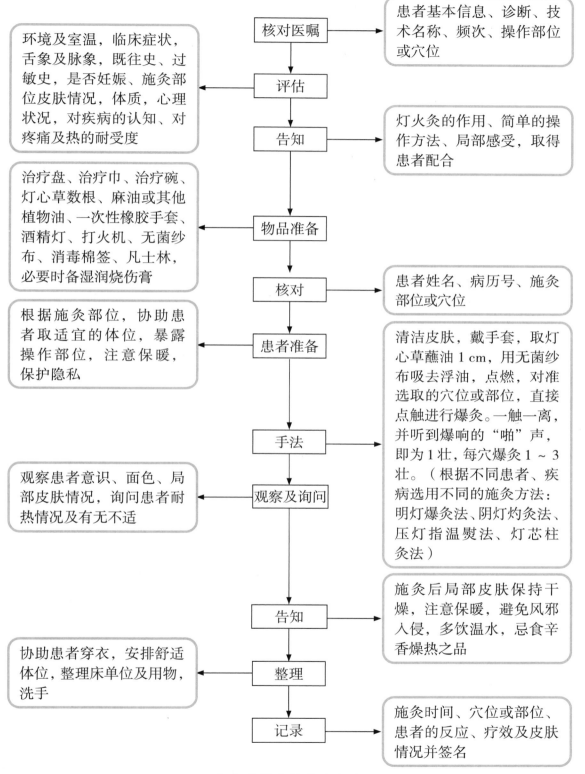

环境及室温，临床症状，舌象及脉象，既往史、过敏史，是否妊娠、施灸部位皮肤情况，体质，心理状况，对疾病的认知、对疼痛及热的耐受度

患者基本信息、诊断、技术名称、频次、操作部位或穴位

核对医嘱

评估

告知

灯火灸的作用、简单的操作方法、局部感受，取得患者配合

治疗盘、治疗巾、治疗碗、灯心草数根、麻油或其他植物油、一次性橡胶手套、酒精灯、打火机、无菌纱布、消毒棉签、凡士林，必要时备湿润烧伤膏

物品准备

核对

患者姓名、病历号、施灸部位或穴位

根据施灸部位，协助患者取适宜的体位，暴露操作部位，注意保暖，保护隐私

患者准备

清洁皮肤，戴手套，取灯心草蘸油1 cm，用无菌纱布吸去浮油，点燃，对准选取的穴位或部位，直接点触进行爆灸。一触一离，并听到爆响的"啪"声，即为1壮，每穴爆灸1～3壮。（根据不同患者、疾病选用不同的施灸方法：明灯爆灸法、阴灯灼灸法、压灯指温熨法、灯芯柱灸法）

手法

观察患者意识、面色、局部皮肤情况，询问患者耐热情况及有无不适

观察及询问

告知

施灸后局部皮肤保持干燥，注意保暖，避免风邪入侵，多饮温水，忌食辛香燥热之品

协助患者穿衣，安排舒适体位，整理床单位及用物，洗手

整理

记录

施灸时间、穴位或部位、患者的反应、疗效及皮肤情况并签名

灯火灸技术操作流程图

附件 2

# 灯火灸技术考核标准

| | | 内容 | 分值 | 备注 |
|---|---|---|---|---|
| 素质要求 | | 衣帽鞋整洁，仪表端庄（1分）　洗手、佩戴口罩（1分） | 2 | |
| 操作步骤 | 操作前 | 核对医嘱：患者基本信息（1分）　诊断（1分）　技术名称（1分）　频次（1分）　操作部位或穴位（1分） | 5 | |
| | | 评估：环境及室温（1分）　临床症状（1分）　舌象及脉象（2分）　既往史（1分）　过敏史（1分）　是否妊娠（1分）　施灸部位皮肤情况（1分）　体质（1分）　心理状况（1分）　对疾病的认知（1分）　对疼痛及热的耐受程度（1分） | 12 | |
| | | 告知：灯火灸的作用（2分）　简单的操作方法（2分）　局部感受，取得患者配合（1分） | 5 | |
| | | 物品准备：治疗盘、治疗巾、治疗碗（1分）　灯心草数根、麻油或其他植物油（1分）　一次性橡胶手套（1分）　酒精灯、打火机（1分）　无菌纱布、消毒棉签（1分）　凡士林（1分） | 6 | |
| | 操作中 | 核对：患者姓名（1分）　病历号（1分）　施灸部位或穴位（1分） | 3 | |
| | | 患者准备：协助患者取舒适体位（2分）　充分暴露施灸部位（2分）　注意保暖（2分）　保护隐私（2分） | 8 | |
| | | 施灸方法：核对身份（2分）　清洁皮肤（1分）　根据医嘱取穴或选取部位（2分）　戴手套（1分）　取灯心草将一端1 cm浸入植物油中（1分）　取出后用无菌纱布吸去浮油（1分）　点燃（1分）　遵循"先阳后阴，先上后下，先头身后四肢，先少后多"的施灸原则进行（2分）　将点燃的灯芯火慢慢移向穴位或部位（2分）　对准选灸的穴位或部位（4分）　直接点触进行爆灸（5分）　一触一离，并听到爆响"啪"之声，即为1壮（2分）　每穴灸1～3壮（3分）　（根据不同患者、疾病选用正确的施灸方法：明灯爆灸法、阴灯灼灸法、压灯指温熨法、灯芯柱灸法）（方法正确5分）　再次核对（2分） | 34 | |
| | | 观察及询问：观察患者的意识、面色（2分）　局部皮肤情况（3分）　询问患者耐热的情况（2分）　有无不适（3分） | 10 | |
| | 操作后 | 告知：施灸后，局部皮肤保持干燥（1分）　注意保暖（1分）　避免风邪入侵（1分）　多饮温水（1分）　忌食辛香燥热之品（1分） | 5 | |
| | | 整理：协助患者穿衣（1分）　取舒适卧位（1分）　整理床单位（1分）　处理用物（1分）　洗手（1分） | 5 | |
| | | 记录：施灸时间（1分）　选择的穴位或部位（1分）　患者反应、皮肤情况（1分）　疗效（1分）　签名（1分） | 5 | |

## 常见并发症——烫伤

**一、发生原因**

1.灯心草浮油过多，未吸干。

2.施灸的壮数过多，施灸时的热力控制不到位或施灸时间过长。

**二、临床表现**

皮肤红肿、水疱、脱皮或者发白、疼痛等。

**三、预防及处理**

1.操作前做好充分评估，灯心草浮油要吸干才能施灸，规范操作，严格掌握施灸的壮数、时间。

2.如有烫伤，立即停止施灸，予以湿润烧伤膏外涂；局部出现小水疱，无须处理，可自行吸收；有较大水疱时消毒局部皮肤后，用无菌注射器抽出疱液，覆盖消毒敷料，保持干燥，防止感染。

## 常见并发症——晕灸

**一、发生原因**

1.患者体质虚弱、精神过于紧张、疲劳、饥饿等。

2.穴位刺激过强。

**二、临床表现**

头晕目眩、胸闷、心慌、恶心、呕吐、大汗淋漓等症状。

**三、预防及处理**

1.操作前做好充分评估，患者体质极度虚弱或精神过于紧张、疲劳、饥饿时避免施灸。

2.一旦发生晕灸，立即停止操作，让患者平卧休息，对症处理。

# 第八节　热敏灸技术

热敏灸是用点燃艾条产生的艾热悬灸热敏态穴位，激发透热、扩热、传热、局部不（微）热远部热、表面不（微）热深部热、非热感觉等热敏灸感和经气传导，并施以个体化的饱和消敏灸量，通过高效激发经气、气至病所，从而提高艾灸疗效的一种中医外治技术。

## 一、适应证

出现热敏化腧穴的各种病症。下列病症疗效尤为显著：膝关节骨性关节炎、颈椎病、腰椎间盘突出症、肌筋膜疼痛综合征、面瘫、功能性消化不良、肠易激综合征、慢性盆腔炎、痛经、过敏性鼻炎等。

## 二、禁忌证

1. 婴幼儿、昏迷等灸感表达障碍者。

2. 实热证、阴虚发热、邪热内炽等证，如高热、高血压危象、肺结核晚期、大量咯血、急性传染性疾病等不宜施灸。

3. 孕妇腹部和腰骶部、肿瘤患者肿块处均不宜施灸。

## 三、评估

1. 操作环境及室温。

2. 主要症状、既往史（如哮喘病史）、过敏史、是否妊娠或处于月经期。

3. 患者体质、局部皮肤情况、对热的耐受程度，是否对艾烟的刺激敏感。

4. 心理状况及对操作的接受程度。

## 四、告知

1. 热敏灸的作用、简单的操作方法及操作时间。

2. 施灸过程中出现透热、扩热、传热、局部不（微）热远部热、表面不（微）热深部热、非热感觉等为热敏灸感，及时告知施灸者。

3. 施灸过程中患者出现头昏、眼花、恶心、心慌出汗等不适现象，及时告知护士。

4. 施灸过程中如需改变体位，请告知护士。

## 五、用物准备

治疗盘、艾条、打火机、弯盘、小口瓶、纱布，必要时备屏风和浴巾、计时器。

## 六、基本操作方法

1. 核对医嘱，评估患者，做好解释，嘱患者排空二便。

2. 备齐用物，携至床旁。

3. 保持环境安静，必要时用屏风遮挡。

4. 协助患者取合理、舒适体位，嘱患者调匀呼吸，放松肌肉，意守施灸点。

5. 遵医嘱确定施灸部位，充分暴露施灸部位，注意保暖及保护隐私。

6. 施灸方法。

（1）探感定位：用点燃的艾条，距离皮肤 3 cm，以病位周围的经穴、压痛点为中心，在其上下左右范围内施以循经往返灸、回旋灸、雀啄灸、温和灸组合手法进行悬灸探查，热感强度适中而无灼痛，被灸者出现 6 类热敏灸感中的 1 类或 1 类以上的部位，即为热敏腧穴。

（2）辨敏施灸：通过辨别热敏腧穴的灸感特点，选择最优热敏腧穴施灸，温和灸灸至饱和消敏灸量。选优原则按下列顺序：以出现非热觉的热敏腧穴为首选热敏腧穴；以出现热敏灸感指向或到达病所的热敏腧穴为首选热敏腧穴；以出现较强的热敏灸感的热敏腧穴为首选热敏腧穴。

（3）施足灸量：灸量因人而异，每次施灸时间以个体化的热敏感消失为度（即饱和消灸量），平均施灸时间约为 40 min。

7. 施灸过程中及时将艾灰弹入弯盘，防止灼伤皮肤。

8. 施灸结束，将艾条插入小口瓶，熄灭艾火。

9. 施灸过程中询问患者有无不适，观察患者皮肤情况。

10. 施灸结束后，再次评估患者症状，协助患者穿衣，取舒适卧位，整理床单位。

11. 酌情开窗通风，注意保暖，避免吹对流风。

12. 整理用物，洗手，记录。

### 七、注意事项

1. 大血管处，皮肤感染、溃疡、瘢痕处，有出血倾向者不宜施灸，极度疲劳、醉酒状态不宜施灸，空腹或餐后 1 h 内不宜施灸。

2. 施灸顺序：自上而下，先灸强敏化腧穴，后灸弱敏化腧穴，先躯干后四肢。

3. 施灸时防止艾灰掉落灼伤皮肤或烧坏衣物。

4. 注意观察皮肤情况，对糖尿病、肢体麻木及感觉迟钝的患者，尤应注意防止烫伤。

5. 施灸后患者若出现灼痛、水疱，局部涂抹湿润烧伤膏；小水疱任其自然吸收；水疱较大者，局部消毒，可用无菌注射器抽出疱液，并以无菌纱布覆盖，避免感染。

**八、健康教育**

1. 注意保暖，避风寒。

2. 施灸结束后，可饮一杯温水，饮食宜清淡富有营养，忌食生冷、肥甘厚腻及辛辣之品。

**九、附件**

1. 热敏灸技术操作流程图。（附件1）

2. 热敏灸技术考核标准。（附件2）

3. 热敏灸技术并发症预防及处理。（参考悬灸技术的附件3）

（温岭市中医院）

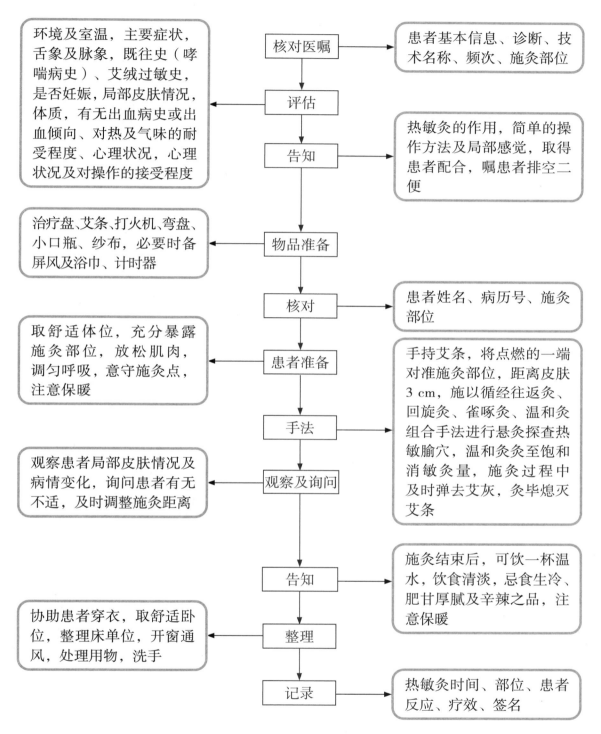

环境及室温，主要症状，舌象及脉象，既往史（哮喘病史）、艾绒过敏史，是否妊娠，局部皮肤情况，体质，有无出血病史或出血倾向、对热及气味的耐受程度、心理状况，心理状况及对操作的接受程度 ← 评估

核对医嘱 → 患者基本信息、诊断、技术名称、频次、施灸部位

告知 → 热敏灸的作用，简单的操作方法及局部感觉，取得患者配合，嘱患者排空二便

治疗盘、艾条、打火机、弯盘、小口瓶、纱布，必要时备屏风及浴巾、计时器 ← 物品准备

核对 → 患者姓名、病历号、施灸部位

取舒适体位，充分暴露施灸部位，放松肌肉，调匀呼吸，意守施灸点，注意保暖 ← 患者准备

手法 → 手持艾条，将点燃的一端对准施灸部位，距离皮肤3 cm，施以循经往返灸、回旋灸、雀啄灸、温和灸组合手法进行悬灸探查热敏腧穴，温和灸灸至饱和消敏灸量，施灸过程中及时弹去艾灰，灸毕熄灭艾条

观察患者局部皮肤情况及病情变化，询问患者有无不适，及时调整施灸距离 ← 观察及询问

告知 → 施灸结束后，可饮一杯温水，饮食清淡，忌食生冷、肥甘厚腻及辛辣之品，注意保暖

协助患者穿衣，取舒适卧位，整理床单位，开窗通风，处理用物，洗手 ← 整理

记录 → 热敏灸时间、部位、患者反应、疗效、签名

热敏灸技术操作流程图

附件 2

# 热敏灸技术考核标准

| 内容 | | | 分值 | 备注 |
|---|---|---|---|---|
| 素质要求 | | 服装、鞋帽整齐，仪表大方（1分）  洗手、戴口罩（1分） | 2 | |
| 操作步骤 | 操作前 | 核对医嘱：患者基本信息（1分）  诊断（1分）  技术名称（1分）  频次（1分）  施灸部位（1分） | 5 | |
| | | 评估：环境及室温（1分）  主要症状（1分）  舌象及脉象（1分）  既往史（哮喘病史）（1分）  艾绒过敏史（1分）  是否妊娠（1分）  局部皮肤情况（1分）  体质（1分）  有无出血病史或出血倾向（1分）  对热及气味的耐受程度（1分）  心理状况（1分） | 11 | |
| | | 告知：热敏灸的作用（1分）  简单的操作方法及局部感觉（1分）  取得患者配合（1分）  嘱患者排空二便（1分） | 4 | |
| | | 物品准备：治疗盘（1分）  艾条（1分）  打火机（1分）  弯盘（1分）  小口瓶（1分）  纱布（1分）  手消剂（1分）  必要时备屏风及浴巾（0.5分）  计时器（0.5分） | 8 | |
| | 操作中 | 核对：患者姓名（1分）  病历号（1分）  施灸部位（1分） | 3 | |
| | | 患者准备：取舒适体位（2分）  充分暴露施灸部位（2分）  放松肌肉（1分）  调匀呼吸（1分）  意守施灸点（2分）  注意保暖（2分） | 10 | |
| | | 施灸：核对身份（2分）  点燃艾条，距离皮肤3 cm（3分）  施以循经往返灸（3分）  回旋灸（3分）  雀啄灸（3分）  温和灸（3分）组合手法进行探查热敏腧穴，温和灸灸至饱和消敏灸量（3分）  施灸部位宜先上后下，先灸强敏化腧穴，后灸弱敏化腧穴，先躯干后四肢（6分）  施灸过程中及时弹去艾灰（2分）  灸毕熄灭艾条（2分）  再次核对（2分） | 32 | |
| | | 观察及询问：观察患者局部皮肤情况（2分）及病情变化（3分）  询问患者有无不适（3分）  及时调整施灸距离（2分） | 10 | |
| | 操作后 | 告知：施灸结束后，可饮一杯温水（1分）  饮食清淡，忌食生冷、肥甘厚腻及辛辣之品（2分）  避风寒，注意保暖（2分） | 5 | |
| | | 整理：协助患者穿衣、取舒适卧位（1分）  整理床单位（1分）  开窗通风（1分）  处理用物（1分）  洗手（1分） | 5 | |
| | | 评估记录：热敏灸时间（1分）  部位（1分）  患者反应（1分）  疗效（1分）  签名（1分） | 5 | |

# 第九节 麦粒灸技术

麦粒灸是将艾绒搓成麦粒样大小，直接置于穴位上进行施灸，达到治疗疾病的一种中医外治技术。

## 一、适应证

适用于治疗各种慢性虚寒性疾病引起的症状，如肺痨所致的咳嗽、咳血；慢性腹泻所致的排便次数增多、便质稀薄；脾胃虚弱所致的纳差、呕吐；尪痹所致的晨僵、小关节疼痛等。

## 二、禁忌证

1. 实热证、阴虚发热、邪热内炽等证，如高热、高血压危象、肺结核晚期、大量咯血、急性传染性疾病等不宜施灸。

2. 心前区、大血管处、皮肤瘢痕处、乳头、外生殖器，孕妇腹部和腰骶部，肿瘤患者肿块处均不宜施灸。

3. 出血性疾病患者不宜施灸。

## 三、评估

1. 操作环境及室温。

2. 主要症状、既往史（如哮喘病史）、过敏史、是否妊娠或处于月经期。

3. 患者体质、局部皮肤情况、对热的耐受程度，是否对艾烟的刺激敏感。

4. 心理状况及对操作的接受程度。

## 四、告知

1. 麦粒灸的作用、简单的操作方法及操作时间。

2. 局部皮肤发红不起疱、感觉温热为正常现象，若施灸过程中患者出现灼热、疼痛，或有头昏、眼花、恶心、颜面苍白、心慌出汗等不适时，及时告知护士。

3. 施灸过程中不宜随便改变体位，以免烫伤。

## 五、用物准备

治疗盘、艾粒、油膏（凡士林）、弯盘、镊子、线香、打火机、纱布，必要时备屏风、浴巾。

## 六、基本操作方法

1. 核对医嘱，评估患者，做好解释。

2. 备齐用物，携至床旁。

3. 关闭门窗，用隔帘或屏风遮挡。

4. 遵医嘱确定施灸部位，充分暴露施灸部位，注意保暖。

5. 选择油膏或凡士林涂于施灸部位。

6. 施灸方法：将艾粒立置于施灸部位，用线香点燃艾粒顶端，使其燃烧。当艾粒燃到剩余 1/5 ~ 2/5 时，即用镊子将艾粒夹去，再进行下一壮操作（每穴可灸 5 ~ 7 壮），初次施灸壮数应从少到多。灸后将穴位处残留的灰烬和油膏轻轻擦拭干净。

7. 观察患者局部皮肤情况，询问有无不适感，做好宣教。

8. 操作完毕，协助患者着衣，安排舒适体位，整理床单位。

9. 注意保暖，避免吹对流风。

10. 整理用物，洗手，记录。

## 七、注意事项

1. 注意皮肤情况，对糖尿病、肢体感觉障碍的患者，需谨慎控制施灸强度，防止烫伤。

2. 抽搐等不配合者慎用。

3. 空腹或者饱餐后不宜立即施灸。

4. 施术者应注意力集中，随时观察艾粒燃烧程度及患者反应，如患者灼热痛明显，立即夹取艾粒。

5. 施灸后若出现灼痛、水疱，局部涂抹湿润烧伤膏；小水疱任其自然吸收；水疱较大者，局部消毒，可用无菌注射器抽出疱液，并以无菌纱布覆盖，避免感染。

## 八、健康教育

1. 灸后可饮一杯温水，宜安静休息。

2. 避免吹对流风，注意保暖。

3. 饮食宜清淡，忌辛辣刺激、肥甘厚腻、寒凉生冷等食品。

4. 施灸后局部避免水洗和揉搓。

## 九、附件

1. 麦粒灸技术操作流程图。（附件 1）

2. 麦粒灸技术考核标准。（附件 2）

3. 麦粒灸技术并发症预防及处理。（参考悬灸技术附件 3）

（嘉兴市中医医院）

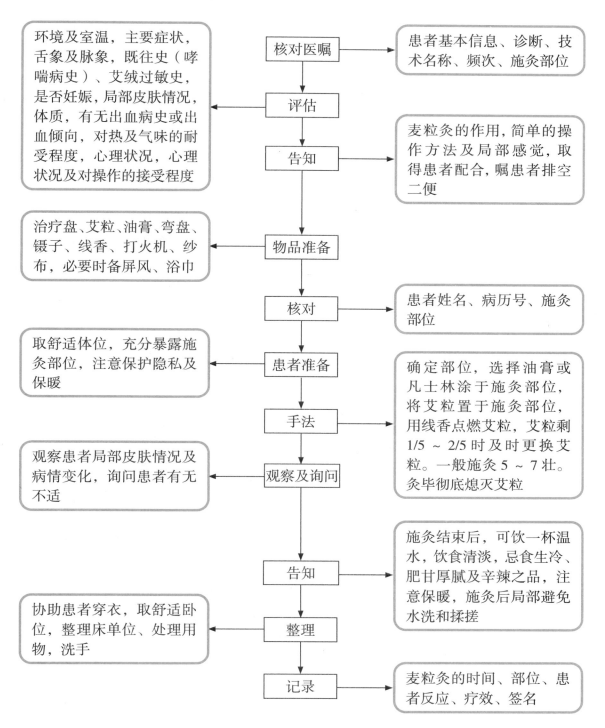

环境及室温，主要症状，舌象及脉象，既往史（哮喘病史）、艾绒过敏史，是否妊娠，局部皮肤情况，体质，有无出血病史或出血倾向，对热及气味的耐受程度，心理状况，心理状况及对操作的接受程度

核对医嘱 → 患者基本信息、诊断、技术名称、频次、施灸部位

评估

告知 → 麦粒灸的作用，简单的操作方法及局部感觉，取得患者配合，嘱患者排空二便

治疗盘、艾粒、油膏、弯盘、镊子、线香、打火机、纱布，必要时备屏风、浴巾

物品准备

核对 → 患者姓名、病历号、施灸部位

取舒适体位，充分暴露施灸部位，注意保护隐私及保暖

患者准备

手法 → 确定部位，选择油膏或凡士林涂于施灸部位，将艾粒置于施灸部位，用线香点燃艾粒，艾粒剩1/5 ~ 2/5时及时更换艾粒。一般施灸5 ~ 7壮。灸毕彻底熄灭艾粒

观察患者局部皮肤情况及病情变化，询问患者有无不适

观察及询问

告知 → 施灸结束后，可饮一杯温水，饮食清淡，忌食生冷、肥甘厚腻及辛辣之品，注意保暖，施灸后局部避免水洗和揉搓

协助患者穿衣，取舒适卧位，整理床单位、处理用物，洗手

整理

记录 → 麦粒灸的时间、部位、患者反应、疗效、签名

麦粒灸技术操作流程图

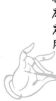

附件 2

中医护理技术规范及临床应用

# 麦粒灸技术考核标准

| | | 内容 | 分值 | 备注 |
|---|---|---|---|---|
| 操作步骤 | | **素质要求** 服装、鞋帽整齐，仪表大方（1分） 洗手、戴口罩（1分） | 2 | |
| | 操作前 | 核对医嘱：患者基本信息（1分） 诊断（1分） 技术名称（1分） 频次（1分） 部位（1分） | 5 | |
| | | 评估：环境及室温（1分） 主要症状（1分） 既往史（1分） 舌象及脉象（1分） 是否有出血性疾病（1分） 过敏史或哮喘病史（1分） 是否妊娠（1分） 对疼痛、热、气味耐受程度（1分） 患者体质（1分） 施灸处皮肤情况（1分） | 10 | |
| | | 告知：麦粒灸的作用（1分） 简单的操作方法（1分）及局部感觉（1分） 取得患者合作（1分） 嘱患者排空二便（1分） | 5 | |
| | | 物品准备：治疗盘（1分） 艾粒（1分） 油膏或凡士林（1分） 弯盘（1分） 镊子（1分） 线香（1分） 打火机（0.5分） 纱布（1分） 必要时备屏风、浴巾（0.5分） | 8 | |
| | 操作中 | 核对：患者姓名（2分） 病历号（2分） 施灸部位（1分） | 5 | |
| | | 患者准备：取舒适体位（2分） 暴露施灸部位（2分） 注意保护隐私（2分）及保暖（2分） | 8 | |
| | | 施灸过程：核对身份（2分）确定施灸部位，定穴（5分）后用油膏或凡士林涂于施灸部位皮肤（3分） 用镊子夹住艾粒，置于选好的穴位上（3分） 用线香点燃艾粒（5分） 艾粒燃到剩余1/5～2/5，及时更换艾粒（5分） 根据辨证选择施灸壮数一般5～7壮（5分） 灸毕彻底熄灭艾粒（2分） 再次核对（2分） | 32 | |
| | | 观察及询问：观察患者局部皮肤情况（5分） 询问患者有无不适（5分） | 10 | |
| | 操作后 | 告知：灸后可饮一杯温水（1分） 宜安静休息（1分） 避免吹对流风，注意保暖（1分） 饮食宜清淡，忌食辛辣刺激、肥甘厚腻、寒凉生冷等食品（1分） 施灸后局部避免水洗和揉搓（1分） | 5 | |
| | | 整理：清洁患者局部皮肤（1分） 协助患者整理衣物（1分） 取舒适卧位、整理床单位（1分） 处理用物、洗手（1分） 再次核对（1分） | 5 | |
| | | 评估记录：麦粒灸的时间（1分） 部位（1分） 患者反应（1分） 疗效（1分） 签名（1分） | 5 | |

# 第十节 雷火灸技术

雷火灸是由多种中药、艾绒配制而成，结合灸具使用的一种灸法。它具有药力峻、火力猛、灸疗面广、渗透力强为特点的一种中医外治技术。

## 一、适应证

适用范围广，用于呼吸系统、消化系统、各类痛证、妇科疾病、五官疾病等，最常用于失眠、青少年近视、干眼症、过敏性鼻炎、耳鸣、肥胖症等。

## 二、禁忌证

1.实热证、阴虚发热、邪热内炽等证，如高热、高血压危象、肺结核晚期、大量咯血、急性传染性疾病等不宜施灸。

2.孕妇腹部和腰骶部、肿瘤患者肿块处均不宜施灸。

3.眼外伤、青光眼、眼底出血不宜施灸。

## 三、评估

1.操作环境及室温。

2.主要症状、既往史（如哮喘病史）、过敏史、是否妊娠或处于月经期。

3.患者体质、局部皮肤情况、对热的耐受程度，是否对艾烟的刺激敏感。

4.心理状况及对操作的接受程度。

## 四、告知

1.雷火灸的作用、简单的操作方法及操作时间。

2.局部皮肤发红不起疱、感觉温热为正常现象，若施灸过程中患者出现灼热、疼痛，或有头昏、眼花、恶心、颜面苍白、心慌出汗等不适时，及时告知护士。

3.施灸过程中如需改变体位，请告知护士。

## 五、用物准备

治疗盘、雷火灸、打火机、弯盘、灭火罐、纱布，必要时备屏风、浴巾、计时器。

## 六、基本操作方法

1.核对医嘱，评估患者，做好解释，嘱患者排空二便。

2.备齐用物，携至床旁，关闭门窗，必要时用屏风遮挡。

3.协助患者取合理、舒适的体位。

4.遵医嘱确定施灸部位，充分暴露施灸部位，注意保暖及保护隐私。

5.施灸。拧开灸具顶部，揭开灸具底部，拿起雷火灸条从底部向前推至露出灸条的 1/2 ～ 2/3，取大头针插在灸具两边针孔固定灸条，撕开灸条前端包装纸，点燃灸条，火头通红，将灸条对准施灸部位。具体施灸手法包括。

（1）雀啄灸法：雷火灸火头对准应灸部位或穴位，火头距离皮肤 1 ～ 2 cm，形如鸡啄米、雀啄食，为泻法。

（2）小回旋灸法：雷火灸火头对准应灸的部位或穴位，根据病情需要，火头距离皮肤 1 ～ 5 cm，做固定的圆弧形旋转，旋转直径 1 ～ 3 cm。顺时针方向旋转用于泻法，逆时针方向旋转用于补法。

（3）螺旋灸法：雷火灸火头对准应灸部位中心点，逐渐由小而大，可旋至碗口大小，反复使用由小而大的操作方法，顺时针方向螺旋形旋转，多用于泻法，逆时针方向多为补法。

（4）横行灸法：雷火灸火头悬至病灶部位之上，根据病情需要，火头距离皮肤 1 ～ 2 cm 为泻法，3 ～ 5 cm 为补法，灸时左右摆动，摆幅为 5 ～ 6 cm。

（5）纵行灸法：雷火灸火头悬至病灶部位之上，根据病情需要，火头距离皮肤 1 ～ 2 cm 为泻法，3 ～ 5 cm 为补法，灸时火头沿人体纵轴上下移动。

（6）斜行灸法：雷火灸火头悬至病灶部位之上，根据病情需要，火头距离皮肤 1 ～ 2 cm 为泻法，3 ～ 5 cm 为补法，火头斜行移动，此方法常用于治疗鼻炎等病症。

（7）拉辣式灸法：操作者用左手三指平压躯干软组织，向中心线外侧移动，在躯干（肢体）部操作者平压肢体软组织，向远端移动。雷火灸距离皮肤 2 cm，保持红火，随着操作者的手在患者皮肤上熏烤。每个方位每次拉动距离不少于 10 cm，拉动次数为 3 ～ 5 遍为佳。

（8）摆阵法：用单、双孔或多孔斗式温灸盒，根据患者不同病情在患者身体部位用两个或两个以上的温灸盒平形、斜形或丁字形摆出横阵、竖阵、斜阵、丁字阵等。

6. 灸至得气为度。

（1）补法得气：雷火灸距皮肤 3 ～ 5 cm，施灸时间 5 ～ 10 min，皮肤慢慢地呈现淡红色红晕或肌肉软组织逐渐柔软，皮肤温度增加，此为补法得气。

（2）泻法得气：雷火灸距皮肤 1 ～ 2 cm，施灸时间 0.5 ～ 1 min，皮肤出现红晕或皮温急剧增加，患者有刺痛感呈现，此为泻法得气。得气后为 1 壮，必须用手触摸被灸处皮肤，降低皮温后再重新反复施灸。

7. 施灸过程中注意观察局部皮肤及病情变化，询问患者有无灼痛感，随时调整施灸距离，及时刮灰，防止艾灰脱落，造成烧伤皮肤或毁坏衣物。

8. 施灸结束，观察患者皮肤情况，必要时纱布轻拭皮肤，协助患者穿衣，安排舒适体位，评估疗效。

9. 取出大头针，盖好灸具盖，静置 2 h 以上，使灸火彻底熄灭。

10. 整理用物，洗手，记录。

### 七、注意事项

1. 雷火灸属于火热灸法，它具有强烈的热效应，应视病情而定宜或不宜施灸。对体质虚弱、神经衰弱的患者，治疗时火力宜小、时间不宜过长。精神紧张者应先消除其顾虑。空腹或饱餐后 1 h 不宜施灸。

2. 用灸时，应保持红火，及时刮灰、吹灰；火头应与皮肤保持适当距离，以患者能耐受为度，切忌火头接触皮肤，以免烫伤。注意用火安全，避免火灾发生。

3. 灸条燃烧接近底端时停止使用，此时大头针不能稳固固定灸条，避免灸条掉落烫伤患者皮肤。

4. 施灸时，若配合按摩手法，疗效更佳。

5. 施灸后若出现灼痛、水疱，局部涂抹湿润烧伤膏；小水疱可任其自然吸收；水疱较大者，局部消毒，可用无菌注射器抽出疱液，并以无菌纱布覆盖，避免感染。

### 八、健康教育

1. 注意保暖，冬季应避免感受风寒；夏季避免风扇、空调直吹施灸部位。

2. 施灸结束后可饮一杯温水，饮食宜清淡富有营养，忌食生冷、肥甘厚腻及辛辣之品。

### 九、附件

1. 雷火灸技术操作流程图。（附件 1）

2. 雷火灸技术考核标准。（附件 2）

3. 雷火灸技术并发症预防及处理。（参考悬灸技术附件 3）

（温岭市中医院）

附件 1

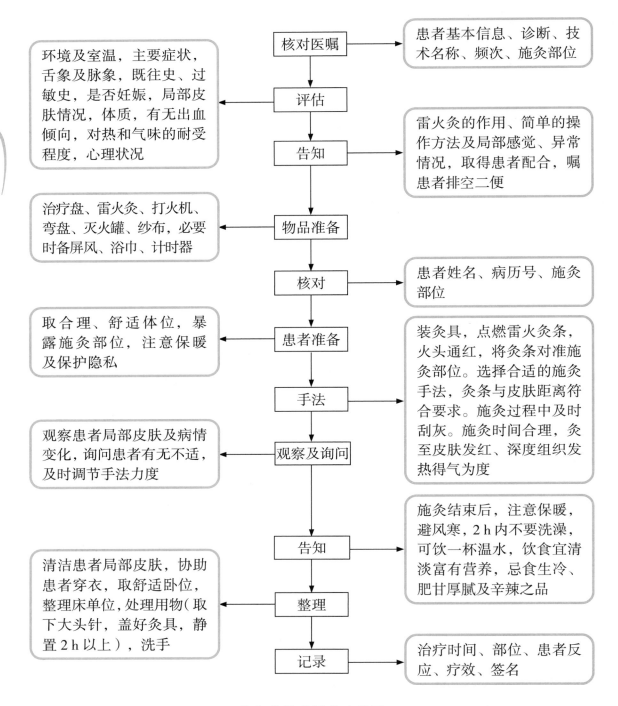

环境及室温，主要症状，舌象及脉象，既往史、过敏史，是否妊娠，局部皮肤情况，体质，有无出血倾向，对热和气味的耐受程度，心理状况 ← 评估

核对医嘱 → 患者基本信息、诊断、技术名称、频次、施灸部位

告知 → 雷火灸的作用、简单的操作方法及局部感觉、异常情况，取得患者配合，嘱患者排空二便

治疗盘、雷火灸、打火机、弯盘、灭火罐、纱布，必要时备屏风、浴巾、计时器 ← 物品准备

核对 → 患者姓名、病历号、施灸部位

取合理、舒适体位，暴露施灸部位，注意保暖及保护隐私 ← 患者准备

手法 → 装灸具，点燃雷火灸条，火头通红，将灸条对准施灸部位。选择合适的施灸手法，灸条与皮肤距离符合要求。施灸过程中及时刮灰。施灸时间合理，灸至皮肤发红、深度组织发热得气为度

观察患者局部皮肤及病情变化，询问患者有无不适，及时调节手法力度 ← 观察及询问

告知 → 施灸结束后，注意保暖，避风寒，2 h 内不要洗澡，可饮一杯温水，饮食宜清淡富有营养，忌食生冷、肥甘厚腻及辛辣之品

清洁患者局部皮肤，协助患者穿衣，取舒适卧位，整理床单位，处理用物（取下大头针，盖好灸具，静置 2 h 以上），洗手 ← 整理

记录 → 治疗时间、部位、患者反应、疗效、签名

雷火灸技术操作流程图

## 雷火灸技术考核标准

| | | 内容 | 分值 | 备注 |
|---|---|---|---|---|
| 操作步骤 | 素质要求 | 服装、鞋帽整齐，仪表大方（1分）　洗手、戴口罩（1分） | 2 | |
| | 操作前 | 核对医嘱：患者基本信息（1分）　诊断（1分）　技术名称（1分）　频次（1分）　施灸部位（1分） | 5 | |
| | | 评估：环境及室温（1分）　主要症状（1分）　舌象（1分）及脉象（1分）　既往史（1分）　过敏史（1分）　是否妊娠（1分）　局部皮肤情况（1分）　体质（1分）　有无出血倾向（1分）　对热和气味的耐受程度（1分）　心理状况（1分） | 12 | |
| | | 告知：雷火灸的作用（1分）　简单的操作方法（1分）　局部感觉、异常情况（1分）　取得患者配合，嘱患者排空二便（1分） | 4 | |
| | | 物品准备：治疗盘（1分）　雷火灸（1分）　打火机（1分）　弯盘（1分）　灭火罐（1分）　纱布（1分）　必要时备屏风和浴巾（0.5分）　计时器（0.5分） | 7 | |
| | 操作中 | 核对：患者姓名（1分）　病历号（1分）　施灸部位（1分） | 3 | |
| | | 患者准备：取合理、舒适体位（3分）　暴露施灸部位（3分）　注意保暖（2分）及保护隐私（2分） | 10 | |
| | | 施灸：核对身份（2分）　装灸具（3分）　点燃雷火灸条，火头通红（3分）　选择合适的施灸手法（10分）　将药条对准部位，药条与皮肤距离符合要求（5分）　施灸过程中及时刮灰（3分）　施灸时间合理（2分）　灸至皮肤发红、深度组织发热得气为度（2分）　再次核对（2分） | 32 | |
| | | 观察及询问：观察患者局部皮肤（2分）及病情变化（2分）　询问患者有无不适（3分）　适时调节手法力度（3分） | 10 | |
| | 操作后 | 告知：施灸结束后，注意保暖，避风寒（1分）　2 h内不要洗澡（1分）　可饮一杯温水（1分）　饮食宜清淡富有营养（1分）　忌食生冷、肥甘厚腻及辛辣之品（1分） | 5 | |
| | | 整理：清洁患者局部皮肤（1分）　协助患者穿衣、取舒适卧位（1分）　整理床单位（1分）　处理用物，取下大头针，盖好灸具，静置2 h以上（1分）　洗手（1分） | 5 | |
| | | 评估记录：治疗时间（1分）　部位（1分）　患者反应（1分）　疗效（1分）　签名（1分） | 5 | |

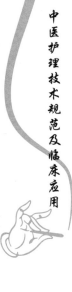

# 第十一节　火龙灸技术

火龙灸是通过特定的药物覆盖在施灸部位，利用酒精燃烧时的温热效应，配合中药透皮吸收，刺激体表穴位或病变部位以达到治疗疾病的一种中医外治技术。

## 一、适应证

适用于各种虚寒型疾病或寒湿所致的疼痛，如肩颈痛腰背酸痛、膝关节痛、痛经及风湿类疾病；脾胃虚寒所致的消化不良、腹泻等。

## 二、禁忌证

1. 对酒精或所用药物过敏者。

2. 实热证、阴虚发热、邪热内炽等证，如高热、高血压危象、肺结核晚期、大量咯血、急性传染性疾病等不宜施灸。

3. 孕妇腹部和腰骶部、肿瘤患者肿块处均不宜施灸。

4. 治疗部位皮肤有感染、溃疡、破损不宜施灸。

## 三、评估

1. 操作环境及室温。

2. 主要症状、既往史、过敏史、是否妊娠或处于月经期。

3. 患者体质、局部皮肤情况、对热的耐受程度。

4. 心理状况及对操作的接受程度。

## 四、告知

1. 火龙灸的作用、简单的操作方法，治疗时间一般约 30 min，但因个体对热的耐受程度可有所不同。

2. 局部皮肤发红不起疱、感觉温热为正常现象，若施灸过程中患者出现灼热、疼痛，或有头昏、眼花、恶心、颜面苍白、心慌出汗等不适时，及时告知护士。

3. 施灸过程中不宜随便改变体位，以免烫伤。

4. 中药可致皮肤着色，数日后可自行消退。

## 五、用物准备

治疗盘、药饼、毛巾、95% 医用酒精、注射器、点火器、皮温测试仪、热水、小盆 2 个、一次性垫布，必要时备屏风。

## 六、基本操作方法

1. 核对医嘱，评估患者，做好解释，嘱患者排空二便。

2. 遵医嘱确定施灸部位。

3. 根据施灸部位准备厚薄适中、大小合适、温度适宜的药饼。

4. 备齐用物，携至床旁并核对。

5. 协助患者取合适体位，充分暴露施灸部位，注意保护隐私及保暖。

6. 在施灸部位放置皮温测试仪及药饼，温度以皮温测试仪显示为准。药饼四周分别铺上干、湿毛巾，然后在药饼上放一条温热湿毛巾，毛巾折成环状凹陷，便于滴洒酒精。

7. 用注射器抽取 95% 医用酒精 10～30 mL，沿环状凹陷及内表面均匀滴洒酒精后点燃，待药物发热至皮温测试仪显示温度为 40～45 ℃时，用另一条湿毛巾盖灭火焰，直到施灸部位温热感消退，如此反复进行 3 次。

8. 密切观察患者病情及耐热情况，发现异常立即停止治疗。

9. 操作完毕，再次核对医嘱，撤下药饼与毛巾，清洁皮肤，协助患者着衣，安置舒适体位，整理床单位及用物。

10. 整理用物，洗手，记录。

### 七、注意事项

1. 空腹或饱餐后不宜施灸。

2. 药饼厚薄均匀，滴洒酒精均匀且不能溅到皮肤和衣服上。

3. 施灸期间须专人看护，以防烫伤，并注意保暖。

4. 因个人耐受存在差异性，治疗时间以皮温测试仪显示温度为准，皮温测试仪应放置于施灸中间皮肤温度最高处。

5. 施灸后局部皮肤出现微红灼热或着色，属正常现象，数日后可自行消退。如出现小水疱，无须处理，可自行吸收；如水疱较大，消毒局部皮肤后，用注射器抽出疱液，覆盖消毒敷料。

### 八、健康教育

1. 灸后注意保暖，避风寒，饮食宜清淡。

2. 施灸后如出现轻微咽喉干燥、大便秘结、失眠等现象，及时告知，适当多饮水。

### 九、附件

1. 火龙灸技术操作流程图。（附件 1）

2. 火龙灸技术考核标准。（附件 2）

3. 火龙灸技术并发症预防及处理。（参考悬灸技术附件 3）

（宁波市中医院）

中医护理技术规范及临床应用

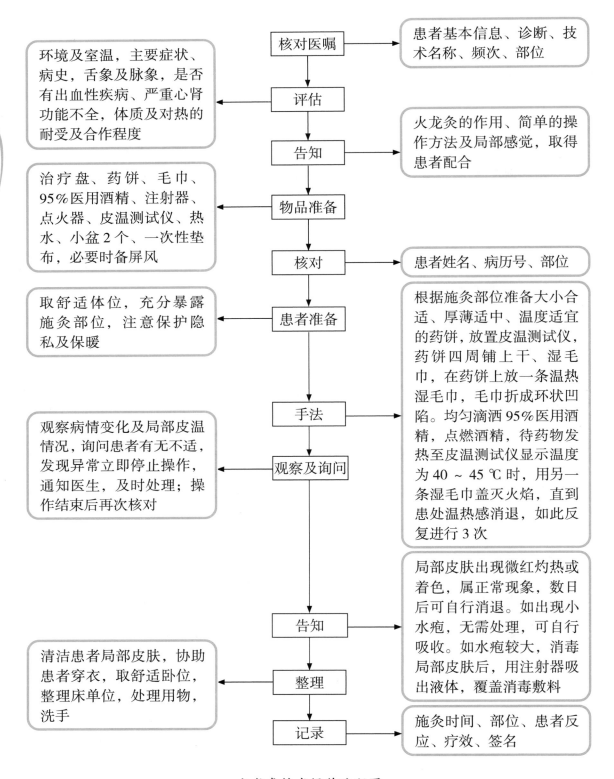

环境及室温，主要症状、病史，舌象及脉象，是否有出血性疾病、严重心肾功能不全，体质及对热的耐受及合作程度 ← 评估

核对医嘱 → 患者基本信息、诊断、技术名称、频次、部位

告知 → 火龙灸的作用、简单的操作方法及局部感觉，取得患者配合

治疗盘、药饼、毛巾、95％医用酒精、注射器、点火器、皮温测试仪、热水、小盆2个、一次性垫布，必要时备屏风 ← 物品准备

核对 → 患者姓名、病历号、部位

取舒适体位，充分暴露施灸部位，注意保护隐私及保暖 ← 患者准备

手法 → 根据施灸部位准备大小合适、厚薄适中、温度适宜的药饼，放置皮温测试仪，药饼四周铺上干、湿毛巾，在药饼上放一条温热湿毛巾，毛巾折成环状凹陷。均匀滴洒95％医用酒精，点燃酒精，待药物发热至皮温测试仪显示温度为40～45℃时，用另一条湿毛巾盖灭火焰，直到患处温热感消退，如此反复进行3次

观察病情变化及局部皮温情况，询问患者有无不适，发现异常立即停止操作，通知医生，及时处理；操作结束后再次核对 ← 观察及询问

告知 → 局部皮肤出现微红灼热或着色，属正常现象，数日后可自行消退。如出现小水疱，无需处理，可自行吸收。如水疱较大，消毒局部皮肤后，用注射器吸出液体，覆盖消毒敷料

清洁患者局部皮肤，协助患者穿衣，取舒适卧位，整理床单位，处理用物，洗手 ← 整理

记录 → 施灸时间、部位、患者反应、疗效、签名

火龙灸技术操作流程图

## 火龙灸技术考核标准

| | | 内容 | 分值 | 备注 |
|---|---|---|---|---|
| 操作步骤 | 素质要求 | 服装、鞋帽整齐，仪表大方（1分）　洗手、戴口罩（1分） | 2 | |
| | 操作前 | 核对医嘱：患者基本信息（1分）　诊断（1分）　技术名称（1分）　频次（1分）　部位（1分） | 5 | |
| | | 评估：环境及室温（1分）　主要症状（1分）　病史（2分）　舌象及脉象（1分）　是否有出血性疾病（1分）　严重心肾功能不全（1分）　体质（1分）　对热的耐受程度（1分）　合作程度（1分） | 10 | |
| | | 告知：火龙灸的作用（2分）　简单的操作方法（1分）及局部感觉（1分）取得患者配合（1分） | 5 | |
| | | 物品准备：治疗盘（1分）　药饼（1分）　毛巾（0.5分）　95%医用酒精（1分）注射器（0.5分）　点火器（1分）　皮温测试仪（1分）　热水、小盆2个（0.5分）　一次性垫布（1分）　必要时备屏风（0.5分） | 8 | |
| | 操作中 | 核对：患者姓名（1分）　病历号（1分）　部位（1分） | 3 | |
| | | 患者准备：取舒适体位（3分）　暴露施灸部位（2分）　注意保护隐私（3分）及保暖（2分） | 10 | |
| | | 施灸：核对身份（2分）　准备药饼，放置皮温测试仪（2分）　药饼四周铺干、湿毛巾（5分）　药饼上放温热湿毛巾，毛巾折成环状凹陷（5分）　均匀滴洒酒精（5分）　点燃酒精（3分）　待药物发热至皮温测试仪显示温度为40～45℃时，用另一条湿毛巾盖灭火焰，直到患处温热感消退（5分）如此反复进行3次（5分） | 32 | |
| | | 观察及询问：观察患者局部皮肤情况（2分）　询问患者有无不适（3分）及时处理（5分） | 10 | |
| | 操作后 | 告知：局部皮肤出现微红灼热或着色，属正常现象，数日后可自行消退（3分）如出现小水疱，无须处理，可自行吸收。如水疱较大，消毒局部皮肤后，用注射器吸出液体，覆盖消毒敷料 | 5 | |
| | | 整理：清洁患者局部皮肤（1分）　再次核对（1分）　协助患者穿衣，取舒适卧位（1分）　整理床单位，处理用物（1分）　洗手（1分） | 5 | |
| | | 评估记录：施灸时间（1分）　部位（1分）　患者反应（1分）　疗效（1分）签名（1分） | 5 | |

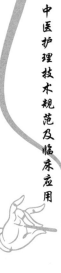
# 第四章　针刺类

## 第一节　耳针（耳穴压豆）技术

耳针（耳穴压豆）是采用王不留行籽、菜籽、莱菔籽、绿豆、磁珠等丸状物刺激耳朵上的穴位或反应点，通过其疏通经络，调整脏腑气血功能，促进机体的阴阳平衡，达到防治疾病改善症状的一种中医外治方法，属于耳针技术范畴。

### 一、适应证

适用于各种疾病及术后所致的疼痛、焦虑、眩晕、失眠、便秘、腹泻等症状。

### 二、禁忌证

1. 耳部有炎症、冻疮或表面皮肤有破溃者。

2. 有习惯性流产史的孕妇禁忌。

3. 精神过度紧张，拒不配合者。

4. 严重心血管疾病患者。

5. 凝血功能障碍患者。

### 三、评估

1. 操作环境及室温。

2. 主要症状，舌象及脉象，既往史、过敏史，是否妊娠等。

3. 耳部皮肤情况、患者体质。

4. 患者对疼痛的耐受程度。

### 四、告知

1. 耳穴压豆的作用、简单的操作方法及局部感觉。

2. 在探穴取穴过程中，出现热、麻、胀、痛感属正常现象，无需惊慌。

3. 操作过程中如感头晕、心慌等不适，及时告知操作人员。

### 五、用物准备

治疗盘、王不留行籽（磁珠）耳穴贴、75%酒精棉签（酒精棉片）、止血钳（镊子）、探棒、弯盘、污物筒、手消剂，必要时可备耳穴模型。

### 六、基本操作方法

1. 核对医嘱，评估患者，做好解释，嘱其排空二便。

2. 根据患者症状确定其证型、选择合适的主穴及辅穴。

3. 备齐用物，携至患者床旁，核对身份，协助取舒适体位。

4. 探查耳穴敏感点，局部感觉热、麻、胀、痛或感觉循经络放射传导为"得气"，确定贴压部位。探查耳穴方法如下：

（1）观察法：按疾病的部位，在耳郭的相应部位寻找到充血、变色、丘疹、脱屑、凹陷处，即是该穴。

（2）按压法：一手持患者耳轮后上方，暴露疾病在耳郭的相应部位，另一手用探棒轻巧缓慢、用力均匀地按压，寻找耳穴压痛点，压痛最明显处即为耳穴治疗点。

（3）电测穴位法。

5. 用75%酒精棉签（酒精棉片）自上而下、由内到外、从前到后脱脂消毒耳部皮肤，待干。

6. 一手固定耳郭，采用止血钳（镊子）将王不留行籽或磁珠耳穴贴等贴附在耳穴部位，用手固定，按压耳穴，每天3～5次，每穴1～2 min，询问患者有无局部热、麻、胀、痛或感觉循经络放射传导等"得气"感。常用按压手法如下。

（1）对压法：用示指和拇指的指腹分别放置于患者耳郭的正反面，相对按压，使按压部位出现热、麻、胀、痛等感觉。示指和拇指可边压边左右移动，或做圆形移动，寻找最敏感点。一旦找到敏感点，则持续对压20～30 s，此按压手法对内脏痉挛性疼痛及躯体疼痛有较好的镇痛作用。

（2）直压法：用指尖垂直按压耳穴，直至患者产生胀痛感，持续按压20～30 s，间隔放松片刻，反复按压，每次按压3～5 min。

（3）点压法：用指尖一压一松按压耳穴，每次按压间隔0.5 s，此按压手法以患者感到胀而略沉重刺痛为宜，用力不宜过重，一般每次每穴按压27下为宜，具体可视病情而定。

7. 观察患者耳穴压豆贴敷及皮肤情况，询问有无不适。

8. 操作完毕后，整理床单位，取舒适体位，记录耳穴贴压的部位、时间及患者感受等。

### 七、注意事项

1. 操作前应对患者进行评估，耳部有炎症、冻疮或表面皮肤有破溃者，习惯性流产史的孕妇不宜施行耳穴压豆技术。

2. 空腹或饱餐后不宜进行耳穴压豆技术。

3. 常规操作以单耳为宜，一般可留置3～7天（夏季可留置1～3天，冬季留置3～

7天），两耳交替使用。

4.贴压期间观察患者耳部皮肤情况，留置期间防止胶布脱落或污染，对耳穴贴胶布过敏者使用脱敏胶布。

## 八、健康教育

1.根据患者的症状，给予对症的相关健康宣教。

2.指导患者自行按压方法，每天按压 3 ~ 5 次，每次每穴 1 ~ 2 min。

3.保持耳穴贴压局部皮肤清洁干燥，避免淋湿，尽量减少胶布脱落的风险。

4.患者侧卧位时，如耳部感到不适时，可适当调整卧位。

5.饮食宜清淡易消化，三餐定时定量，不可过饥过饱。

6.保持心情舒畅，情绪稳定，避免忧、思、恼、怒等不良情绪刺激。

## 九、附件

1.耳针（耳穴压豆）技术操作流程图。（附件1）

2.耳针（耳穴压豆）技术考核标准。（附件2）

3.耳针（耳穴压豆）技术并发症预防及处理。（附件3）

（温州市中医院）

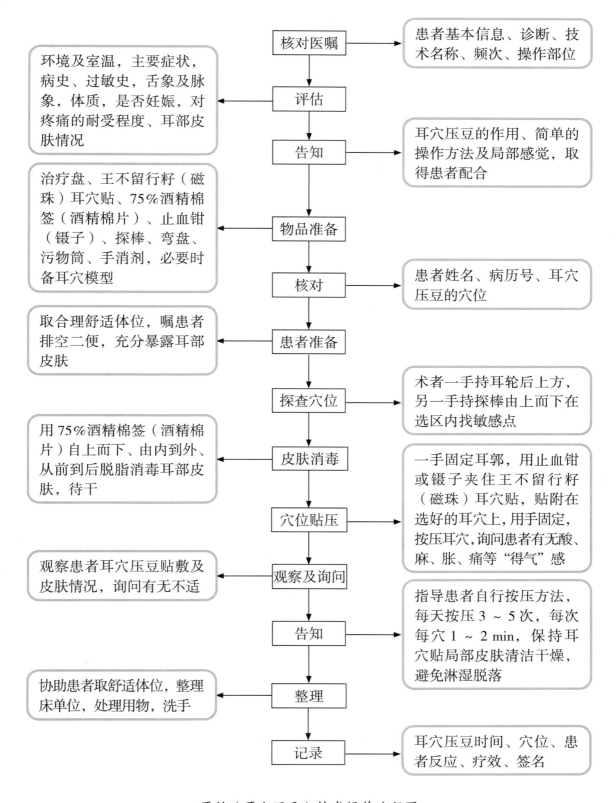

环境及室温，主要症状，病史、过敏史，舌象及脉象，体质，是否妊娠，对疼痛的耐受程度、耳部皮肤情况

核对医嘱 → 患者基本信息、诊断、技术名称、频次、操作部位

评估

告知 → 耳穴压豆的作用、简单的操作方法及局部感觉，取得患者配合

治疗盘、王不留行籽（磁珠）耳穴贴、75%酒精棉签（酒精棉片）、止血钳（镊子）、探棒、弯盘、污物筒、手消剂，必要时备耳穴模型

物品准备

核对 → 患者姓名、病历号、耳穴压豆的穴位

取合理舒适体位，嘱患者排空二便，充分暴露耳部皮肤

患者准备

探查穴位 → 术者一手持耳轮后上方，另一手持探棒由上而下在选区内找敏感点

用 75%酒精棉签（酒精棉片）自上而下、由内到外、从前到后脱脂消毒耳部皮肤，待干

皮肤消毒

穴位贴压 → 一手固定耳郭，用止血钳或镊子夹住王不留行籽（磁珠）耳穴贴，贴附在选好的耳穴上，用手固定，按压耳穴，询问患者有无酸、麻、胀、痛等"得气"感

观察患者耳穴压豆贴敷及皮肤情况，询问有无不适

观察及询问

告知 → 指导患者自行按压方法，每天按压 3 ~ 5 次，每次每穴 1 ~ 2 min，保持耳穴贴局部皮肤清洁干燥，避免淋湿脱落

协助患者取舒适体位，整理床单位，处理用物，洗手

整理

记录 → 耳穴压豆时间、穴位、患者反应、疗效、签名

耳针（耳穴压豆）技术操作流程图

附件2

# 耳针（耳穴压豆）技术考核标准

| 内容 | | 分值 | 备注 |
|---|---|---|---|
| 素质要求 | 服装、鞋帽整齐，仪表大方（1分）　洗手、戴口罩（1分） | 2 | |
| 操作前 | 核对医嘱：患者基本信息（1分）　诊断（1分）　技术名称（1分）　频次（1分）　操作部位（1分） | 5 | |
| | 评估：环境及室温（1分）　主要症状（1分）　病史（1分）　过敏史（1分）　舌象及脉象（2分）　体质（1分）　是否妊娠（1分）　对疼痛的耐受程度（1分）　耳部皮肤情况（1分） | 10 | |
| | 告知：耳穴压豆的作用（1分）　简单的操作方法（1分）及局部感觉（1分）取得患者配合（1分） | 4 | |
| | 物品准备：治疗盘（1分）　王不留行籽（磁珠）耳穴贴（1分）　75%酒精棉签（酒精棉片）（1分）　止血钳（镊子）（1分）　探棒（1分）　弯盘（1分）　污物筒（1分）　手消剂（1分）　必要时可备耳穴模型（1分） | 9 | |
| 操作步骤 操作中 | 核对：患者姓名（1分）　病历号（1分）　耳穴压豆的穴位（1分） | 3 | |
| | 患者准备：取舒适体位（1分）　暴露耳部皮肤（1分）　协助患者排空二便（1分） | 3 | |
| | 探查穴位：核对身份（2分）　术者一手持耳轮后上方（3分）　另一手持探棒由上而下在选区内找敏感点（观察法、按压法、电测穴位法）（12分） | 17 | |
| | 皮肤消毒：用75%酒精（酒精棉片）（2分）自上而下（2分）　由内到外（2分）　从前到后（2分）脱脂消毒耳部皮肤，待干（2分） | 10 | |
| | 穴位贴压：一手固定耳郭（2分）　用止血钳（镊子）夹住王不留行籽（磁珠）耳穴贴等贴附在选好的耳穴上（8分）　用手固定，选择合适的按压手法按压耳穴（对压法、直压法、点压法）（4分）　询问患者有无酸、麻、胀、痛等"得气"感（2分）　再次核对（2分） | 18 | |
| | 观察及询问：观察患者压豆贴敷及皮肤情况（2分）　询问有无不适（2分） | 4 | |
| 操作后 | 告知：患者在耳穴压豆期间，耳穴按压的手法（对压法、直压法、点压法）（2分）　每日自行按压3~5次（1分）　每次每穴1~2 min（1分）　保持耳穴贴局部皮肤清洁干燥，避免淋湿（1分） | 5 | |
| | 整理：协助患者取舒适体位（1分）　整理床单位（1分）　处理用物（2分）洗手（1分） | 5 | |
| | 评估记录：耳穴压豆的时间（1分）　穴位（1分）　患者反应（1分）　疗效（1分）　签名（1分） | 5 | |

# 常见并发症——皮肤过敏

## 一、发生原因

患者对使用的胶布过敏。

## 二、临床表现

皮肤出现红肿、发痒、脱皮及过敏性皮炎等异常现象。

## 三、预防及处理

1. 操作前，对患者的病情、既往史、过敏史等做好评估工作。

2. 杜绝使用易过敏的胶布。

3. 皮肤出现红肿、发痒、脱皮等过敏反应时，应及时告知医护人员。注意保持局部皮肤清洁、干燥，避免搔抓。

4. 做好病情观察，必要时遵医嘱使用抗过敏药，如涂搽中药抗过敏的药物（如炉甘石洗剂）。

# 常见并发症——皮肤破损

## 一、发生原因

探棒探穴时手法不当，按压手法、角度不正确或力度过猛。

## 二、临床表现

表皮破损，创面呈现苍白色，并有许多小出血点和组织液渗出。

## 三、预防及处理

1. 正确把握探棒探穴时的力度、方向、手法，勿使用蛮力。

2. 按压时用力要均匀、柔和、慢渗透，避免过度用力搓动压丸。

3. 皮肤破损后消毒伤口，注意保持创面清洁干燥，防止水浸湿伤口。

4. 做好病情观察，预防继发感染。

# 常见并发症——胶布脱落，落入耳道

## 一、发生原因

耳部清洁不彻底，王不留行籽或磁珠耳穴贴潮湿、污染，导致胶布黏性减弱。

## 二、临床表现

粘贴数量减少，耳内有异物感、疼痛等不适。

### 三、预防及处理

1. 操作前彻底清洁耳部皮肤，待干后再进行贴压。

2. 贴压后注意防水，保持耳穴贴压局部清洁干燥，避免淋湿，尽量减少胶布脱落的风险，如发生胶布潮湿，及时取下。

3. 观察耳穴粘贴数量，发现粘贴数量减少时，询问患者耳内有无不适感。

4. 耳穴贴压期间，胶布如落入耳道难以自行取出时，需及时就医处理。

# 第二节　杵针技术

　　杵针疗法，是李氏家族受自道林，历 14 代秘传，经 60 多年的精深研究，积累临床经验而发展起来的一种独特的治病方法。它以一种特制的工具，通过一定的手法，刺激人体体表腧穴，但针具不刺入人体肌肤之内，作用于经络、脏腑，以调和阴阳、扶正祛邪、疏通经络、行气活血，从而达到治病强身、康复保健的目的。

## 一、适应证

　　适用于临床各科疾病，在内科疾病中尤其对眩晕、中风、头痛、失眠、咳嗽、便秘等有较好的疗效。

## 二、禁忌证

1. 妇女怀孕 3 个月以上腹、腰、骶等部位禁杵。

2. 小儿囟门未闭合者头部禁杵。

3. 皮肤有感染疮疖、溃疡、瘢痕，或有肿瘤的部位禁杵。

4. 局部皮肤中重度水肿患者不适宜行杵。

## 三、评估

1. 操作环境及室温。

2. 主要症状、病史、舌象及脉象。

3. 行杵部位皮肤情况、体质及对疼痛的耐受程度。

4. 是否有出血性疾病。

## 四、告知

1. 行杵的目的、注意事项、简单的操作方法及局部感觉。

2. 操作部位皮肤发红及温热感均为正常现象。

3. 如操作中患者出现皮肤疼痛，或心慌、出冷汗等症状，请及时告知护士。

## 五、用物准备

　　治疗盘、润滑油、酒精棉球、太极杵针 1 套，必要时备毛毯、屏风、垫枕。

## 六、基本操作方法

1. 核对医嘱，评估患者，做好解释，嘱其排空二便。

2. 备齐用物，携至床旁，关闭门窗，必要时用屏风遮挡。

3. 采取合适的治疗体位，暴露行杵部位，注意保暖。

4. 定穴，选取适宜的杵针针具：七曜混元杵、五星三台杵、金刚杵、奎星笔。

5. 持杵：执笔法、直握法。

6. 行杵：确定补泻手法，运用开阖、点叩、升降、运转、分理手法行杵，行杵时应使杵力均匀、行杵有度。

7. 操作过程中观察行杵部位皮肤，询问患者有无不适感受，根据患者的耐受程度调整施杵力量，轻重适宜，以患者感觉酸、麻、胀、重为宜。

8. 杵针治疗结束后，协助患者穿衣，饮一杯温水。

9. 整理用物，洗手，记录。

### 七、注意事项

1. 如患者空腹、饱餐或疲劳时，不宜立即进行杵针治疗。

2. 治疗前出示杵针工具，说明杵针治疗无痛、无创伤，以消除患者的紧张情绪。以患者神情安静，肌肉松弛，体位舒适为宜。

3. 医者应静心息虑，"持针之道，坚者为宝"（《灵枢·九针十二原》），行杵时医者应当全神贯注，使杵力均匀、行杵有度。

4. 杵针治疗时要防止损伤皮肤，挫伤脏器。如胸胁、腰背、头枕部等行杵时用力不宜过重，以免挫伤肺、肝、肾、髓海等脏器。在行杵时，也可根据患者的杵针感应及时调节行杵的轻重缓急。

5. 乳根、食窦、头面部诸穴，均不宜用杵针重杵。对头面五官及四肢末端面积小的腧穴，只需用奎星笔或金刚杵行点叩、开阖手法，一般不做运转、分理手法。

6. 杵针手法过重，引起局部皮肤青紫者，一般不必处理，可以自行消退。

7. 行杵时间一般为 30 min，对一些特殊病证，如急慢性痛证、痿证、痹证等，可以适当延长杵针治疗时间。

### 八、健康教育

1. 杵针治疗结束后，可饮一杯温水，不宜即刻食用生冷食物，不宜洗冷水澡，避免感受风寒。

2. 居室内光线柔和，温湿度适宜，避免强光和噪音刺激。

3. 指导患者变换体位或蹲起、站立时应动作缓慢，避免头部动作幅度过大，下床时应有人陪护，防止跌倒意外。

4. 眩晕患者行杵后，如有眩晕加重、头痛剧烈、呕吐等症状，立即报告医生。

5. 饮食宜清淡易消化富有营养，多吃蔬菜水果，忌食肥甘厚腻及辛辣之品，戒烟限酒。

6. 注重劳逸结合，适当锻炼，增强体质。

## 九、附件

1. 杵针技术操作流程图。（附件 1）

2. 杵针技术考核标准。（附件 2）

3. 杵针技术并发症预防及处理。（附件 3）

（浙江省中医院）

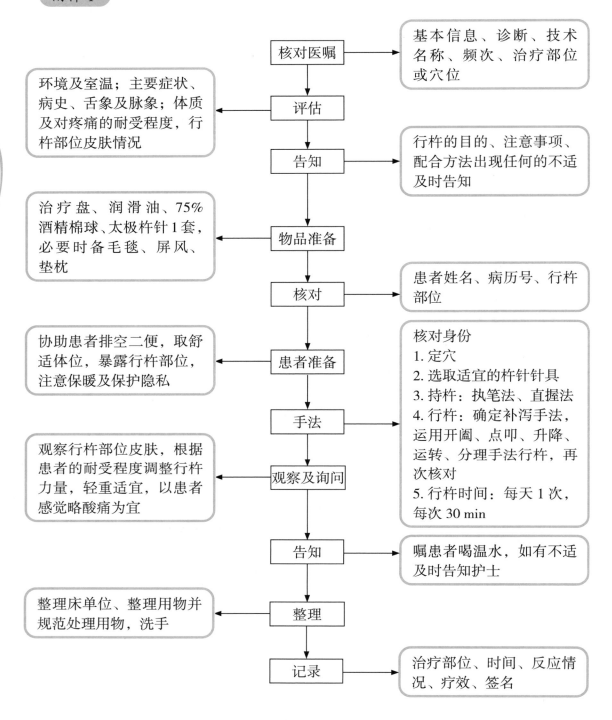

环境及室温；主要症状、病史、舌象及脉象；体质及对疼痛的耐受程度，行杵部位皮肤情况

核对医嘱 → 基本信息、诊断、技术名称、频次、治疗部位或穴位

评估

告知 → 行杵的目的、注意事项、配合方法出现任何的不适及时告知

治疗盘、润滑油、75%酒精棉球、太极杵针1套，必要时备毛毯、屏风、垫枕

物品准备

核对 → 患者姓名、病历号、行杵部位

协助患者排空二便，取舒适体位，暴露行杵部位，注意保暖及保护隐私

患者准备

核对身份
1. 定穴
2. 选取适宜的杵针针具
3. 持杵：执笔法、直握法
4. 行杵：确定补泻手法，运用开阖、点叩、升降、运转、分理手法行杵，再次核对
5. 行杵时间：每天1次，每次 30 min

手法

观察行杵部位皮肤，根据患者的耐受程度调整行杵力量，轻重适宜，以患者感觉略酸痛为宜

观察及询问

告知 → 嘱患者喝温水，如有不适及时告知护士

整理床单位、整理用物并规范处理用物，洗手

整理

记录 → 治疗部位、时间、反应情况、疗效、签名

杵针技术操作流程图

## 杵针技术考核标准

| | | 内容 | 分值 | 备注 |
|---|---|---|---|---|
| 操作步骤 | 素质要求 | 服装、鞋帽整齐，仪表大方（1分） 洗手、戴口罩（1分） | 2 | |
| | 操作前 | 核对医嘱：基本信息（1分） 诊断（1分） 技术名称（1分） 频次（1分）治疗部位或穴位（1分） | 5 | |
| | | 评估：环境及室温（2分） 主要症状（2分） 病史（1分） 舌象及脉象（2分） 体质（1分）及对疼痛的耐受程度（1分） 是否有出血性疾病（1分）行杵部位皮肤情况（2分） | 12 | |
| | | 告知：行杵的目的（1分） 注意事项（1分） 配合方法（1分） 出现任何的不适及时告知（1分） | 4 | |
| | | 物品准备：治疗盘（1分） 润滑油（1分） 酒精棉球（1分） 太极杵针1套（1分） 必要时备毛毯（1分） 屏风（1分） 垫枕（1分） | 7 | |
| | 操作中 | 核对：患者姓名（1分） 病历号（1分） 行杵部位（1分） | 3 | |
| | | 患者准备：协助患者排空二便（1分） 安置舒适体位（2分） 暴露行杵部位（2分） 注意保暖及保护隐私（2分） | 7 | |
| | | 行杵：核对身份（2分）<br>1. 定穴（5分）<br>2. 选取适宜的杵针针具：七曜混元杵、五星三台杵、金刚杵、奎星笔（5分）<br>3. 持杵：执笔法、直握法（5分）<br>4.行杵：确定补泻手法（4分） 运用开阖、点叩、升降、运转、分理手法行杵（10分） 行杵时应使杵力均匀、行杵有度（4分） 再次核对（2分）<br>5. 行杵时间：每天1次，每次30 min（3分） | 40 | |
| | | 观察及询问：观察行杵部位皮肤（2分） 根据患者的耐受程度调整施杵力量，轻重适宜，以患者感觉略酸痛为宜（3分） | 5 | |
| | 操作后 | 告知：嘱患者喝温水（3分） 如有不适及时告知护士（2分） | 5 | |
| | | 整理：协助患者取舒适卧位（1分） 整理床单位（1分） 整理用物并规范处理用物，使用过的物品及器具进行消毒后备用（2分） 洗手（1分） | 5 | |
| | | 记录：治疗部位（1分） 时间（1分） 反应情况（1分） 疗效（1分）签名（1分） | 5 | |

## 常见并发症——皮肤损伤

### 一、发生原因

1. 治疗前未检查杵针器具边缘有无破损。

2. 施术者使用运转、分理等手法时，行杵手法不熟练，用力不均或过猛。

3. 皮肤干涩。

### 二、临床表现

行杵部位皮肤出现瘀紫、破损或疼痛。

### 三、预防及处理

1. 使用前检查杵针器具，其边缘应光滑、无破损。

2. 操作者行杵手法应流畅，不可过度用力。

3. 充分使用介质。

4. 出现皮肤损伤，应消毒局部皮肤，用纱布包扎，必要时遵医嘱用药。

# 第三节　皮内针技术

皮内针法又称埋针法，是以特制的小型针具刺入并固定于腧穴部位皮内或皮下，给皮部以微弱而较长时间的刺激，达到防治疾病目的的一种技术。临床上有麦粒型和图钉型两种针具。

## 一、适应证

1. 慢性、顽固性疾病，如支气管哮喘、中风后遗症、高血压、神经衰弱、月经不调、遗尿、失眠、便秘等。

2. 各种急慢性疼痛，如胆绞痛、胃脘痛、关节痛、偏头痛、三叉神经痛、痛经等。

3. 鼻炎、面瘫、面肌痉挛。

4. 其他，如美容、减肥、戒烟等。

## 二、禁忌证

1. 血液病或有出血倾向的患者。

2. 肝、肾、心脏严重疾病的患者。

## 三、评估

1. 操作环境及室温。

2. 患者主要症状、舌象、脉象、既往史、药物过敏史，是否妊娠等。

3. 患者局部皮肤情况和对疼痛耐受度。

4. 患者对该项操作的认知和接受程度。

## 四、告知

1. 皮内针技术的作用、简单的操作方法及局部感觉。

2. 埋针后局部出现酸、麻、胀的行气感，属正常现象。

3. 操作后患者如出现原有症状加重，或局部疼痛不适、妨碍肢体活动，胶布浮起或针体脱落时，应及时告知护士。

## 五、用物准备

治疗盘、手消剂、无菌皮内针、无菌有齿镊、75%酒精棉片、弯盘，必要时备浴巾、垫枕、屏风。

## 六、基本操作方法

1. 核对医嘱，评估患者，做好解释，嘱患者排空二便。

2. 备齐用物，携至床旁并核对。

3. 协助患者取舒适体位，暴露埋针部位，注意保暖，保护患者隐私。

4. 操作过程（以图钉型埋针为例）。

（1）选穴：阿是穴，在局部按压寻找压痛阳性点，询问患者感觉，确定相应穴位；循经辨证远端选穴，根据患者疾病特点，遵医嘱在相应经络上使用腧穴定位方法进行定穴。

（2）醒穴：在选定的穴位上进行按揉 1 ~ 2 min。

（3）埋针：常规消毒选定穴位的皮肤，直径大于 5 cm，待干；核对身份，根据操作部位选取型号合适的皮内针，拆下密封纸，将塑料容器向后屈折，用镊子夹紧其中一半剥离纸和胶布，将其一并从另一半剥离纸分开，并从塑料容器中取出；将针垂直按压在已经消毒的穴位皮肤上，按压黏附固定，再除去剥离纸，将胶布压好以确保粘贴稳妥；用指腹轻轻对埋针处进行垂直的按压。

5. 观察。一般可留置 24 ~ 72 h（具体时间参考针具说明书），询问患者埋针后感受，观察局部皮肤情况，观察患者有无晕针、出血、脱针等不良反应。

6. 起针。起针时应平衡，一手固定埋针部位两侧皮肤，另一手先揭起两侧的胶布，然后捏住，垂直皮肤向上起针。

7. 操作完毕，再次核对，协助患者着衣，整理床单位，安置舒适体位。

8. 整理用物，洗手，记录，所有物品按院感要求处置。

### 七、注意事项

1. 操作过程中严格执行无菌技术操作。

2. 埋针时避开关节活动处，皮肤破损、溃疡处。

3. 埋针处患者有刺痛感或妨碍肢体活动，应将针取出，改选穴位重埋。

4. 留针时间视病情、季节及针具不同而定。夏季出汗较多，留针时间不宜过长；颜面部油脂分泌旺盛，一般留置 24 h。留针期间每隔 4 h 左右用手指按压埋针部位，以加强刺激，增进疗效。

5. 留针期间，要注意观察埋针处有无皮肤发红、发痒等过敏或感染现象，若出现应立即取针。

6. 孕妇、年老体弱者慎用。

### 八、健康教育

1. 肢体埋针后患者应适度活动四肢，若感疼痛应告知医务人员。

2. 埋针处不可沾水，以防感染。

3. 患者应根据医务人员的指导进行按压，不可按揉，以免断针。

## 九、附件

1. 皮内针技术操作流程图。（附件 1）

2. 皮内针技术考核标准。（附件 2）

3. 皮内针技术并发症预防及处理。（附件 3）

（金华市中医医院）

附件 1

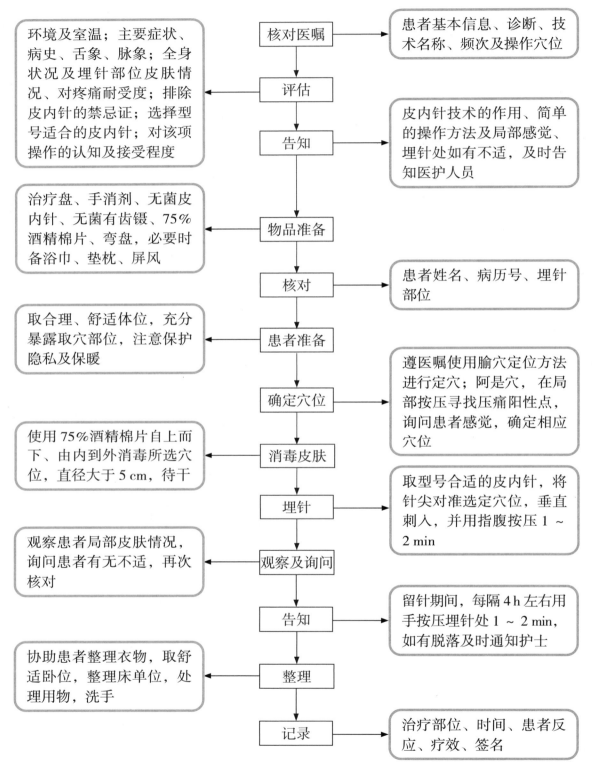

环境及室温；主要症状、病史、舌象、脉象；全身状况及埋针部位皮肤情况、对疼痛耐受度；排除皮内针的禁忌证；选择型号适合的皮内针；对该项操作的认知及接受程度

核对医嘱 → 患者基本信息、诊断、技术名称、频次及操作穴位

评估

告知 → 皮内针技术的作用、简单的操作方法及局部感觉、埋针处如有不适，及时告知医护人员

治疗盘、手消剂、无菌皮内针、无菌有齿镊、75%酒精棉片、弯盘，必要时备浴巾、垫枕、屏风

物品准备

核对 → 患者姓名、病历号、埋针部位

取合理、舒适体位，充分暴露取穴部位，注意保护隐私及保暖

患者准备

确定穴位 → 遵医嘱使用腧穴定位方法进行定穴；阿是穴，在局部按压寻找压痛阳性点，询问患者感觉，确定相应穴位

使用 75%酒精棉片自上而下、由内到外消毒所选穴位，直径大于 5 cm，待干

消毒皮肤

埋针 → 取型号合适的皮内针，将针尖对准选定穴位，垂直刺入，并用指腹按压 1 ~ 2 min

观察患者局部皮肤情况，询问患者有无不适，再次核对

观察及询问

告知 → 留针期间，每隔 4 h 左右用手按压埋针处 1 ~ 2 min，如有脱落及时通知护士

协助患者整理衣物，取舒适卧位，整理床单位，处理用物，洗手

整理

记录 → 治疗部位、时间、患者反应、疗效、签名

皮内针技术操作流程图

## 皮内针技术考核标准

| | | 内容 | 分值 | 备注 |
|---|---|---|---|---|
| 操作步骤 | 素质要求 | 服装、鞋帽整齐，仪表大方（1分） 洗手、戴口罩（1分） | 2 | |
| | 操作前 | 核对医嘱：患者基本信息（1分） 诊断（1分） 技术名称（1分） 频次（1分） 操作穴位（1分） | 5 | |
| | | 评估：环境及室温（2分） 主要症状（2分） 既往史（1分） 舌象及脉象（2分） 过敏史（1分） 局部皮肤情况（1分） 对疼痛的耐受程度（1分） | 10 | |
| | | 告知：皮内针技术的作用（2分） 简单的操作方法（1分）及局部感觉（1分） 取得患者配合（1分） | 5 | |
| | | 物品准备：治疗盘（1分） 手消剂（1分） 型号合适的皮内针（1分） 镊子（1分） 75%酒精棉片（1分） 弯盘（1分） 必要时备浴巾或屏风（1分） | 7 | |
| | 操作中 | 核对：患者姓名（1分） 病历号（1分） 埋针部位（1分） | 3 | |
| | | 患者准备：取舒适体位（2分） 暴露埋针部位（1分） 注意保护隐私（2分）及保暖（2分） | 7 | |
| | | 手法：核对身份(2分) 根据病证正确选择穴位（8分） 采用标准腧穴定位法，口述加动作在相应体表部位取穴并说出主治（6分） 询问患者有无得气感（2分） 消毒手法正确，由内向外消毒，直径＞5cm（4分） 检查针具（2分） 埋针手法正确（8分） 用指腹按压埋针处1～2min（2分） 垂直起针（2分） 再次核对（2分） | 38 | |
| | | 观察及询问：观察患者局部皮肤情况（2分） 询问患者有无不适（3分） 观察是否有晕针、出血等异常情况（3分） | 8 | |
| | 操作后 | 告知：治疗后局部避免沾水（1分） 如有疼痛、出血及时告知（1分） 康复锻炼方法（2分） 正确的留针时间（1分） | 5 | |
| | | 整理：协助患者整理衣物（1分） 取舒适卧位（1分） 整理床单位（1分） 处理用物（1分） 洗手（1分） | 5 | |
| | | 记录：皮内针技术实施时间（1分） 部位（1分） 患者反应（1分） 疗效（1分） 签名（1分） | 5 | |

# 常见并发症——过敏

## 一、发生原因

胶布过敏、埋针时间过长。

## 二、临床表现

埋针处皮肤红肿、瘙痒。

## 三、预防及处理

1. 操作前询问患者过敏史，有胶布过敏史者应慎用或禁用。

2. 根据留针时间按时取下针具。

3. 及时观察病情，发现患者局部皮肤出现红肿、瘙痒等不适现象时应及时停止使用，并报告医生，配合处理。

# 常见并发症——针体脱落

## 一、发生原因

皮肤消毒未干就埋针，埋针过程中患者不慎弄湿，或患者出汗较多，埋针局部摩擦等所致。

## 二、临床表现

固定胶布浮起、针体自皮内脱出。

## 三、预防及处理

1. 操作前注意清洁皮肤，待干，特别是油脂分泌旺盛的部位。

2. 指导患者正确按压方式，勿剥、擦局部，发现固定胶布浮起及时告知护士。

3. 留针时间视病情及季节不同而定，出汗较多时不宜久留。

4. 发现胶布浮起，针体未脱出的可以直接按压固定，针体脱出的需更换皮内针重新留置。

5. 对于针体脱落于床单位的要及时寻找并去除，必要时更换床上用品。

# 第四节　穴位放血技术

穴位放血技术是用针具刺破人体特定的穴位，放出少量血液，以疏通经脉，调理气血，促邪外出，具有清热解毒、消肿止痛、祛风止痒、开窍醒神、镇吐止泻、通经活络等作用，从而达到治疗疾病的一种中医外治方法，属放血疗法范畴。

## 一、适应证

主要用于湿热证、气滞证、血瘀证所致以发热、疼痛、肿胀等为主要表现的疾病和急症的治疗。如风热感冒引发咽喉肿痛、惊厥、头痛；颜面部痤疮、面瘫、眼痛、麦粒肿、腹部疼痛、腰痛、坐骨神经痛、扭伤淤血、银屑病、湿疹、中暑、毒蛇咬伤等均可用此法治疗。

## 二、禁忌证

1.血小板减少症、血友病等有出血倾向性疾病患者及晕血者，治疗局部有血管瘤者。

2.严重贫血和低血压者。

3.孕妇。

4.过饥过饱、醉酒、过度疲劳者。

## 三、评估

1.操作环境及室温。

2.主要症状、舌象、脉象、既往史、过敏史、月经史，是否妊娠等。

3.局部皮肤情况、体质及对疼痛的耐受程度。

4.凝血功能。

5.患者心理状况。

## 四、告知

1.穴位放血的作用、简单的操作方法。

2.向患者解释针刺时会引起轻微疼痛，且需挤出少量血液，消除其紧张情绪。

3.操作过程中患者如出现头晕等不适及时告知护士。

4.保持放血部位皮肤清洁干燥，避免感染。

## 五、用物准备

治疗盘、手消剂、无菌针具、无菌干棉签、无菌敷料、皮肤消毒液、污物碗、一次性橡胶手套、锐器盒。

## 六、基本操作方法

1. 核对医嘱，评估患者，做好解释及告知，嘱患者排空二便。

2. 备齐用物，携至床旁，关闭门窗，必要时用屏风遮挡。

3. 核对患者姓名、病历号、放血穴位。

4. 协助患者取舒适体位，正确定穴，暴露放血部位，注意保护隐私及保暖。

5. 戴手套，在放血部位的周围用手指向放血点处推按（按摩），使血液积聚于放血部位；常规消毒皮肤。

6. 左手拇、食、中三指捏紧被刺穴位，右手持针，用拇、食二指握住针柄，中指指腹紧贴针身下端，针尖露出所需深度，对准已消毒穴位直刺 2 ~ 3 mm，随即出针，弃入锐器盒。用双手拇指从放血部位远端向近端轻轻挤压，使其自然出血，用干棉签吸取血滴，放血量根据体质和病情而定，一般为 1 ~ 20 滴，每滴大小如米粒，以血色由暗红转为鲜红或颜色变浅为度。放血过程中注意观察患者有无不适，放血结束用无菌棉签按压针刺点片刻；再次核对。

7. 放血后观察患者症状改善情况，安置舒适体位，整理床单位。

8. 整理用物，洗手，记录。

## 七、注意事项

1. 操作前应对患者或家属做充分解释说明，以消除其紧张和顾虑。

2. 严格执行无菌技术，穴位放血针具必须严格灭菌，防止感染。

3. 操作手法需要稳、准，一针见血。不宜用力过猛，进针不宜过深，创口不宜太大，以免伤及其他组织。应尽量避开动脉血管，若不慎误伤动脉出现血肿，以无菌敷料按压局部止血。

4. 穴位放血可每日或隔日 1 次，放血量大者，每周不宜超过 2 次，1 ~ 3 次为 1 个疗程。

5. 穴位放血过程中要多询问观察患者有无不适症状，若出现头晕、目眩、心慌、出冷汗，甚至神昏仆倒现象，应立即停止操作，取平卧位，通知医生，积极配合处理。

## 八、健康教育

1. 穴位放血后保持局部皮肤清洁干燥，避免感染。局部如有瘙痒等感染征象，避免抓挠，忌用热水烫洗或肥皂等刺激物清洗，遵医嘱对症处理。

2. 饮食以清淡富含营养为主，忌食辛辣、生冷、虾蟹、牛羊肉等燥热发物。

3. 保持心情舒畅，情绪稳定，安静休息，环境温湿度适宜。

## 九、附件

1.穴位放血技术操作流程图。（附件1）

2.穴位放血技术考核标准。（附件2）

3.穴位放血技术并发症预防及处理。（附件3）

（浙江中医药大学附属第三医院）

附件1

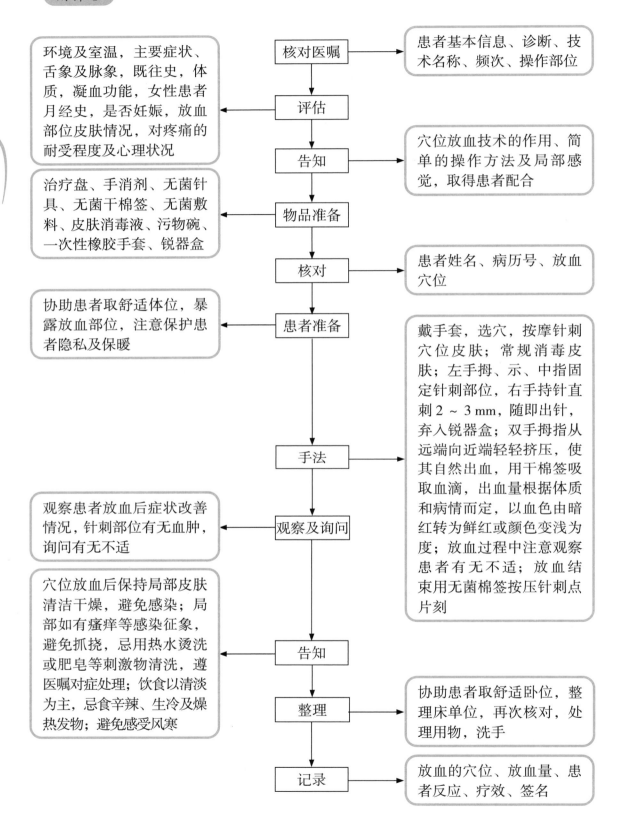

环境及室温，主要症状、舌象及脉象，既往史，体质，凝血功能，女性患者月经史，是否妊娠，放血部位皮肤情况，对疼痛的耐受程度及心理状况

核对医嘱 → 患者基本信息、诊断、技术名称、频次、操作部位

评估

告知 → 穴位放血技术的作用、简单的操作方法及局部感觉，取得患者配合

治疗盘、手消剂、无菌针具、无菌干棉签、无菌敷料、皮肤消毒液、污物碗、一次性橡胶手套、锐器盒

物品准备

核对 → 患者姓名、病历号、放血穴位

协助患者取舒适体位，暴露放血部位，注意保护患者隐私及保暖

患者准备

手法 → 戴手套，选穴，按摩针刺穴位皮肤；常规消毒皮肤；左手拇、示、中指固定针刺部位，右手持针直刺 2～3 mm，随即出针，弃入锐器盒；双手拇指从远端向近端轻轻挤压，使其自然出血，用干棉签吸取血滴，出血量根据体质和病情而定，以血色由暗红转为鲜红或颜色变浅为度；放血过程中注意观察患者有无不适；放血结束用无菌棉签按压针刺点片刻

观察患者放血后症状改善情况，针刺部位有无血肿，询问有无不适

观察及询问

穴位放血后保持局部皮肤清洁干燥，避免感染；局部如有瘙痒等感染征象，避免抓挠，忌用热水烫洗或肥皂等刺激物清洗，遵医嘱对症处理；饮食以清淡为主，忌食辛辣、生冷及燥热发物；避免感受风寒

告知

整理 → 协助患者取舒适卧位，整理床单位，再次核对，处理用物，洗手

记录 → 放血的穴位、放血量、患者反应、疗效、签名

穴位放血技术操作流程图

## 穴位放血技术考核标准

| | | 内容 | 分值 | 备注 |
|---|---|---|---|---|
| 操作步骤 | 素质要求 | 服装、鞋帽整齐，仪表大方（1分）　洗手、戴口罩（1分） | 2 | |
| | 操作前 | 核对医嘱：患者基本信息（1分）　诊断（1分）　技术名称（1分）　频次（1分）　操作部位（1分） | 5 | |
| | | 评估：环境及室温（1分）　主要症状（1分）　舌象及脉象（2分）　既往史（1分）　过敏史（1分）　体质（1分）　凝血功能（1分）　女性患者月经史（1分）　是否妊娠（1分）　对疼痛的耐受程度及心理状况（1分）　放血部位皮肤情况（1分） | 12 | |
| | | 告知：穴位放血的作用（1分）　简单的操作方法及局部感觉（1分）　取得患者配合（1分） | 3 | |
| | | 物品准备：治疗盘（1分）　手消剂（1分）　无菌针具（1分）　无菌干棉签及无菌敷料（1分）　皮肤消毒剂（1分）　污物碗（1分）　锐器盒（1分）　一次性橡胶手套（1分） | 8 | |
| | 操作中 | 核对：患者姓名（1分）　病历号（1分）　放血穴位（1分） | 3 | |
| | | 患者准备：协助取舒适体位（3分）　暴露放血部位（2分）　注意保护隐私（1分）及保暖（1分） | 7 | |
| | | 穴位放血：核对身份（2分）　戴手套（1分）　正确定穴（4分）　按摩针刺穴位皮肤（4分）　常规消毒皮肤（2分）　左手拇、食、中指固定针刺部位，右手持针直刺2～3 mm（4分）　随即出针，弃入锐器盒（2分）　双手拇指从远端向近端轻轻挤压（4分）　使其自然出血，用干棉签吸取血滴（2分）出血量根据体质和病情而定，一般为1～20滴，每滴大小如米粒，以血色由暗红转为鲜红或颜色变浅为度（3分）　放血过程中观察患者有无不适（3分）放血结束用无菌棉签按压针孔片刻（2分）　再次核对（2分） | 35 | |
| | | 观察及询问：观察患者放血后症状改善情况（4分）　针刺部位有无血肿（3分）　询问有无不适（3分） | 10 | |
| | 操作后 | 告知：穴位放血后保持局部皮肤清洁干燥，避免感染（2分）　如有感染，避免抓挠、遵医嘱抗感染治疗（1分）　饮食清淡为主，忌食生冷、辛辣及燥热发物（1分）　避免感受风寒（1分） | 5 | |
| | | 整理：协助患者整理衣物（1分）　取舒适卧位（1分）　整理床单位（1分）处理用物（1分）　洗手（1分） | 5 | |
| | | 评估记录：放血部位（1分）　放血量（1分）　患者反应（1分）　疗效（1分）　签名（1分） | 5 | |

附件 3

## 常见并发症——感染

**一、发生原因**

1. 未严格执行无菌技术引发感染。

2. 在有炎症、皮损、溃疡处等部位进行穴位放血治疗。

**二、临床表现**

局部皮肤发红、肿胀、疼痛、化脓等症状。

**三、预防及处理**

1. 严格执行无菌技术，治疗时使用一次性无菌针具，局部皮肤严格消毒，以防感染。

2. 操作前认真做好皮肤评估，避免在有炎症、皮损或溃疡处进行穴位放血治疗。

3. 发生感染，应给予常规外科局部处理。如有发热等全身反应时，遵医嘱给予抗生素或中药清热解毒治疗。

## 常见并发症——晕针

**一、发生原因**

操作前未检查罐口或检查方法不正确，罐口有裂纹或破损，起罐方法不正确。

**二、临床表现**

出现皮肤破损疼痛，局部伴或不伴有渗血。

**三、预防及处理**

1. 拔罐前，先检查罐口是否光滑，无裂纹无破损，起罐时切勿强拉，操作规范、熟练。

2. 若操作中不慎损伤皮肤，如有出血，先用无菌敷料压迫止血，再用碘伏消毒后进行包扎；如无出血则用碘伏消毒后包扎处理，避免感染

# 第五节 梅花针技术

梅花针,又称皮肤针,为丛针浅刺法之一,是以五支短针浅刺人体一定部位或穴位,激发经络功能,调整脏腑气血,促使机体恢复正常,以达到防治疾病的一种中医外治技术。

## 一、适应证

梅花针适应证广泛,凡内科、外科、儿科、妇科、骨伤科、耳鼻咽喉科和皮肤科等诸多疾病均可治疗。

1. 内科:头痛、偏头痛、失眠、胁痛、腹痛、胃脘痛、神经麻痹、三叉神经痛、痉挛、胃及十二指肠溃疡、慢性胃肠病、高血压病、冠心病、甲状腺功能亢进症、风湿性、类风湿性关节炎、神经衰弱、咳嗽、支气管喘息等。

2. 外科:淋巴结炎、腱鞘炎、某些手术后遗症、尿潴留、阳痿、早泄等。

3. 儿科:小儿麻痹后遗症、消化不良、遗尿等。

4. 妇科:月经病、功能性子宫出血等。

5. 骨伤科:落枕、肌肉扭伤、腰背痛、骨折延期愈合等。

6. 耳鼻咽喉科:鼻炎、神经性耳聋、牙痛、屈光不正、睑腺炎(麦粒肿)、视神经萎缩等。

7. 皮肤科:脱发、神经性皮炎、丹毒、多汗症、皮肤瘙痒症等各科多种常见多发病及部分疑难病症。

## 二、禁忌证

1. 局部皮肤有创伤、溃烂及瘢痕者。

2. 凝血机制障碍,有自发性出血倾向者。

3. 局部有血管瘤或不明肿物者,有严重心、肝、肾功能损害者。

## 三、评估

1. 操作环境及室温。

2. 患者主要症状、舌象、脉象、既往史、过敏史,是否妊娠等。

3. 患者局部皮肤情况、年龄、体质。

4. 注意检查针具,当发现针尖有钩毛或缺损或参差不齐者,须及时更换。

5. 对疼痛的耐受程度。

## 四、告知

1. 梅花针技术的作用、简单的操作方法。

2. 叩刺后出现的局部皮肤轻微疼痛、发痒、潮红或出血属正常现象。

3. 如操作中患者出现局部剧烈疼痛、皮下大量出血等异常情况及时告知护士。

4. 操作后患者如出现局部皮肤轻微红肿、疼痛、细小伤口等现象是否能接受。

5. 梅花针叩刺后，局部皮肤应保持清洁干燥，避免大量出汗或接触水，以防感染。

6. 孕妇及习惯性流产者应遵医嘱慎用。

## 五、用物准备

治疗盘、手消剂、一次性无菌手套、梅花针、消毒物品、锐器盒、纱布、弯盘、浴巾等物。

## 六、基本操作方法

1. 核对医嘱，评估患者，做好解释，嘱患者排空二便。

2. 备齐用物，携至床旁，关闭门窗，必要时用屏风遮挡。

3. 协助患者取舒适、合理体位，根据病情及辨证选择叩刺穴位或部位，注意保护隐私及保暖。

4. 洗手，严格遵循无菌操作原则，戴一次性无菌手套，患者局部皮肤常规消毒，并再次检查梅花针具。

5. 操作手法。

（1）持针式：手握针柄，用无名指和小指将针柄末端固定于手掌小鱼际处，针柄尾端露出手掌 1 ~ 1.5 cm，再以中指和拇指夹持针柄，食指按于针柄中段，压击时充分利用手腕弹力，使针尖刺皮不伤肉，如拔毛状。

（2）叩刺法：局部皮肤消毒待干后，将梅花针针尖平对准叩刺部位，使用手腕之力，将针尖均匀而有节奏地弹刺在皮肤上。

6. 刺激强度。

（1）弱刺激：用较轻的腕力进行叩刺，冲力小，以局部皮肤略微有潮红，无明显出血点或渗出，患者无疼痛感为度。适用于老弱妇儿、虚证、初诊患者和头面五官肌肉浅薄部位。

（2）中刺激：叩刺的腕力介于强、弱刺激之间，局部皮肤微微潮红，有少量出血点或渗出，以患者稍觉疼痛为度。适用于一般疾病和多数患者。

（3）强刺激：用较重的腕力进行叩刺，操作部位皮肤潮红，有较明显的出血点或渗出，以患者有疼痛感为度。适用于年壮体强、实证患者和肌肉丰厚处。

7. 叩刺部位。

（1）循经叩刺是指循经脉进行叩刺的一种方法，常用于项背腰部的督脉和足太阳膀胱经。

（2）穴位叩刺是指在穴位上进行叩刺的一种方法。主要是根据穴位的主治作用，选择适当的穴位予以叩刺治疗。

（3）局部叩刺是指在患部进行叩刺的一种方法。

8. 操作过程中观察局部皮肤颜色、有无渗血，询问患者有无不适，调节手法力度。

9. 梅花针叩刺结束后，再次评估患者局部皮肤情况，询问患者感受，局部皮肤若有渗血，用无菌纱布擦拭局部皮肤，协助患者整理床单位及衣物，嘱患者休息片刻。

10. 整理用物，洗手，记录。

**七、注意事项**

1. 仔细检查针具。梅花针针尖必须平齐、无钩，针柄与针头联结处牢固。

2. 严格遵循无菌操作原则。

3. 注意叩刺手法。叩刺时针尖须垂直向下，避免斜、钩、挑，以减少患者的不适感。

4. 初诊患者叩刺强度、手法及叩刺面积不宜过大，以防晕针。

5. 患者过度饥饿、疲劳，情绪过于紧张或激动的情况下不宜叩刺。

6. 叩刺局部皮肤，如有出血者，应及时清洁及消毒，以防感染。

7. 循经叩刺时，每隔 1 cm 左右叩刺 1 下，一般可循经叩刺 8 ~ 16 下。

8. 梅花针一般每日或隔日 1 次，10 次为 1 个疗程，疗程间可间隔 3 ~ 5 天。

**八、健康教育**

1. 若叩刺出血，或叩刺后皮肤瘙痒，嘱患者勿抓挠，保持局部皮肤清洁干燥，防止感染。

2. 弱、中刺激叩刺无渗血者，2 ~ 4 h 后可沐浴；强刺激叩刺渗血者，24 h 后明确观察到伤口结痂，方可沐浴。

3. 饮食宜清淡富有营养，忌食肥甘厚腻、辛辣炙煿及浓茶、咖啡等刺激之品，禁烟酒。

**九、附件**

1. 梅花针技术操作流程图。（附件 1）

2. 梅花针技术考核标准。（附件 2）

3. 梅花针技术并发症预防及处理。（附件 3）

（宁波市中医院）

附件1

环境及室温，主要症状、病史，舌象及脉象，是否有出血性疾病，体质，是否妊娠，对疼痛的耐受程度，局部皮肤情况

核对医嘱 → 患者基本信息、诊断、技术名称、频次、操作部位

评估

告知 → 梅花针的作用、简单的操作方法及局部感觉，取得患者配合。嘱患者排空二便

治疗盘、手消剂、一次性无菌手套、梅花针、消毒物品、锐器盒、纱布、弯盘、浴巾等物

物品准备

核对 → 患者姓名、病历号、操作部位

取舒适、合理体位，充分暴露叩刺部位，注意保护隐私及保暖

患者准备 → 局部皮肤常规消毒后，待干，并戴好无菌手套。根据疾病选择合适的操作部位及操作手法，将梅花针针尖对准叩刺部位，使用手腕之力，将针尖垂直扣在皮肤上，并立即提起，动作连续。要求力度由轻到重，以患者能忍受和局部皮肤潮红或微微出血为度

手法

观察及询问患者有无不适，注意调节手法力度。如发现低血糖或休克症状，立即停止操作，报告医生及时处理；操作结束后再次核对

观察及询问

告知 → 梅花针叩刺结束后，保持局部皮肤清洁干燥；避免大量出汗或接触水，以防感染。若皮肤瘙痒，嘱患者勿抓挠；皮肤潮红者，2～4 h后可沐浴；叩刺出血者，24 h后伤口结痂，方可沐浴

出血者消毒局部皮肤，协助患者穿衣，取舒适卧位，整理床单位，处理用物，洗手

整理

记录 → 梅花针叩刺时间、部位、患者反应、疗效、签名

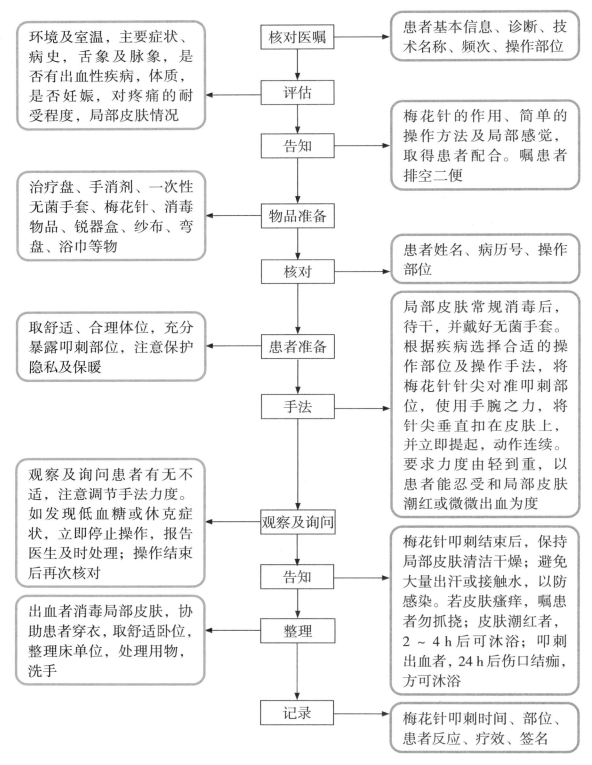

梅花针技术操作流程图

## 梅花针技术考核标准

| | | 内容 | 分值 | 备注 |
|---|---|---|---|---|
| | 素质要求 | 服装、鞋帽整齐，仪表大方（1分）　洗手、戴口罩（1分） | 2 | |
| 操作步骤 | 操作前 | 核对医嘱：患者基本信息（1分）　诊断（1分）　技术名称（1分）　频次（1分）　操作部位（1分） | 5 | |
| | | 评估：环境及室温（1分）　主要症状（1分）　病史（1分）　舌象及脉象（1分）　是否有出血性疾病（1分）　体质（1分）　是否妊娠（1分）　对疼痛的耐受程度（1分）　局部皮肤情况（1分） | 9 | |
| | | 告知：梅花针的作用（1分）　简单的操作方法及局部感觉（2分）　取得患者配合（1分）　嘱患者排空二便（1分） | 5 | |
| | | 物品准备：治疗盘（1分）　手消剂（1分）　消毒物品（1分）　无菌手套（1分）　梅花针具（1分）　弯盘（1分）　锐器盒（1分）　纱布（1分）　浴巾（1分） | 9 | |
| | 操作中 | 核对：患者姓名（1分）　病历号（1分）　操作部位（1分） | 3 | |
| | | 患者准备：取舒适、合理体位（2分）　充分暴露操作部位（2分）　注意保护隐私（1分）及保暖（2分） | 7 | |
| | | 梅花针：核对身份（2分）　局部皮肤常规消毒后待干（2分）　并戴好无菌手套（2分）　根据疾病选择合适的操作部位（3分）及合适的操作手法（3分）　将梅花针针尖对准叩刺部位（3分）　使用手腕之力（3分）　将针尖垂直叩在皮肤上（3分）　并立即提起（3分）　反复连续此操作（3分）　要求力度由轻到重（3分）　以患者能忍受和局部皮肤潮红或微微出血为度（3分）　再次核对（2分） | 35 | |
| | | 观察及询问：观察及询问患者有无不适（3分）　注意调节手法力度（3分）　如发现低血糖或休克症状（2分）　立即停止操作（1分）　报告医生及时处理（1分） | 10 | |
| | 操作后 | 告知：梅花针叩刺结束后，保持局部皮肤清洁干燥（1分）　避免大量出汗或接触水（1分）　若皮肤瘙痒，嘱患者勿抓挠（1分）　皮肤潮红者，2～4h后可沐浴（1分）　叩刺出血者，24h后明确观察到伤口结痂，方可沐浴（1分） | 5 | |
| | | 整理：出血者消毒局部皮肤（1分）　协助患者穿衣，取舒适卧位（1分）　整理床单位（1分）　处理用物（1分）　洗手（1分） | 5 | |
| | | 评估记录：梅花针叩刺时间（1分）　部位（1分）　患者反应（1分）　疗效（1分）　签名（1分） | 5 | |

附件 3

# 常见并发症——皮肤感染

## 一、发生原因

1. 操作前评估不到位，对全身皮肤情况较差患者进行操作。

2. 施术者未严格遵循无菌操作原则。

3. 患者梅花针叩刺后不注意防护，沾水或饮食不当导致感染。

## 二、临床表现

出现局部皮肤红肿热痛不退，严重者出现菌血症，局部伴或不伴有渗液。

## 三、预防及处理

1. 操作前认真评估，对全身皮肤状况较差的患者应谨慎操作，必要时在医生指导下进行。

2. 严格遵循无菌操作原则，针具及针刺部位均应严格进行消毒。

3. 施术者做好健康宣教工作，嘱咐患者叩刺部位皮肤若有破损，必须清淡饮食，避免食用肥甘厚腻、辛辣炙煿及浓茶、咖啡等刺激之品，禁烟酒，局部皮肤保持清洁干燥，24 h 后明确观察到伤口结痂，方可沐浴。

4. 若局部皮肤出现红、肿、热、痛等感染现象，应及时进行局部皮肤消毒处理，必要时遵医嘱用药。

# 第六节　穴位注射技术

穴位注射技术是将小剂量药物注入腧穴内，通过针刺及药物对穴位的渗透刺激和药物的药理作用，以达到治疗疾病的一种中医操作方法。

**一、适应证**

适用范围广泛，临床常用于治疗慢性疾病引起的如眩晕、呃逆、腹胀、尿潴留等，以及关节痛、腰腿痛、头痛、心痛、胃脘痛等痛证。

**二、禁忌证**

1. 孕妇的下腹部和腰骶部。

2. 皮肤有高度水肿、感染、溃疡、瘢痕或肿瘤的部位。

3. 有出血倾向者。

**三、评估**

1. 操作环境及室温。

2. 患者主要症状、舌象、脉象、既往史、药物过敏史，是否妊娠，是否空腹。

3. 患者注射部位局部皮肤情况、体质。

4. 患者对疼痛的耐受程度及合作程度。

**四、告知**

1. 告知患者穴位注射的作用、原理、简单的操作手法及局部感受，如出现针刺疼痛、穴位酸胀的感觉属于正常现象。

2. 患者如出现头晕目眩、心慌心悸、恶心呕吐、皮肤瘙痒等不适应及时告知护士。

**五、用物准备**

治疗盘、手消剂、药物、一次性注射器、无菌棉签、皮肤消毒剂、利器盒，必要时备屏风。

**六、基本操作方法**

1. 核对医嘱，评估患者，做好解释，嘱患者排空二便。

2. 备齐用物，携至床旁，关闭门窗，调节室温。

3. 协助患者取舒适体位，充分暴露注射部位，注意保护隐私及保暖。

4. 遵医嘱取穴。

5. 皮肤消毒剂沿注射部位由内向外消毒，范围＞5 cm。

6. 再次核对医嘱，排气。

7. 一手绷紧皮肤，另一手持注射器，对准穴位快速刺入皮下，然后用针刺手法将针身推至一定深度，上下提插至患者有酸胀等"得气"感应后，回抽无回血后将药物缓慢推入。

8. 注射过程中观察患者是否有晕针、弯针、折针等情况。

9. 注射完毕迅速拔针，用无菌棉签按压针孔片刻。观察局部有无出血、血肿等情况，询问患者用药后反应，有无不适。

10. 协助患者整理衣着，取舒适体位。

11. 整理用物，洗手，记录。

## 七、注意事项

1. 严格执行"三查七对"及无菌操作规程。

2. 遵医嘱配置药物剂量，注意配伍禁忌。凡引起过敏的药物均须做皮试，结果为阴性方可使用。

3. 注意针刺角度和深度，避免损伤内脏。避开血管丰富部位，观察有无回血，避免药液注入血管内。患者有触电感时针体往外退至皮下，改变角度和深度再次进针提插得气。

4. 儿童、老人注射部位不宜过多，注意用药剂量。

5. 空腹时不宜施行穴位注射技术，下腹部腧穴进行注射前，需排空膀胱，以免损伤膀胱。

6. 需多次注射的，轮流使用穴位，一般每穴连续注射不超过 3 次。

7. 注射药物时，患者如出现不适症状，应立即停止注射并观察病情变化。

## 八、健康教育

1. 注射完毕拔针后，按压针孔片刻，以防出血。

2. 注射后患者如出现局部酸胀等轻度不适感，可自行缓解，一般无须处理。

3. 注射后患者如出现局部血肿，一般在 1 ~ 2 周可自行吸收，24 h 后可行局部热敷治疗，不能消退的及时告知护士进行处理。

4. 注射后患者如出现头晕、胸闷、心慌、全身无力，局部皮肤红肿热痛、风团瘙痒等异常情况，及时告知护士处理。

## 九、附件

1. 穴位注射技术操作流程图。（附件 1）

2. 穴位注射技术考核标准。（附件 2）

3.穴位注射技术并发症预防及处理。（附件3）

（舟山市中医院）

附件1

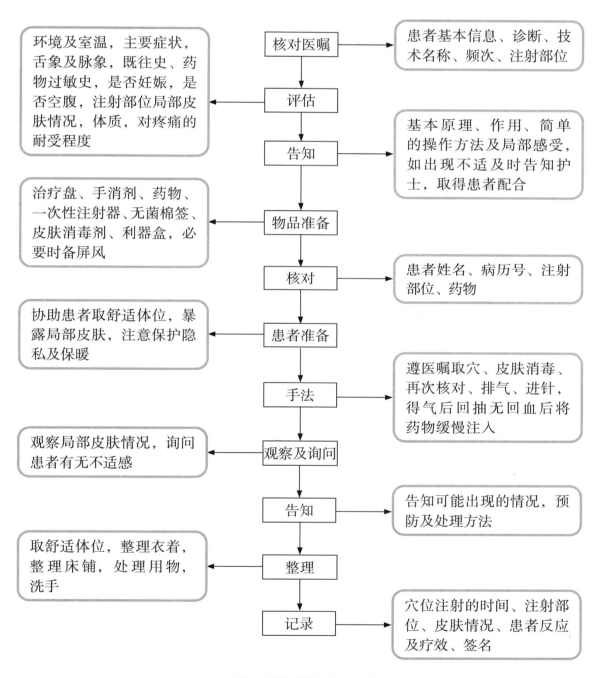

环境及室温，主要症状，舌象及脉象，既往史、药物过敏史，是否妊娠，是否空腹，注射部位局部皮肤情况，体质，对疼痛的耐受程度 ← 评估 ← 核对医嘱 → 患者基本信息、诊断、技术名称、频次、注射部位

告知 → 基本原理、作用、简单的操作方法及局部感受，如出现不适及时告知护士，取得患者配合

治疗盘、手消剂、药物、一次性注射器、无菌棉签、皮肤消毒剂、利器盒，必要时备屏风 ← 物品准备

核对 → 患者姓名、病历号、注射部位、药物

协助患者取舒适体位，暴露局部皮肤，注意保护隐私及保暖 ← 患者准备

手法 → 遵医嘱取穴、皮肤消毒、再次核对、排气、进针，得气后回抽无回血后将药物缓慢注入

观察局部皮肤情况，询问患者有无不适感 ← 观察及询问

告知 → 告知可能出现的情况，预防及处理方法

取舒适体位，整理衣着，整理床铺，处理用物，洗手 ← 整理

记录 → 穴位注射的时间、注射部位、皮肤情况、患者反应及疗效、签名

穴位注射技术操作流程图

附件 2

# 穴位注射技术考核标准

| | | 内容 | 分值 | 备注 |
|---|---|---|---|---|
| | 素质要求 | 服装、鞋帽整齐，仪表大方（1分）　洗手、戴口罩（1分） | 2 | |
| 操作步骤 | 操作前 | 核对医嘱：患者基本信息（1分）　诊断（1分）　技术名称（1分）　频次（1分）　注射部位（1分） | 5 | |
| | | 评估：环境及室温（1分）　主要症状（1分）　舌象（1分）及脉象（1分）既往史（1分）　药物过敏史（1分）　是否妊娠（1分）　是否空腹（1分）对疼痛的耐受程度（1分）　注射部位皮肤情况（1分）　体质（1分） | 11 | |
| | | 告知：穴位注射的基本原理和作用（1分）　简单的操作方法（1分）　时间及局部感觉（1分）　取得患者配合（1分） | 4 | |
| | | 物品准备：治疗盘（1分）　手消剂（1分）　药物（1分）　一次性注射器（1分）无菌棉签（1分）　皮肤消毒剂（1分）　利器盒（1分）　遵医嘱配置药液（1分）　必要时备屏风 | 8 | |
| | 操作中 | 核对：患者姓名（1分）　病历号（1分）　注射部位（1分）　药物（1分） | 4 | |
| | | 患者准备：取舒适体位（根据注射部位腧穴要求取合适体位，2分）　暴露局部皮肤（2分）　注意保护隐私（2分）及保暖（2分） | 8 | |
| | | 穴位注射：核对身份（2分）　遵医嘱取穴（5分）　皮肤消毒剂沿注射部位由内向外消毒（2分）　范围＞5cm（2分）　排气（2分）　一手绷紧皮肤（2分）　另一手持注射器（2分）　对准穴位快速刺入皮下（2分）　用针刺手法将针身推至一定深度（2分）　上下提插至患者有酸胀等"得气"感应（2分）　回抽无回血（2分）后将药物缓慢推入（2分）　推药毕迅速拔针（2分）用无菌棉签按压针孔片刻（2分）　再次核对医嘱（2分） | 33 | |
| | | 观察及询问：进针后如有触电感，退针改换角度和深度进针（2分）　注射过程中观察患者是否有晕针、弯针、折针等情况（2分）　注射毕观察局部有无出血、血肿等情况（2分）　询问患者用药后反应（2分）及有无不适（2分） | 10 | |
| | 操作后 | 告知：可能出现的情况（2分）　预防及处理方法（2分）　如有不适及时告知护士（1分） | 5 | |
| | | 整理：取舒适卧位（1分）　协助患者穿衣（1分）　整理床铺（1分）　处理用物（1分）　洗手（1分） | 5 | |
| | | 评估记录：穴位注射时间（1分）　注射部位（1分）　药物、药量（1分）患者反应、疗效（1分）　签名（1分） | 5 | |

# 常见并发症——晕针

## 一、发生原因

1. 患者精神过度紧张。

2. 患者饥饿、疲乏或大病初愈等体质虚弱的情况。

3. 对疼痛特别敏感者。

## 二、临床表现

患者出现面色苍白、出冷汗、头晕目眩、心慌心悸、恶心呕吐、四肢发冷，甚至神昏仆倒等。

## 三、预防及处理

1. 操作前对患者做好疼痛耐受程度及心理状况的评估。

2. 对初次接受穴位注射的患者，应先做好解释工作。

3. 操作过程中，注意观察患者反应并询问其感受。

4. 如出现不适症状，应立即停止注射，通知医生，并观察病情变化。

# 常见并发症——过敏反应

## 一、发生原因

患者对注射药物过敏。

## 二、临床表现

轻者出现皮肤瘙痒、荨麻疹、皮炎、发热，重者引起过敏性休克，甚至有生命危险。

## 三、预防及处理

1. 操作前，正确评估患者的过敏史、皮肤情况。

2. 注意药物配伍禁忌，凡可引起过敏的药物，均须做皮试，结果为阴性者方可注射。操作过程中注意观察患者情况，及时询问患者感受。

3. 患者皮肤出现红肿、瘙痒等过敏反应时，及时报告医护人员。注意保持局部皮肤清洁、干燥，避免搔抓。

4. 做好病情观察，必要时遵医嘱使用抗过敏药。

## 常见并发症——血管神经损伤

**一、发生原因**

1.对血管解剖位置及走行不熟悉，或取穴不准确，盲目进针。

2.进针手法、角度、深度不当。

3.短时间内反复多次在同一部位穿刺或针头在皮下多次进退。

**二、临床表现**

患者局部可出现血肿、麻木、刺痛感或电击样感觉、触觉及温痛觉减退等。

**三、预防及处理**

1.准确掌握血管解剖位置及走行。

2.准确掌握穴位的进针手法、角度、深度，避开血管丰富部位，观察有无回血，回抽无血方可注射。

3.患者有触电感时，针体往外退出少许后再进行注射。

4.操作熟练，短时间内避免反复多次在同一部位穿刺或针头在皮下多次进退。需多次注射的，两侧交替进行。

5.操作过程中注意观察和询问患者反应，注射完毕指导患者按压针孔。

6.操作过程中，如患者主诉剧烈疼痛时立即停止注射，并报告医生，遵医嘱给予用药、理疗、功能锻炼。

7.注意无菌操作，防止局部感染。

# 第七节 腕踝针技术

腕踝针技术是指在腕踝部选取特定的针刺点，用毫针循肢体纵轴行皮下浅刺以治疗疾病的一种中医治疗方法，属于一种特殊的针刺疗法。

## 一、适应证

腕踝针技术临床应用范围广泛，尤其在治疗各系统的痛证有较好的疗效，如头痛、关节痛、牙痛、颈肩痛、带状疱疹后遗神经痛、痛风、痛经、癌性疼痛、术后疼痛、肾绞痛等；也可用于其他病症，如失眠、呃逆、高血压、全身瘙痒症等。

## 二、禁忌证

女性正常月经期、妊娠期在 3 个月以内者，不宜针刺两侧下 1。在患者饥饿、疲乏或精神高度紧张时，皮肤有感染、溃疡、瘢痕、高度水肿或肿瘤的部位，有出血倾向者不宜针刺。

## 三、评估

1. 操作环境及室温。

2. 主要症状、舌象、脉象、既往史、过敏史，是否妊娠等。

3. 穿刺部位局部皮肤情况。

4. 有无晕针史。

## 四、告知

1. 腕踝针的作用及简单的操作方法。

2. 穿刺时轻微疼痛，行针时无疼痛感，患者如有疼痛或其他不适及时告知护士。

3. 留针后嘱患者可适当活动，但避免剧烈活动，注意针刺部位有无疼痛不适。

4. 嘱患者注意休息，做好四肢保暖，如有头晕、皮下出血等情况，及时告知护士。

## 五、用物准备

治疗盘、手消剂、利器盒、0.25 mm×25 mm 毫针、皮肤消毒剂、无菌棉签、一次性无菌敷贴，必要时备毛毯、屏风、垫枕。

## 六、基本操作方法

1. 人体分区定位（图 4-1）：将人体划分为两侧两段 6 个区，用于疾病的症状定位。以前后正中线为界，将人体分为左右两侧，由前向后各分 6 个纵区，用数字 1～6 编号，1、2、3 区在前面，4、5、6 区在后面；以横膈线为界，将人体分为上下两段。

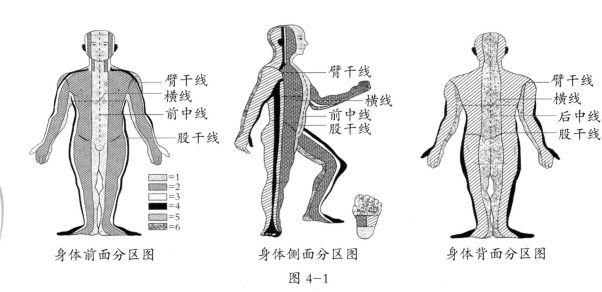

身体前面分区图　　　　身体侧面分区图　　　　身体背面分区图

图 4-1

2. 针刺点定位（图 4-2）。

（1）腕部针刺点。在腕横纹以上约二横指环腕 1 圈处，各点分别记作上 1、上 2、上 3、上 4、上 5、上 6。

①上 1：在小指侧的尺骨缘与尺侧腕屈肌腱间的凹陷处。

②上 2：在掌面中央，掌长肌腱与桡侧腕屈肌腱中间。

③上 3：在桡骨缘和桡动脉中间。

④上 4：在拇指侧的桡骨内外两缘中间。

⑤上 5：在腕背中央，桡骨与尺骨两边缘中间。

⑥上 6：在腕背，距小指侧的尺骨缘 1 cm。

（2）踝部针刺点。在内踝和外踝以上约三横指环踝 1 圈处，各点分别记作下 1、下 2、下 3、下 4、下 5、下 6。

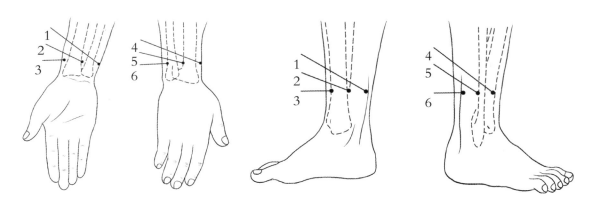

腕部进针点位置　　　　　　踝部进针点位置

图 4-2

①下 1：靠跟腱内缘。

②下 2：在踝之内侧面中央，靠胫骨内缘。

③下 3：距胫骨前嵴向内侧 1 cm。

④下 4：在胫骨前嵴与腓骨前缘之间的胫骨前肌中点。

⑤下 5：在踝之外侧面中央，靠腓骨后缘。

⑥下 6：靠跟腱外缘。

3. 针刺点选择。

（1）按疾病的症状和体征所在区域编号，选取编号相同的针刺点。

（2）以前后正中线为界，针刺点选在病症的同一侧。

（3）以横膈线为界，病症在横膈线以上的针刺腕部，在横膈线以下的针刺踝部。

（4）不能定位的症状或全身性症状，针刺两侧上 1。

4. 操作方法。

（1）核对医嘱，评估患者，做好解释，嘱患者排空二便。

（2）备齐用物，携至床旁并核对。

（3）协助患者取舒适体位，暴露局部皮肤，注意保暖。

（4）根据患者病症，按区选择正确的针刺部位。

（5）常规消毒皮肤，检查毫针。

（6）再次核对医嘱。

（7）左手固定在进针点下部，右手持针柄，针尖朝向症状端，针身与皮肤呈 30° 角快速刺入皮下至所需深度。行针过程中询问患者有无不适，观察有无弯针、晕针、折针、出血等情况。

（8）用一次性无菌敷贴固定针柄，让患者活动针刺侧肢体，询问有无不适。一般留针 30 min，根据病症可适当延长留针时间，最多不超过 24 h。

（9）向患者做好宣教，协助患者整理床单位，安置舒适体位。

（10）整理用物，洗手，记录。

## 七、注意事项

1. 根据患者病症所在部位能正确进行分区定位。

2. 针刺方法正确：要求 30° 皮下浅刺，针身仅在真皮下，即横卧真皮下，针刺方向朝向症状端。

3. 行针以针下有松软感为宜，不捻转不提插，一般无酸麻痛胀感，如出现针感时，应立即调整针的深度和方向。

4.如针刺点皮下有血管,或针尖朝向指(趾)端时,针刺点宜适当移位。移动针刺点,应注意遵循移点不离线的原则,即沿纵轴方向上下移位,不能向两旁移位。

5.操作过程中注意观察患者的不良反应,如出现晕针、皮下出血等,应及时处理。

## 八、健康教育

1.做好四肢保暖,留针后嘱患者避免肢体大幅度活动,嘱患者注意针刺部位有无疼痛,如出现恶心、头晕等不适,及时告知。

2.保持舒适体位,指导患者运用放松疗法,如深呼吸、听音乐等,转移患者注意力,有助于缓解疼痛。

3.注意休息,保证充足睡眠,保持心情舒畅,培养良好的兴趣爱好,促进身体康复。

4.进食富含蛋白质、维生素及高热量的食物,多食新鲜蔬菜水果,忌食肥甘厚腻及辛辣之品。

## 九、附件

1.腕踝针技术操作流程图。(附件1)

2.腕踝针技术考核标准。(附件2)

3.腕踝针技术并发症预防及处理。(附件3)

(浙江省中医院)

附件1

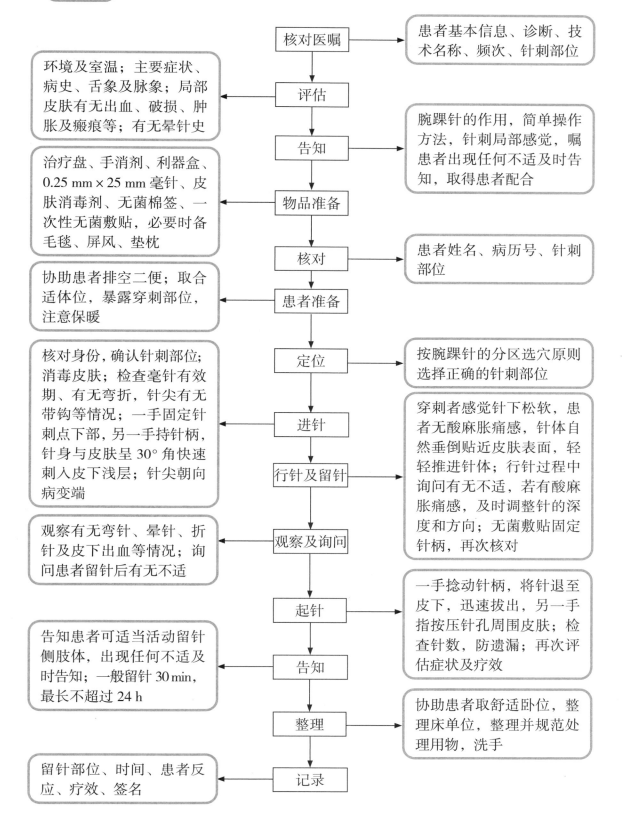

第四章 针刺类

核对医嘱 → 患者基本信息、诊断、技术名称、频次、针刺部位

环境及室温；主要症状、病史、舌象及脉象；局部皮肤有无出血、破损、肿胀及瘢痕等；有无晕针史 ← 评估

告知 → 腕踝针的作用，简单操作方法，针刺局部感觉，嘱患者出现任何不适及时告知，取得患者配合

治疗盘、手消剂、利器盒、0.25 mm×25 mm 毫针、皮肤消毒剂、无菌棉签、一次性无菌敷贴，必要时备毛毯、屏风、垫枕 ← 物品准备

核对 → 患者姓名、病历号、针刺部位

协助患者排空二便；取合适体位，暴露穿刺部位，注意保暖 ← 患者准备

定位 → 按腕踝针的分区选穴原则选择正确的针刺部位

核对身份，确认针刺部位；消毒皮肤；检查毫针有效期、有无弯折，针尖有无带钩等情况；一手固定针刺点下部，另一手持针柄，针身与皮肤呈 30°角快速刺入皮下浅层；针尖朝向病变端 ← 进针

行针及留针 → 穿刺者感觉针下松软，患者无酸麻胀痛感，针体自然垂倒贴近皮肤表面，轻轻推进针体；行针过程中询问有无不适，若有酸麻胀痛感，及时调整针的深度和方向；无菌敷贴固定针柄，再次核对

观察有无弯针、晕针、折针及皮下出血等情况；询问患者留针后有无不适 ← 观察及询问

起针 → 一手捻动针柄，将针退至皮下，迅速拔出，另一手指按压针孔周围皮肤；检查针数，防遗漏；再次评估症状及疗效

告知患者可适当活动留针侧肢体，出现任何不适及时告知；一般留针 30 min，最长不超过 24 h ← 告知

整理 → 协助患者取舒适卧位，整理床单位，整理并规范处理用物，洗手

留针部位、时间、患者反应、疗效、签名 ← 记录

腕踝针技术操作流程图

169

# 腕踝针技术考核标准

| | | 内容 | 分值 | 备注 |
|---|---|---|---|---|
| | 素质要求 | 服装、鞋帽整齐，仪表大方（1分）　洗手、戴口罩（1分） | 2 | |
| | 操作前 | 核对医嘱：患者基本信息（1分）　诊断（1分）　技术名称（1分）　频次（1分）　针刺部位（1分） | 5 | |
| | | 评估：环境及室温（2分）　主要症状及病史（2分）　舌象及脉象（2分）　穿刺部位局部皮肤有无出血、破损、肿胀及瘢痕等（2分）　有无晕针史（2分） | 10 | |
| | | 告知：腕踝针的作用（2分）　简单操作方法及针刺局部感觉（2分）　嘱患者出现任何不适及时告知，取得患者配合（1分） | 5 | |
| | | 物品准备：治疗盘（1分）　手消剂（1分）　利器盒（1分）　0.25 mm × 25 mm毫针（1分）　皮肤消毒剂（1分）　无菌棉签（1分）　一次性无菌敷贴（1分）　必要时备毛毯、屏风、垫枕（1分） | 8 | |
| 操作步骤 | 操作中 | 核对：患者姓名（1分）　病历号（1分）　针刺部位（1分） | 3 | |
| | | 患者准备：协助患者排空二便（2分）　取合适体位（2分）　暴露穿刺部位（2分）　注意保暖（1分） | 7 | |
| | | 定位：根据患者病症，按腕踝针的分区选穴原则选择正确的针刺部位（5分） | 5 | |
| | | 进针：核对患者身份，确认针刺部位（2分）　消毒皮肤，以进针点为中心直径大于5 cm（2分）　检查毫针有效期、有无弯折，针尖有无带钩等情况（3分）　一手固定针刺点下部，另一手持针柄，针身与皮肤呈30°角快速刺入皮下浅层（5分）　针尖朝向病变端（3分） | 15 | |
| | | 行针及留针：穿刺者感觉针下松软，患者无酸麻胀痛感，针体自然垂倒贴近皮肤表面，轻轻推进针体（5分）　行针过程中询问患者有无不适，若有酸麻胀痛感，及时调整针的深度和方向（2分）　用一次性无菌敷贴固定针柄（1分）　再次核对（2分） | 10 | |
| | | 观察及询问：观察有无弯针、晕针、折针及皮下出血等情况（3分）　询问患者留针后有无不适（2分） | 5 | |
| | | 起针：一手捻动针柄，将针退至皮下，迅速拔出，另一手拇（示）指按压针孔周围皮肤，轻压片刻，以防出血（5分）　检查针数，防遗漏（2分）　再次评估症状及疗效（3分） | 10 | |
| | 操作后 | 告知：患者可适当活动留针侧肢体（1分）　如有不适及时告知护士（电铃等使用）（2分）　一般留针30 min，最长不超过24 h（2分） | 5 | |
| | | 整理：协助患者取舒适卧位（1分）　整理床单位（1分）　整理用物（1分）　毫针按锐器处理（1分）　洗手（1分） | 5 | |
| | | 评估记录：留针部位（1分）　时间（1分）　患者反应（1分）　疗效（1分）　签名（1分） | 5 | |

# 常见并发症——晕针

## 一、发生原因

1.患者精神过度紧张，体质虚弱。

2.患者饥饿、疲乏或大病初愈之时。

3.体位不当。

## 二、临床表现

1.患者感觉恶心欲吐、头晕耳鸣、眼前发黑或视力模糊、面色苍白、出冷汗等。

2.严重时出现口唇发绀、胸闷气促、意识不清等。

## 三、预防及处理

1.对初诊、精神过度紧张及体弱者，应先做好解释，消除顾虑。

2.对饥饿、疲劳者，先嘱其进食。

3.取平卧位。

4.发现患者晕针应立即起针，通知医生，配合处理。

# 第五章　刮痧类

## 第一节　刮痧技术

刮痧技术是在中医经络腧穴理论指导下，应用边缘钝滑的器具，如玉石、砭石、牛角等刮板，蘸上刮痧油、水或润滑剂等介质，在体表一定部位反复刮动，使局部出现瘀斑，通过其疏通腠理、祛邪外出、疏通经络、通调营卫、和谐脏腑的功能，达到防治疾病目的的一种中医外治技术。

### 一、适应证

刮痧技术适用范围较广，包括内、外、妇、儿、五官、皮肤等科的多种疾病，特别是对于外感性疾病所致的不适，如高热头痛、恶心呕吐、腹痛腹泻等；各类骨关节病引起的疼痛，如腰腿痛、肩关节疼痛等。此外，在保健美容方面，可用于某些疾病的预防、减肥及面部色斑等。

### 二、禁忌证

1.有严重的心脑血管疾病、肝肾功能不全，有肿瘤的部位者禁刮。

2.有出血倾向的疾病，如严重贫血、血小板减少性紫癜、白血病、血友病等患者谨慎刮拭。

3.有感染性疾病，如急性骨髓炎、结核性关节炎、传染性皮肤病、皮肤疖肿包块等患者禁刮。

4.急性扭挫伤、皮肤出现肿胀破溃者禁刮。

5.刮痧不配合者，如醉酒、精神分裂症未控制、抽搐等禁刮。

6.过饱、过饥、过渴、过劳者，久病身体极度虚弱、皮肤失去弹性者禁刮。

7.孕妇的腹部、腰骶部，手法应轻柔。

### 三、评估

1.操作环境及适宜的室温。

2.主要症状、舌象、脉象、既往史、过敏史（对刮痧介质是否过敏），是否有出血性疾病，是否妊娠或处于月经期。

3.刮痧部位皮肤情况、体质。

4.对疼痛的耐受程度，对该项操作的认知与接受程度。

#### 四、告知

1. 刮痧的作用、简单的操作方法。

2. 刮痧过程中产生的酸、麻、胀、痛、沉重等感觉，均属正常反应。

3. 刮痧过程中患者如出现头晕、目眩、心慌、出冷汗、面色苍白、恶心欲吐等晕刮现象时，及时告知护士。

4. 刮痧后皮肤出现潮红、紫红色等颜色变化，或出现粟粒状、丘疹样斑点，或片状、条索状斑块等形态变化，并伴有局部热感或轻微疼痛，都是刮痧的正常反应，数天后即可自行消失，一般不需进行特殊处理，询问患者是否能接受。

#### 五、用物准备

治疗盘、刮痧板（玉石、砭石、牛角等）、刮痧介质（刮痧油、精油、润肤乳等）、治疗碗、纱布，必要时备浴巾、屏风等物。

#### 六、基本操作方法

1. 核对医嘱，评估患者，遵照医嘱确定刮痧用具、方法、部位，做好解释，嘱患者排空二便。

2. 检查刮具边缘有无缺损。备齐用物，携至床旁。

3. 协助患者取合理体位，一般刮头部时取坐位，刮背部时取俯卧位或伏坐位，刮面部、胸腹部时取仰卧位，暴露刮痧部位，注意保护隐私及保暖。

4. 用刮痧板蘸取适量介质涂抹于刮痧部位。

5. 单手握板，将刮痧板放置掌心，用拇指和食指、中指夹住刮痧板，无名指、小指紧贴刮痧板边角，从三个角度固定刮痧板。刮痧时利用指力和腕力调整刮痧板角度，使刮痧板与皮肤之间夹角为45°～90°（患者不耐受或体虚患者可用摩擦法，与皮肤夹角≤15°），以肘关节为轴心，前臂做有规律的移动。一般来说，头部、背部、四肢应由上而下，脸部、胸部应由内而外。

6. 刮多个部位时，刮痧顺序可先头面后手足，先背部后胸腹，先上肢后下肢，先内侧后外侧逐步按顺序刮痧。

7. 刮痧时观察病情及局部皮肤颜色变化，询问患者有无不适，根据患者实际情况调节手法和力度。一般用力均匀，由轻到重，以患者能耐受为度，单一方向，刮至皮肤出现红紫，或粟粒状、丘疹样斑点，或条索状斑块等形态变化，并伴有局部热感或轻微疼痛。对一些不易出痧或出痧较小的患者，不可强求出痧。

8. 每个部位一般刮 20～30 板，局部刮痧时间一般为 5～10 min。

9. 刮痧完毕，清洁患者局部皮肤，协助患者穿衣，安置舒适体位，整理床单位，做好记录。

10. 刮痧技术的补泻手法分为补法、泻法和平补平泻法。

（1）补法：刮拭按压力较小，刮拭速度较慢，刺激时间较短为补法；操作方向顺着经脉走行刮拭者为补法。补法适用于老年人、体弱、久病、重病或形体瘦弱者。

（2）泻法：刮拭按压力较大，刮拭速度较快，刺激时间较长为泻法；操作方向逆着经脉走行刮拭者为泻法。泻法适用于年轻体壮、新病、急病、形体壮实者。

（3）平补平泻法：介于补法和泻法之间。有 3 种刮拭方法，第一种为按压力大，刮拭速度慢；第二种为按压力小，刮拭速度快；第三种为按压力中等，刮拭速度适中。此法适用于正常人保健或虚实夹杂者的治疗。

11. 刮具用物处理：重复使用的刮痧器具应一人一用一清洁一消毒，宜专人专用。遇到污染时应及时先清洁后消毒。根据刮板不同材质选择浸泡消毒（可采用含有效氯 500 ~ 1000 mg/L 的溶液浸泡，大于 30 min）、擦拭消毒（可使用 75% 的医用酒精、碘类消毒剂、氯已定、季铵盐类等擦拭消毒）、热力消毒（应符合 A0 值 3000，温度 90 ℃ /5 min 或 93 ℃ /2.5 min）等相应的消毒方法，有条件的机构可交由消毒供应中心清洗消毒灭菌。

**七、注意事项**

1. 要根据患者的虚实、寒热、表里、阴阳确定刮拭部位，采取不同的刮拭手法和补泻方法。

2. 刮痧过程中患者若出现头晕、目眩、心慌、出冷汗、面色苍白、恶心欲吐等现象，应立即停止刮痧，使患者呈平卧位，饮用温水或温糖水，注意保暖，必要时用刮痧板点按患者百会、水沟（人中）、内关、足三里、涌泉等穴。

3. 刮痧时用力要均匀，是否出痧与病情、刮痧部位、手法轻重等有关，因此刮痧治疗时不必强行出痧。

4. 皮肤有渗液、溃烂、炎症病变等情况时不可直接刮拭。

5. 再次刮痧时，务必要在前次刮痧的皮肤无明显疼痛或痧疹基本消退后再进行。一般情况下，两次刮痧时间需相隔 3 天以上，3 ~ 7 次为 1 个疗程。要根据疾病的缓急、病程长短决定疗程。

**八、健康教育**

1. 刮痧后嘱患者饮一杯温水，注意保暖，避免风扇、空调直吹刮痧部位。2 ~ 3 h 内不宜洗冷水澡。

2. 嘱患者保持情绪稳定，饮食宜清淡，避免过多食用油腻厚重之物。

## 九、附件

1. 刮痧技术操作流程图。（附件 1）

2. 刮痧技术考核标准。（附件 2）

3. 刮痧技术并发症预防及处理。（附件 3）

（浙江省立同德医院）

附件 1

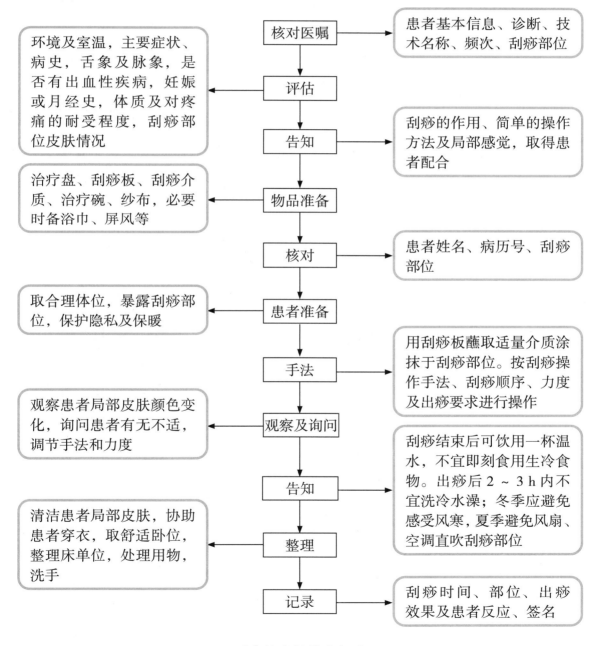

刮痧技术操作流程图

附件 2

## 刮痧技术考核标准

| | | 内容 | 分值 | 备注 |
|---|---|---|---|---|
| 操作步骤 | 素质要求 | 服装、鞋帽整齐，仪表大方（1分）　洗手、戴口罩（1分） | 2 | |
| | 操作前 | 核对医嘱：患者基本信息（1分）　诊断（1分）　技术名称（1分）　频次（1分）　刮痧部位（1分） | 5 | |
| | | 评估：环境及室温（1分）　主要症状（2分）　病史（2分）　舌象及脉象（2分）　是否有出血性疾病（1分）　妊娠或月经史（1分）　体质（1分）　对疼痛的耐受程度（1分）　刮痧部位皮肤情况（1分） | 12 | |
| | | 告知：刮痧的作用（2分）　简单的操作方法（1分）及局部感觉（1分）取得患者配合（1分） | 5 | |
| | | 物品准备：治疗盘（1分）　刮痧板（玉石、牛角、砭石等）（1分）　刮痧介质（如刮痧油、精油、润肤乳等）（1分）　治疗碗（1分）　纱布（1分）检查刮具边缘有无缺损（1分）　必要时备浴巾、屏风等 | 6 | |
| | 操作中 | 核对：患者姓名（1分）　病历号（1分）　刮痧部位（1分） | 3 | |
| | | 患者准备：取合理体位（2分）　暴露刮痧部位（2分）　注意保护隐私（2分）及保暖（2分） | 8 | |
| | | 刮痧操作：核对身份（2分）　用刮痧板蘸取适量介质涂抹于刮痧部位（5分）按刮痧操作手法（6分）　刮痧顺序（6分）　力度（8分）及出痧要求进行操作（5分）　再次核对（2分） | 34 | |
| | | 观察及询问：观察患者局部皮肤颜色变化（2分）　询问患者有无不适（3分）调节手法和力度（5分） | 10 | |
| | 操作后 | 告知：刮痧结束后可饮一杯温水（1分）　不宜即刻食用生冷食物（1分）2～3 h内不宜洗冷水澡（1分）　冬季应避免感受风寒（1分）　夏季避免风扇、空调直吹刮痧部位（1分） | 5 | |
| | | 整理：温水清洁患者局部皮肤，协助患者穿衣（1分）　取舒适卧位（1分）整理床单位（1分）　处理用物（1分）　洗手（1分） | 5 | |
| | | 评估记录：刮痧时间（1分）　部位（1分）　出痧效果（1分）　患者反应（1分）　签名（1分） | 5 | |

# 常见并发症——晕刮反应

## 一、发生原因

1. 操作前评估不到位，受术者初次接触刮痧疗法、精神过度紧张、身体虚弱或处于饥饿、疲劳、大渴状态。

2. 施术者操作力度不当，使用蛮力。

3. 未使用润滑剂或使用量不足。

## 二、临床表现

在刮痧过程中，受术者出现头晕、目眩、心慌、出冷汗、面色苍白、四肢发冷、恶心欲吐或神昏仆倒等晕刮现象。

## 三、预防及处理

1. 操作前认真评估，对初次接触刮痧的受术者应做好解释，使其放松心情，若受术者在饥饿、疲劳、大渴时，应让其进食、休息、饮水后再予刮拭。

2. 施术者在刮痧过程中要精神专注，随时注意受术者的神色，询问其感受，一旦有不适情况及时纠正或及早采取处理措施。

3. 施术者的刮痧力度应由轻到重，有渗透力，禁用蛮力。

4. 充分使用介质。

5. 出现晕刮反应，应及时停止刮拭，迅速让受术者平卧，同时让其饮用一杯温糖水，并注意保暖。

6. 可用刮痧器的棱角按摩受术者百会、水沟（人中）、内关、极泉、足三里、涌泉等穴。使其静卧片刻即可恢复。

# 常见并发症——皮肤损伤

## 一、发生原因

1. 操作前评估不到位，刮痧局部皮肤有溃烂、损伤、炎症。

2. 施术者操作力度不当，使用蛮力。

3. 刮具边缘过于锋利或边缘有破损；刮痧时未使用润滑剂或使用量不足。

## 二、临床表现

出现皮肤红肿不退，严重者皮肤破损疼痛，局部伴或不伴有渗液。

### 三、预防及处理

1.操作前认真评估，受术者局部有炎症、创伤的部位不宜刮痧。

2.施术者应动作轻柔，注意控制力度，询问患者感受，力度由轻到重，有渗透力，禁用蛮力。

3.选择边缘圆钝的刮具，刮痧前正确检查刮具，避免使用边缘锋利或有破损的刮具，刮痧时充分使用介质。

4.出现皮肤损伤，消毒局部皮肤，用纱布包扎，必要时遵医嘱用药。

# 第二节　铜砭刮痧技术

铜砭刮痧技术是指用虎符铜砭通过徐而和的手法刮拭体表相应的经络及穴位，调动阳气，扶正祛邪，从而达到以通为治、以通为补、以通为泻、以通为健的一种中医外治技术。

## 一、适应证

治疗范围广泛，适用于多种疾病所致的不适，如头晕、头痛、失眠等；各类骨科疾病，如颈椎病、肩背痛、腰腿疼痛等症状；高血压、冠心病疾病所致亚健康状态等。

## 二、禁忌证

1. 心力衰竭、肾衰竭、肝硬化腹水、重度水肿、白血病、血小板减少症等患者。

2. 石门穴、乳头、会阴部、妊娠期妇女腹部、腰骶部禁刮。

3. 糖尿病坏疽等皮肤处于溃烂状态者。

## 三、评估

1. 病室环境，室温适宜。

2. 主要症状、舌象、脉象、既往史，是否有出血性疾病、妊娠或处于月经期。

3. 体质及局部皮肤情况。

4. 疼痛的耐受程度。

## 四、告知

1. 刮痧的作用、简单的操作方法及局部感觉。

2. 刮痧部位出现红紫色痧点或瘀斑为正常表现，3～7天可消除，询问患者能否接受。

3. 刮痧部位的皮肤有轻微疼痛、灼热感，刮痧过程中如有不适及时告知护士。

## 五、用物准备

治疗盘、虎符铜砭、介质（刮痧油）、毛巾、纸巾，必要时备浴巾、屏风等。

## 六、基本操作方法

1. 核对医嘱，评估患者、病室环境温度，遵照医嘱确定刮痧部位，做好解释，嘱患者排空二便。

2. 检查刮具边缘有无缺损，备齐用物，携至床旁。

3. 取合理体位，暴露刮痧部位，注意保护隐私及保暖。

4. 用铜砭蘸取适量介质涂抹于刮痧部位。

5. 刮法。徐而和手法：刮板与皮肤成 45° 角，下板力度均匀，以受刮者能忍受为宜。频率稳定，不紧不慢，切勿用力过猛、过快力浮于表面，过慢力太软透不入里。磨法：刮板贴近皮肤，角度接近 0°，以压板方式顺时针打圈挤压。

6. 刮痧顺序：首开四穴刮大椎、大杼、膏肓、神堂，从颈椎开始，依次为后背、前胸、腹部、上肢、下肢，最后四井排毒。高龄、肿瘤患者、长期卧床、心肺功能不全患者首刮心经、心包经、肺经稳定上焦。遵循先阳后阴，先上后下，先左后右，先躯干后肢体的原则，刮拭时顺着肌肉骨骼方向。

7. 刮痧过程中，观察病情及局部皮肤颜色变化，以毛孔张开、皮肤发热为度。询问患者有无不适，根据患者主诉调节手法及力度。

8. 刮痧完毕，清洁患者局部皮肤，协助患者穿衣，安置舒适体位，整理床单位，洗手并记录。

### 七、注意事项

1. 空腹及饱餐后不宜刮痧，刮痧前后 24 h 内不宜喝酒。

2. 哺乳期者、醉酒者慎刮。

3. 刮背的时间控制在 45 ~ 60 min，不宜过度刮拭。

4. 铜砭刮痧侧重全面调理，刮痧后不宜艾灸（尤其是重症患者），特别是刮痧 4 天之内是排病高峰期，大量的病气引邪出表，若此时艾灸，温热往里走，影响邪气外排。

### 八、健康教育

1. 刮痧结束后可饮一杯温水，不宜立即进食生冷食物，刮痧后注意保暖，4 ~ 6 h 内不能洗澡，冬季应避免感受风寒，夏季避免风扇、空调直吹刮痧部位。

2. 若全背刮痧，建议刮痧后辟谷 24 h，可饮温水或红糖水。老年人、体虚者、儿童、癌症或糖尿病患者可不辟谷。

### 九、附件

1. 铜砭刮痧技术操作流程图。（附件 1）

2. 铜砭刮痧技术考核标准。（附件 2）

3. 铜砭刮痧技术并发症预防及处理。（参考刮痧技术附件 3）

（浙江中医药大学附属第二医院）

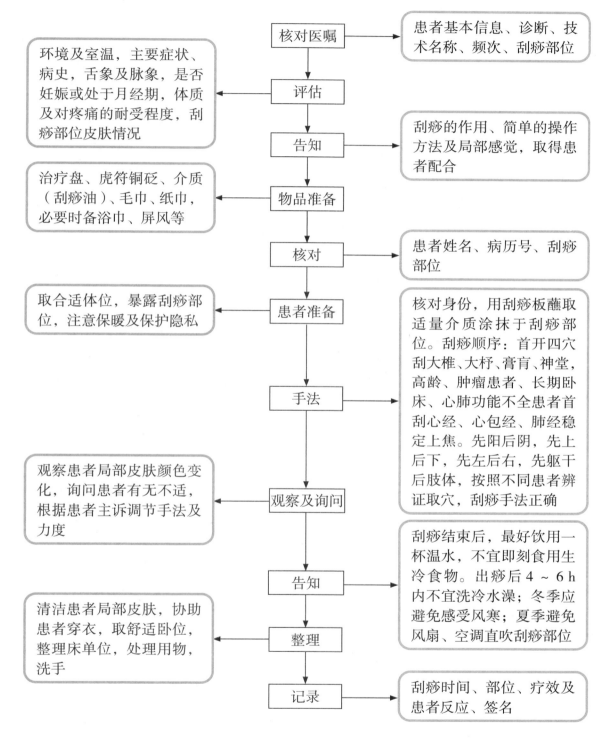

核对医嘱 → 患者基本信息、诊断、技术名称、频次、刮痧部位

评估 → 环境及室温，主要症状、病史，舌象及脉象，是否妊娠或处于月经期，体质及对疼痛的耐受程度，刮痧部位皮肤情况

告知 → 刮痧的作用、简单的操作方法及局部感觉，取得患者配合

物品准备 → 治疗盘、虎符铜砭、介质（刮痧油）、毛巾、纸巾，必要时备浴巾、屏风等

核对 → 患者姓名、病历号、刮痧部位

患者准备 → 取合适体位，暴露刮痧部位，注意保暖及保护隐私

手法 → 核对身份，用刮痧板蘸取适量介质涂抹于刮痧部位。刮痧顺序：首开四穴刮大椎、大杼、膏肓、神堂，高龄、肿瘤患者、长期卧床、心肺功能不全患者首刮心经、心包经、肺经稳定上焦。先阳后阴，先上后下，先左后右，先躯干后肢体，按照不同患者辨证取穴，刮痧手法正确

观察及询问 → 观察患者局部皮肤颜色变化，询问患者有无不适，根据患者主诉调节手法及力度

告知 → 刮痧结束后，最好饮用一杯温水，不宜即刻食用生冷食物。出痧后 4 ~ 6 h 内不宜洗冷水澡；冬季应避免感受风寒；夏季避免风扇、空调直吹刮痧部位

整理 → 清洁患者局部皮肤，协助患者穿衣，取舒适卧位，整理床单位，处理用物，洗手

记录 → 刮痧时间、部位、疗效及患者反应、签名

铜砭刮痧技术操作流程图

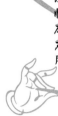

附件 2

## 铜砭刮痧技术考核标准

| | | 内容 | 分值 | 备注 |
|---|---|---|---|---|
| 操作步骤 | 素质要求 | 服装、鞋帽整齐，仪表大方（1分） 洗手、戴口罩（1分） | 2 | |
| | 操作前 | 核对医嘱：患者基本信息（1分） 诊断（1分） 技术名称（1分） 频次（1分） 刮痧部位（1分） | 5 | |
| | | 评估：环境及室温（1分） 主要症状（2分） 病史（2分） 舌象及脉象（2分） 体质（1分） 对疼痛的耐受程度（1分） 是否妊娠或处于月经期（1分） 刮痧部位的皮肤情况（2分） | 12 | |
| | | 告知：刮痧的作用（2分） 简单的操作方法（1分）及局部感觉（1分） 取得患者配合（1分） | 5 | |
| | | 物品准备：治疗盘（1分） 虎符铜砭（1分） 介质（刮痧油）（1分） 毛巾（1分） 纸巾（1分） 必要时备浴巾、屏风等（1分） | 6 | |
| | 操作中 | 核对：患者姓名（1分） 病历号（1分） 刮痧部位（1分） | 3 | |
| | | 患者准备：取舒适体位（3分） 暴露刮痧部位（3分） 注意保护隐私（1分）及保暖（1分） | 8 | |
| | | 刮痧：核对身份（2分） 用刮痧板蘸取适量介质涂抹于刮痧部位（2分） 刮痧顺序：首开四穴刮大椎、大杼、膏肓、神堂（4分） 高龄、肿瘤患者或长期卧床、心肺功能不全患者首刮心经、心包经、肺经，稳定上焦（4分） 先阳后阴，先上后下，先左后右，先躯干后肢体（4分） 按照不同患者辨证取穴（4分） 刮痧手法：徐而和手法，刮板与皮肤成45°角（2分） 下板力度均匀（2分） 磨法，刮板贴近皮肤，角度接近0°（2分） 以压板方式顺时针打圈挤压（2分） 力度以受刮者能忍受为宜（2分） 频率稳定（2分） 刮痧结束再次核对（2分） | 34 | |
| | | 观察及询问：观察患者局部皮肤颜色变化（2分） 询问患者有无不适（3分） 调节手法力度（5分） | 10 | |
| | 操作后 | 告知：刮痧结束后可饮一杯温水（1分） 不宜即刻食用生冷食物（1分） 不宜洗冷水澡（1分） 冬季应避免感受风寒（1分） 夏季避免风扇、空调直吹刮痧部位（1分） | 5 | |
| | | 整理：清洁患者局部皮肤，协助患者穿衣（1分） 取舒适卧位（1分） 整理床单位（1分） 处理用物（1分） 洗手（1分） | 5 | |
| | | 评估记录：刮痧时间（1分） 部位（1分） 患者反应（1分） 疗效（1分） 签名（1分） | 5 | |

左侧竖排文字：中医护理技术规范及临床应用

# 第六章　敷熨熏浴类

## 第一节　中药硬膏热贴敷技术

中药硬膏热贴敷技术是将多种中药用植物油浸泡，高温熬煮，加入黄丹制成膏状，摊涂于裱褙材料上，厚度约 1 ～ 3 mm，使用时放在小火上加热烊化，贴敷于体表局部或特定的穴位上，借助热力使中药透皮吸收，以达到通经活络、活血化瘀、祛风散寒、消肿止痛作用的一种中医外治技术。

### 一、适应证

适用于各种痹证、痛证、眩晕症等疾病引起的疼痛或不适，以及跌打损伤所致的瘀血、肿痛等。

### 二、禁忌证

局部皮肤有创面或溃疡者、孕妇腹部及腰骶部、严重高血压、心脏病、出血性疾病患者。

### 三、评估

1. 病室环境及温度。

2. 主要症状、舌象、脉象、既往史及过敏史，是否妊娠。

3. 体质及局部皮肤情况。

4. 对热的耐受程度。

### 四、告知

1. 中药可致局部皮肤着色，数日后可自行消退。

2. 每天更换膏药，两次贴敷之间清洗患处，间隔 1 ～ 2 h 再贴敷，5 ～ 7 天为一疗程。

3. 活动时注意动作不宜过大，防止膏药脱落。

4. 贴敷后局部皮肤出现微热为正常现象，若出现皮肤瘙痒、皮疹、水疱等过敏反应，应立即告知护士。

### 五、用物准备

治疗盘、生理盐水棉球、硬膏贴、酒精灯、打火机、胶布、绷带，必要时备一次性剃毛刀、毛毯、屏风。

## 六、基本操作方法

1. 核对医嘱，评估患者，做好解释，嘱患者排空二便，调节室温。

2. 备齐用物，携至床旁。协助患者取舒适卧位，充分暴露贴敷部位，注意保暖及隐私保护。

3. 用生理盐水棉球清洁局部皮肤。

4. 根据病灶范围，选择大小合适的膏药，将膏药背面放酒精灯上加温，使之完全烊化。

5. 贴敷前用患者手背试温，以患者耐受为度，将膏药贴敷在局部皮肤上，轻轻按压一下，用胶布固定。

6. 观察患者反应及局部皮肤情况，询问有无不适。

7. 协助患者整理着衣，安置舒适体位，整理床单位。

8. 整理用物，洗手，记录。

## 七、注意事项

1. 毛发浓密者先剃除局部毛发。

2. 对于残留在皮肤上的药物不宜采用肥皂或刺激性物品擦洗。

3. 膏药应逐渐加温，以烊化为度，烘烤过久易烫伤皮肤或造成膏药泥外溢。

4. 贴敷后观察局部皮肤，如出现瘙痒、丘疹、水疱等过敏现象，应暂停使用，报告医生，配合处理。

5. 关节或易摩擦部位膏药容易脱落，可用绷带固定。

## 八、健康教育

1. 居室宜空气清新，环境舒适安静，温湿度适宜。顺应四时之气，及时增减衣物，注意保暖，夏季避免空调、风扇直吹。

2. 劳逸结合，保持正确的姿势，避免长时间伏案工作、玩手机、电脑。疾病急性期卧床休息，慢性期应坚持锻炼。

3. 饮食宜清淡、易消化、富含营养，忌生冷、肥腻、寒性之品，禁烟酒。适当多食白萝卜、木耳等行气活血之物。

4. 保持情绪乐观，避免忧虑、紧张，学会自我心理调节。

## 九、附件

1. 中药硬膏热贴敷技术操作流程图。（附件1）

2. 中药硬膏热贴敷技术考核标准。（附件2）

3. 中药硬膏热贴敷技术并发症预防及处理。（附件3）

（新昌县中医院）

附件1

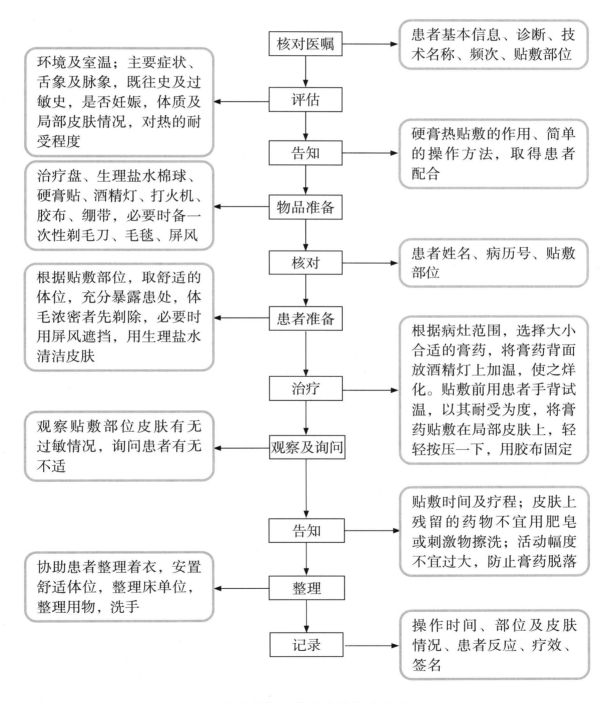

环境及室温；主要症状、舌象及脉象，既往史及过敏史，是否妊娠，体质及局部皮肤情况，对热的耐受程度

治疗盘、生理盐水棉球、硬膏贴、酒精灯、打火机、胶布、绷带，必要时备一次性剃毛刀、毛毯、屏风

根据贴敷部位，取舒适的体位，充分暴露患处，体毛浓密者先剃除，必要时用屏风遮挡，用生理盐水清洁皮肤

观察贴敷部位皮肤有无过敏情况，询问患者有无不适

协助患者整理着衣，安置舒适体位，整理床单位，整理用物，洗手

核对医嘱 → 患者基本信息、诊断、技术名称、频次、贴敷部位

评估

告知 → 硬膏热贴敷的作用、简单的操作方法，取得患者配合

物品准备

核对 → 患者姓名、病历号、贴敷部位

患者准备

治疗 → 根据病灶范围，选择大小合适的膏药，将膏药背面放酒精灯上加温，使之烊化。贴敷前用患者手背试温，以其耐受为度，将膏药贴敷在局部皮肤上，轻轻按压一下，用胶布固定

观察及询问

告知 → 贴敷时间及疗程；皮肤上残留的药物不宜用肥皂或刺激物擦洗；活动幅度不宜过大，防止膏药脱落

整理

记录 → 操作时间、部位及皮肤情况、患者反应、疗效、签名

中药硬膏热贴敷技术操作流程图

附件2

## 中药硬膏热贴敷技术考核标准

| | | 内容 | 分值 | 备注 |
|---|---|---|---|---|
| 素质要求 | | 服装、鞋帽整齐，仪表大方（1分）　洗手、戴口罩（1分） | 2 | |
| 操作步骤 | 操作前 | 核对医嘱：患者基本信息（1分）　诊断（1分）　技术名称（1分）　频次（1分）　贴敷部位（1分） | 5 | |
| | | 评估：环境及室温（1分）　主要症状（2分）　病史（1分）　过敏史（1分）　妊娠史（1分）　舌象及脉象（1分）　体质及局部皮肤情况（1分）　对热的耐受程度（1分） | 9 | |
| | | 告知：硬膏热贴敷的作用（1分）　简单的操作方法（1分）和局部感觉（1分）　取得患者配合（1分） | 4 | |
| | | 物品准备：治疗盘（1分）　生理盐水棉球（1分）　硬膏贴（1分）　酒精灯（1分）打火机（1分）　胶布（1分）　绷带（1分）　必要时备一次性剃毛刀（1分）毛毯（1分）　屏风（1分） | 10 | |
| | 操作中 | 核对：患者姓名（1分）　病历号（1分）　贴敷部位（1分） | 3 | |
| | | 患者准备：取舒适体位（3分）　暴露贴敷部位（3分）　注意保护隐私（2分）及保暖（2分） | 10 | |
| | | 局部清洁：用生理盐水清洁皮肤（5分） | 5 | |
| | | 膏药准备：选择大小合适的硬膏贴（5分）　将膏药背面放酒精灯上加温，使之烊化（5分） | 10 | |
| | | 贴敷：核对身份（2分）　贴敷前用患者手背试温，以其耐受为度（5分）将膏药贴敷在局部皮肤上，轻轻按压一下（5分）　用胶布固定（5分）　再次核对（2分） | 19 | |
| | | 观察及询问：观察贴敷部位皮肤情况（4分）　询问患者有无不适（4分） | 8 | |
| | 操作后 | 告知：贴敷时间（2分）及疗程（1分）　残留在皮肤上的药物不宜采用肥皂或刺激性物品擦洗（1分）　活动时注意动作不宜过大，防止膏药脱落（1分） | 5 | |
| | | 整理：协助患者穿衣（1分）　取舒适体位（1分）　整理床单位（1分）处理用物（1分）　洗手（1分） | 5 | |
| | | 评估记录：操作时间（1分）　贴敷部位（1分）　患者反应（1分）　疗效（1分）　签名（1分） | 5 | |

中医护理技术规范及临床应用

186

# 常见并发症——皮肤过敏

**一、发生原因**

1. 操作前评估不到位，患者是易过敏体质，未询问过敏史。

2. 药物使用时间过长。

**二、临床表现**

局部皮肤出现发红、瘙痒、丘疹、水疱，严重者皮肤破溃、渗液。

**三、预防及处理**

1. 操作前认真评估，询问患者过敏史，对强过敏体质者慎用。

2. 明确告知患者药物使用时间，一旦出现局部皮肤发红、瘙痒、丘疹、水疱，立即停止用药，并将药物擦净或清洗干净。

3. 出现皮肤过敏者，遵医嘱内服或外用抗过敏药物，嘱患者避免搔抓。

# 第二节  中药涂擦技术

中药涂擦技术是将中药制成水剂、酊剂、油剂、膏剂等剂型，涂抹于患处或涂抹于纱布外敷于患处，达到祛风除湿、解毒消肿、止痒镇痛的一种中医外治技术。

## 一、适应证

适用于跌打损伤、烫伤、烧伤、疖痈、静脉炎等。

## 二、禁忌证

婴幼儿颜面部、过敏体质者禁用。

## 三、评估

1. 病室环境，温度适宜。

2. 主要症状、舌象、脉象、既往史、药物过敏史，是否妊娠。

3. 对疼痛的耐受程度。

4. 涂擦部位的皮肤情况。

## 四、告知

1. 中药涂擦技术作用、简单的操作方法。

2. 涂擦后患者如出现痛、痒、胀等不适，应及时告知护士，勿搔抓局部皮肤。涂擦后若敷料脱落或包扎松紧不适宜，应及时告知护士。

3. 涂擦后可能出现药物颜色、油渍等污染衣物的情况。

4. 中药可致皮肤着色，数日后可自行消退。

## 五、用物准备

治疗盘、中药制剂、治疗碗、弯盘、涂擦板（棉签）、镊子、生理盐水棉球、纱布或棉纸、胶布或弹力绷带、治疗巾等，必要时备中单、屏风、大毛巾。

## 六、基本操作方法

1. 核对医嘱，评估患者，做好解释，调节病室温度。

2. 备齐用物，携至床旁。根据涂擦部位，取合理体位，暴露涂擦部位，必要时用屏风遮挡。

3. 患处铺治疗巾，用生理盐水棉球清洁皮肤并观察局部皮肤情况。

4. 将中药制剂均匀涂抹于患处或涂抹于纱布外敷于患处，范围以超出患处 1~2 cm 为宜。

5. 各类剂型用法：

（1）混悬液先摇匀后再用棉签涂抹。

（2）水剂、酊剂类药物用镊子夹棉球蘸取药物涂擦，干湿度适宜，以不滴水为度，涂擦均匀。

（3）膏剂类药物用棉签或涂擦板取药涂擦，涂擦厚薄均匀，以 2～3 mm 为宜。

（4）霜剂应用手掌或手指反复擦抹，使之渗入肌肤。

（5）对初起有脓头或成脓阶段的肿疡，脓头部位不宜涂擦。

（6）乳痈涂擦时，在敷料上剪一缺口，使乳头露出，以利于乳汁的排空。

6. 根据涂擦的位置、药物的性质，必要时选择适当的敷料覆盖并固定。

7. 涂擦过程中随时询问患者有无不适。

8. 操作完毕，协助患者着衣，安排舒适体位。

9. 处理用物，洗手并记录。

### 七、注意事项

1. 妊娠患者慎用。

2. 涂擦前须清洁局部皮肤。

3. 涂擦不宜过厚以防毛孔闭塞。

4. 涂擦后，观察局部及全身的情况，如出现丘疹、瘙痒、水疱或局部肿胀等过敏反应，停止用药，将药物擦洗干净并报告医生，配合处理。

5. 去除敷料时不可强行撕脱，可用生理盐水棉球沾湿敷料后再揭，并擦去药迹。

### 八、健康教育

1. 涂药局部避免沾水。

2. 涂擦后若有敷料包扎，避免剧烈运动，以免脱落。

3. 涂擦后注意避免药物污染衣物。

### 九、附件

1. 中药涂擦技术操作流程图。（附件1）

2. 中药涂擦技术考核标准。（附件2）

3. 中药涂擦技术并发症预防及处理。（参考中药硬膏热贴敷附件3）

（衢州市中医医院）

附件1

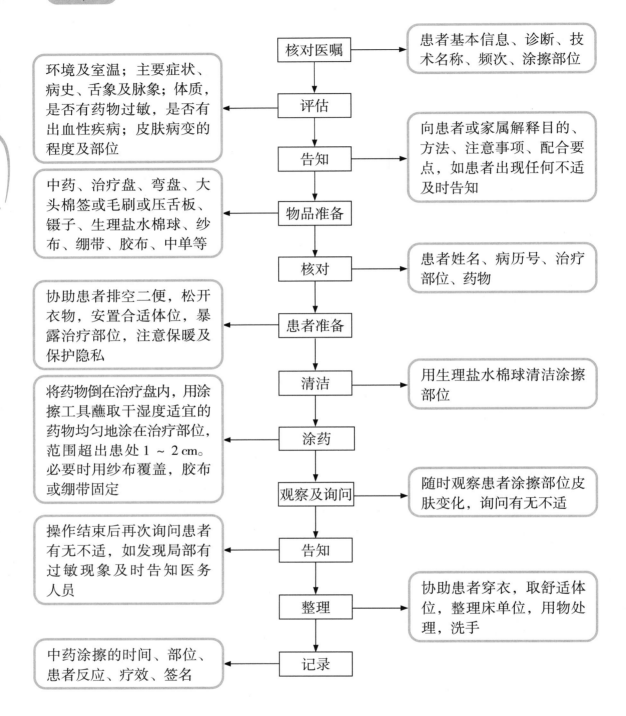

核对医嘱 → 患者基本信息、诊断、技术名称、频次、涂擦部位

环境及室温；主要症状、病史、舌象及脉象；体质，是否有药物过敏，是否有出血性疾病；皮肤病变的程度及部位 ← 评估

告知 → 向患者或家属解释目的、方法、注意事项、配合要点，如患者出现任何不适及时告知

中药、治疗盘、弯盘、大头棉签或毛刷或压舌板、镊子、生理盐水棉球、纱布、绷带、胶布、中单等 ← 物品准备

核对 → 患者姓名、病历号、治疗部位、药物

协助患者排空二便，松开衣物，安置合适体位，暴露治疗部位，注意保暖及保护隐私 ← 患者准备

清洁 → 用生理盐水棉球清洁涂擦部位

将药物倒在治疗盘内，用涂擦工具蘸取干湿度适宜的药物均匀地涂在治疗部位，范围超出患处 1～2 cm。必要时用纱布覆盖，胶布或绷带固定 ← 涂药

观察及询问 → 随时观察患者涂擦部位皮肤变化，询问有无不适

操作结束后再次询问患者有无不适，如发现局部有过敏现象及时告知医务人员 ← 告知

整理 → 协助患者穿衣，取舒适体位，整理床单位，用物处理，洗手

中药涂擦的时间、部位、患者反应、疗效、签名 ← 记录

中药涂擦技术操作流程图

中药涂擦技术考核标准

| | | 内容 | 分值 | 备注 |
|---|---|---|---|---|
| 操作步骤 | 素质要求 | 服装、鞋帽整齐，仪表大方（1分）　洗手、戴口罩（1分） | 2 | |
| | 操作前 | 核对医嘱：患者基本信息（1分）　诊断（1分）　技术名称（1分）　频次（1分）　涂擦部位（1分） | 5 | |
| | | 评估：环境及室温（1分）　主要症状（1分）　病史（1分）　舌象及脉象（1分）　体质及全身状况（1分）　治疗部位皮肤状况（1分）　有无过敏史，有无出血性疾病（1分）　排除禁忌证（1分） | 8 | |
| | | 告知：向患者或家属解释治疗目的（1分）　方法（1分）　注意事项（1分）　配合要点（1分）　出现任何不适及时告知（1分） | 5 | |
| | | 物品准备：治疗盘（1分）　大头棉签或毛刷或压舌板（1分）　药物（1分）　弯盘（1分）　镊子（1分）　生理盐水棉球（1分）　纱布（1分）　绷带（1分）　胶布（1分）　中单（1分）等 | 10 | |
| | 操作中 | 核对：患者姓名（1分）　病历号（1分）　治疗部位（1分）　药物（2分） | 5 | |
| | | 患者准备：协助患者排空二便（1分）　安置合适体位（1分）　松开衣着，暴露治疗部位（1分）　注意保暖及保护隐私（1分）　在治疗部位下方铺中单，将弯盘置于治疗部位旁边（1分） | 5 | |
| | | 清洁：用生理盐水清洁涂擦部位（5分）　范围大于涂擦区域（5分） | 10 | |
| | | 涂擦：核对身份（2分）　把药物倒在治疗盘内，用涂擦工具蘸取干湿度适宜的药物均匀地涂在治疗部位（10分）　涂擦范围以超出患处1～2 cm为宜（10分）　必要时用纱布覆盖，胶布或绷带固定（1分）　再次核对（2分） | 25 | |
| | | 观察及询问：涂擦期间随时观察涂擦部位皮肤变化（3分）　询问患者有无不适（2分）　特别关注有无过敏情况（5分） | 10 | |
| | 操作后 | 告知：操作结束后再次观察皮肤情况，询问有无不适（5分） | 5 | |
| | | 整理：协助患者着衣（1分）　取舒适卧位（1分）　整理床单位（1分）整理用物并规范处理用物（1分）　洗手（1分） | 5 | |
| | | 记录：中药涂擦的时间（1分）　部位（1分）　患者反应（1分）　疗效（1分）　签名（1分） | 5 | |

# 第三节　中药塌渍技术

中药塌渍技术是将塌法与渍法相结合，根据不同的病症，选择相应的中药制剂，塌渍于治疗部位，通过药物的经皮吸收或对体表部位及穴位的刺激，来调节人体气血津液，达到活血化瘀、舒筋通络、祛风除湿、消肿止痛作用的一种中医外治技术。

## 一、适应证

适用于风湿性、骨伤性疾病，同时可治疗多种疼痛性疾病，如类风湿性关节炎、骨关节炎、急性网状淋巴管炎、颈腰椎间盘病变、肌肉劳损及各种跌打损伤等；也可治疗中风偏瘫、下肢麻木等病证。

## 二、禁忌证

1. 治疗部位皮肤有水疱、瘢痕、破溃、活动性出血或有出血倾向者禁用。

2. 腹部疼痛或包块不明者，孕妇腹部、腰骶部禁用。

## 三、评估

1. 操作环境、温度适宜。

2. 主要症状、舌象、脉象、既往史及过敏史、是否妊娠等。

3. 患者体质及治疗部位皮肤情况。

4. 对疼痛、温度的耐受程度。

5. 心理状况。

## 四、告知

1. 中药塌渍的作用、简单的操作方法及局部感觉。

2. 若药液温度过高或过低时，及时告知。

3. 治疗中如局部皮肤出现红疹、瘙痒或水疱时应告知护士或医生配合处理。

4. 中药可致皮肤着色，数日后可自行消退。

## 五、用物准备

治疗盘、中药、弯盘、治疗巾、敷布（4～5层纱布或毛巾）、水温计、一次性橡胶手套，必要时备屏风。

## 六、基本操作方法

1. 核对医嘱，评估患者，做好解释，嘱患者排空二便。

2. 备齐用物，携至床旁，再次查对，关闭门窗，必要时用屏风遮挡。

3. 协助患者取舒适体位，充分暴露治疗部位，下垫治疗巾，注意保暖。

4. 洗手，戴一次性橡胶手套，再次评估治疗部位皮肤、塌渍范围等。

5. 根据患者病症及患病部位的不同，选择塌法将所选药物煎汁去渣后，用 4 ~ 5 层纱布或毛巾浸透药液，轻拧至不滴水，塌敷患处，并随时将药液淋洗于敷布上，以保持敷布湿润为度；或选择渍法将中药药液直接浸渍于患部。操作时间：15 ~ 30 min，每天 1 ~ 2 次。

（1）冷塌渍：待药液凉后（10 ~ 20 ℃）塌敷患处，时间为 15 ~ 30 min。适用于热证、阳证。

（2）热塌渍：药液煎成后，测温在 45 ~ 60 ℃，趁热渍敷患处，时间为 15 ~ 30 min，稍凉即换，适用于寒证、阴证。

（3）罨敷：在冷塌或热塌的同时，外用油纸或塑料薄膜包扎，可减缓药液挥发，延长药效。

6. 治疗过程中随时询问患者感觉，治疗结束协助患者擦干皮肤，观察局部皮肤情况。

7. 协助患者整理衣着，取舒适体位，按院感要求处理用物。

8. 洗手，记录。

**七、注意事项**

1. 皮肤过敏者或婴幼儿慎用。

2. 严格控制塌渍中药的温度和治疗时间，应以患者能忍受为度，防止烫伤或冻伤，对皮肤感觉迟钝的患者尤需注意。

3. 敷布须折叠平整，使热量均匀传递，不易烫伤皮肤。

4. 治疗过程中应保持敷布温湿度，密切观察患者病情，如有红疹、瘙痒、红肿、疼痛或水疱等不适症状，应停止治疗，对症处理。

5. 治疗部位行小针刀、火针等 3 天内暂不做此治疗。

**八、健康教育**

1. 注意个人卫生，保持局部皮肤清洁。

2. 治疗后患者如局部皮肤出现红疹、瘙痒或水疱时勿搔抓，告知医护人员对症处理。

3. 保持心情舒畅，情绪稳定。

4. 饮食宜清淡富有营养，少食肥腻、生冷、海鲜，过咸及辛辣生火之品，戒除烟酒等不良习惯，鼓励多饮水。

## 九、附件

1. 中药塌渍技术操作流程图。（附件 1）

2. 中药塌渍技术考核标准。（附件 2）

3. 中药塌渍技术并发症预防及处理。（附件 3）

（诸暨市中医医院）

环境及室温，主要症状、病史，舌象及脉象，过敏史、既往史，体质，施治部位皮肤情况及对温度的耐受性，心理情况等

治疗盘、中药、弯盘、治疗巾、敷布（4～5层纱布或毛巾）、水温计、一次性手套，必要时备屏风

介绍并解释，使患者理解。取舒适体位，暴露治疗部位，下垫治疗巾，注意隐私及保暖

观察病情变化、治疗部位皮肤情况，询问患者有无不适

治疗完毕后，清洁局部皮肤，整理床单位，合理安排体位，清理用物，归还原处，洗手

核对医嘱 → 患者的基本信息、诊断、技术名称、频次、治疗部位、方药

评估

告知 → 中药塌渍的作用、简单的操作方法及局部感觉；中药可致皮肤着色，数日后可自行消退，取得患者配合

物品准备

核对 → 患者姓名、病历号、治疗部位、方药

患者准备 → 根据患者病症及患病部位不同，选择塌法和（或）渍法。塌法：将所选药物煎汁去渣后并测温，用4～5层纱布浸透药液，轻拧至不滴水，塌敷患处并随时将药液淋于敷布上，以保持敷布湿润为度；渍法：将中药药液直接浸渍于患部。冷塌渍药液温度为10～20℃；热塌渍药液温度为45～60℃。塌渍时间为15～30 min

治疗

观察及询问

告知 → 保持局部皮肤清洁；治疗后如出现红疹、瘙痒或水疱时勿搔抓，告知医护人员对症处理；保持心情舒畅；饮食宜清淡易消化

整理

记录 → 施治中药塌渍时间、皮肤情况、患者反应、疗效等情况，并签名

中药塌渍技术操作流程图

附件2

# 中药塌渍技术考核标准

| | | 内容 | 分值 | 备注 |
|---|---|---|---|---|
| | 素质要求 | 服装、鞋帽整齐，仪表大方（1分）　洗手、戴口罩（1分） | 2 | |
| 操作步骤 | 操作前 | 核对医嘱：患者基本信息（1分）　诊断（1分）　技术名称（1分）　频次（1分）　治疗部位（1分）　方药（1分） | 6 | |
| | | 评估：环境及室温（1分）　主要症状（2分）　病史（1分）　舌象及脉象（1分）　药物过敏史（1分）　体质（1分）　施治部位皮肤情况（1分）　温度耐受性（1分）　心理状态（1分） | 10 | |
| | | 告知：中药塌渍的作用（2分）　简单的操作方法及局部感觉（2分）　中药可致皮肤着色，取得患者配合（1分） | 5 | |
| | | 物品准备：治疗盘（1分）　中药（1分）　弯盘（1分）　敷布（4～5层纱布或毛巾）（1分）　治疗巾（1分）　水温计（1分）　一次性手套（1分）必要时备屏风 | 7 | |
| | 操作中 | 核对：患者姓名、病历号、治疗部位、方药（4分） | 4 | |
| | | 患者准备：取舒适体位（平卧位或坐位）（3分）　暴露治疗部位（2分）下垫治疗巾（2分）　注意保护隐私（2分）及保暖（2分） | 11 | |
| | | 塌渍：核对身份（2分）　根据患者病症及患病部位不同，选择溻法和（或）渍法（4分）　溻法即将所选药物煎汁去渣后并测温，用4～5层纱布浸透药液，轻拧至不滴水，塌敷患处并随时将药液淋于敷布上，以保持敷布湿润为度；渍法即将中药药液直接浸渍于患部（16分）　冷塌渍药液温度为10～20℃；热塌渍药液温度为45～60℃（4分）　塌渍时间为15～30 min（2分）再次核对（2分） | 30 | |
| | | 观察及询问：观察病情变化，治疗部位皮肤情况（5分）　询问患者有无不适（5分） | 10 | |
| | 操作后 | 告知：抬高患肢（1分）　饮食宜清淡，忌生冷、辛辣生火等食物（1分）鼓励多饮水（1分） | 3 | |
| | | 整理：清洁患者局部皮肤（1分）　取舒适体位（1分）　整理床单位（1分）清理用物（1分）　归还原处（1分）　洗手（2分） | 7 | |
| | | 评估记录：塌渍时间（1分）　部位及皮肤情况（1分）　患者反应（1分）疗效（1分）　签名（1分） | 5 | |

# 常见并发症——烫伤

**一、发生原因**

1. 温度过高引起局部烫伤。

2. 末梢循环不良者，老人、小孩、感知觉迟钝、麻醉未清醒和昏迷患者感知反应差。

**二、临床表现**

局部皮肤发红，出现大小不等的水疱。

**三、预防及处理**

1. 操作前认真评估患者及其皮肤情况。

2. 向患者解释操作目的、注意事项，保证热渍安全。

3. 热渍前准确测量药液温度，一般为 45 ℃ ~ 60 ℃，塌渍温度不宜超过 60 ℃，年老感觉障碍者不宜超过 50 ℃。

4. 热渍过程中严密观察患者皮肤及病情变化，定时检查皮肤，避免烫伤的发生。

# 常见并发症——过敏反应

**一、发生原因**

1. 操作前评估不到位，患者是易过敏体质，未询问过敏史。

2. 药物使用时间过长。

**二、临床表现**

局部皮肤出现发红、瘙痒、丘疹、水疱，严重者皮肤破溃、渗液。

**三、预防及处理**

1. 操作前认真评估，询问患者过敏史，对强过敏体质者慎用。

2. 明确告知患者药物使用时间，一旦出现局部皮肤发红、瘙痒、丘疹、水疱，立即停止用药，并将药物擦净或清洗干净。

3. 出现皮肤过敏者，遵医嘱内服或外用抗过敏药物，嘱患者避免搔抓。

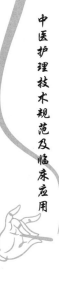

# 第四节　中药湿热敷技术

中药湿热敷技术是将中药用溶媒浸泡或煎汤，根据治疗所需选择常温或加热，将中药浸泡的敷料敷于患处，以达到疏通腠理、清热解毒、消肿止痛的一种中医外治技术。

## 一、适应证

适用于软组织损伤、骨折愈合后肢体功能障碍，肩、颈、腰腿痛，膝关节痛，类风湿性关节炎，强直性脊柱炎等。

## 二、禁忌证

1. 患处有伤口，皮肤急性传染病等。

2. 严重心血管疾病、出血倾向性疾病患者及极度虚弱者、高热惊厥者。

3. 过敏体质或对所用药物过敏者。

## 三、评估

1. 病室环境，温度适宜。

2. 主要症状、舌象、脉象、既往史及药物过敏史，有无妊娠，是否处于月经期等。

3. 局部皮肤情况、体质。

4. 对热的耐受程度。

## 四、告知

1. 中药湿热敷的作用、简单的操作方法及敷药时间。

2. 局部感觉温热属正常现象，患者如感觉过热、瘙痒等，及时告知。

3. 中药可致皮肤着色，数日后可自行消退。

## 五、用物准备

治疗盘、38 ～ 43 ℃药液、敷料、治疗碗、水温计、镊子 2 把、纱布，必要时备中单、屏风等。

## 六、基本操作方法

1. 核对医嘱，评估患者，做好解释，嘱患者排空二便。

2. 备齐用物，携至床旁，协助患者取合理体位。

3. 暴露湿热敷部位，必要时用屏风遮挡。

4. 测试温度，将敷料浸于 38 ～ 43 ℃药液中，将敷料拧至不滴水即可，敷于患处。

5. 频淋药液于敷料上或及时更换敷料，以保持温度及湿度，观察患者皮肤反应，询问患者的感受。

6. 操作完毕，清洁皮肤，协助患者取舒适体位，整理床铺。

7. 整理用物，洗手，记录。

## 七、注意事项

1. 空腹或饱餐时不宜进行此项操作，冬季注意保暖，防止受凉。

2. 注意药液温度，防止烫伤。

3. 治疗过程中观察患者局部皮肤反应，如出现水疱、痒痛或破溃等症状时，立即停止治疗，报告医生。

4. 敷料必须与皮肤密切贴附，湿敷面积不可过大，应随着季节、室温而定，一般不超过全身面积的1/3，以免过度的体表蒸发造成脱水。对老人、幼儿以及皮损在颈、胸等部位的患者应特别注意。

5. 妊娠期、月经期、皮肤感觉异常的患者慎用。

## 八、健康教育

1. 湿热敷结束后可饮一杯温水，不宜即刻食用生冷食物，注意保暖，4～6 h内不宜洗澡，冬季应避免感受风寒，夏季避免风扇、空调直吹湿热敷部位。

2. 保持心情舒畅，情绪稳定。

3. 饮食宜清淡富有营养，忌食肥甘厚腻及辛辣之品。

## 九、附件

1. 中药湿热敷技术操作流程图。（附件1）

2. 中药湿热敷技术考核标准。（附件2）

3. 中药湿热敷技术并发症预防及处理。（附件3）

（浙江中医药大学附属第二医院）

附件 1

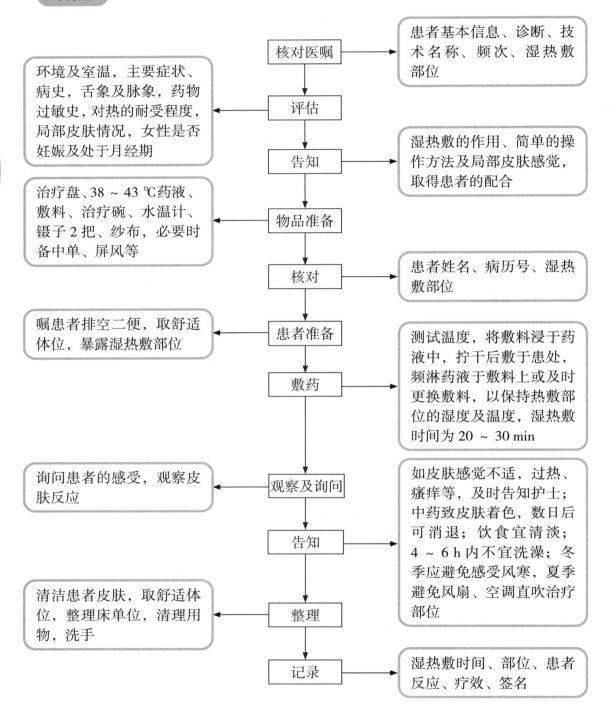

核对医嘱 → 患者基本信息、诊断、技术名称、频次、湿热敷部位

环境及室温，主要症状、病史，舌象及脉象，药物过敏史，对热的耐受程度，局部皮肤情况，女性是否妊娠及处于月经期 ← 评估

告知 → 湿热敷的作用、简单的操作方法及局部皮肤感觉，取得患者的配合

治疗盘、38～43℃药液、敷料、治疗碗、水温计、镊子2把、纱布，必要时备中单、屏风等 ← 物品准备

核对 → 患者姓名、病历号、湿热敷部位

嘱患者排空二便，取舒适体位，暴露湿热敷部位 ← 患者准备

敷药 → 测试温度，将敷料浸于药液中，拧干后敷于患处，频淋药液于敷料上或及时更换敷料，以保持热敷部位的湿度及温度，湿热敷时间为 20～30 min

询问患者的感受，观察皮肤反应 ← 观察及询问

告知 → 如皮肤感觉不适，过热、瘙痒等，及时告知护士；中药致皮肤着色，数日后可消退；饮食宜清淡；4～6 h内不宜洗澡；冬季应避免感受风寒，夏季避免风扇、空调直吹治疗部位

清洁患者皮肤，取舒适体位，整理床单位，清理用物，洗手 ← 整理

记录 → 湿热敷时间、部位、患者反应、疗效、签名

中药湿热敷技术操作流程图

## 中药湿热敷技术考核标准

| | | 内容 | 分值 | 备注 |
|---|---|---|---|---|
| 操作步骤 | 素质要求 | 服装、鞋帽整齐，仪表大方（1分）　洗手、戴口罩（1分） | 2 | |
| | 操作前 | 核对医嘱：患者基本信息（1分）　诊断（1分）　技术名称（1分）　频次（1分）　湿热敷部位（1分） | 5 | |
| | | 评估：环境及室温（1分）　主要症状（1分）　病史（1分）　舌象及脉象（2分）　是否有禁忌证（2分）　对热的耐受程度（1分）　局部皮肤情况（1分）　女性是否妊娠及处于月经期（1分） | 10 | |
| | | 告知：中药湿热敷的作用（2分）　简单的操作方法（1分）及局部感觉（1分）　取得患者配合（1分） | 5 | |
| | | 物品准备：治疗盘（1分）　38～43℃药液（1分）　敷料（1分）　治疗碗（1分）　水温计（1分）　镊子2把（1分）　纱布（1分）　必要时备中单、屏风等（1分） | 8 | |
| | 操作中 | 核对：患者姓名（2分）　病历号（2分）　湿热敷部位（2分） | 6 | |
| | | 患者准备：嘱患者排空二便（1分）　取舒适体位（3分）　暴露湿热敷部位（2分）　注意保护隐私（2分）及保暖（2分） | 10 | |
| | | 中药湿热敷：核对身份（2分）　测试药液温度（5分）　将敷料浸于38～43℃药液中，拧至不滴水后敷于患处（8分）　频淋药液于敷料上或及时更换敷料（8分）　湿热敷时间为20～30min（4分）　再次核对（2分） | 29 | |
| | | 观察及询问：观察患者局部皮肤情况（2分）　询问患者有无不适（3分）　根据患者感受调节药液温度（5分） | 10 | |
| | 操作后 | 告知：中药致皮肤着色，数日后可消退（1分）　饮食宜清淡（1分）　注意保暖，4～6h内不宜洗澡（1分）　冬季应避免感受风寒（1分）　夏季避免风扇、空调直吹治疗部位（1分） | 5 | |
| | | 整理：温水清洁患者局部皮肤、协助患者穿衣（1分）　取舒适卧位（1分）　整理床单位（1分）　处理用物（1分），洗手（1分） | 5 | |
| | | 评估记录：湿热敷时间（1分）　部位（1分）　患者反应（1分）　疗效（1分）　签名（1分） | 5 | |

# 常见并发症——烫伤

## 一、发生原因

1. 对循环不良者、老年人等感知觉迟钝者实施操作时，评估操作不到位。

2. 施术者操作不当，未测药液温度。

3. 未及时询问患者的感受，施术者观察不到位。

## 二、临床表现

患者主诉治疗部位出现灼痛，皮肤红肿不退，严重者出现水疱。

## 三、预防及处理

1. 操作前认真评估，对皮肤感觉异常的患者谨慎操作，必要时在医生指导下进行。

2. 中药湿热敷前用水温计测试药液温度。

3. 操作中经常询问患者感受。

4. 出现皮肤红肿、小水疱可涂湿润烧伤膏，如有大水疱汇报医生，根据医嘱进行抽吸疱液或用药。

# 第五节 中药热熨敷技术

中药热熨敷是将加热后的中药放入纱布袋中，在人体的病患或某些穴位处来回移动或回旋运转，利用热力的作用通过体表穿透经络，从而达到温经通络、活血化瘀、散寒止痛等功效的一种中医操作方法。主要分类有：药熨法、盐熨法、麸熨法、坎离砂法、葱熨法、大豆熨法和热砖熨法等。

## 一、适应证

适用于风湿痹证引起的关节酸胀、沉重、冷痛、麻木等；扭伤引起的行动不便、腰背不适等；跌打损伤等引起的局部肿胀、疼痛、瘀血等；脾胃虚寒所致的腹泻、胃脘痛、恶心呕吐等症状。

## 二、禁忌证

1. 局部皮肤有破损、创伤、溃疡、感染或有较严重的皮肤病者。

2. 各种实热证或麻醉未清醒者。

3. 孕妇不宜用中药热熨敷腰骶部、腹部以及某些可促进宫缩的穴位，如合谷、三阴交等穴。

4. 患者急性软组织损伤，有恶性肿瘤、金属移植物等部位禁止使用。

5. 身体大血管处、腹部包块性质不明者。

## 三、评估

1. 操作环境及室温。

2. 主要症状、舌象、脉象、既往史、药物过敏史、是否妊娠等。

3. 药熨部位的皮肤情况和体质情况。

4. 患者对疼痛和热的耐受程度。

5. 患者的心理状况。

## 四、告知

1. 中药热熨敷的作用、简单操作方法及局部感觉。

2. 若操作中患者局部皮肤感觉温度过高或局部出现疼痛、瘙痒、丘疹、红肿、水疱等情况，应及时告知护士。

3. 药熨前，嘱患者排空二便。

## 五、用物准备

治疗盘、遵医嘱准备药物及器具、大毛巾、纱布袋2个、凡士林、棉签、纱布或纸巾，必要时备屏风、毛毯、测温仪等。

## 六、基本操作方法

1. 核对医嘱，评估患者，做好解释。嘱患者排空二便，调节病室温度。

2. 备齐用物，携至床旁。取合适体位，暴露药熨部位，注意保暖，必要时用屏风遮挡，保护患者隐私。

3. 根据医嘱将药物加热至 60 ℃ ~ 70 ℃，备用。

4. 首先用棉签在中药热熨敷部位涂一层凡士林，将药袋放到患处或相应穴位上用力来回推熨，以患者可耐受为宜。操作中用力要均匀，遵循力度先轻后重，速度先快后慢的原则。开始药熨时用力要轻，速度可稍快。当药袋温度降低时，力量可缓慢增大，同时速度减慢。药袋温度过低时，及时更换药袋或加热。操作时间为每次 15 ~ 30 min，每天 1 ~ 2 次。

5. 药熨操作过程中注意观察患者局部皮肤的颜色情况，及时询问患者对温度的感受，防止烫伤。

6. 操作完毕清洁患者局部皮肤，协助患者着衣，安排舒适体位，整理床单位，给予健康教育。

7. 整理用物，洗手，做好记录，记录治疗时间、部位、温度及局部皮肤情况、疗效及患者反应并签字。

## 七、注意事项

1. 局部感知觉障碍的患者慎用。

2. 操作过程中保持药袋温度，温度过低需及时更换或加温。

3. 药熨温度适宜，一般保持在 50 ℃ ~ 60 ℃，不宜超过 70 ℃；婴幼儿、年老及感知觉障碍者，药熨温度不宜超过 50 ℃。操作中注意保暖。

4. 中药热熨敷过程中观察患者局部皮肤颜色变化，并应随时倾听患者对温度的感受，一旦患者感到局部皮肤疼痛、出现烫伤或水疱时应立即停止，并给予适当处理。

5. 纱布袋用后清洗消毒备用，中药可连续使用 1 周。

6. 药熨敷用药要辨证论治，合理选用。对刺激性太强或对皮肤损害较大的药物应慎用，同时避免选择易引起孕妇流产的药物（如麝香等）。

7. 空腹或饱餐后不宜进行中药热熨敷操作。

## 八、健康教育

1. 药熨后半小时内避风寒，饮用适量温水。

2. 清淡饮食，忌寒凉生冷、肥甘厚腻的食物。

3. 注意观察药熨部位皮肤情况，若出现水疱及时告知护士进行处理。

## 九、附件

1. 中药热熨敷技术操作流程图。（附件1）

2. 中药热熨敷技术考核标准。（附件2）

3. 中药热熨敷技术并发症预防及处理。（附件3）

（杭州市中医院）

中
医
护
理
技
术
规
范
及
临
床
应
用

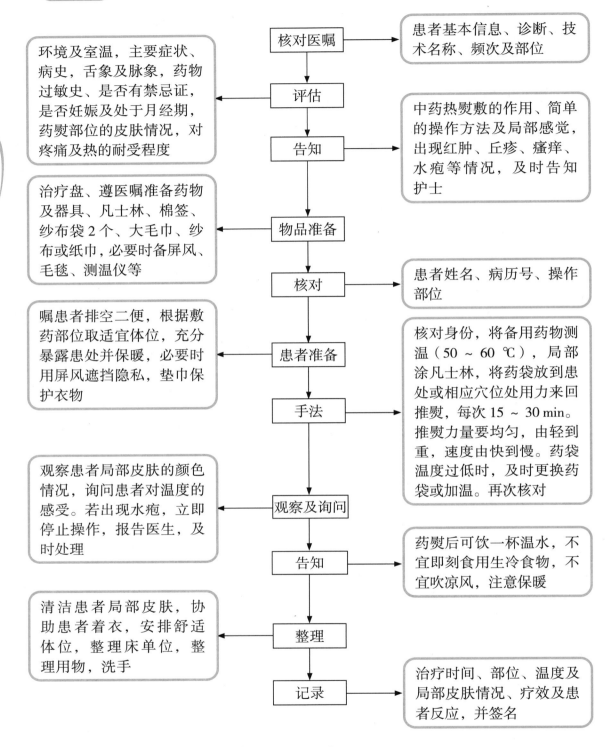

核对医嘱 → 患者基本信息、诊断、技术名称、频次及部位

环境及室温，主要症状、病史，舌象及脉象，药物过敏史、是否有禁忌证，是否妊娠及处于月经期，药熨部位的皮肤情况，对疼痛及热的耐受程度 ← 评估

告知 → 中药热熨敷的作用、简单的操作方法及局部感觉，出现红肿、丘疹、瘙痒、水疱等情况，及时告知护士

治疗盘、遵医嘱准备药物及器具、凡士林、棉签、纱布袋 2 个、大毛巾、纱布或纸巾，必要时备屏风、毛毯、测温仪等 ← 物品准备

核对 → 患者姓名、病历号、操作部位

嘱患者排空二便，根据敷药部位取适宜体位，充分暴露患处并保暖，必要时用屏风遮挡隐私，垫巾保护衣物 ← 患者准备

手法 → 核对身份，将备用药物测温（50 ~ 60 ℃），局部涂凡士林，将药袋放到患处或相应穴位处用力来回推熨，每次 15 ~ 30 min。推熨力量要均匀，由轻到重，速度由快到慢。药袋温度过低时，及时更换药袋或加温。再次核对

观察患者局部皮肤的颜色情况，询问患者对温度的感受。若出现水疱，立即停止操作，报告医生，及时处理 ← 观察及询问

告知 → 药熨后可饮一杯温水，不宜即刻食用生冷食物，不宜吹凉风，注意保暖

清洁患者局部皮肤，协助患者着衣，安排舒适体位，整理床单位，整理用物，洗手 ← 整理

记录 → 治疗时间、部位、温度及局部皮肤情况、疗效及患者反应，并签名

中药热熨敷技术流程图

## 中药热熨敷技术考核标准

| | | 内容 | 分值 | 备注 |
|---|---|---|---|---|
| 操作步骤 | 素质要求 | 服装、鞋帽整齐，仪表大方（1分）　洗手、戴口罩（1分） | 2 | |
| | 操作前 | 核对医嘱：患者基本信息（1分）　诊断（1分）　技术名称（1分）　频次（1分）　部位（1分） | 5 | |
| | | 评估：环境及室温（1分）　主要症状（2分）　病史（2分）　舌象及脉象（2分）　药物过敏史（1分）　是否有禁忌证（1分）　体质（1分）及热熨部位皮肤情况（1分）　对疼痛及热的耐受程度（1分） | 12 | |
| | | 告知：中药热熨敷的作用（2分）　简单的操作方法（1分）　局部感觉（1分）　取得患者配合（1分） | 5 | |
| | | 物品准备：治疗盘（1分）　药物、纱布袋及器具（2分）　凡士林及棉签（1分）　大毛巾（1分）　纱布或纸巾（1分）　必要时备屏风、毛毯、测温仪 | 6 | |
| | 操作中 | 核对：患者姓名（1分）　病历号（1分）　操作部位（1分） | 3 | |
| | | 患者准备：嘱患者排空二便（1分）　取合适体位（2分）　暴露操作部位（1分）　注意保护隐私（2分）及保暖（2分）　用垫巾保护衣物（2分） | 10 | |
| | | 推熨：核对身份（2分）　将准备的药物装入纱布袋并用测温仪测温（4分）　药熨部位涂少量凡士林（1分）　力量均匀，开始时用力要轻（4分）　速度可稍快（4分）　随着药袋温度的降低，力量可增大（4分）　同时速度减慢（4分）　药袋温度过低时，及时更换药袋或加温（4分）　热熨时间15～30 min（3分）　再次核对（2分） | 32 | |
| | | 观察及询问：观察患者局部皮肤（2分）　询问患者对温度的感受（3分）　及时调整速度、温度或停止操作，防止烫伤（5分） | 10 | |
| | 操作后 | 告知：药熨后可饮一杯温水（1分）　不宜即刻食用生冷食物（1分）　不宜吹凉风（1分）　注意保暖（1分） | 4 | |
| | | 整理：用纱布或纸巾清洁患者局部皮肤（1分）　协助患者穿衣（1分）　取舒适卧位（1分）　整理床单位（1分）　处理用物（1分）　洗手（1分） | 6 | |
| | | 评估记录：中药热熨敷温度及时间（1分）　部位（1分）　患者反应（1分）　疗效（1分）　签名（1分） | 5 | |

第六章　敷熨熏浴类

207

# 常见并发症——烫伤

## 一、发生原因

1. 操作前评估不到位。

2. 操作时药物加温温度过高。

3. 操作过程中未观察局部皮肤,未询问患者感受。

## 二、临床表现

操作局部皮肤出现红肿、水疱,严重者可出现疼痛、渗液等。

## 三、预防及处理

1. 操作前评估患者对热和疼痛的耐受程度。评估局部皮肤情况、是否有感知障碍,是否适宜热熨疗法。

2. 热熨温度以患者耐受为宜,一般保持 50 ℃ ~ 60 ℃,不宜超过 70 ℃;年老、婴幼儿及感觉障碍者,温度不宜超过 50 ℃。

3. 操作过程中观察皮肤颜色变化,及时询问患者感受。

4. 患者感觉局部温度过高或出现红肿、水疱等情况,应立即停止治疗,并通知医生,对症处理。热熨后,局部皮肤出现灼热微红,属正常现象。如果热熨后出现小水疱,注意勿擦破,水疱可自行吸收。大水疱者可按烫伤处理,即局部消毒后,用灭菌针头刺破水疱下沿,将其液体挤干,外涂湿润烧伤膏,并盖上无菌纱布。

# 常见并发症——过敏反应

## 一、发生原因

1. 操作前评估不到位,患者是易过敏体质,未询问过敏史。

2. 药物使用时间过长。

## 二、临床表现

局部皮肤出现发红、瘙痒、丘疹、水疱,严重者皮肤破溃、渗液。

## 三、预防及处理

1. 操作前认真评估,询问患者过敏史,对强过敏体质者慎用。

2. 明确告知患者药物使用时间,一旦出现局部皮肤发红、瘙痒、丘疹、水疱,立即停止用药,并将药物擦净或清洗干净。

3. 出现皮肤过敏者,遵医嘱内服或外用抗过敏药物,嘱患者避免搔抓。

# 第六节　中药冷敷技术

中药冷敷技术是指将中药洗剂、散剂、酊剂冷敷于患处,通过中药的透皮吸收,同时应用低于皮温的物理因子来刺激机体,从而达到降温、止痛、止血、消肿、减少炎性渗出的一种中医外治技术。

## 一、适应证

1. 内科疾病:中暑、高热等。

2. 外科疾病:外伤、骨折、脱位、蜇伤等早期肿胀,软组织损伤的初期,皮炎、静脉炎等。

3. 眼科:电光性眼炎、结膜炎等。

4. 五官科:衄血等。

## 二、禁忌证

1. 循环障碍的患者,如动脉栓塞、雷诺病等。

2. 急性炎症后期、慢性炎症、深部化脓病灶患者。

3. 系统性红斑狼疮、对冷过敏及断肢再植术后患者。

## 三、评估

1. 操作环境及室温。

2. 主要症状、舌象、脉象、既往史、过敏史,是否妊娠等。

3. 患者局部皮肤情况、体质。

4. 冷敷部位的局部皮肤情况,患者对冷刺激的耐受程度。

5. 患者心理状态。

## 四、告知

1. 冷敷的作用、简单的操作方法,冷敷时间为 20 ~ 30 min。

2. 患者局部皮肤出现不适时,及时告知护士。

3. 中药可致皮肤着色,数日后可自行消退。

## 五、用物准备

治疗盘、中药汤剂(8 ℃ ~ 15 ℃)、测温仪、毛巾、镊子、弯盘、敷料(其他合适材料)、塑料薄膜、治疗巾、剪刀,必要时备冰敷袋、屏风、凉性介质贴膏等。

## 六、基本操作方法

1. 核对医嘱,评估患者并做好解释,嘱患者排空二便。

2. 戴口罩，操作前应备齐用物并检查，将用物携至床旁。

3. 再次核对医嘱，协助患者取合理、舒适体位，垫治疗巾，充分暴露冷敷部位，注意做好保暖及保护患者隐私。

4. 用测温仪测试药液的温度（温度在 8 ℃ ~ 15 ℃），用剪刀剪开中药液的包装袋，并将中药倒在弯盘中。

5. 根据局部的皮肤情况选择合适的敷料。

6. 用敷料浸取药液，以不滴水为宜，直接外敷患处，每隔 5 min 更换 1 次；或用塑料薄膜包裹，薄膜外覆盖毛巾，以保持中药冷敷的湿度及温度；一般持续冷敷 20 ~ 30 min。

7. 随时观察患者的皮肤情况及测量温度（红外线测温仪），询问患者有无不适感。

8. 其他湿冷敷方法。

（1）中药冰敷：将中药散剂敷于患处，一般面积大于病变部位 1 ~ 2 cm。用敷料覆盖，并将冰敷袋放置于敷料上保持低温。

（2）中药酊剂凉涂法：将中药喷剂喷涂于患处，喷 2 ~ 3 遍，面积需大于病变部位 1 ~ 2 cm。用敷料覆盖，并将冰敷袋放置于敷料上保持低温。

（3）中药散剂冷敷法：将中药粉剂揉于患处或均匀地撒在有凉性物理介质的膏贴上，敷于患处，面积应大于病变部位 1 ~ 2 cm，需保留膏贴 1 h。

9. 操作完毕，清洁皮肤，撤除治疗巾，协助患者取舒适卧位，整理好床单位，注意保暖。

10. 告知患者相关注意事项，整理用物，记录。

## 七、注意事项

1. 操作过程中观察患处皮肤变化，对冷敷部位靠近关节、皮下脂肪少的患者，需注意观察患肢末梢的血运，定时询问患者的局部感受，如发现皮肤苍白、青紫等，应停止冷敷。

2. 冷敷时，避免局部组织冷刺激过量。

3. 操作过程中冰袋不应与皮肤直接接触。

4. 操作完毕，应保持局部皮肤干燥，注意保暖，避免冷风直吹。

5. 空腹或饱餐后不宜进行冷敷技术操作。

## 八、健康教育

1. 讲解操作前后注意事项，患者如出现不适应及时告知护士。

2. 饮食宜清淡易消化富含营养，忌食肥甘厚腻及辛辣之品。

## 九、附件

1. 中药冷敷技术操作流程图。（附件1）

2. 中药冷敷技术考核标准。（附件2）

3. 中药冷敷技术并发症预防及处理。（附件3）

（绍兴市柯桥区中医医院）

附件 1

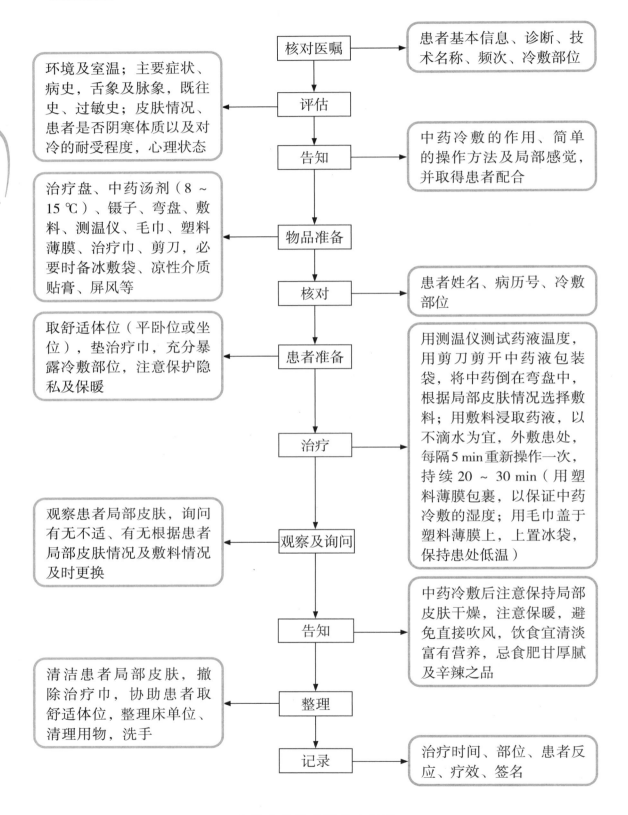

|  |  |
|---|---|
| **核对医嘱** | 患者基本信息、诊断、技术名称、频次、冷敷部位 |
| **评估** | 环境及室温；主要症状、病史，舌象及脉象，既往史、过敏史；皮肤情况、患者是否阴寒体质以及对冷的耐受程度，心理状态 |
| **告知** | 中药冷敷的作用、简单的操作方法及局部感觉，并取得患者配合 |
| **物品准备** | 治疗盘、中药汤剂（8 ~ 15 ℃）、镊子、弯盘、敷料、测温仪、毛巾、塑料薄膜、治疗巾、剪刀，必要时备冰敷袋、凉性介质贴膏、屏风等 |
| **核对** | 患者姓名、病历号、冷敷部位 |
| **患者准备** | 取舒适体位（平卧位或坐位），垫治疗巾，充分暴露冷敷部位，注意保护隐私及保暖 |
| **治疗** | 用测温仪测试药液温度，用剪刀剪开中药液包装袋，将中药倒在弯盘中，根据局部皮肤情况选择敷料；用敷料浸取药液，以不滴水为宜，外敷患处，每隔 5 min 重新操作一次，持续 20 ~ 30 min（用塑料薄膜包裹，以保证中药冷敷的湿度；用毛巾盖于塑料薄膜上，上置冰袋，保持患处低温） |
| **观察及询问** | 观察患者局部皮肤，询问有无不适、有无根据患者局部皮肤情况及敷料情况及时更换 |
| **告知** | 中药冷敷后注意保持局部皮肤干燥，注意保暖，避免直接吹风，饮食宜清淡富有营养，忌食肥甘厚腻及辛辣之品 |
| **整理** | 清洁患者局部皮肤，撤除治疗巾，协助患者取舒适体位，整理床单位、清理用物，洗手 |
| **记录** | 治疗时间、部位、患者反应、疗效、签名 |

中药冷敷技术操作流程图

## 中药冷敷技术考核标准

| 内容 | | | 分值 | 备注 |
|---|---|---|---|---|
| 素质要求 | | 服装、鞋帽整齐，仪表大方（1分）　洗手、戴口罩（1分） | 2 | |
| 操作步骤 | 操作前 | 核对医嘱：患者基本信息（1分）　诊断（1分）　技术名称（1分）　频次（1分）　冷敷部位（1分） | 5 | |
| | | 评估：环境及室温（1分）　主要症状（2分）　病史（2分）　舌象及脉象（2分）　是否阴寒体质（2分）　对冷的耐受程度（2分）　心理状态（1分） | 12 | |
| | | 告知：中药冷敷的作用（2分）　简单的操作方法及局部感觉（2分）　取得患者配合（1分） | 5 | |
| | | 物品准备：治疗盘（1分）　镊子、弯盘（1分）　中药汤剂（8～15℃）（2分）　测温仪（1分）　敷料、毛巾、塑料薄膜、治疗巾、剪刀（1分）　必要时备冰敷袋、凉性介质贴膏、屏风等 | 6 | |
| | 操作中 | 核对：患者姓名（1分）　病历号（1分）　冷敷部位（1分） | 3 | |
| | | 患者准备：取舒适体位（平卧位或坐位）（2分）　垫治疗巾（2分）　暴露冷敷部位做好核对（2分）　注意保护隐私（2分）及保暖（2分） | 10 | |
| | | 敷药：核对身份（2分）　测试药液温度（8～15℃）（4分）　剪开中药液包装袋，将中药倒入弯盘（4分）　根据局部皮肤情况选择敷料（2分）用敷料浸取药液，以不滴水为宜，外敷患处（10分）　每隔5 min重新操作一次，持续20～30 min（用塑料薄膜包裹，以保证中药冷敷的湿度；用毛巾盖于塑料薄膜上，上置冰袋，保持患处低温）（10分） | 32 | |
| | | 观察及询问：观察患处局部皮肤（2分）　询问患者有无不适（3分）　根据患者局部皮肤情况及敷料情况及时更换（5分） | 10 | |
| | 操作后 | 告知：中药冷敷后注意保持局部皮肤干燥，再次核对部位（2分）　注意保暖（1分）　避免直接吹风（1分）　饮食宜清淡富有营养，忌食肥甘厚腻及辛辣之品（1分） | 5 | |
| | | 整理：清洁患者局部皮肤，撤治疗巾（1分）　协助患者取舒适卧位（1分）整理床单位（1分）　处理用物（1分）　洗手（1分） | 5 | |
| | | 评估记录：冷敷时间（1分）　部位（1分）　患者反应（1分）　疗效（1分）签名（1分） | 5 | |

第六章　敷熨熏浴类

附件 3

# 常见并发症——局部冻伤

## 一、发生原因

1.末梢循环不良,在低温下维持血供的小动脉容易发生痉挛,造成局部组织缺血、坏死。

2.冰袋的温度低,持续冰敷用冷的时间过长,使局部营养、生理功能及细胞代谢均会发生障碍,严重者会发生组织坏死。多见于老年、年幼感觉迟钝及昏迷患者。

## 二、临床表现

表现为局部的皮肤颜色变青紫,感觉麻木,局部僵硬,变黑,甚至发生组织坏死。

## 三、预防及处理

1.冷敷的时间不能过长,每次控制在 20 ~ 30 min。

2.对进行冷敷的患者需经常巡视,观察冷敷的局部皮肤情况,如肤色变青紫、感觉麻木,必须立即停止冷敷并及时处理,以防组织坏死。

3.刺激、过敏或末梢血管功能有异常(如雷诺病)时,应禁止使用冷敷。

4.冷敷部位一般选择在头、颈、腋窝、腹股沟、胸(避开心前区)、四肢,避开枕后、耳郭、阴囊等处。

5.一旦发现局部有冻伤,应立即停止冷敷,轻者予保暖可逐渐恢复,重者严格按医嘱对症治疗。

# 常见并发症——全身反应

## 一、发生原因

冰敷的温度过低,持续时间过长,多见于年老体弱患者及年幼儿。

## 二、临床表现

寒颤、面色苍白、体温降低。

## 三、预防及处理

定时观察,询问进行冷敷的患者,如有不适及时处理。一旦患者出现全身反应,立即停止冷敷并给予保暖等处理。对感染性休克、末梢循环不良的患者,禁止使用冷敷技术,尤其对老幼患者应慎用。

# 常见并发症——过敏反应

## 一、发生原因

1. 操作前评估不到位，患者是易过敏体质，未询问过敏史。

2. 药物使用时间过长。

## 二、临床表现

局部皮肤出现发红、瘙痒、丘疹、水疱，严重者皮肤破溃、渗液。

## 三、预防及处理

1. 操作前认真评估，询问患者过敏史，对强过敏体质者慎用。

2. 明确告知患者药物使用时间，一旦出现局部皮肤发红、瘙痒、丘疹、水疱，立即停止用药，并将药物擦净或清洗干净。

3. 出现皮肤过敏者，遵医嘱内服或外用抗过敏药物，嘱患者避免搔抓。

# 第七节　中药封包技术

中药封包技术是将相关药物均匀涂擦于患处或相应的穴位上，然后用不透水薄膜或其他材料对涂药处进行封闭式包裹，以增强药物的透皮吸收，达到清热凉血、活血消肿、软化皮损、润泽肌肤等功效的一种中医外治技术。

## 一、适应证

适用于斑块银屑病、慢性湿疹、结节性痒疹、疥疮结节、淀粉样病变等肥厚性皮肤疾病及甲癣、足癣、跖疣。

## 二、禁忌证

1. 妊娠期、哺乳期女性。

2. 有过敏性皮肤病或其他严重的泛发性皮肤病患者；伴有糜烂、渗液的急性炎症期的皮疹。

3. 对不透水薄膜过敏者。

## 三、评估

1. 操作环境及室温。

2. 主要症状、舌象、脉象、既往史、药物过敏史，是否妊娠等。

3. 患者封包部位局部皮肤情况。

4. 患者对该项操作的认知和接受程度。

## 四、告知

1. 中药封包技术的作用、简单的操作方法及患者的局部感觉。

2. 局部封包后可能出现皮肤着色，属正常现象，数日后可自行消退。药物颜色、赋形剂等可能造成污染衣物的情况。

3. 封包后如出现原有症状加重或局部红斑、灼热、疼痛等不适，或封包处松动、脱落，应及时告知护士。

## 五、用物准备

治疗盘、已调配的药物、棉签、不透水薄膜，必要时备屏风、浴巾。

## 六、基本操作方法

1. 核对医嘱，评估患者，做好解释，嘱患者排空二便。

2. 备齐用物，携至床旁，关闭门窗，必要时用屏风遮挡。

3. 协助患者取舒适体位，暴露患处。

4. 观察患者局部皮肤情况，根据皮损面积，用棉签将所需药物均匀地涂擦于患处，厚薄适中。

5. 用不透水薄膜或其他材料对涂药处进行封闭式包裹，松紧适宜，封包时间为 2 h，随时询问患者有无瘙痒、灼热等不适感受。

6. 治疗结束取下药包后，清洁皮肤，并观察患者局部皮肤情况。

7. 操作完毕，再次核对医嘱，协助患者着衣，整理床单位，安排舒适体位。

8. 整理用物，洗手，记录。

## 七、注意事项

1. 操作过程中患者若出现头晕、局部皮肤灼热、疼痛等不适，应立即停止用药，清洁皮肤并报告医生，积极配合处理。

2. 封包时间以 2 h 为宜，封包后若出现原有症状加重或局部灼热、疼痛不适，应及时告知护士。

## 八、健康教育

1. 避免皮肤外伤、搔抓及使用易致敏的化妆品、染发剂。

2. 宜选择柔软棉质衣物，避免使用肥皂、沐浴露、洗手液等刺激性洗涤剂，以免加重破坏皮肤屏障功能。洗浴时应注意避免水温过高、时间过久。每日早晚使用润肤剂改善皮肤屏障功能，增强皮肤水合作用，减少鳞屑的产生。

3. 饮食宜清淡富有营养，少食油腻之品，忌食酒类、辛辣刺激之品。

4. 患者应保持心情舒畅，避免急躁不安的情绪，忌怒。

## 九、附件

1. 中药封包技术操作流程图。（附件 1）

2. 中药封包技术考核标准。（附件 2）

3. 中药封包技术并发症预防及处理。（参考中药硬膏热贴敷附件 3）

（金华市中医医院）

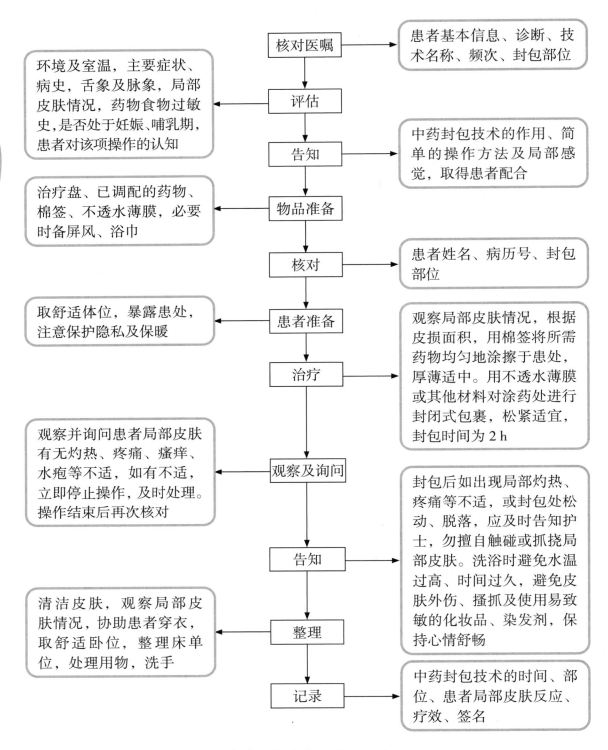

左侧文本框（从上到下）：

环境及室温，主要症状、病史，舌象及脉象，局部皮肤情况，药物食物过敏史，是否处于妊娠、哺乳期，患者对该项操作的认知

治疗盘、已调配的药物、棉签、不透水薄膜，必要时备屏风、浴巾

取舒适体位，暴露患处，注意保护隐私及保暖

观察并询问患者局部皮肤有无灼热、疼痛、瘙痒、水疱等不适，如有不适，立即停止操作，及时处理。操作结束后再次核对

清洁皮肤，观察局部皮肤情况，协助患者穿衣，取舒适卧位，整理床单位，处理用物，洗手

中间流程（从上到下）：

核对医嘱 → 评估 → 告知 → 物品准备 → 核对 → 患者准备 → 治疗 → 观察及询问 → 告知 → 整理 → 记录

右侧文本框（从上到下）：

患者基本信息、诊断、技术名称、频次、封包部位

中药封包技术的作用、简单的操作方法及局部感觉，取得患者配合

患者姓名、病历号、封包部位

观察局部皮肤情况，根据皮损面积，用棉签将所需药物均匀地涂擦于患处，厚薄适中。用不透水薄膜或其他材料对涂药处进行封闭式包裹，松紧适宜，封包时间为 2 h

封包后如出现局部灼热、疼痛等不适，或封包处松动、脱落，应及时告知护士，勿擅自触碰或抓挠局部皮肤。洗浴时避免水温过高、时间过久，避免皮肤外伤、搔抓及使用易致敏的化妆品、染发剂，保持心情舒畅

中药封包技术的时间、部位、患者局部皮肤反应、疗效、签名

中药封包技术操作流程图

左侧竖排文字：中医护理技术规范及临床应用

## 中药封包技术考核标准

| | | 内容 | 分值 | 备注 |
|---|---|---|---|---|
| 操作步骤 | 素质要求 | 服装、鞋帽整齐，仪表大方（1分）　洗手、戴口罩（1分） | 2 | |
| | 操作前 | 核对医嘱：患者基本信息（1分）　诊断（1分）　技术名称（1分）　频次（1分）　封包部位（1分） | 5 | |
| | | 评估：环境及室温（2分）　主要症状（2分）　既往史（1分）　舌象及脉象（2分）　药物过敏史（1分）　局部皮肤情况（1分）　对该项操作的认知（1分） | 10 | |
| | | 告知：中药封包技术的作用（2分）　简单的操作方法及局部感觉（2分）　取得患者配合（1分） | 5 | |
| | | 物品准备：治疗盘（1分）　已调配的药物（3分）　不透水薄膜（1分）　棉签（1分）　必要时备浴巾、屏风（2分） | 8 | |
| | 操作中 | 核对：患者姓名（1分）　病历号（1分）　封包部位（1分） | 3 | |
| | | 患者准备：取舒适体位（2分）　暴露患处（1分）　注意保护隐私（2分）及保暖（2分） | 7 | |
| | | 封包：核对身份（2分）　根据皮损面积，用棉签将所需药物均匀地涂擦于患处（15分）　厚薄适中（6分）　用不透水薄膜或其他材料对涂药处进行封闭式包裹（5分）　松紧适宜（5分）　再次核对（2分） | 35 | |
| | | 观察及询问：观察患者局部包裹松紧度（5分）　询问患者有无不适（5分） | 10 | |
| | 操作后 | 告知：封包结束后，如出现局部灼热、疼痛等不适，或封包处松动、脱落，应及时告知护士（2分）　洗浴时避免水温过高、时间过久（1分）　避免皮肤外伤、搔抓及使用易致敏的物品（1分）　保持心情舒畅（1分） | 5 | |
| | | 整理：清洁患者局部皮肤，观察皮肤情况（1分）　协助患者整理衣物及床单位（1分）　取舒适卧位（1分）　处理用物（1分）　洗手（1分） | 5 | |
| | | 记录：中药封包技术的时间（1分）　部位（1分）　患者局部皮肤反应（1分）　疗效（1分）　签名（1分） | 5 | |

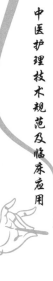

# 第八节　穴位贴敷技术

穴位贴敷技术是将药物制成一定剂型,贴敷到人体穴位,通过刺激穴位,激发经气,达到通经活络、活血化瘀、清热解毒、行气消痞、消肿止痛目的的一种中医外治技术。

## 一、适应证

适用于支气管哮喘、慢性阻塞性肺疾病等呼吸系统疾病,过敏性鼻炎、鼻窦炎等五官科疾病;慢性胃炎、胃溃疡等消化系统疾病,月经不调、痛经等妇科疾病,恶性肿瘤、各种疮疡及跌打损伤等疾病引起的疼痛。

## 二、禁忌证

1. 治疗部位有皮肤疾病患者禁用。

2. 过敏体质,或对使用药物已知成分和胶布过敏者禁用。

## 三、评估

1. 病室环境,温度适宜。

2. 主要症状、舌象、脉象、既往史、药物及胶布过敏史,是否妊娠期、月经期。

3. 敷药部位的皮肤情况及体质。

4. 患者心理状况。

## 四、告知

1. 穴位贴敷的作用及简单操作方法。

2. 出现皮肤微红为正常现象,治疗停止后会自然消退。

3. 贴敷药物期间,患者应减少运动、避免出汗,注意观察局部皮肤情况。若出现局部皮肤瘙痒、丘疹、水疱等过敏反应,或穴位贴膜松动、脱落,要及时告知护士。

4. 局部贴药后可能出现药物颜色、油渍等污染衣物。

## 五、用物准备

治疗盘、穴位贴膜、贴敷药物、0.9%生理盐水棉球、压舌板或取药棒、无菌纱布,必要时备毛毯、浴巾。

## 六、基本操作方法

1. 核对医嘱,评估患者,做好解释,调节室温,嘱患者排空二便。

2. 备齐用物,携至床旁,关闭门窗,拉窗帘。

3. 根据治疗部位,协助患者取适宜的体位,充分暴露治疗部位,注意保暖及保护隐私。

4. 用 0.9% 生理盐水或温水擦洗皮肤上的异物，观察皮肤情况。

5. 遵医嘱准确定穴，并将事先准备好涂有药物的穴位贴膜贴于穴位上，将贴膜展平粘贴，避免折叠污染衣物。

6. 观察患者局部皮肤情况，询问有无不适感。

7. 操作完毕后协助患者着衣，安排舒适体位。

8. 整理用物，洗手，记录。

## 七、注意事项

1. 药物应均匀地涂抹于穴位贴膜的固定位置，厚薄适宜。

2. 对于残留在皮肤上的药物不宜采用肥皂或刺激性物品擦洗。

3. 每次贴敷时取穴不宜过多，一般以 6 ~ 8 穴为宜。同一部位不宜连续贴敷过久，以免造成皮肤损伤。

4. 穴位贴敷时间一般为 6 ~ 8 h。也可根据病情、年龄、药物、季节调整时间，小儿酌减。

5. 颜面五官部位、关节、心脏及大血管附近，不宜用刺激性太强的药物进行发疱。避免发疱遗留瘢痕，影响容貌或活动功能。

6. 妊娠期及月经期患者慎用。孕妇的脐部、腹部、腰骶部及某些敏感穴位，如合谷、三阴交等处都不宜贴敷，以免局部刺激引起流产。

7. 糖尿病、血液病、发热、严重心肝肾功能障碍者慎用。

8. 艾滋病、结核病或其他传染病患者慎用。

## 八、健康教育

1. 根据疾病情况，治疗期间慎食或禁食生冷、海鲜、辛辣刺激性食物。

2. 慎起居，避风寒，防止受凉。

3. 保持心情舒畅，情绪稳定，防止因情志不畅影响病情。

4. 保持贴敷部位皮肤清洁、卫生，勿撕扯胶布。

## 九、附件

1. 穴位贴敷技术操作流程图。（附件 1）

2. 穴位贴敷技术考核标准。（附件 2）

3. 穴位贴敷技术并发症预防及处理。（参考中药硬膏热贴敷附件 3）

（湖州市中医院）

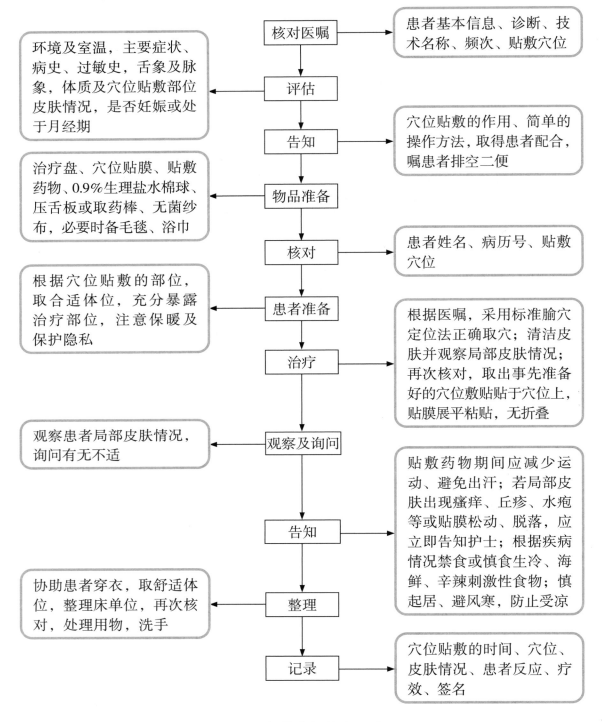

附件1

环境及室温，主要症状、病史、过敏史，舌象及脉象，体质及穴位贴敷部位皮肤情况，是否妊娠或处于月经期 ← 评估

核对医嘱 → 患者基本信息、诊断、技术名称、频次、贴敷穴位

告知 → 穴位贴敷的作用、简单的操作方法，取得患者配合，嘱患者排空二便

治疗盘、穴位贴膜、贴敷药物、0.9%生理盐水棉球、压舌板或取药棒、无菌纱布，必要时备毛毯、浴巾 ← 物品准备

核对 → 患者姓名、病历号、贴敷穴位

根据穴位贴敷的部位，取合适体位，充分暴露治疗部位，注意保暖及保护隐私 ← 患者准备

治疗 → 根据医嘱，采用标准腧穴定位法正确取穴；清洁皮肤并观察局部皮肤情况；再次核对，取出事先准备好的穴位敷贴贴于穴位上，贴膜展平粘贴，无折叠

观察患者局部皮肤情况，询问有无不适 ← 观察及询问

告知 → 贴敷药物期间应减少运动、避免出汗；若局部皮肤出现瘙痒、丘疹、水疱等或贴膜松动、脱落，应立即告知护士；根据疾病情况禁食或慎食生冷、海鲜、辛辣刺激性食物；慎起居、避风寒，防止受凉

协助患者穿衣，取舒适体位，整理床单位，再次核对，处理用物，洗手 ← 整理

记录 → 穴位贴敷的时间、穴位、皮肤情况、患者反应、疗效、签名

穴位贴敷技术操作流程图

中医护理技术规范及临床应用

222

## 穴位贴敷技术考核标准

| | | 内容 | 分值 | 备注 |
|---|---|---|---|---|
| 操作步骤 | 素质要求 | 服饰、鞋帽整齐,仪表大方(1分)  洗手(1分)  戴口罩(1分) | 3 | |
| | 操作前 | 核对医嘱:患者基本信息(1分)  诊断(1分)  技术名称(1分)  频次(1分)  贴敷穴位(1分) | 5 | |
| | | 评估:环境及室温(1分)  主要症状(1分)  病史(1分)  过敏史(1分)  舌象(1分)及脉象(1分)  体质(1分)  是否妊娠或处于月经期(1分)  局部皮肤情况(2分) | 10 | |
| | | 告知:治疗的作用(1分)  简单操作方法(1分)  局部感觉(1分)  取得患者合作(1分) | 4 | |
| | | 物品准备:治疗盘(1分)  穴位贴膜(2分)  贴敷药物(2分)  0.9%生理盐水棉球(1分)  无菌纱布(1分)  压舌板或取药棒(1分)  必要时备毛毯、浴巾 | 8 | |
| | 操作中 | 核对:患者姓名(1分)  病历号(1分)  贴敷穴位(1分) | 3 | |
| | | 患者准备:取舒适体位(根据穴位)(3分)  暴露治疗部位(1分)  注意保护隐私(2分)  注意保暖(2分) | 8 | |
| | | 穴位贴敷:核对身份(2分)  根据医嘱,采用标准腧穴定位法正确取穴(18分)  清洁皮肤(2分)  观察局部皮肤情况(5分)  取出事先涂抹好药物的穴位贴膜贴于穴位处(4分)  贴膜展平粘贴,无折叠(4分)  再次核对(2分) | 37 | |
| | | 观察及询问:观察患者局部皮肤情况(3分)  询问有无不适(3分) | 6 | |
| | 操作后 | 告知:贴敷期间应减少运动、避免出汗(1分)  若局部皮肤出现瘙痒、丘疹、水疱等或贴膜松动、脱落,应立即告知护士(1分)  根据疾病情况禁食或慎食生冷、海鲜、辛辣刺激性食物(1分)  慎起居(1分)  避风寒(1分) | 5 | |
| | | 整理:协助患者穿衣(1分)  取舒适体位(1分)  整理床单位(1分)  整理用物(1分)  洗手(1分) | 5 | |
| | | 评估记录:治疗时间(1分)  穴位(1分)  局部皮肤(1分)  疗效及反应(1分)  签名(1分) | 5 | |

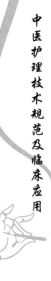

## 第九节  中药熏药技术

中药熏药技术是以中药蒸气为载体，借用中药热力及药理作用熏蒸患处达到疏通腠理、祛风除湿、温经通络、活血化瘀为目的的一种中医外治技术。

### 一、适应证

适用于偏瘫肢体，风湿免疫疾病、骨伤科、妇科、外科、肛肠科及皮肤科等各科疾病引起的疼痛、炎症、水肿、瘙痒等症状。

### 二、禁忌证

1. 急性传染病、严重心脏病、严重高血压病等，均忌用全身中药熏药。

2. 危重外科疾病，严重化脓感染疾病，需要进行抢救者，忌用中药熏药。

3. 慢性肢体动脉闭塞性疾病，严重肢体缺血，发生肢体干性坏疽者忌用熏药。

4. 饱食、饥饿以及过度疲劳时，均不宜熏药。

5. 饭前饭后半小时内，不宜蒸汽熏药。

6. 有中药过敏者禁止熏药。

7. 感觉障碍者禁用。

### 三、评估

1. 病室环境，温度适宜。

2. 主要症状、舌象、脉象、既往史及过敏史，是否妊娠或处于月经期。

3. 局部皮肤情况、体质及对温度的耐受程度。

4. 进餐时间。

### 四、告知

1. 中药熏药的作用、简单的操作方法、熏药时间（约 20 ~ 30 min），熏药后皮肤可能会出现微微发红属于正常现象。

2. 熏药过程中患者如出现不适及时告知护士。

3. 熏药前可饮淡盐水或温水 200 mL，避免出汗过多引起脱水。餐前餐后 30 min 内，不宜熏药。

4. 熏药完毕，注意保暖，避免直接吹风。

### 五、用物准备

治疗盘、中药、纱布、量杯、熏药机、一次性治疗巾或浴巾，必要时备屏风等物。

## 六、基本操作方法

1. 核对医嘱，评估患者，做好解释，嘱患者排空二便，调节室内温度。

2. 备齐用物，携至床旁，协助患者取合理、舒适体位，必要时用屏风遮挡。

3. 加入中药及适量水，打开熏药机预热（温度大于 90 ℃时自动喷药）并做好解释，取得患者配合，暴露熏药部位，对准熏药部位进行熏药，熏药机喷头距离熏药部位须大于 20 cm。

4. 随时观察患者病情及局部皮肤变化情况，询问患者感受并及时调整喷头角度。

5. 治疗结束观察并清洁患者皮肤，协助患者整理衣服，取舒适体位。

6. 整理用物，洗手，记录。

## 七、注意事项

1. 感觉障碍的患者禁用。

2. 熏药过程中密切观察患者有无胸闷，心慌等症状，注意避风，冬季注意保暖，熏药毕应及时擦干药液和汗液，暴露部位尽量加盖衣被。

3. 包扎部位熏药时，应去除敷料。

4. 熏药机出药口与熏药部位距离应该 > 20 cm。

5. 熏药时间以 20 ~ 30 min 为宜，不宜过长。

6. 施行熏药时，应注意防止烫伤。

## 八、健康教育

1. 保持局部清洁干燥，避免直流风。

2. 熏药时避免移动身体以免烫伤。

3. 饮食宜清淡富有营养，忌食肥甘厚腻及辛辣、寒凉之品。

## 九、附件

1. 中药熏药技术操作流程图。（附件 1）

2. 中药熏药技术考核标准。（附件 2）

3. 中药熏药技术并发症预防及处理。（附件 3）

（衢州市中医医院）

附件 1

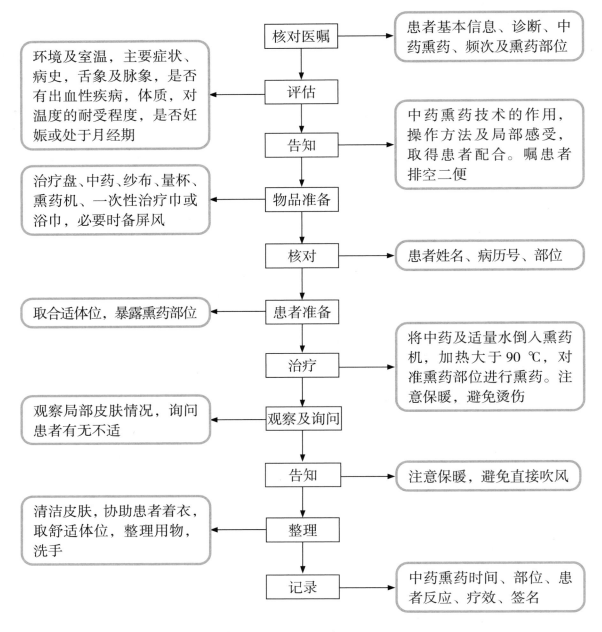

中药熏药技术操作流程图

**核对医嘱** → 患者基本信息、诊断、中药熏药、频次及熏药部位

环境及室温，主要症状、病史，舌象及脉象，是否有出血性疾病，体质，对温度的耐受程度，是否妊娠或处于月经期 ← **评估**

**告知** → 中药熏药技术的作用，操作方法及局部感受，取得患者配合。嘱患者排空二便

治疗盘、中药、纱布、量杯、熏药机、一次性治疗巾或浴巾，必要时备屏风 ← **物品准备**

**核对** → 患者姓名、病历号、部位

取合适体位，暴露熏药部位 ← **患者准备**

**治疗** → 将中药及适量水倒入熏药机，加热大于 90 ℃，对准熏药部位进行熏药。注意保暖，避免烫伤

观察局部皮肤情况，询问患者有无不适 ← **观察及询问**

**告知** → 注意保暖，避免直接吹风

清洁皮肤，协助患者着衣，取舒适体位，整理用物，洗手 ← **整理**

**记录** → 中药熏药时间、部位、患者反应、疗效、签名

# 中药熏药技术考核标准

<table>
<tr><th colspan="2"></th><th>内容</th><th>分值</th><th>备注</th></tr>
<tr><td rowspan="15">操作步骤</td><td>素质要求</td><td>服装、鞋帽整齐，仪表大方（1分）　洗手、戴口罩（1分）</td><td>2</td><td></td></tr>
<tr><td rowspan="4">操作前</td><td>核对医嘱：患者基本信息（1分）　诊断（1分）　中药熏药频次及熏药部位（1分）</td><td>3</td><td></td></tr>
<tr><td>评估：环境及室温（1分）　主要症状（2分）　病史（2分）　舌象及脉象（2分）　是否有出血性疾病（1分）　体质（1分）　对温度的耐受程度（2分）　是否妊娠或处于月经期（1分）</td><td>12</td><td></td></tr>
<tr><td>告知：中药熏药技术的作用（2分）　操作方法、熏药时间、局部感受（2分）取得患者配合（1分）</td><td>5</td><td></td></tr>
<tr><td>物品准备：治疗盘、中药（1分）　纱布（1分）　量杯（1分）　熏药机（1分）一次性治疗巾或浴巾（1分）　必要时备屏风（1分）</td><td>6</td><td></td></tr>
<tr><td rowspan="4">操作中</td><td>核对：患者姓名（1分）　病历号（1分）　熏药部位（1分）</td><td>3</td><td></td></tr>
<tr><td>患者准备：协助患者取合理、舒适体位（2分）　暴露熏药部位（2分）　注意保护患者隐私（2分）　注意保暖（2分）　熏药前饮淡盐水或温水 200 mL（2分）</td><td>10</td><td></td></tr>
<tr><td>中药熏药：核对身份（2分）　药液及适量水倒入熏药机，温度大于 90 ℃喷雾后（10分）　对准熏药部位（5分）　调节合适高度（6分）　熏药时间 20 ~ 30 min（2分）　操作过程保持衣服清洁（4分）　治疗结束后洗手（1分）再次核对（2分）</td><td>32</td><td></td></tr>
<tr><td>观察及询问：观察并询问患者感受（5分）　观察患者局部皮肤变化（3分）调整熏药机位置（2分）</td><td>10</td><td></td></tr>
<tr><td rowspan="3">操作后</td><td>告知：中药熏药结束后，可饮一杯温水（1分）　不宜即刻食用生冷食物（1分）不宜洗冷水澡（1分）　冬季应避免感受风寒（1分）　夏季避免风扇、空调直吹熏药部位（1分）</td><td>5</td><td></td></tr>
<tr><td>整理：清洁患者皮肤，协助患者穿衣（1分）　取舒适体位（1分）　整理床单位（1分）　处理用物（1分）　洗手（1分）</td><td>5</td><td></td></tr>
<tr><td>评估记录：中药熏药时间（1分）　部位（1分）　患者反应（1分）　疗效（1分）　签名（1分）</td><td>5</td><td></td></tr>
</table>

# 常见并发症——烫伤

## 一、发生原因

1. 熏药喷头距离熏药部位太近。

2. 对循环不良者、老年人等感知觉迟钝者实施熏药操作时，评估操作不到位。

## 二、临床表现

患者局部皮肤发红，出现大小不等的水疱。

## 三、预防及处理

1. 严格掌握禁忌证。

2. 常规评估患者皮肤感知觉状况。

3. 治疗前向患者解释中药熏药技术的目的、作用和相关注意事项。

4. 熏药前选择合适体位。

5. 在熏药过程中加强巡视，严密观察患者皮肤情况，如有异常情况及时处理，避免烫伤的发生。

6. 加强宣教，以防止患者调节熏药机造成烫伤。

7. 皮肤发红并有刺痛感者，立即停止熏药，冷水冲洗 30 min，并在局部涂抹凡士林或湿润烧伤膏以保护皮肤；有水疱者按浅Ⅱ度烧伤治疗，必要时请伤口造口专业组会诊。

# 第十节 中药泡洗技术

中药泡洗技术是借助泡洗时洗液的温热之力及药物本身的功效，浸洗全身或局部皮肤，达到活血、消肿、止痛、祛瘀生新等作用的一种中医外治技术。

**一、适应证**

适用于外感发热、失眠、便秘、皮肤感染及中风恢复期的手足肿胀等症状患者。

**二、禁忌证**

1. 心肺功能障碍、高血压危象、出血性疾病患者禁用。

2. 皮肤破损者。

**三、评估**

1. 病室环境，温度适宜。

2. 主要症状、舌苔、脉象、既往史、过敏史，是否妊娠或处于月经期。

3. 患者体质、对温度的耐受程度。

4. 泡洗部位皮肤情况。

5. 进餐时间。

**四、告知**

1. 中药泡洗的作用、简单的操作方法。

2. 餐前餐后 30 min 内不宜进行全身泡洗。

3. 全身泡洗时水位应在患者膈肌以下，以微微汗出为宜，如出现心慌等不适症状，及时告知护士。

4. 中药泡洗时间以 30 min 为宜，老人及小儿根据个体差异酌情递减。

5. 泡洗过程中，应饮用温水 300 ~ 500 mL，小儿及老年人酌减，有严重心肺及肝肾疾病患者饮水不宜超过 150 mL。

**五、用物准备**

治疗盘、中药液、泡洗装置、一次性药浴袋、水温计、毛巾，必要时备屏风。

**六、基本操作方法**

1. 核对医嘱，评估患者，做好解释，调节室内温度。协助患者排空二便。

2. 备齐用物，携至床旁。根据泡洗的部位，协助患者取合理、舒适体位，注意保暖。

3. 将一次性药浴袋套入泡洗装置内。

4. 常用泡洗法。

（1）全身泡洗技术：将药液注入泡洗装置内，药液温度保持40 ℃左右，水位在患者膈肌以下，全身浸泡30 min。

（2）局部泡洗技术：将40 ℃左右的药液注入盛药容器内，将浸洗部位浸泡于药液中，浸泡30 min。

5. 观察患者的反应，若感到不适，应立即停止，协助患者卧床休息。

6. 操作完毕，清洁局部皮肤，协助患者着衣，安置舒适体位。

7. 处理用物，洗手，记录。

### 七、注意事项

1. 操作前应评估患者局部皮肤颜色、温度、有无破溃等情况，特别注意下列疾病者不宜进行中药泡洗，如心肺功能障碍、出血性疾病等。心脑血管病患者、药物皮肤过敏者及妇女月经期间慎用。

2. 防烫伤，糖尿病、足部皲裂患者的泡洗温度应适当降低。

3. 泡洗过程中，应关闭门窗，避免患者感受风寒。

4. 泡洗过程中护士应加强巡视，注意观察患者的面色、呼吸、汗出等情况，出现头晕、心慌等异常症状，立即停止泡洗，报告医师。

### 八、健康教育

1. 空腹及餐后半小时内不宜泡洗。

2. 中药泡洗过程中，患者应饮用温水或茶水300 ~ 500 mL，小孩及老年人酌减，如有严重心肺及肝肾疾病饮水不宜超过150 mL。

3. 中药泡洗时应注意浸泡温度，微微出汗即可，不可大汗淋漓，以防虚脱。

4. 泡洗过程中，避免受寒，以防外邪内侵而致病。

5. 洗净后用清洁、柔软的毛巾轻轻擦干，尤其注意擦干趾间，干燥的皮肤可以使用油膏类护肤品。

6. 饮食宜清淡富有营养，忌食肥甘厚腻及辛辣之品。

### 九、附件

1. 中药泡洗技术操作流程图。（附件1）

2. 中药泡洗技术考核标准。（附件2）

3. 中药泡洗技术并发症预防及处理。（附件3）

（衢州市中医医院）

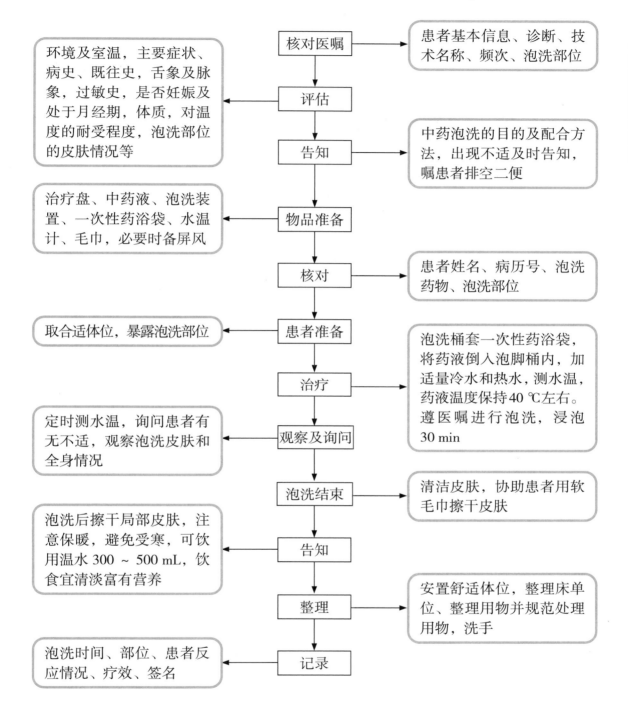

环境及室温，主要症状、病史、既往史、舌象及脉象，过敏史，是否妊娠及处于月经期，体质，对温度的耐受程度，泡洗部位的皮肤情况等 ← 评估

核对医嘱 → 患者基本信息、诊断、技术名称、频次、泡洗部位

告知 → 中药泡洗的目的及配合方法，出现不适及时告知，嘱患者排空二便

治疗盘、中药液、泡洗装置、一次性药浴袋、水温计、毛巾，必要时备屏风 ← 物品准备

核对 → 患者姓名、病历号、泡洗药物、泡洗部位

取合适体位，暴露泡洗部位 ← 患者准备

治疗 → 泡洗桶套一次性药浴袋，将药液倒入泡脚桶内，加适量冷水和热水，测水温，药液温度保持40 ℃左右。遵医嘱进行泡洗，浸泡30 min

定时测水温，询问患者有无不适，观察泡洗皮肤和全身情况 ← 观察及询问

泡洗结束 → 清洁皮肤，协助患者用软毛巾擦干皮肤

泡洗后擦干局部皮肤，注意保暖，避免受寒，可饮用温水 300 ～ 500 mL，饮食宜清淡富有营养 ← 告知

整理 → 安置舒适体位，整理床单位、整理用物并规范处理用物，洗手

泡洗时间、部位、患者反应情况、疗效、签名 ← 记录

中药泡洗技术操作流程图

附件2

## 中药泡洗技术考核标准

| | 内容 | | 分值 | 备注 |
|---|---|---|---|---|
| 素质要求 | 服装、鞋帽整齐，仪表大方（1分）　洗手、戴口罩（1分） | | 2 | |
| 操作步骤 | 操作前 | 核对医嘱：患者基本信息（1分）　诊断（1分）　技术名称（1分）　频次（1分）　泡洗部位（1分） | 5 | |
| | | 评估：主要症状、病史、既往史（1分）　舌象与脉象（4分）　过敏史（1分）是否妊娠及处于月经期（2分）　对温度的耐受程度（1分）　泡洗部位的皮肤情况（3分） | 12 | |
| | | 告知：中药泡洗的目的及配合方法（2分）　出现不适及时告知（2分）　嘱患者排空二便（1分） | 5 | |
| | | 物品准备：治疗盘（1分）　中药液（1分）　泡洗装置（1分）　一次性药浴袋（1分）　水温计（1分）　毛巾（1分）　必要时备屏风 | 6 | |
| | 操作中 | 核对：患者姓名（1分）　病历号（1分）　泡洗药物（1分）　泡洗部位（2分） | 5 | |
| | | 患者准备：取适当体位（2分）　暴露泡洗部位（2分）　注意保暖（1分） | 5 | |
| | | 泡洗：核对身份（2分）　关闭门窗（1分）　调节室内温度（5分）　泡洗装置套一次性药浴袋（5分）　将药液倒入泡洗装置，调节水温至37 ℃~40 ℃（5分）　测水温（5分）　泡洗30 min（5分） | 28 | |
| | | 观察及询问：定时测水温（5分）　询问患者有无不适（3分）　观察泡洗皮肤情况和全身情况（2分） | 10 | |
| | | 泡洗结束：协助患者用软毛巾擦干皮肤（5分）　再次核对（2分） | 7 | |
| | 操作后 | 告知：嘱患者泡洗后擦干局部（1分）　注意保暖，避免受寒（1分）　可饮用温水300~500 mL（1分）　如有不适及时告知护士（电铃等使用）（2分） | 5 | |
| | | 整理：协助患者取舒适卧位（1分）　整理床单位（1分）　整理用物并规范处理（2分）　洗手（1分） | 5 | |
| | | 记录：泡洗部位（1分）　时间（1分）　患者反应（1分）　疗效（1分）签名（1分） | 5 | |

# 常见并发症——烫伤

## 一、发生原因

1.水温过高。

2.对循环不良者、老年人等感知觉迟钝者实施操作前，评估不到位。

## 二、临床表现

患者局部皮肤发红，出现大小不等的水疱。

## 三、预防及处理

1.严格掌握禁忌证。

2.常规评估患者皮肤状况。

3.治疗前向患者解释中药泡洗技术的目的、作用和相关注意事项。

4.注意监测水温。

5.治疗过程中加强巡视，严密观察患者皮肤情况，如有异常情况及时处理，以避免烫伤的发生。

6.加强宣教，以防止患者自行加热水而造成烫伤。

7.皮肤发红并有刺痛感者，立即停止泡洗，局部降温处理，并在局部涂抹凡士林或湿润烧伤膏以保护皮肤；有水疱者对症处理。

# 第十一节　中药熏洗技术

中药熏洗技术指的是把中药用水煎制或以开水浸泡之后,利用其热气熏蒸,再以药液清洗患处,从而达到疏通腠理、散风除湿、透达筋骨、活血化瘀为目的的一种中医外治技术。

## 一、适应证

适用于骨伤科、妇科、外科、肛肠科及皮肤科等各科疾病引起的疼痛、炎症、水肿、瘙痒等症状。

## 二、禁忌证

1. 严重高血压、心脏病、急性脑血管意外、急慢性心功能不全者,重度贫血、动脉硬化症、精神疾患等。

2. 妇女妊娠及月经期、年龄过大或体质虚弱者。

3. 急性传染病、开放性创口、感染性病灶。

4. 对熏洗药物过敏者。

## 三、评估

1. 病室环境,温度适宜。

2. 主要症状、舌象、脉象、既往史及过敏史,是否妊娠或处于月经期。

3. 患者体质及局部皮肤情况。

4. 进餐时间。

## 四、告知

1. 中药熏洗的作用、简单的操作方法,熏洗时间不超过 30 min。熏洗后皮肤可能会出现微微发红属于正常现象。

2. 熏洗过程中患者如出现不适及时告知护士。

3. 熏洗前要饮淡盐水或温水 200 mL,避免出汗过多引起脱水。餐前餐后 30 min 内,不宜熏洗。

4. 熏洗完毕,注意保暖,避免直接吹风。

## 五、用物准备

治疗盘、中药液、中单、容器(根据熏洗部位的不同选用)、水温计、治疗巾(浴巾),必要时备屏风及坐浴架(支架)。

## 六、基本操作方法

1. 核对医嘱，评估患者，做好解释，调节室内温度。

2. 备齐用物，携至床旁。协助患者取合理、舒适体位，暴露熏洗部位。

3. 将 43 ℃ ~ 46 ℃药液倒入容器内，对准熏洗部位。暴露患处，先用药热气熏蒸患处 5 ~ 10 min，待药液温度降至 38 ℃ ~ 40 ℃时，药液浸泡清洗患处约 15 min。熏洗结束时用清洁柔软的毛巾拭干。

4. 随时观察患者病情及局部皮肤变化情况，询问患者感受并及时调整药液温度。

5. 治疗结束后观察并清洁患者皮肤，协助患者整理着衣，取舒适体位。

6. 处理用物，洗手，记录。

## 七、注意事项

1. 饭前饭后半小时内、饥饿状态下不宜熏洗。

2. 肢体动脉闭塞性疾病、糖尿病足、肢体干性坏疽者，熏洗时药液温度不可超过 38 ℃。

3. 熏洗过程中密切观察患者有无胸闷、心慌等症状，注意避风，冬季注意保暖。洗毕应及时擦干药液和汗液，暴露部位尽量加盖衣被。

4. 包扎部位熏洗时，应去除敷料。

5. 所用物品需清洁消毒，用具一人一份一消毒，避免交叉感染。

6. 熏洗时应注意防止烫伤。

## 八、健康教育

1. 熏洗过程中注意保暖避免受凉，如过程中患者有胸闷、心慌等症状立即告知护士，暂停熏洗。

2. 洗毕应及时擦干药液和汗液，暴露部位尽量加盖衣被，避免受凉。

3. 熏洗结束后及时补充水分，避免进食寒凉生冷食物。

## 九、附件

1. 中药熏洗技术操作流程图。（附件 1）

2. 中药熏洗技术考核标准。（附件 2）

3. 中药熏洗技术并发症预防及处理。（参考中药泡洗附件 3）

（衢州市中医医院）

附件 1

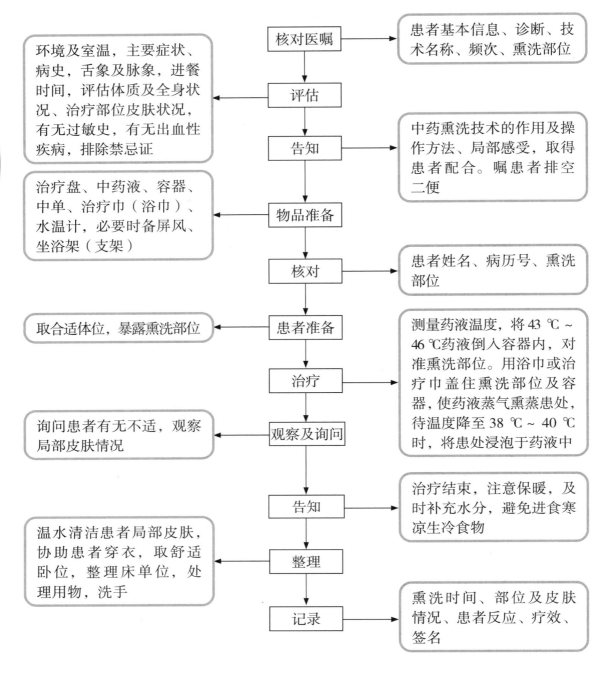

环境及室温，主要症状、病史，舌象及脉象，进餐时间，评估体质及全身状况、治疗部位皮肤状况，有无过敏史，有无出血性疾病，排除禁忌证

核对医嘱

患者基本信息、诊断、技术名称、频次、熏洗部位

评估

告知

中药熏洗技术的作用及操作方法、局部感受，取得患者配合。嘱患者排空二便

治疗盘、中药液、容器、中单、治疗巾（浴巾）、水温计，必要时备屏风、坐浴架（支架）

物品准备

核对

患者姓名、病历号、熏洗部位

取合适体位，暴露熏洗部位

患者准备

治疗

测量药液温度，将43℃~46℃药液倒入容器内，对准熏洗部位。用浴巾或治疗巾盖住熏洗部位及容器，使药液蒸气熏蒸患处，待温度降至38℃~40℃时，将患处浸泡于药液中

询问患者有无不适，观察局部皮肤情况

观察及询问

告知

治疗结束，注意保暖，及时补充水分，避免进食寒凉生冷食物

温水清洁患者局部皮肤，协助患者穿衣，取舒适卧位，整理床单位，处理用物，洗手

整理

记录

熏洗时间、部位及皮肤情况、患者反应、疗效、签名

中药熏洗技术操作流程图

## 中药熏洗技术考核标准

| | | 内容 | 分值 | 备注 |
|---|---|---|---|---|
| 操作步骤 | 素质要求 | 服装、鞋帽整齐，仪表大方（1分）　洗手、戴口罩（1分） | 2 | |
| | 操作前 | 核对医嘱：患者基本信息（1分）　诊断（1分）　技术名称（1分）　频次（1分）　熏洗部位（1分） | 5 | |
| | | 评估：环境及室温（1分）　主要症状（1分）　病史（1分）　舌象及脉象（1分）　进餐时间（1分）　评估体质及全身状况（2分）　治疗部位皮肤状况（1分）　有无过敏史（2分）　有无出血性疾病（1分）　排除禁忌证（1分） | 12 | |
| | | 告知：向患者或家属解释治疗目的（1分）　方法（1分）　注意事项（1分）　配合要点（1分）　出现任何不适及时告知（1分） | 5 | |
| | | 物品准备：治疗盘（1分）　中药液（1分）　容器（1分）　中单（1分）治疗巾（浴巾）（1分）　水温计（1分）　必要时备屏风、坐浴架（支架） | 6 | |
| | 操作中 | 核对：患者姓名（1分）　病历号（1分）　熏洗部位（1分） | 3 | |
| | | 患者准备：协助患者大小便（2分）　松开衣着（2分）　安置合适体位（2分）暴露治疗部位（2分）　注意保暖及隐私保护（2分） | 10 | |
| | | 中药熏洗：再次核对（2分）　测量药液温度（4分）　将43～46℃药液倒入容器内（4分）　对准熏洗部位（4分）　用浴巾或治疗巾盖住熏洗部位及容器，使药液蒸气熏蒸患处（6分）　待温度降至38℃～40℃时，将患处浸泡于药液中（6分）　熏洗时间：20～30 min（4分）　再次核对（2分） | 32 | |
| | | 观察及询问：患者局部皮肤变化（2分）　调整药液温度（2分）　询问患者有无不适（2分）　特别关注有无过敏情况（4分） | 10 | |
| | 操作后 | 告知：操作结束后再次观察局部皮肤有无烫伤、过敏，询问有无不适（3分）注意保暖，避免直接吹风（2分） | 5 | |
| | | 整理：协助患者着衣（1分）　取舒适卧位（1分）　整理床单位（1分）整理用物并规范处理用物（1分）　洗手（1分） | 5 | |
| | | 记录：熏洗时间（1分）　局部皮肤情况（1分）　患者反应（1分）　疗效（1分）　签名（1分） | 5 | |

## 第十二节　贴敷疗法技术

贴敷疗法是应用中草药制剂，施于皮肤、腧穴、孔窍及病变局部等部位，通过药物的经皮吸收或对体表部位及穴位的刺激以达到舒筋活络、活血化瘀、消肿止痛、清热解毒、拔毒等目的的一种中医外治技术。

### 一、适应证

适用于内、外、妇、儿、五官、皮肤科、骨科等多种病证，还可用于防病保健。

### 二、禁忌证

孕妇腹部、腰骶部以及某些可促进子宫收缩的穴位，如合谷、三阴交等。妇女孕期禁用有堕胎及致畸作用的药物。

### 三、评估

1. 操作环境及室温。

2. 主要症状、舌象、脉象、既往史、药物及敷料过敏史，是否妊娠。

3. 贴敷部位皮肤情况、体质。

### 四、告知

1. 贴敷疗法的作用、简单的操作方法及局部感觉。

2. 患者出现皮肤微红、局部皮肤药物着色为正常现象，若出现丘疹、皮肤瘙痒、水疱等，应及时告知护士。

3. 贴敷时间一般为 6 ~ 8 h，可根据病情、年龄、药物、季节等适当调整时间，小儿酌减。

4. 若出现敷料松动或脱落，应及时告知护士。

5. 局部贴药后可能会出现油渍、药物颜色等污染衣物。

### 五、用物准备

治疗盘、生理盐水棉球、药物、压舌板、无菌棉垫或纱布、棉纸、胶布或绷带；若需临时配制药物，备治疗碗、药物、赋型剂（如麻油或饴糖、水、蜜、凡士林等），必要时备屏风。

### 六、基本操作方法

1. 核对医嘱，评估患者，做好解释，调节室温，协助患者排空二便。

2. 备齐用物，携至床旁并核对。

3. 协助患者取合适体位，暴露患处，清洁贴敷部位皮肤，注意保护隐私及保暖，必要时用屏风遮挡。

4. 需临时调制药物时，将中药粉剂倒入碗内，用赋型剂调制成糊状。

5. 如有原敷料，取下后用生理盐水棉球擦洗皮肤上的药迹，观察局部皮肤情况及贴敷效果。

6. 根据贴敷面积，取大小合适的棉纸，用压舌板将所需药物均匀地平摊于棉纸上，厚薄适中，一般厚度以 0.2 ~ 0.3 cm 为宜，范围大小须以超出病变部位或穴位 1 ~ 2 cm 为度。

7. 将摊好药物的棉纸四周反折后敷于患处，以免药物受热溢出而污染衣被，加盖敷料或棉垫，以胶布或绷带固定。

8. 贴敷后，注意观察患者局部皮肤情况，若出现瘙痒、红疹、水疱等过敏反应，应暂停使用，报告医生，及时处理。

9. 协助着衣，整理床单位。

10. 整理用物，洗手，记录。

### 七、注意事项

1. 贴敷药物的摊制厚薄要均匀。贴敷后，包扎固定妥善，以免药物流洒别处。

2. 对初起有脓头或成脓阶段的肿疡，以中间留空隙，围敷四周为宜，以免阻止脓毒外泄。特殊部位如乳痈贴敷时，可在敷料上剪孔或剪一缺口，使乳头外露，以免乳汁溢出污染敷料。

3. 小儿皮肤娇嫩，不宜使用刺激性强的药物，用药时间不宜过久，加强护理，防止小儿将贴敷药物抓脱。

4. 颜面五官部位慎用，药物过敏或皮肤易起丘疹、水疱的患者慎用。

5. 糖尿病、血液病、发热、严重心肝肾功能障碍等患者慎用。

6. 有过敏反应者及时对症处理。如出现水疱，直径小于 0.5 cm，可自行吸收不用特殊处理；大水疱可用无菌针头抽吸防感染；严重者遵医嘱抗过敏对症处理。

7. 夏天以蜂蜜、饴糖作赋型剂时，宜现配现用或冷藏保存（时间不超过 48 h）。

### 八、健康教育

1. 起居有常，劳逸结合，适当进行体育锻炼，增强体质。保持局部皮肤清洁，养成良好的生活习惯。

2. 饮食宜清淡富有营养，忌生冷、辛辣、鱼腥发物及肥甘厚味之品。

3. 保持情绪平稳，避免七情致病。

## 九、附件

1. 贴敷疗法技术操作流程图。（附件 1）

2. 贴敷疗法技术考核标准。（附件 2）

3. 贴敷疗法技术并发症预防及处理。（参考中药硬膏热贴敷附件 3）

（浙江中医药大学附属第三医院）

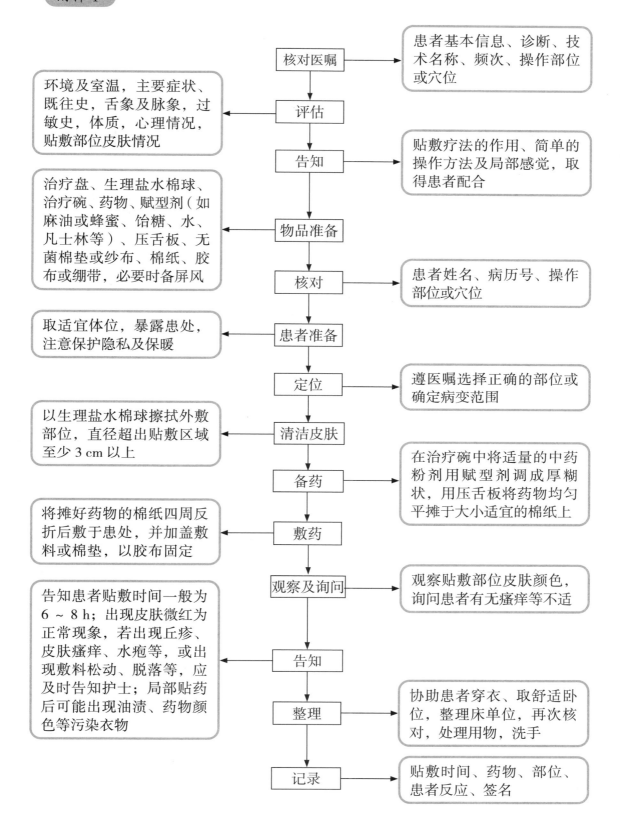

**核对医嘱** → 患者基本信息、诊断、技术名称、频次、操作部位或穴位

环境及室温、主要症状、既往史、舌象及脉象、过敏史、体质、心理情况、贴敷部位皮肤情况 ← **评估**

**告知** → 贴敷疗法的作用、简单的操作方法及局部感觉，取得患者配合

治疗盘、生理盐水棉球、治疗碗、药物、赋型剂（如麻油或蜂蜜、饴糖、水、凡士林等）、压舌板、无菌棉垫或纱布、棉纸、胶布或绷带，必要时备屏风 ← **物品准备**

**核对** → 患者姓名、病历号、操作部位或穴位

取适宜体位，暴露患处，注意保护隐私及保暖 ← **患者准备**

**定位** → 遵医嘱选择正确的部位或确定病变范围

以生理盐水棉球擦拭外敷部位，直径超出贴敷区域至少3 cm以上 ← **清洁皮肤**

**备药** → 在治疗碗中将适量的中药粉剂用赋型剂调成厚糊状，用压舌板将药物均匀平摊于大小适宜的棉纸上

将摊好药物的棉纸四周反折后敷于患处，并加盖敷料或棉垫，以胶布固定 ← **敷药**

**观察及询问** → 观察贴敷部位皮肤颜色，询问患者有无瘙痒等不适

告知患者贴敷时间一般为6～8 h；出现皮肤微红为正常现象，若出现丘疹、皮肤瘙痒、水疱等，或出现敷料松动、脱落等，应及时告知护士；局部贴药后可能出现油渍、药物颜色等污染衣物 ← **告知**

**整理** → 协助患者穿衣、取舒适卧位，整理床单位，再次核对，处理用物，洗手

**记录** → 贴敷时间、药物、部位、患者反应、签名

贴敷疗法技术操作流程图

附件 2

中医护理技术规范及临床应用

## 贴敷疗法技术考核标准

| | | 内容 | 分值 | 备注 |
|---|---|---|---|---|
| 操作步骤 | 素质要求 | 服装、鞋帽整齐，仪表大方（1分）　洗手、戴口罩（1分） | 2 | |
| | 操作前 | 核对医嘱：患者基本信息（1分）　诊断（1分）　技术名称（1分）　频次（1分）　操作部位或穴位（1分） | 5 | |
| | | 评估：环境及室温（1分）　主要症状（1分）　既往史（1分）　舌象及脉象（2分）　过敏史（1分）　体质（1分）　心理情况（1分）　贴敷部位皮肤情况（1分） | 9 | |
| | | 告知：贴敷疗法的作用（2分）　简单的操作方法及局部感觉（2分）　取得患者配合（1分） | 5 | |
| | | 物品准备：治疗盘（1分）　治疗碗（1分）　生理盐水棉球（1分）　药物（2分）　赋形剂（如麻油或蜂蜜、饴糖、水、凡士林等）（1分）　压舌板（1分）　无菌棉垫或纱布、棉纸（1分）　胶布或绷带（1分）　必要时备屏风 | 9 | |
| | 操作中 | 核对：患者姓名（1分）　病历号（1分）　操作部位或穴位（1分） | 3 | |
| | | 患者准备：取适宜体位（2分）　暴露患处（2分）　注意保护隐私（2分）及保暖（2分）　必要时使用屏风（2分） | 10 | |
| | | 贴敷疗法：核对身份（2分）　遵医嘱选择正确的部位或确定病变范围（8分）以生理盐水棉球擦拭贴敷部位，直径超出贴敷区域3 cm以上（6分）　在治疗碗中将适量的中药粉剂用赋形剂调成厚糊状（6分）　用压舌板将药物均匀平摊于大小适宜的棉纸上（6分）　将摊好药物的棉纸四周反折后敷于患处（4分）　并加盖敷料或棉垫，以胶布固定（2分）　再次核对（2分） | 36 | |
| | | 观察及询问：观察贴敷部位皮肤颜色（3分）　询问患者有无瘙痒等不适（3分） | 6 | |
| | 操作后 | 告知：出现皮肤微红为正常现象，若出现皮肤瘙痒、丘疹、水疱等，应立即告知护士（2分）　贴敷时间一般为6~8 h（1分）　若出现敷料松动或脱落，应及时告知护士（1分）　局部贴药后可能出现药物颜色、油渍等污染衣物（1分） | 5 | |
| | | 整理：协助患者穿衣（1分）　取舒适卧位（1分）　整理床单位（1分）处理用物（1分）　洗手（1分） | 5 | |
| | | 评估记录：贴敷时间（1分）　药物（1分）　部位（1分）　患者反应（1分）签名（1分） | 5 | |

# 第十三节　中药热罨包技术

中药热罨包技术是将加热好的中药包置于人体的患病部位或某一特定位置（如穴位上），使药力和热力同时自体表毛窍透入经络、血脉而达到行气活血、温经祛寒、通络止痛的一种中医外治技术。

## 一、适应证

适用于减轻或消除腰背酸痛、脘腹疼痛、肢体麻木、酸胀等症状；缓解或消除呕吐、寒性腹泻，跌打损伤引起的局部瘀血、肿痛。

## 二、禁忌证

1. 中医辨证阴虚内热、实热证者。

2. 腹部包块性质不明及孕妇腹部、腰骶部。

3. 身体大血管处、皮肤有破损，活动性出血或有出血倾向者。

4. 麻醉未清醒者，局部感觉障碍者。

5. 严重的糖尿病、截瘫、偏瘫、脊髓空洞等感觉神经功能障碍的患者。

6. 急性损伤后 24 h 内。

## 三、评估

1. 操作环境及室温。

2. 主要症状、舌象、脉象、既往史、过敏史，是否妊娠等。

3. 局部皮肤情况、体质。

4. 患者对热耐受程度。

## 四、告知

1. 中药热罨包的作用、简单的操作方法。

2. 操作中患者出现局部温热感为正常现象。

3. 治疗过程中患者如局部有烧灼感、疼痛或其他不适感觉及时告知护士。

4. 操作结束局部皮肤微微发红是正常现象，会自行消失。

5. 治疗结束后，6 h 内不能吹冷风，不宜用冷水洗澡，可饮温水 250 mL。

## 五、用物准备

治疗盘、药物、恒温箱或其他加热设备、双层布袋 2 个、温度计、纱布、大毛巾 2 条，必要时备屏风。

## 六、基本操作方法

1. 核对医嘱，评估患者，做好解释。嘱患者排空二便，调节病室温度。

2. 根据患者的症状确定其证型、选择合适的药量及部位。

3. 将药物倒入双层布袋中，放进恒温箱里加热（一般温度为 50 ℃ ~ 70 ℃，年老、婴幼儿患者不宜超过 50 ℃），保温加热后的药袋。

4. 备齐用物，携至床旁。确认患者身份，做好解释，取舒适体位，暴露治疗部位，注意保暖，必要时以屏风遮挡。

5. 核对确定热罨部位，清洁局部皮肤，在治疗部位垫 1 ~ 2 层毛巾（根据患者对热的耐受程度），将加热好的热罨包置于治疗部位，加盖大毛巾保暖。

6. 操作过程中观察局部皮肤颜色，询问患者有无不适，及时调整局部垫巾厚度。治疗时间为 20 ~ 30 min，如有不适，立即停止操作，对症处理。

7. 治疗结束，去除热罨包，清洁局部皮肤、观察局部皮肤情况，协助患者安置体位、整理床单位。

8. 整理用物，洗手，记录。

## 七、注意事项

1. 空腹或饱餐后不宜实施中药热罨包技术。

2. 中药热罨包治疗前嘱患者排空二便，操作时注意室温适宜，注意避风，以免感受风寒。

3. 中药热罨包温度不宜过高，一般温度为 50 ℃ ~ 70 ℃，年老、婴幼儿患者不宜超过 50 ℃；治疗过程中保持药袋温度，冷却后应及时更换或加热。治疗时间不宜超过 30 min。

4. 中药热罨包治疗过程中要注意观察患者情况，若患者局部皮肤出现水疱或有烧灼感、头晕、心慌等不适应停止操作，并进行适当处理。

## 八、健康教育

1. 根据患者的症状，给予对症的相关健康宣教。

2. 治疗后的患者要注意避风保暖，6 h 内避免洗澡，有利于药效长时间发挥。

3. 慎起居，不过度疲劳，饮食宜清淡。

4. 保持心情舒畅，情绪稳定。

## 九、附件

1. 中药热罨包技术操作流程图。（附件 1）

2. 中药热罨包技术考核标准。（附件 2）

3. 中药热罨包技术并发症预防及处理。（参考中药热熨敷附件3）

（温州市中医院）

附件1

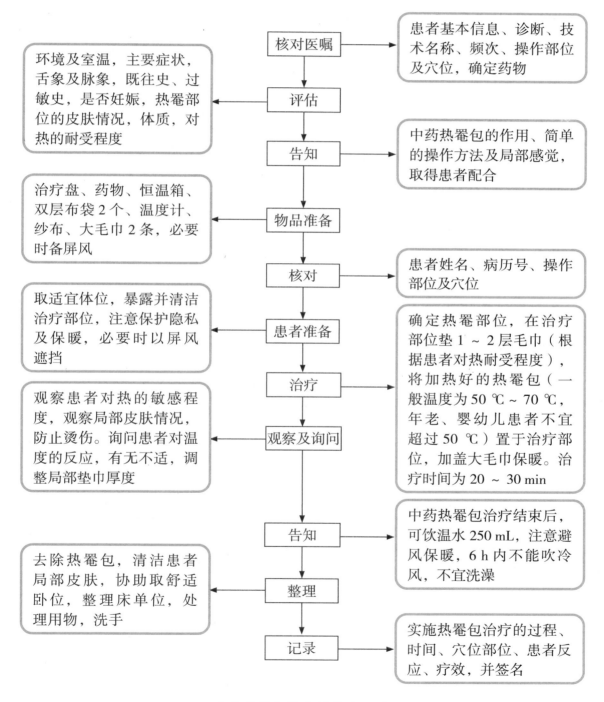

环境及室温，主要症状，舌象及脉象，既往史、过敏史，是否妊娠，热罨部位的皮肤情况，体质，对热的耐受程度 → **评估** ← **核对医嘱** → 患者基本信息、诊断、技术名称、频次、操作部位及穴位，确定药物

**告知** → 中药热罨包的作用、简单的操作方法及局部感觉，取得患者配合

治疗盘、药物、恒温箱、双层布袋2个、温度计、纱布、大毛巾2条，必要时备屏风 → **物品准备**

**核对** → 患者姓名、病历号、操作部位及穴位

取适宜体位，暴露并清洁治疗部位，注意保护隐私及保暖，必要时以屏风遮挡 → **患者准备**

确定热罨部位，在治疗部位垫1～2层毛巾（根据患者对热耐受程度），将加热好的热罨包（一般温度为50℃～70℃，年老、婴幼儿患者不宜超过50℃）置于治疗部位，加盖大毛巾保暖。治疗时间为20～30 min ← **治疗**

观察患者对热的敏感程度，观察局部皮肤情况，防止烫伤。询问患者对温度的反应，有无不适，调整局部垫巾厚度 → **观察及询问**

**告知** → 中药热罨包治疗结束后，可饮温水250 mL，注意避风保暖，6 h内不能吹冷风，不宜洗澡

去除热罨包，清洁患者局部皮肤，协助取舒适卧位，整理床单位，处理用物，洗手 → **整理**

**记录** → 实施热罨包治疗的过程、时间、穴位部位、患者反应、疗效，并签名

中药热罨包技术操作流程图

中医护理技术规范及临床应用

## 中药热罨包技术考核标准

| | | 内容 | 分值 | 备注 |
|---|---|---|---|---|
| 素质要求 | | 服装、鞋帽整齐，仪表大方（1分） 洗手、戴口罩（1分） | 2 | |
| 操作前 | | 核对医嘱：患者基本信息（1分） 诊断（1分） 技术名称（1分） 频次（1分） 操作部位及穴位（1分） 确定药物（1分） | 6 | |
| | | 评估：环境及室温（1分） 主要症状（1分） 舌象及脉象（2分） 既往史（1分） 体质和有无过敏史（1分） 是否妊娠（1分） 热罨部位皮肤情况（1分） 对热的耐受程度（1分） | 9 | |
| | | 告知：中药热罨包的作用（1分） 简单的操作方法及局部感觉（1分） 治疗中可能出现的情况（1分） 取得患者配合（1分） | 4 | |
| | | 物品准备：治疗盘（0.5分） 药物（1分） 恒温箱（0.5分） 双层布袋2个（0.5分） 温度计（1分） 纱布（0.5分） 大毛巾2条（0.5分） 必要时备屏风（0.5分） | 5 | |
| 操作步骤 | 操作中 | 核对：患者姓名（1分） 病历号（1分） 操作部位及穴位（3分） | 5 | |
| | | 患者准备：协助患者取适宜体位（2分） 充分暴露操作部位（2分） 清洁皮肤（2分） 注意保护阴私（2分）及保暖（2分） | 10 | |
| | | 中药热罨包准备：药物倒入双层布袋中（1分） 放进恒温箱里加热（1分） 测量药袋温度一般为50℃~70℃，年老、婴幼儿患者不宜超过50℃（1分） 保温加热后的药袋（1分） | 4 | |
| | | 中药热罨包：核对身份（2分） 确定热罨部位（4分） 在治疗部位垫1~2层毛巾（根据患者对热耐受程度）（6分） 将加热好的热罨包置于治疗部位（6分） 局部盖大毛巾保暖（6分） 热罨20~30 min（6分） | 30 | |
| | | 观察及询问：观察病情及局部皮肤颜色变化（3分） 询问患者有无不适（3分） 调整局部垫巾厚度（4分） | 10 | |
| | 操作后 | 告知：操作后休息片刻，可饮温水250 mL，不宜食用生冷食物（1分） 注意局部保暖，6 h内不宜洗澡（1分） 冬季应避免感受风寒，夏季避免风扇、空调直吹治疗部位（1分） | 3 | |
| | | 整理：清洁局部皮肤（1分） 保暖（1分） 再次核对（1分） 取舒适卧位（1分） 整理床单位（1分） 处理用物（1分） 洗手（1分） | 7 | |
| | | 评估记录：治疗时间（1分） 部位（1分） 患者反应（1分） 疗效（1分） 签名（1分） | 5 | |

# 第七章　气功类

## 第一节　五禽戏

五禽戏是指模仿虎、鹿、熊、猿、鸟五种禽兽的动作，组编而成一套强身保健的养生功法。坚持练习五禽戏具有防病治病、强壮筋骨、延年益寿的功效。

### 一、适应证

适用于骨关节疾病，如骨质疏松症、强直性脊柱炎、颈椎病、腰椎病等；心肺疾病，如冠心病、慢性支气管炎、支气管哮喘、慢性阻塞性肺病等；消化代谢类疾病，如高血压、便秘、慢性胃炎、胃溃疡等；精神疾病，如失眠、焦虑、抑郁等；其他，如亚健康状态的调理。

### 二、禁忌证

1. 脊柱及脊髓损伤患者。

2. 严重心、脑、肺疾病患者。

### 三、评估

1. 操练环境及温度。

2. 主要症状、既往史及跌倒史。

3. 操练者的体质，服装舒适。

4. 操练者对该项养生功法的认识及接受程度。

### 四、告知

1. 五禽戏的作用、操练的流程及步骤。

2. 操练要全身放松，呼吸均匀，专注意守，动作缓慢，禁忌暴力。

3. 练习过程中可能会出现肢体酸痛等情况，属于正常现象。

4. 如有眩晕、恶心、剧痛等不适，及时告知护士。

### 五、用物准备

宽松舒适的衣裤，平底且松紧合适的防滑软底鞋，必要时备干毛巾、温水等。

### 六、基本操作方法

1. 评估操练者，做好解释，嘱患者排空二便。

2. 选择适宜的环境，宜空气清新、宁静处。

3. 五禽戏的基本手型（图7-1）。

（1）虎爪：五指张开，虎口撑圆，第一、二指关节弯曲内扣。

（2）鹿角：拇指伸直外张，食指小指伸直，中指无名指弯曲内扣。

（3）熊掌：拇指压在食指指端上，其余四指并拢弯曲，虎口撑圆。

（4）猿钩：五指指腹捏拢，屈腕。

（5）鸟翅：五指伸直，拇指食指小指向上翘起，无名指中指并拢向下。

（6）握固：拇指抵掐食指根节内侧，其余四指屈拢收于掌心。

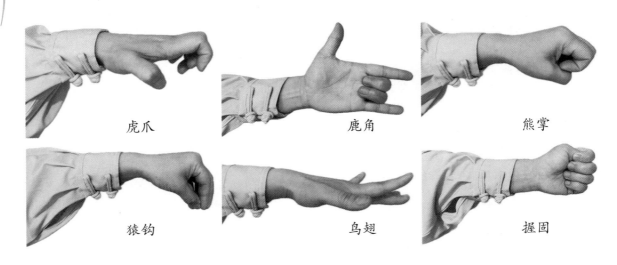

图7-1　五禽戏基本手型

4. 五禽戏的基本步型（图7-2）。

（1）弓步：两腿前后分开一大步，横向之间保持一定宽度，右（左）腿屈膝前弓，大腿斜向地面，膝与脚尖上下相对，脚尖微内扣；左（右）腿自然伸直，脚跟蹬地，脚尖稍内扣，全脚掌着地。

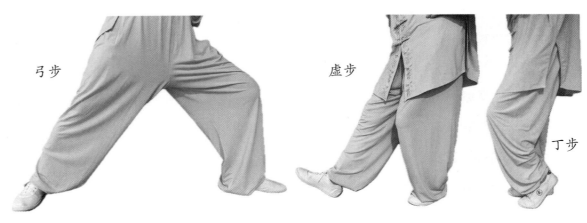

图7-2　五禽戏基本步型

（2）虚步：右（左）脚向前迈出，脚跟着地，脚尖上翘，膝微屈；左（右）腿屈膝下蹲，全脚掌着地，脚尖斜向前方，臀部与脚跟上下相对。身体重心落于左（右）腿。

（3）丁步：两脚左右分开，间距约 10 ~ 20 cm，两腿屈膝下蹲，左（右）脚脚跟提起，前脚掌着地，虚点地面，置于右（左）脚脚弓处，右（左）腿全脚掌着地踏实。

5. 五禽戏的平衡动作说明（图 7-3）。

（1）提膝平衡：左（右）腿直立站稳，上体正直；右（左）腿在体前屈膝上提，小腿自然下垂，脚尖向下。

（2）后举腿平衡：右（左）腿蹬直站稳，左（右）腿伸直，向体后举起，脚面绷平，脚尖向下，挺胸，塌腰。

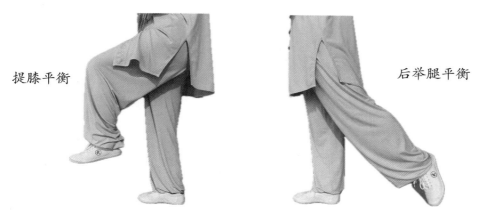

提膝平衡　　　　　　　　　　后举腿平衡

图 7-3　五禽戏的平衡动作

6. 五禽戏的操练。五禽戏的动作顺序为虎、鹿、熊、猿、鸟；每戏 2 式，共 10 式，在功法的开始增加起势调息，结束时增加引气归元。

**预备势：起势调息**

动作一：两脚并拢站立，两手自然垂于体侧，目视前方，头项正直，下颌微收，舌抵上腭，沉肩坠肘，胸腹放松。

动作二：两膝微屈，身体重心移至右腿，左脚向左平开一步，脚尖点地，两脚距离与肩同宽，随即左脚跟着地，两脚平行站立，重心移至两腿之间，两膝微屈，松静站立；调息数次，意守丹田。

动作三：两肘微屈，两臂在体前向上、向前托起，掌心向上，与胸同高，与肩同宽。

动作四：两肘下垂外展，两掌向内翻转，并缓慢下按于腹前；目视前方。

重复三、四动作 2 遍后，两手自然垂于体侧。

（1）动作要点。

①两臂上提下按，意在两掌劳宫穴，动作柔和、均匀连贯。

②动作配合呼吸，两臂上提时吸气，下按时呼气。

（2）功理与作用。

①排除杂念，诱导入静，调和气息，宁心安神。

②吐故纳新，升清降浊，调理气机。

**第一戏　虎戏**

虎戏要体现虎的威猛。神发于目，虎视眈眈；威生于爪，伸缩有力；神威并重，气势凌人。动作变化要做到刚中有柔、柔中生刚、外刚内柔、刚柔相济，具有动如雷霆无阻挡、静如泰山不可摇的气势。

**第一式　虎举**（图7-4）

动作一：接上式。两手置于髋前，掌心向下，十指撑开，掌指向前，再弯曲成虎爪状；目视两掌。

动作二：随后，两手外旋，由小指先弯曲，其余四指依次弯曲握拳，拳心相对，两拳沿体前缓慢上提至胸前，随即两臂内旋，十指缓缓撑开，举至头上方，手臂伸直，虎口相对，胸腹充分展开，头向上抬起，目视双掌。

动作三：两掌弯曲成虎爪状，外旋握拳，拳心相对；目视两拳。

动作四：两拳下拉至胸前，变掌体前下按，下落至髋前，十指撑开，手指向前，掌心向下；目视两掌。

重复一至四动作3遍后，两手自然垂于体侧，目视前方。

（1）动作要点。

①十指撑开、屈指成虎爪和外旋握拳，3个环节均要贯注劲力。

②两掌向上如托举重物，提胸收腹，充分拔长躯体；两掌下落如拉双环，含胸松腹，气沉丹田。

③眼随手动。

④动作可配合呼吸，两掌上举时吸气，下落时呼气。

（2）功理与作用。

①两掌举起，吸入清气；两掌下按，呼出浊气。一升一降，疏通三焦气机，调理三焦功能。

②手成虎爪变拳，可增强握力，改善上肢远端关节的血液循环。

**第二式　虎扑**（图7-5）

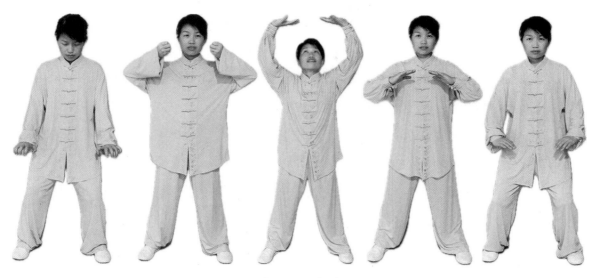

图 7-4　虎举

动作一：接上式。两手握空拳，沿身体两侧上提至胸前，下肢保持不动，身体稍后仰。

动作二：两手向上、向前画弧，十指弯曲成虎爪，掌心向下；同时上体前俯，挺胸塌腰；怒视前方。

动作三：两腿屈膝下蹲，收腹含胸；同时，两手向下画弧至两膝侧，掌心向下；目视前下方。随后，两腿伸膝、送髋、挺腹、后仰，同时，两掌握空拳，沿体侧向上提至胸侧；目视前上方。

动作四：右脚尖顺势外展约30°，重心移至右腿，左脚提起，两手继续向上、向前画弧，随后左脚向前迈出一步，脚跟着地，右腿屈膝下蹲，成左虚步；同时上体前倾约45°，两拳变虎爪向前、向下扑至膝前两侧，掌心向下，两手距离约两个肩宽；怒视前下方。随后上体抬起，左脚收回，开步站立；两手自然下落于体侧；目视前方。

动作五至动作八：同动作一至四，唯左右相反。

重复一至八动作1遍后，两掌向身体侧前方举起，掌心朝上，与胸同高，掌心向上，两臂屈肘，两掌内合下按，自然垂于体侧；目视前方。

（1）动作要点。

①上体前俯，两手尽力向前伸，而臀部向后引，充分伸展脊柱。

②屈膝下蹲、收腹含胸要与伸膝、送髋、挺腹、后仰动作过程连贯，使脊柱形成由折叠到展开的蠕动，两掌下按上提要与之配合协调。

③虚步下扑时，速度可加快，先柔后刚，配合快速深呼气，气由丹田发出，以气催力，力达指尖，表现出虎的威猛。

④中老年习练者和体弱者，可根据情况适当减小动作幅度。

（2）功理与作用。

①虎扑动作形成了脊柱的前后伸展折叠运动，尤其是引腰前伸，增加了脊柱各关节的柔韧性和伸展度，可使脊柱保持正常的生理弧度。

②脊柱运动能增强腰部肌肉力量，对常见的腰部疾病，如腰肌劳损、习惯性腰扭伤等症有防治作用。

③督脉行于背部正中，任脉行于腹部正中。脊柱的前后伸展折叠，牵动任督两脉，起到调理阴阳、疏通经络、活跃气血的作用。

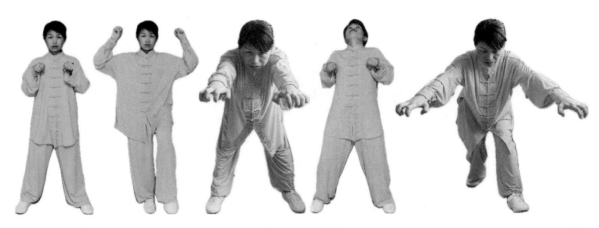

图 7-5　虎扑

**第二戏　鹿戏**

鹿喜挺身眺望，好角抵，运转尾闾，善奔走，通任督两脉。习练鹿戏时，动作要轻盈舒展，神态要安闲雅静，意想自己置身于群鹿中，在山坡、草原上自由快乐地活动。

**第三式　鹿抵**（图 7-6）

动作一：接上式。两腿微屈，身体重心移至右腿，左脚经右脚内侧向左前方迈步，脚跟着地；同时，身体稍右转；两掌握空拳，向右侧摆起，拳心向下，与肩同高，拳心向下；目随手动，转视右拳。

动作二：身体重心前移；左腿屈膝，脚尖外展踏实；右腿伸直蹬实，全脚掌着地；同时，身体左转，两拳成鹿角，向左摆动，左臂屈肘，肘抵靠在左腰侧，前臂水平，稍背屈，指尖向左，右臂向上、向左、向后画弧，侧举至头前，掌指向左后方伸抵，掌心向外，指尖朝后；目视右脚跟。

动作三：身体右转，重心后移，左脚尖翘起；两手由鹿角向上、向右、向下画弧，摆至身体右侧，与肩同高，掌心向下；目视右手。

动作四：两手由鹿角变为握空拳下落于体前，左脚收回，与肩同宽，两膝微屈；目视前方。

动作五至动作八：同动作一至四，唯左右相反。

重复动作一至八1遍，然后，两臂垂于体侧，目视前方。

（1）动作要点。

①腰部侧屈拧转，侧屈的一侧腰部要压紧，另一侧腰部则借助上举手臂后伸，得到充分牵拉。

②后脚脚跟要蹬实，固定下肢位置，加大腰、腹部的拧转幅度，运转尾闾。

③动作可配合呼吸，两掌向上画弧摆动时吸气，向后伸抵时呼气。

（2）功理与作用。

①腰部的侧屈拧转，使整个脊椎充分旋转，可增强腰部的肌肉力量，也可防治腰部的脂肪沉积。

②目视后脚脚跟，加大腰部在拧转时的侧屈程度，可防治腰椎小关节紊乱等症。

③中医认为"腰为肾之府"。尾闾运转，可起到强腰补肾、强筋健骨的功效。

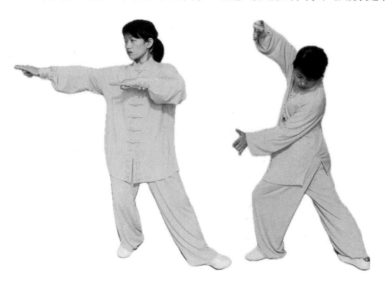

图 7-6　鹿抵

**第四式　鹿奔**（图 7-7）

动作一：接上式。重心移至右腿，左脚向前跨一步，屈膝，右腿伸直成左弓步；同时，两手握空拳，向上、向前画弧，屈腕下落至体前，高与肩平，与肩同宽，拳心向下；目视前方。

动作二：身体重心后移；左膝伸直，全脚掌着地；右腿屈膝；头前伸，弓背、收腹、敛臀；同时，两臂内旋，拳变鹿角，掌背相对，指尖向前，间距约 5 cm；目视前下方。

动作三：身体重心前移，上体抬起；右腿伸直，左腿屈膝，呈左弓步；松肩沉肘，两臂外旋，鹿角变空拳，拳心向下，与肩同高；目视前方。

动作四：身体重心移向右腿，左腿自然伸直，脚尖翘起。左脚收回，脚尖点地，与肩同宽，左脚从脚尖至脚后跟依次落地，右脚从脚后跟至脚尖依次抬起，两脚跳步换；两拳随之向下画弧，落于体侧，跳换完成时，两拳沿体侧收提至腰侧；目视前方。

动作五至动作八：同动作一至四，唯左右相反。

重复一至八动作 1 遍后，两掌向身体侧前方举起，与胸同高，掌心向上；目视前方。屈肘，两掌内合下按，自然垂于体侧；目视前方。

（1）动作要点。

①提腿前跨要有弧度，落步轻灵，体现鹿的安舒神态。

②身体后坐时，两臂前伸，胸部内含，背部形成横弓状；头前伸，背后拱，腹收缩，臀内敛，形成竖弓状，使腰、背部得到充分伸展和拔长。

③动作可配合呼吸。身体后坐时，配合吸气。重心前移时，配合呼气。

（2）功理与作用。

①两臂内旋前伸，肩、背部肌肉得到牵拉，对颈肩综合征、肩关节周围炎等症有防治作用；躯干弓背收腹，能矫正脊柱畸形，增强腰、背部肌肉力量。

②向前落步时，气充丹田。身体重心后坐时，气运命门，加强了人的先天与后天之气的交流。尤其是重心后坐，整条脊柱后弯，内夹尾闾，后凸命门，打开大椎，意在疏通督脉经气，具有振奋全身阳气的作用。

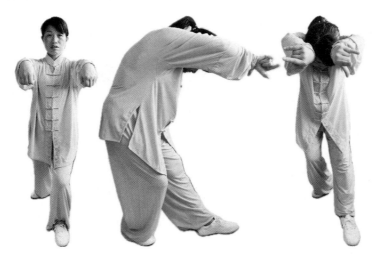

图 7-7　鹿奔

### 第三戏　熊戏

"熊戏"要表现出熊憨厚沉稳、松静自然的神态。运势外阴内阳，外动内静，外刚内柔，以意领气，气沉丹田；行步外观笨重拖沓，其实笨中生灵，蕴含内劲，沉稳之中显灵敏。

### 第五式　熊运（图7-8）

动作一：接上式。两掌握空拳成熊掌，拳眼相对，提起置于肚脐两侧，间距约5 cm；两腿微屈，身体稍前俯；目视两拳。

动作二：以腰、腹为轴，上体做顺时针摇晃；同时，两拳随之沿右肋部、上腹部、左肋部、下腹部画圆；目随上体摇晃环视。

动作三、四：同动作一、二。

动作五至动作八：同动作一至四，唯左右相反，身体做逆时针摇晃，两拳随之画圆。

做完最后一动，两腿伸直，两拳变掌下落，自然垂于体侧；目视前方。

（1）动作要点。

①两掌画圆应随腰、腹部的摇晃而被动牵动，要协调自然。

②两掌画圆是外导，腰、腹摇晃为内引，意念内气在腹部丹田运行。

③动作可配合呼吸，身体上提时吸气，身体前俯时呼气。

（2）功理与作用。

①活动腰部关节和肌肉，可防治腰肌劳损及软组织损伤。

②腰腹转动，两掌画圆，引导内气运行，可加强脾、胃的运化功能。

③运用腰、腹摇晃，对消化器官进行体内按摩，可防治消化不良、腹胀纳呆、便秘腹泻等症。

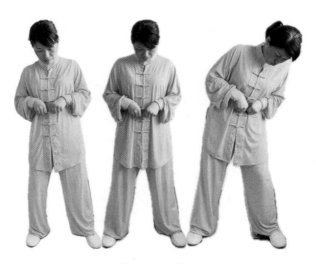

图7-8　熊运

第六式　熊晃（图7-9）

动作一：接上式。身体重心右移；左髋上提，牵动左脚离地，两掌握空拳成熊掌，置于体侧，松髋，左腿屈膝提起，右腿微屈；目视左前方。

动作二：身体重心前移；左脚向左前方落地，全脚掌踏实，脚尖朝前，左腿弯曲，右腿伸直；同时左臂内旋前靠，左拳摆至左膝前上方，拳心朝左，与腰同高，右掌摆至体后，拳心朝后，与腰同高；目视左前方。

动作三：身体先右侧压，再左转，重心后坐；右腿屈膝，左腿伸直；拧腰晃肩，带动两臂前后弧形摆动，右拳摆至左膝前上方，拳心朝右，与腰同高；左拳摆至体后，拳心朝后，与腰同高；目视左前方。

动作四：身体先左侧压，再右转，重心前移；左腿屈膝，右腿伸直；同时，左臂内旋前靠，左拳摆至左膝前上方，拳心朝左，与腰同高；右掌摆至体后，拳心朝后，与腰同高；目视左前方。

动作五至动作八：同动作一至四，唯左右相反。

重复一至八动作1遍后，左脚上步，开步站立；同时，两手自然垂于体侧。两掌向身体侧前方举起，与胸同高，掌心向上；目视前方。屈肘，两掌内合下按，自然垂于体侧；目视前方。

（1）动作要点

①用腰侧肌群收缩来牵动大腿上提，按提髋、起腿、屈膝的先后顺序提腿。

②两脚前移，横向间距稍宽于肩，随身体重心前移，全脚掌踏实，使震动感传至髋关节处，体现熊步的沉稳厚实。

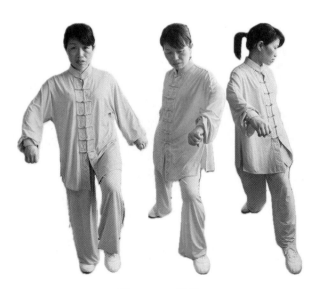

图 7-9　熊晃

（2）功理与作用。

①身体左右晃动，意在两胁，调理肝脾。

②提髋行走，加上落步的微震，可增强髋关节周围肌肉的力量，提高平衡能力，有助于防治老年人下肢无力、髋关节损伤、膝痛等症。

### 第四戏　猿戏

猿生性好动，机智灵敏，善于纵跳，折枝攀树，躲躲闪闪，永不疲倦。习练"猿戏"时，外练肢体的轻灵敏捷，欲动则如疾风闪电，迅敏机警；内练精神的宁静，欲静则似静月凌空，万籁无声，从而达到"外动内静""动静结合"的境界。

### 第七式　猿提（图7-10）

动作一：接上式。两臂内旋微屈，两手置于腹前，十指斜相对，手指分开伸直，含胸收腹，随即两手快速外旋，屈腕撮拢捏紧成"猿钩"；低头看手。

动作二：两手上提至胸，间距约10 cm，钩尖向下，两肩上耸，收腹提肛；同时，脚跟提起，头向左转；目随头动，视身体左后方。

动作三：头转正，两肩下沉，松腹落肛，脚跟着地；猿钩变掌，掌心向下；目视前方。

动作四：两掌沿体前下按落于体侧；目视前方。

动作五至动作八：同动作一至四，唯头向右转。

重复一至八动作1遍。

（1）动作要点。

①掌指撮拢变钩，速度稍快。

②按耸肩、收腹、提肛、脚跟离地、转头的顺序，上提重心。耸肩、缩胸、屈肘、

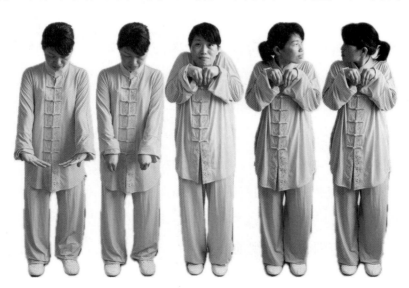

图7-10　猿提

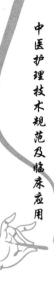

提腕要充分。

③动作可配合提肛呼吸。两掌上提吸气时，稍用意提起会阴部；下按呼气时，放下会阴部。

（2）功理与作用。

①猿钩的快速变化，意在增强神经肌肉反应的灵敏性。

②两掌上提时，缩项、耸肩、团胸吸气，挤压胸腔和颈部血管；两掌下按时，伸颈、沉肩、松腹，扩大胸腔体积，可增强呼吸，按摩心脏，改善脑部供血。

③提踵直立，可增强腿部力量，提高平衡能力。

**第八式　猿摘**（图7-11）

动作一：接上式。左脚向左后方退步，脚尖点地，右腿屈膝，重心落于右腿；同时左臂屈肘，左掌成猿钩收至左腰侧；右掌向右前方自然摆起，掌心向下，与腰同高；目视右掌。

动作二：身体重心后移；左脚踏实，屈膝下蹲，右腿自然伸直，脚尖翘起；右掌向下、向后摆起；目随手动。右脚收至左脚内侧，脚尖点地，成右丁步；同时，右掌向下经腹前向左上方画弧至头左侧，掌心对太阳穴；目先随右掌动，再转头注视右前上方。

动作三：右掌内旋，掌心向下，沿体侧下按至左髋侧，两腿顺势稍下蹲；目视右掌。右脚向右前方迈出一大步，左腿蹬伸，身体右转，带动两臂前后展开；身体重心前移；右腿伸直，左脚脚尖点地；同时，右掌经体前向右上方画弧，举至右上侧变猿钩，稍高于肩，左掌向前、向上伸举，屈腕撮钩，呈采摘势；目视左手。

动作四：身体重心后移，左腿屈膝，右腿自然伸直；左掌由"猿钩"变为"握固"，屈肘回收，右手变掌，自然回落于体前，虎口朝前。随后，左腿屈膝下蹲，右脚收至左脚内侧，脚尖点地，成右丁步；同时，左臂屈肘收至左耳旁，掌指分开，掌心向上，虎口朝左后方，呈托桃状，右掌经体前向左画弧至左肘下捧托，掌心对左肘尖；目视左掌。

动作五至动作八：同动作一至四，唯左右相反。

重复一至八动作1遍后，左脚向左横开一步，两腿直立；同时，两手自然垂于体侧。两掌向身体侧前方举起，掌心朝上，与胸同高，再两臂屈肘，两掌内合下按至腹前，两掌左右分开，两臂垂于体侧；目视前方。

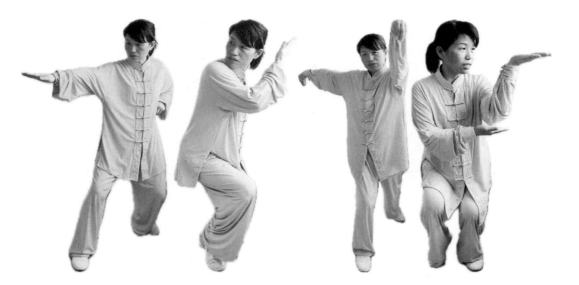

图 7-11 猿摘

（1）动作要点。

①眼要随上肢动作变化左顾右盼，表现出猿猴眼神的灵敏。

②屈膝下蹲时，全身呈收缩状。蹬腿迈步，向上采摘，肢体要充分展开。采摘时变猿钩，手指撮拢快而敏捷；变握固后，呈托桃状时，掌指要及时分开。

③动作以神似为主，重在体会其意境，不可太夸张。

（2）功理与作用。

①眼神的左顾右盼，有利于颈部运动，促进脑部的血液循环。

②动作的多样性体现了神经系统和肢体运动的协调性，模拟猿猴在采摘桃果时愉悦的心情，可减轻大脑神经系统的紧张度，对神经紧张、精神忧郁等症有防治作用。

**第五戏 鸟戏**

鸟戏取形于鹤。鹤是轻盈安详的鸟类，人们对它进行描述时往往寓意它的健康长寿。习练时，要表现出鹤的昂然挺拔、悠然自得的神韵。仿效鹤翅飞翔，抑扬开合。两臂上提，伸颈运腰，真气上引；两臂下合，含胸松腹，气沉丹田。活跃周身经络，灵活四肢关节。

**第九式 鸟伸**（图 7-12）

动作一：接上式。两腿微屈下蹲，两掌在腹前相叠，掌心朝下；目视下方。

动作二：两膝伸直，两掌向上举至头前上方，掌心向下，指尖向前；身体微前倾，提肩，缩项，挺胸，塌腰；目视前方。

动作三：两腿微屈下蹲；同时，两掌相叠下按至腹前，掌心朝下，指尖朝前；目视两掌。

动作四：身体重心右移，右腿屈膝，左脚提起，收于右腿内侧；两掌分开，向后摆至体侧，掌心朝后；目视前下方。随即右腿蹬直，左腿伸直向后抬起；同时，两掌左右分开，掌成鸟翅，向体侧后方约 45° 摆起，掌心朝后上方；抬头，伸颈，挺胸，直腰；目视前方。

动作五至动作八：同动作一至四，唯左右相反。

重复一至八动作 1 遍后，然后右脚下落，两脚开步站立，两臂自然垂于体侧；目视前方。

（1）动作要点

①两掌在体前相叠，上下位置可任选，以舒适自然为宜。

②注意动作的松紧变化。掌上举时，颈、肩、臀部紧缩；下落时，两腿微屈，颈、肩、臀部松沉。

③两臂后摆时，身体向上拔伸，并形成向后反弓状。

（2）功理与作用

①两掌上举吸气，扩大胸腔；两手下按，气沉丹田，呼出浊气，可加强肺的吐故纳新功能，增加肺活量，改善慢性支气管炎、肺气肿等病的症状。

②两掌上举，作用于大椎和尾闾，督脉得到牵动；两掌后摆，身体呈反弓状，任脉得到拉伸。这种松紧交替的练习方法，可增强疏通任、督两脉经气的作用。

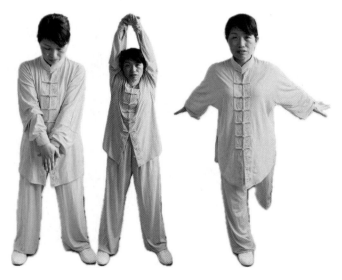

图 7-12　鸟伸

第十式　鸟飞（图 7-13）

动作一：接上式。两腿微屈；两掌合于腹前，掌心斜向上，十指相对，间距约 5

cm；目视前下方。右腿伸直独立，左腿屈膝提起，小腿自然下垂，脚尖朝下；同时，两臂向身体两侧平举，两掌成鸟翅，与耳同高，掌心朝下；目视前方。

动作二：右腿微屈，左脚下落在右脚旁，脚尖着地，两腿微屈；同时，两掌体侧下落合于腹前，掌心斜向上，十指相对，间距约 5 cm；目视前下方。

动作三：右腿伸直独立，左腿屈膝提起，小腿自然下垂，脚尖朝下；同时，两掌经体侧，向上举至头顶上方，掌背相对，间距约 5 cm，指尖斜朝上；目视前方。

动作四：左脚下落在右脚旁，与肩同宽，全脚掌着地，两腿微屈；同时，两掌体侧下落合于腹前，掌心斜向上，十指相对，间距约 5 cm；目视前下方。

动作五至动作八：同动作一至四，唯左右相反。

重复一至八动作 1 遍后，两掌向身体侧前方举起，与胸同高，掌心向上；目视前方。屈肘，两掌内合下按，两臂自然垂于体侧；目视前方。

（1）动作要点。

①两臂侧举，动作舒展，幅度要大，尽量展开胸部两侧；两臂下落内合，尽量挤压胸部两侧。

②手脚变化配合协调，同起同落。

③动作可配合呼吸，两掌上提时吸气，下落时呼气。

（2）功理与作用。

①两臂的上下运动可改变胸腔容积，若配合呼吸运动可起到按摩心肺作用，增强血氧交换能力。

②拇指、食指的上翘紧绷，意在刺激手太阴肺经，加强肺经经气的流通，提高心

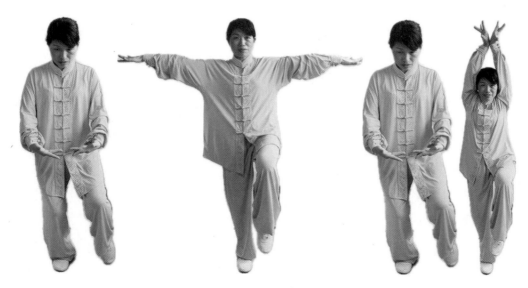

图 7-13　鸟飞

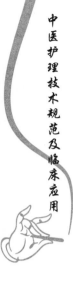

肺功能。

③提膝独立，可提高人体平衡能力。

**收势　引气归元**

动作一：两掌经体侧上举至头顶上方，掌心向下。

动作二：两掌指尖相对，沿体前缓慢下按至腹前；目视前方。

重复一、二动作2遍。

动作三：两手缓慢在体前划平弧，掌心相对，高与脐平；目观前方。

动作四：两手在腹前合拢，虎口交叉，叠掌；眼微闭静养，调匀呼吸，意守丹田。

动作五：数分钟后，两眼慢慢睁开，两手合掌，在胸前搓擦至热。

动作六：掌贴面部，上下擦摩，浴面3～5遍。

动作七：两掌向后沿头顶、耳后、胸前下落，自然垂于体侧，目视前方。

动作八：左脚提起向右脚并拢，前脚掌先着地，随之全脚踏实，恢复成预备势，目视前方。

（1）动作要点。

①两掌由上向下按时，身体各部位要随之放松，直达脚底涌泉穴。

②两掌腹前划平弧动作，衔接要自然、圆活，有向前收拢物体之势；意将气息合抱引入丹田。

（2）功理与作用。

①引气归元就是使气息逐渐平和，意将练功时所得体内、外之气，导引归入丹田，起到和气血、通经脉、理脏腑的功效。

②通过搓手、浴面，恢复常态，收功。

**七、注意事项**

1.空腹或饱餐后不宜进行五禽戏练习。

2.宜在地面开阔，平整防滑处练习。练习时应专注，以免由于动作不当造成身体损伤。

3.练习时应全身放松，呼吸调匀，动作缓慢，循序渐进，一旦出现疼痛或头晕、目眩、心慌、出冷汗、面色苍白、恶心呕吐等现象，应立即停止练习，告知医护人员。

4.五禽戏每天可练2次，每次20～30 min，3个月为1个疗程。

**八、健康教育**

1.五禽戏可用于疾病的康复，可按照具体功理辨证施功，本功法可整套进行锻炼，也可分节选取合适者进行锻炼；既可按次数练习，也可不限次数反复锻炼，方便灵活。

2.五禽戏练习，必须把握好"形、神、意、气"四个环节。

3.五禽戏练习中着重把握如下三点原则：

（1）应该坚持顺应自然并调于四时。

（2）注意循序渐进且因人而异。

（3）选择利于"吐陈纳新"的外部环境。

4.五禽戏练习结束后，可饮一杯温水，不宜即刻食用生冷食物，不宜洗冷水澡，冬季应避免感受风寒，夏季避免风扇、空调直吹，防外邪入侵。

5.五禽戏练习贵在长期坚持，动作到位，循序渐进，达到导引气血、强身健体、祛病延年的功效。

（金华市中医医院）

## 第二节　太极拳

太极拳以传统儒、道哲学中的太极、阴阳辨证理念为核心思想，集颐养性情、强身健体等多种功能为一体，结合阴阳五行、经络学、导引术、吐纳术形成的一种内外兼修、柔和、缓慢、轻灵、刚柔相济的中国传统拳术。本文以"二十四式简化太极拳"为例。

### 一、适应证

1. 适用于体弱多病者练习以促进疾病康复，改善心肺功能，如体虚感冒者、慢性疲劳综合征者、慢性肺病者、慢性心功能不全者、睡眠障碍者、高血压、糖尿病、高血脂等。

2. 常用于亚健康人群增强体质，如肥胖人群、脾胃功能失调人群、内分泌失调人群、情绪紧张状态人群等。

3. 也可用于健康人群养生保健。

### 二、禁忌证

1. 不明原因的急性脊柱损伤者。

2. 患有严重脊髓病症状、关节急性炎症者。

3. 患有严重心、脑、肺疾病者。

4. 前庭功能紊乱者，如眩晕、平衡障碍等。

5. 过于体虚者。

### 三、评估

1. 操练环境及温度。

2. 主要症状、既往史及跌倒史。

3. 操练者的体质，着装舒适。

4. 操练者对该项养生功法的认识及接受程度。

### 四、告知

1. 太极拳的作用、简单的练习方法。

2. 练习过程中患者有微微汗出是正常现象。

3. 练习过程中患者如有眩晕等不适及时告知护士。

### 五、用物准备

宽松舒适的衣裤，平底且松紧合适的防滑软底鞋，必要时备干毛巾、温水等。

### 六、基本操作方法

1. 评估操练者，做好解释，排空二便。

2. 指导操练者进行太极拳练习。

3. 操练者心静体松，呼吸自然，具体分步动作如下。

**预备式**

身体自然站立，两脚并拢，两手垂于大腿外侧；头项正直，口闭齿扣，胸腹放松；眼平视前方。

**第一步　起势**（图7-14）

1. 左脚开立：左脚向左分开，两脚平行同肩宽。

2. 两臂前举：两臂慢慢向前举，自然伸直，两手高与肩平，与肩同宽，手心向下。

3. 屈腿按掌：两腿慢慢屈膝半蹲，同时两掌轻轻下按至腹前。

4. 学练要点：起脚时先提脚跟，高不过足踝，落脚时前脚掌先着地，要做到点起点落、轻起轻落。上举两臂时，不可耸肩，不要出现指尖朝下的"折腕"。屈膝时松腰敛臀，上体保持正直，两掌下按时沉肩垂肘。

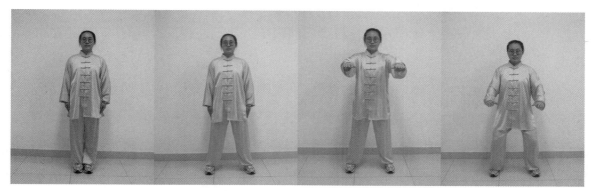

1. 左脚开立　　　2. 两臂前举　　　3. 屈腿按掌

图7-14　起势

**第二步　左右野马分鬃**（图7-15）

（1）左野马分鬃。

①抱球收脚：上体稍右转，右臂屈抱于右胸前，左臂屈抱于腹前，成右抱球；左脚收至右脚内侧成丁步。

②弓步分手：上体左转，左脚向左前方迈出一步，成左弓步；同时两掌前后分开，左手心斜向上，右手按至右胯旁，两臂微屈。

（2）右野马分鬃（与左野马分鬃动作相同，肢体相反）。

①抱球收脚：重心稍向后移，左脚尖翘起外撇；上体稍左转，左手翻转在左胸前屈抱，右手翻转前摆，在腹前屈抱，成左抱球；重心移至左腿，右脚收至左脚内侧成丁步。

②弓步分手：同前弓步分手，唯左右相反。

（3）学练要点：弓步时，不可将重心过早前移，造成脚掌沉猛落地，后脚应有蹬碾动作。分手与弓步要协调同步。转体撇脚时，先屈后腿，腰后坐，同时两臂自旋。

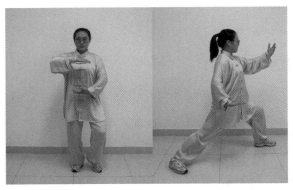

1. 抱球收脚　　　2. 弓步分手

图 7-15　左右野马分鬃（先左后右，动作相同，肢体相反）

**第三步　白鹤亮翅**（图 7-16）

（1）跟步抱球：上体稍左转，右脚向前跟步，落于左脚后；同时两手在胸前屈臂抱球。

（2）虚步分手：上体后坐并向右转体，左脚稍向前移动，成左脚虚步；同时右手分至右额前，掌心向内，左手按至左腿旁，上体转正；眼平视前方。

（3）学练要点：抱球与跟步要同时，转身时身体侧转不超过45度，左脚前移与分手同时完成。

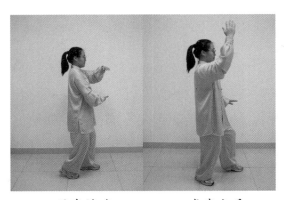

1. 跟步抱球　　　2. 虚步分手

图 7-16　白鹤亮翅

**第四步　左右搂膝拗步**（图7-17）

（1）左搂膝拗步。

①收脚托掌：上体右转，右手至头前下落，经右胯侧向后方上举，与头同高，手心向上，左手上摆，向右画弧落至右肩前；左脚收至右脚内侧成丁步；眼视右手。

②弓步搂推：上体左转，左脚向左前方迈出一步成左弓步；左手经膝前上方搂过，停于左腿外侧，掌心向下，指尖向前，右手经肩上，向前推出，右臂自然伸直。

（2）右搂膝拗步（与左搂膝拗步动作相同，肢体相反）。

①收脚托掌：重心稍后移，左脚尖翘起外撇，上体左转，右脚收至左脚内侧成丁步；右手经头前画弧摆至左前肩，掌心向下，左手向左上方画弧上举，与头同高，掌心向上；眼视左手。

②弓步搂推：同前弓步搂推，唯左右相反。

（3）左搂膝拗步。

动作与右搂膝拗步相同，唯左右相反。

（4）学练要点：两手画弧时要以腰带动；推掌时要沉肩垂肘，坐腕舒掌。搂推协调，转身蹬地推掌。

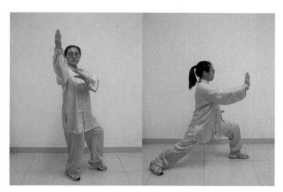

1. 收脚托掌　　　　2. 弓步搂推

图7-17　左右搂膝拗步（先左后右，动作相同，肢体相反）

**第五步　手挥琵琶**（图7-18）

（1）跟步展臂：右脚向前收拢半步落于左脚后；右臂稍向前伸展。

（2）虚步合手：上体稍向左回转，左脚稍前移，脚跟着地，成左虚步；两臂屈肘合抱，右手与左肘相对，掌心向左。

（3）学练要点：两手摆掌时有上挑并向里合之意。合臂时腰下沉，两臂前伸，腋下虚空。

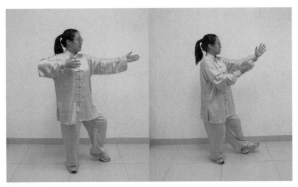

　　　1. 跟步展臂　　　　　2. 虚步合手

图 7-18　手挥琵琶

**第六步　左右倒卷肱（图 7-19）**

（1）右倒卷肱。

①退步卷肱：上体稍右转，两手翻转向上，右手随转体向后上方画弧上举至肩上耳侧，左手停于体前；上体稍左转；左脚提起向后退一步，脚前掌轻轻落地；眼视左手。

②虚步推掌：上体继续左转，重心后移，成右虚步；右手推至体前，左手向后、向下画弧，收至左腰侧，手心向上；眼视右手。

（2）左倒卷肱（与右倒卷肱动作相同，肢体相反）。

①退步卷肱：同前退步卷肱，唯左右相反。

②虚步推掌：同前虚步推掌，唯左右相反。

（3）学练要点：转身时用腰带手后撤，走斜弧形路线。提膝屈肘和左掌翻手都要同步完成。推掌走弧形且坐腕、展掌、舒指。

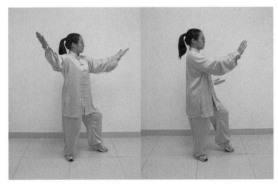

　　　1. 退步卷肱　　　　　2. 虚步推掌

图 7-19　左右倒卷肱（先右后左，动作相同，肢体相反）

**第七步　左揽雀尾**

（1）抱球收脚：上体右转，右手向侧后上方画弧，左手在体前下落，两手呈右抱

球状；左脚收成丁步。（图7-20）

（2）弓步掤臂：上体左转，左脚向左前方迈成左弓步；两手前后分开，左臂半屈向体前掤架，右手向下画弧按于左胯旁，五指向前；眼视左手。（图7-20）

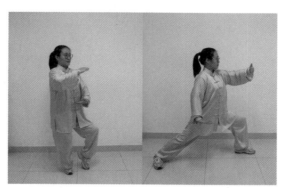

1. 抱球收脚　　　2. 弓步掤臂

图7-20　左右揽雀尾

（3）转体摆臂：上体稍向左转，左手向左前方伸出，同时右臂外旋，向上、向前伸至左臂内侧，掌心向上。（图7-21）

（4）转体后捋：上体右转，身体后坐，两手同时向下经腹前向右后方画弧后捋，右手举于身体侧后方，掌心向外，左臂平屈于胸前，掌心向内；眼视右手。（图7-21）

（5）弓步前挤：重心前移成左弓步；右手推送左前臂向体前挤出，两臂撑圆。（图7-21）

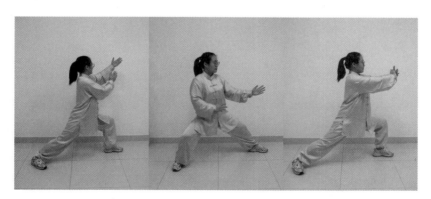

3. 转体摆臂　　　4. 转体后捋　　　5. 弓步前挤

图7-21　左右揽雀尾

（6）后坐引手：上体后坐，左脚尖翘起；左手翻转向下，右手经左腕上方向前伸出，掌心转向下，两手左右分开与肩同宽，两臂屈收后引，收至腹前，手心斜向下。（图7-22）

（7）弓步前按：重心前移成左弓步；两手沿弧线推至体前。（图7-22）

（8）学练要点：将时要转腰带手，不可直臂、折腕。挤时松腰、弓腿一致。按时两手沿弧线向上、向前推按。

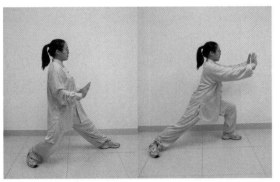

6.后坐引手　　　　7.弓步前按

图7-22　左右揽雀尾

**第八步　右揽雀尾**（与左揽雀尾动作相同，肢体相反，见图7-20～图7-22）

（1）转体分手：重心后移，上体右转，左脚尖内扣；右手画弧右摆，两手平举于身体两侧；头随右手移转。

（2）抱球收脚：左腿屈膝，重心左移，右脚收成丁步；两手呈左抱球状。

（3）弓步掤臂：同前弓步掤臂，唯左右相反。

（4）转体摆臂：同前转体摆臂，唯左右相反。

（5）转体后将：同前转体后将，唯左右相反。

（6）弓步前挤：同前弓步前挤，唯左右相反。

（7）后坐引手：同前后坐引手，唯左右相反。

（8）弓步前按：同前弓步前按，唯左右相反。

9.学练要点：由左势向右势转化时，左脚尽量内扣。右手随身体右转平行向右画弧时，右手不可随着向右摆动。重心移动变化时，上体保持正直，随腰转动。

**第九步　单鞭**（图7-23）

（1）转体运臂：上体左转，左腿屈膝，右脚尖内扣；左手向左画弧，掌心向外，右手向左画弧至左肘前，掌心转向上；视线随左手运转。

（2）勾手收脚：上体右转，右腿屈膝，左脚收成丁步；右手向上向左画弧，至身体右前方变成勾手，腕高与肩平，左手向下、向右画弧至右肩前,掌心转向内；眼视勾手。

（3）弓步推掌：上体左转，左脚向左前方迈出成左弓步；左手经面前翻掌向前推出。

（4）学练要点：重心移动平稳，两腿要虚实分明。做勾手时右臂不要过直。推掌时随上体转动，弓腿，翻掌前推。

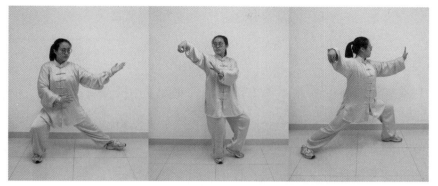

1. 转体运臂　　2. 勾手收脚　　3. 弓步推掌

图 7-23　单鞭

**第十步　云手**（图 7-24）

（1）转体松勾：上体右转，左脚尖内扣；左手向下、向右画弧至右肩前，掌心向内，右勾手松开变掌。

（2）左云收步：上体左转，重心左移，右脚向左脚收拢，两腿屈膝半蹲，两脚平行向前成小开立步；左手经头前向左画弧运转，掌心渐渐向外翻转，右手向下、向左画弧运转，掌心渐渐转向内；视线随左手运转。

（3）右云开步：上体右转，重心右转，左脚向左横开一步，脚尖向前；右手经头前向右画弧运转，掌心逐渐由内转向外，左手向下、向右画弧，停于右肩前，掌心渐渐翻转向内；视线随右手运转。

（4）左云收步：同前左云收步。

（5）右云开步：同前右云开步。

（6）左云收步：同前左云收步。

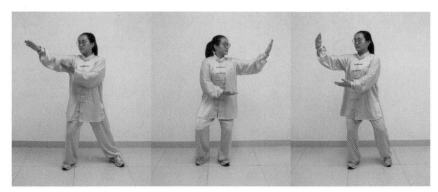

1. 转体松勾　　2. 左云收步　　3. 右云开步

图 7-24　云手

271

（7）学练要点：以腰为轴，转腰带手交叉画圆。上下肢要协调一致不可脱节。身体平移，不可起伏。

**第十一步　单鞭**（图7-25）

（1）转体勾手：上体右转，重心右移，左脚跟提起；右手向左画弧，至右前方掌心翻转变勾手；左手向下向右画弧至右肩前，掌心转向内；眼视勾手。

（2）弓步推掌：同前弓步推掌。

（3）学练要点：同前单鞭。

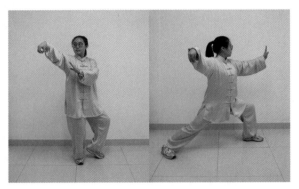

1. 转体勾手　　　2. 弓步推掌

图 7-25　单鞭

**第十二步　高探马**（图7-26）

（1）跟步翻手：后脚向前收拢半步；右手勾手松开，两手翻转向上，肘关节微屈。

（2）虚步推掌：上体稍右转，重心后移，左脚稍向前移成左虚步；上体左转，右手经头侧向前推出；左臂屈收至腹前，掌心向上。

（3）学练要点：跟步时上体正直，不可起伏。推手与成虚步同时。

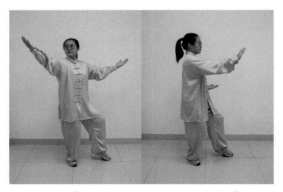

1. 跟步翻手　　　2. 虚步推掌

图 7-26　高探马

**第十三步　右蹬脚**（图7-27）

（1）穿手上步：上体稍左转，左脚提收向左前方迈出，脚跟着地；右手稍向后收，左手经右手背上方向前穿出，两手交叉，左掌心斜向上，右掌心斜向下。

（2）分手弓步：重心前移成左弓步；上体稍右转，两手向两侧画弧分开，掌心皆向外；眼视右手。

（3）抱手收脚：右脚成丁步；两手向腹前画弧相交合抱，举至胸前，右手在外，两掌心皆转向内。

（4）分手蹬脚：两手手心向外撑开，两臂展于身体两侧，肘关节微屈，腕与肩平；左腿支撑，右腿屈膝上提，脚跟用力慢慢向前上方蹬出，脚尖上勾，膝关节伸直，右腿与右臂上下相对，方向为右前方约30°；眼视右手。

（5）学练要点：两手交叉距离胸部20 cm，身体左转45°。蹬脚地腰，两手高不过头。分手撑掌与蹬脚同时完成。

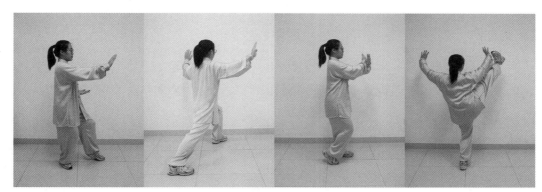

1. 穿手上步　　2. 分手弓步　　3. 抱手收脚　　4. 分手蹬脚

图7-27　右蹬脚

**第十四步　双峰贯耳**（图7-28）

（1）屈膝并手：右小腿屈膝回收，左手向体前画弧，与右手并行落于右膝上方，掌心皆翻转向上。

（2）弓步贯掌：右脚下落向右前方上步成右弓步；两手握拳经两腰侧向上、向前画弧摆至头前，两臂半屈成钳形，两拳相对，同头宽，拳眼斜向下。

（3）学练要点：弓步的方向与右蹬脚的方向一致。弓步贯拳时肘关节下垂，上体正直。

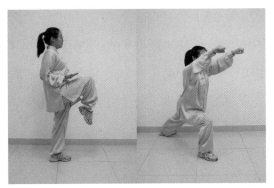

1. 屈膝并手　　2. 弓步贯掌

图 7-28　双峰贯耳

**第十五步　转身左蹬脚**（图 7-29）

（1）转体分手：重心后移，左腿屈坐，上体左转，右脚尖内扣；两拳松开，左手向左画弧，两手平举于身体两侧，掌心向外；眼视左手。

（2）抱手收脚：重心右移，右腿屈膝后坐，左脚收至右脚内侧成丁步；两手向下画弧交叉合抱，举至胸前，左手在外，两手心皆向内。

（3）分手蹬脚：同右蹬脚，唯左右相反。

（4）学练要点：转身时，就充分坐腿扣脚，上体保持正直，不可低头弯腰。左蹬脚与右蹬脚的方向要对称。

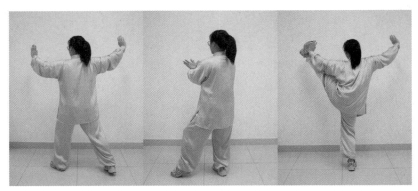

1. 转体分手　　　2. 抱手收脚　　　3. 分手蹬脚

图 7-29　转身左蹬脚

**第十六步　左下势独立**（图 7-30）

（1）收脚勾手：左腿屈收于右小腿内侧；上体右转，右臂稍内合，右手变勾手，左手画弧摆至右肩前，掌心向右；眼视勾手。

（2）仆步穿掌：上体左转，右腿屈膝，左腿向右前方伸出成左仆步；左手经右肋沿左腿内侧向左穿出，掌心向前，指尖向左；眼视左手。

（3）弓腿起身：重心移向左腿成左弓步；左手前穿并向上挑起，右勾手内旋，置于身后。

（4）独立挑掌：上体左转，重心前移，右腿屈膝提起成左独立步；左手下落按于左胯旁，右勾手下落变掌，向体前挑起，掌心向左，高于眼平，右臂半屈成弧。

（5）学练要点：仆步穿掌时上体不可前倾。由仆步转换独立步时，一定要充分做好两脚的外撇和内扣。独立挑掌时前手肘与膝相对。

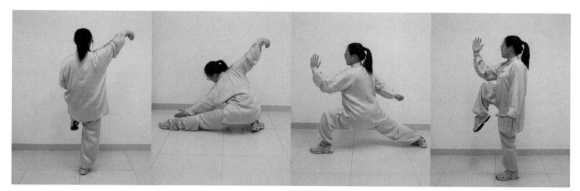

　1.收脚勾手　　　2.仆步穿掌　　　3.弓腿起身　　　4.独立挑掌

图 7-30　左下势独立

**第十七步　右下势独立**（与左下势独立动作相同，肢体相反，见图 7-30）

（1）落脚勾手：右脚落于左脚右前方，脚前掌着地，上体左转，左脚以脚掌为轴随之扭转；左手变勾手向上提举于身体左侧，高与肩平，右手画弧摆至左肩前，掌心向左；眼视勾手。

（2）仆步穿掌：同前仆步穿掌，唯左右相反。

（3）弓步起身：同前弓步起身，唯左右相反。

（4）独立挑掌：同前独立挑掌，唯左右相反。

（5）练习要点：右脚前掌应落在左脚右前方 20 cm 处。仆步穿掌时，应先把右脚提起后再伸出。

**第十八步　左右穿梭**

（1）右穿梭（图 7-31）。

①落脚抱球：左脚向左前方落步，脚尖外撇，上体左转；两手呈左抱球状。

②弓步架推：上体右转，右脚向右前方上步成右弓步；右手向前上方画弧，翻转上举，架于右额前上方，左手向后下方画弧，经肋前推至体前，高与鼻平；眼视左手。

（2）左穿梭（与右穿梭动作相同，肢体相反，见图 7-31）。

①抱球收脚：重心稍后移，右脚尖外撇，左脚收成丁步；上体右转，两手在右肋前上下相抱。

②弓步架推：同前弓步架推，唯左右相反。

（3）学练要点：做弓步架推时，手脚方向一致，两掌要有滚动上架与前推。

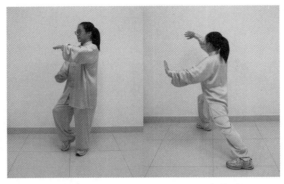

1. 落脚抱球　　　　2. 弓步架推

图 7-31　左右穿梭（先右后左，动作相同，肢体相反）

**第十九步　海底针**（图 7-32）

（1）跟步提手：右脚向前收拢半步，随之重心后移，右腿屈坐；上体右转，右手下落屈臂提抽至耳侧，掌心向左，指尖向前，左手向右画弧下落至腹前，掌心向下，指尖斜向右。

（2）虚步插掌：上体左转向前俯身，左脚稍前移成左虚步；右手向前下方斜插，左手经膝前画弧搂过，按至左大腿侧；眼视右手。

（3）学练要点：右手随转体在体侧划一立圆提于右耳侧。插掌时不可因前俯而弯腰驼背。上下肢动作必须协调同步。

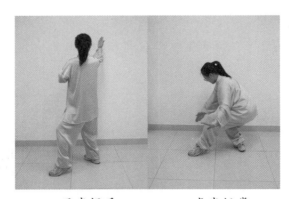

1. 跟步提手　　　　2. 虚步插掌

图 7-32　海底针

**第二十步　闪通臂**（图7-33）

（1）提手收脚：上体右转，恢复正直；右手提至胸前，左手屈臂收举，指尖贴近右腕内侧；左脚收至右脚内侧。

（2）弓步推掌：左脚向前上步成左弓步；左手推至体前，右手撑于头侧上方，掌心斜向上，两手分展；眼视左手。

（3）学练要点：两手先上提后分开。右手上撑向后引拉。前手、前腿上下相对。

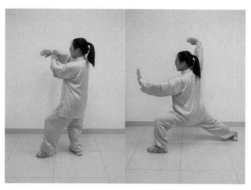

1. 提手收脚　　2. 弓步推掌

图7-33　闪通臂

**第二十一步　转身搬拦拳**（图7-34）

（1）转体扣脚：重心后移，右腿屈坐，左脚尖内扣；身体右转，右手摆至体右侧，左手摆至头左侧，掌心均向外；眼视右手。

（2）坐腿握拳：重心左移，左腿屈坐，右腿自然伸直；右手握拳向下、向左画弧停于左肋前，拳心向下，左手举于左额前；眼向前平视。

（3）踩脚搬拳：右脚提收至左脚内侧，再向前迈出，脚跟着地，脚尖外撇；右拳经胸前向前搬压，拳心向上，高与胸平，肘部微屈，左手经右前臂外侧下落，按于左胯旁；

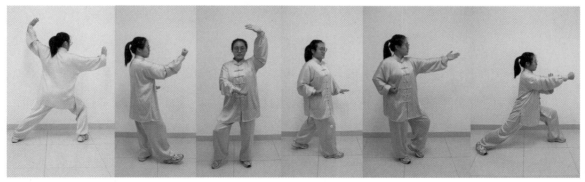

1. 转体扣脚　2. 坐腿握拳　3. 踩脚搬拳　4. 转体收拳　5. 上步拦掌　　6. 弓步打拳

图7-34　转身搬拦拳

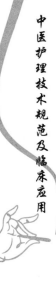

眼视右拳。

（4）转体收拳：上体右转，重心前移，右拳向右画弧至体侧，拳心向下，左臂外旋，向体前画弧，掌心斜向上。

（5）上步拦掌：左脚向前上步，脚跟着地；左掌拦至体前，掌心向右，右拳翻转收至腰间，拳心向上；眼视左掌。

（6）弓步打拳：上体左转，重心前移成左弓步；右拳向前打出，肘微屈，拳眼向上，左手微收，掌指附于右前臂内侧，掌心向右。

（7）学练要点：身体右转时，左脚尽力内扣。垫步时勿抬脚过高，迈出时脚尖外撇。

**第二十二步 如封似闭**（图7-35）

（1）穿手翻掌：左手翻转向上，从右前臂下向前穿出；同时右拳变掌，也翻转向上，两手交叉举于体前。

（2）后坐收掌：重心后移，两臂屈收后引，两手分开收至胸前，与胸同宽，掌心斜相对；眼视前方。

（3）弓步按掌：重心前移成左弓步；两掌经胸前弧线向前推出，高与肩平，宽与肩同。

（4）学练要点：后坐收掌时避免上体后仰。弓步按掌时两掌由下向上、向前推按。

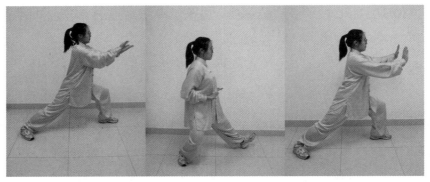

1. 穿手翻掌　　　2. 后坐收掌　　　3. 弓步按掌

图7-35　如封似闭

**第二十三步 十字手**（图7-36）

（1）转体扣脚：上体右转，重心右移，右腿屈坐，左脚尖内扣；右手向右摆至头前，两手心皆向外；眼视右手。

（2）弓腿分手：上体继续右转，右脚尖外撇侧弓，右手继续画弧至身体右侧，两臂侧平举，手心皆向外；眼视右手。

（3）交叉搭手：上体左转，重心左移，左腿屈膝侧弓，右脚尖内扣；两手画弧下落，

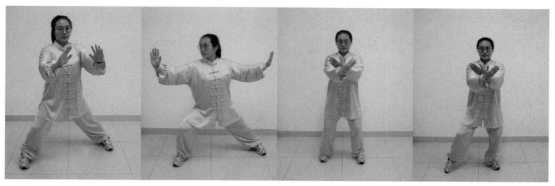

| 1. 转体扣脚 | 2. 弓腿分手 | 3. 交叉搭手 | 4. 收脚合抱 |

图 7-36　十字手

交叉上举成斜十字形，右手在外，手心皆向内。

（4）收脚合抱：上体转正，右脚提起收拢半步，两腿慢慢直立；两手交叉合抱于胸前。

（5）学练要点：转体扣脚与弓步分手要连贯衔接。两手画弧下落时不可弯腰低头。

**第二十四步　收势**（图 7-37）

（1）翻掌分手：两臂内旋，两手翻转向下分开，两臂慢慢下落停于身体两侧；眼视前方。

（2）并脚还原：左脚轻轻收回，恢复成预备姿势。

（3）学练要点：翻掌分手时，左手在上，腕关节不要屈折挽花。垂臂落手与起身一致。

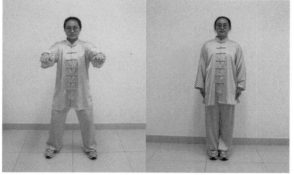

| 1. 翻掌分手 | 2. 并脚还原 |

图 7-37　收势

### 七、注意事项

1. 空腹或饱餐后不宜进行太极拳练习。

2. 练习过程中如有不适，应暂停练习。

3.练习结束后，如有出汗应及时擦干。

4.宜循序渐进，坚持长期习练。

## 八、健康教育

1.作息规律、劳逸结合。

2.保持心情舒畅，情绪稳定。

3.练习后可饮一杯温水，不宜即刻食用生冷食物。不宜洗冷水澡；冬季应避免感受风寒；夏季避免风扇、空调直吹身体。

4.饮食宜清淡富有营养，忌食肥甘厚腻及辛辣之品，戒烟限酒。

（浙江中医药大学附属第三医院）

# 第三节　六字诀

六字诀是一种以呼吸吐纳为主要手段的气功方法，其特点是通过读音口型来调整与控制体内气息的升降出入，形成分别与人体肝、心、脾、肺、肾、三焦相对应的"嘘、呵、呼、呬、吹、嘻"六种特定的吐气发声方法，进而达到调整脏腑气机平衡的作用。

## 一、适应证

适用于各种脏腑功能失调的病证。

## 二、禁忌证

1. 慢性阻塞性肺疾病急性加重期。

2. 有出血倾向者，如血友病或外伤出血者。

3. 脏器功能衰竭者，如呼吸衰竭、心力衰竭等。

4. 严重心、脑、肾、肝、神经系统疾病及恶性肿瘤者。

5. 年老体弱不能耐受功法锻炼者。

6. 有运动系统疾病或功能障碍无法完成功法动作者。

## 三、评估

1. 操练环境及温度。

2. 主要症状、既往史及跌倒史。

3. 操练者的体质，着装是否舒适。

4. 操练者对该项养生功法的认识及接受程度。

## 四、告知

1. 六字诀的作用、简单的练习方法。

2. 练习过程中有微微汗出是正常现象。

3. 练习过程中患者如有头晕、胸闷、心慌等不适，及时告知护士。

4. 练习过程中尽可能全神贯注，呼吸要均匀、细密、柔和、深长。

## 五、用物准备

宽松舒适的衣裤，平底且松紧合适的防滑软底鞋，必要时备干毛巾、温水等。

## 六、基本操作方法

1. 评估操练者，做好解释，嘱患者排空二便。

2. 指导操练者进行六字诀练习，全身放松，头脑清空，呼吸自然平稳。

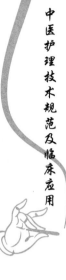

**预备势**

（1）动作说明。

①两脚并步站立，头正颈直，齿唇轻闭，舌抵上腭，下颌微收；两臂自然垂于体侧，沉肩坠肘，松腕舒指，中指腹轻贴裤线；竖脊含胸，腹部放松；目视前方。

②随着松腰沉髋，身体重心移至右腿，左脚向左侧开步，两脚内侧约与肩宽，脚尖向前，继而身体重心移至两脚之间；目视前下方。

（2）呼吸方法。鼻吸鼻呼，自然呼吸。

（3）技术要点。

①保持虚领顶劲，面带微笑，竖脊正身，周身中正。

②眼睛要精神内敛，神不外驰。

③调匀呼吸，呼吸逐步自然过渡到深、长、匀、细的腹式呼吸。

**起势**

（1）动作说明。

①接上式。屈肘抬手，掌心向上，两手在小腹前十指相对，间距约 10 ~ 20 cm；紧接着两手体前缓缓上托至胸前，掌心向上，掌指自然相对；目视前方。

②两手胸前转掌心向下，接着体前缓缓下按，至肚脐前；目视前下方。

③微屈膝下蹲，敛臀坐胯，身体后坐；同时两掌内旋转掌心向外，缓缓向体前45°拨出，至两臂成圆，指尖斜相对，两掌约与肚脐平。

④两臂外旋，转掌至掌心向内，指尖斜相对。身体缓慢直起，同时两手缓缓收拢至肚脐前，虎口交叉相握，轻覆于肚脐；静养片刻；目视前下方。

（2）呼吸方法。

①鼻吸鼻呼。

②两掌上托时吸气，下按、拨出时呼气，收拢时吸气。可采用逆腹式呼吸，吸气时小腹内收，呼气时小腹隆起。

③静养片刻时自然呼吸。

（3）技术要点。

①两掌的主要动作变化顺序可概括为上托、下按、外拨、内拢 4 个环节。两掌上托时目视前方，其他环节目光均注视前下方；两掌的转换要圆活连贯、柔和缓慢、自然顺畅。

②始终保持身体中正，重心平稳。

③呼吸与动作要协调配合。但要以呼吸操作为主，肢体动作为辅。

**嘘字诀**

（1）动作说明。

①接上式。两手松开，两掌向后收至腰间两侧，同时，转掌心向上，小指轻贴腰际；目视前下方。

②口吐"嘘"字音；同时，两脚不动，身体左转90°，右掌由腰间缓缓向左前上方穿出，至约与肩同高，掌心斜向上，左掌保持不动；两目渐渐圆睁，目视右掌伸出方向。

③右掌沿原路收回腰间；同时身体转回正前方；目视前下方。

④口吐"嘘"字音；同时，身体右转90°，左掌由腰间缓缓向右前上方穿出，至约与肩同高，掌心斜向上，右掌保持不动；两目渐渐圆睁，目视左掌伸出方向。

⑤左掌沿原路收回腰间，同时身体转回正前方；目视前下方。

⑥如此左右穿掌各3遍。本式共吐"嘘"字音6次。

（2）呼吸方法。

①口吐"嘘"字音时，采取鼻吸口呼法，穿掌发"嘘"音时用口呼气，收掌时用鼻吸气。吐气发音熟练后可采用逆腹式呼吸法，即发"嘘"音吐气时小腹隆起，收掌吸气时小腹自然缩回。

②其余动作采用鼻吸鼻呼的自然呼吸。

（3）技术要点。

①发"嘘"音时，嘴角要向后引，口唇要压扁横绷，气息从槽牙间、舌两边的空隙中呼出体外，发声应是低沉的、震颤的、富有穿透力的。

②身体左、右转动为垂直做水平旋转，应始终保持中正之姿，做到百会上领、立腰竖脊、尾闾中正。穿掌时，身体中轴线保持不变，在向左或向右旋转中身体微有上拔，收掌转正时身体在旋转中缓慢回落。

③手掌的主要动作变化顺序可概括为松掌→分掌→穿掌→收掌四步。穿掌时两目渐渐圆睁，目视左或右掌伸出方向，收回时目视前下方。

**呵字诀**

（1）动作说明。

①接上式。两掌小指轻贴腰际微上提，指尖向斜下方；目视前下方。屈膝下蹲，同时两掌缓缓向前下约45°方向插出，至两臂微屈，掌心斜向上；目视两掌。

②微屈肘收臂，两掌小指一侧相靠，掌心向上，成"捧掌"，约与肚脐相平；目

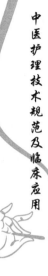

视两掌心。两膝缓缓伸直；同时屈肘，两掌捧至胸前，掌心向内，两中指约与下颌同高；目视前下方。

③两肘外展抬起，至约与肩同高；同时，两掌内旋，转掌指向下，掌背相靠。然后，口吐"呵"字音；同时，两掌沿身体中线缓缓下插至肚脐前，两掌心与肚脐同高；目视前下方。

④微屈膝下蹲；同时，两掌内旋转掌心向外，缓缓向体前45°拔出，至两臂成圆，指尖斜相对，两掌心与肚脐同高；目视前下方。

⑤两臂坠肘外旋，两手随之旋腕转掌至掌心向上，合掌于腹前成"捧掌"；目视两掌心。两膝缓缓伸直；同时屈肘，两掌捧至胸前，掌心向内，两中指约与下颌同高；目视前下方。

⑥两肘外展抬起至约与肩同高；同时，两掌内旋，转掌指朝下，掌背相靠。然后，口吐"呵"字音；同时，两掌沿身体中线缓缓下插至肚脐前，两掌心与肚脐同高；目视前下方。

⑦微屈膝下蹲；同时，两掌内旋转掌心向外，缓缓向体前45°拔出，至两臂成圆，指尖斜相对，两掌心与肚脐同高；目视前下方。

⑧重复动作⑤至动作⑦共4遍。本式共吐"呵"字音6次。

（2）呼吸方法。

①发"呵"音时用口呼气，两掌捧至胸前时用鼻吸气，中间过渡动作以自然呼吸为宜。吐气发音熟练后，可采用逆腹式呼吸法，即发"呵"音呼气时小腹自然隆起，捧掌至胸前吸气时小腹回收。

②其余动作采用鼻吸鼻呼的自然呼吸。

（3）技术要点。

①发"呵"音时，口半张，舌尖轻抵下腭，下颌放松，气息主要从舌面与上腭之间缓缓呼出体外，发声应是低沉的、震颤的、富有穿透力的。

②手掌的主要动作变化顺序可概括为上捧→内旋→下插→外拔→旋腕五步。上下肢动作需协调一致，两掌上捧时膝关节逐渐伸直；两掌内旋、下插时，保持膝关节伸直；两掌外拔时，膝关节慢慢弯曲；两掌旋腕时，膝关节保持弯曲状态，以小指带动旋腕转掌。

**呼字诀**

（1）动作说明。

①接上式。前臂外旋，转掌心向内对肚脐，指尖斜相对，五指自然张开，两掌心间距与掌心至肚脐距离相等；目视前下方。

②两膝缓缓伸直；同时两掌缓缓向肚脐方向内收合拢，至肚脐前约10 cm。

③口吐"呼"字音；同时，微屈膝下蹲，两掌向外展开至两掌间距与掌心至肚脐距离相等，两臂成圆；目视前下方。

④重复动作②至动作③共5遍。本式共吐"呼"字音6次。

（2）呼吸方法。

①两掌向肚脐合拢时用鼻吸气，发"呼"音时用口呼气。吐气发音熟练后，可采用逆腹式呼吸法，即发"呼"音呼气时小腹自然隆起，两掌向肚脐内收合拢时小腹回收。

②其余动作采用鼻吸鼻呼的自然呼吸。

（3）技术要点。

①发"呼"音时，口唇撮圆，舌两侧上卷，气息从撮圆的口唇中间呼出体外，发声应是低沉的、震颤的、富有穿透力的。

②手掌的主要动作变化顺序可概括为内收合拢→外展等距两步。双手掌心与肚脐之间的距离始终为等边三角形，膝关节的屈伸与两掌的外展等距，与两掌的内收合拢协调配合，使升降开合、出入运化有机一体。

③两掌内收合拢时，整个身体都向丹田方向收拢；两掌外展吐音时，整个身体要以丹田为中心向外撑开。

**呬字诀**

（1）动作说明。

①接上式。两掌自然下落腹前，掌心向上，十指相对；目视前下方。

②两膝缓缓伸直；同时两掌缓缓向上托至胸前，掌心向上；目视前下方。

③两肘下落，夹肋，两手顺势立掌于肩前，掌心相对，指尖向上。两肩胛骨向脊柱靠拢，展肩扩胸，藏头缩项；目视斜前上方。

④口吐"呬"字音；同时微屈膝下蹲；松肩伸项，两掌缓缓向前平推，逐渐转至掌心向前，屈腕立掌，掌指向上；目视前方。

⑤两掌外旋90°，掌心向外，掌指分朝左右；接着向内屈腕转掌至掌心向内，指尖相对；两腕间距约与肩宽。

⑥两膝缓缓伸直；同时屈肘，两掌缓缓收拢至胸前约 10 cm，指尖相对，掌心向内；目视前下方。

⑦两肘下落，夹肋，两手顺势立掌于肩前，掌心相对，指尖向上。两肩胛骨向脊柱靠拢，展肩扩胸，藏头缩项；目视斜前上方。

⑧口吐"呬"字音；同时微屈膝下蹲；松肩伸项，两掌缓缓向前平推，逐渐转掌心向前，屈腕立掌，掌指向上；目视前方。

⑨重复动作⑤至动作⑧共 4 遍。本式共吐"呬"字音 6 次。

（2）呼吸方法。

①发"呬"音时用口呼气，两掌向胸前收拢时用鼻吸气。吐气发音熟练后，可采用逆腹式呼吸法，即发"呬"音呼气时小腹自然隆起，两掌向胸前收拢时小腹回收。

②其余动作采用鼻吸鼻呼的自然呼吸。

（3）技术要点。

①发"呬"音时，上下门牙对齐，留有狭缝，舌尖轻抵下齿，气息从齿间呼出体外，发声应是低沉的、震颤的、富有穿透力的。

②手掌的主要动作变化顺序可概括为立掌→前推→转掌→收拢四步。两掌前推时屈膝下蹲，两掌收拢时两膝伸直，升降开合需配合自如、协调一致。

③顺势立掌、展肩扩胸、藏头缩项，3 个动作逐渐依次收紧。吐气发声推掌时，颈、肩、臂、掌依次节节放松。

**吹字诀**

（1）动作说明。

①接上式。两膝缓缓伸直；同时两掌前推，随后松腕伸掌，指尖向前，掌心向下，与肩同高。

②两臂向左右水平外展成侧平举，掌心斜向后，指尖向外。

③两掌向后画弧至腰部，屈肘，掌心轻贴腰眼，指尖斜向下；目视前下方。

④口吐"吹"字音；同时微屈膝下蹲；两掌向下沿腰骶、两大腿外侧下滑，后屈肘提臂于腹前，掌心相对，指尖向前，约与脐平；目视前下方。

⑤两膝缓缓伸直；同时，两掌缓缓收回，轻抚腹部，指尖斜向下，虎口相对；目视前下方。

⑥两掌沿带脉向后摩运。

⑦两掌至后腰部，掌心轻贴腰眼，指尖斜向下；目视前下方。

⑧口吐"吹"字音；同时微屈膝下蹲；两掌向下沿腰骶、两大腿外侧下滑，后屈肘提臂于腹前，掌心相对，指尖向前，约与脐平；目视前下方。

⑨重复动作⑤至动作⑧共4遍。本式共吐"吹"字音6次。

（2）呼吸方法。

①两掌沿腰骶下滑发"吹"音时，用口呼气；两掌收回时，用鼻吸气。吐气发音熟练后，可采用逆腹式呼吸法，即发"吹"音呼气时小腹自然隆起，两掌收回时小腹回收。

②其余动作采用鼻吸鼻呼的自然呼吸。

（3）技术要点。

①发"吹"音时，首先是两唇和牙齿微张，舌尖轻抵上齿内侧，发"ch（吃）"的声音；其次是两唇微闭，舌尖放平，发"u（乌）"的声音；最后是两唇再微张，嘴角微后引，舌尖轻抵下齿内侧，发"i（衣）"的声音。气从舌两边绕舌下，经唇间缓缓呼出体外；发声应是低沉的、震颤的、富有穿透力的。

②手掌的主要动作变化顺序可概括为下滑→上抬→抚腹→摩带脉四步。屈膝下蹲，两掌沿腰骶、两腿外侧下滑；屈肘提臂于腹前时，动作衔接要自然顺畅、不僵硬，有滑落之感。

③两掌屈肘提臂时，前臂抬起需放松，同时腋下虚空；提臂于腹前时，两掌掌心相对，指尖朝前，手指放松，与肩同宽，与脐同高。

**嘻字诀**

（1）动作说明。

①接上式。两掌环抱，自然下落于腹前，掌心向上，指尖相对；目视前下方。两掌内旋至掌背相对，掌心分向左右，指尖向下；目视两掌。

②两膝缓缓伸直；同时，提肘带手，经体前上提至胸，肘约与肩同高，掌背相靠。随后，两手继续上提至面前，分掌、外开、上举，两上臂成水平，两前臂分别斜向上、向外约45°，掌心斜向上；目视前上方。

③屈肘，两手经面部前回收至胸前，肘、手水平，约与肩同高，指尖相对，掌心向下；目视前下方。

④口吐"嘻"字音；同时，微屈膝下蹲；两掌缓缓下按至肚脐前，两掌继续向下、向左右外分至左右髋旁约15 cm处，掌心向外，指尖向下；目视前下方。

⑤两掌下落，至两掌掌背相对合于小腹前，掌心分别朝向左右，指尖向下；目视

两掌。

⑥两膝缓缓伸直；同时，提肘带手，经体前上提至胸，肘约与肩同高，掌背相靠。随后，两手继续上提至面前，分掌、外开、上举，两上臂成水平，两前臂分别斜向上、向外摆至与上臂成135°，掌心斜向上；目视前上方。

⑦屈肘，两手经面部前回收至胸前，肘、手水平，约与肩同高，指尖相对，掌心向下；目视前下方。

⑧口吐"嘻"字音；同时，微屈膝下蹲；两掌缓缓下按至肚脐前，两掌继续向下、向左右外分至左右髋旁约15 cm处，掌心向外，指尖向下；目视前下方。

⑨重复动作⑤至动作⑧共4遍。本式共吐"嘻"字音6次。

（2）呼吸方法。

①两掌从胸前下按、外开至髋旁，发"嘻"音时用口呼气，提肘时用鼻吸气。吐气发音熟练后，可采用逆腹式呼吸法，即发"嘻"音呼气时小腹自然隆起，两掌下落至两掌掌背相对合于小腹前时小腹回收。

②其余动作采用鼻吸鼻呼的自然呼吸。

（3）技术要点。

①发"嘻"音时，两唇与牙齿微张，嘴角略向后引，舌尖轻抵下齿，气息主要是从两侧槽牙边的缝隙中慢慢呼出体外，发声应是低沉的、震颤的、富有穿透力的；面部应有嬉笑欢乐，喜逐颜开之貌，内心应有怡然自得、其乐融融之感。

②手掌的主要动作变化顺序可概括为上提→外开→内收→下接四步。眼神跟着两掌的升降而高低变化，发音与屈膝下蹲、两掌胸前下按、外开需协调配合，做到同始同终、气尽势成。

③两掌腹前内旋至掌背相对时，肩膀需同时配合内旋；两掌上提时，应以肘带手；打开两臂上举时，颈部需放松，目视前上方；屈膝、两掌下按至与肚脐相平后外开，两前臂应是松垂外分。整个动作需舒缓连贯、协调自然。

**收势**

（1）动作说明。

①接上式。两手外旋内翻，转掌心向内，掌心与脐同高。两掌缓慢向前、向内合抱于腹前，虎口交叉相握，轻覆肚脐；同时，两膝慢慢伸直；目视前下方。

②静养片刻。

③两掌以肚脐为中心揉腹，顺时针6圈，逆时针6圈。

④两掌松开，两臂自然垂于体侧。身体重心右移，左脚提起向右脚并拢，前脚掌先着地，随之全脚踏实，恢复成并步站立。目视前下方。

（2）呼吸方法。

①鼻吸鼻呼的自然呼吸。

②静养片刻时可配合深、长、匀、细的腹式呼吸。

（3）技术要点。

①整个过程需保持形松意静之态，有收气静养之意。

②两手外旋内翻时，是以肩带臂、以臂带手完成动作。

③两掌揉腹应以肚脐为中心，先按后揉，掌握适中的按揉力量，使其能达腹部深处。

④两掌缓慢向前、向内合抱于腹前过程中，两掌掌心始终与肚脐同高，两掌向前拢成两掌心与肚脐成等边三角形时，再缓缓起身合掌于肚脐，静养。

### 七、注意事项

1. 每次练习时间以 15 ~ 30 min 为宜，每天 1 次，每周锻炼不少于 5 天。练习过程中如感不适，暂停练习。

2. 空腹、饱餐、醉酒后不宜练习。

3. 练习时应穿着宽松的衣服和舒适的运动鞋，练习后出汗应用温水擦身，更换衣裤，饮一杯温水。

4. 牙齿缺损者，建议佩戴假牙进行练习。

5. 精神、智力或思维异常无法配合者不宜练习。

6. 练习时需要排除杂念，尽可能全神贯注，呼吸吐气宜顺其自然，逐渐过渡到深、长、匀、细状态，遇有呼吸不顺畅、憋气处，应及时运用自然呼吸加以调整，切忌强呼硬吸；肢体动作宜柔和缓慢，动作转换需圆活轻灵；呼吸与动作的配合应协调一致。

### 八、健康教育

1. 保持作息规律，心情舒畅，情绪稳定。

2. 饮食宜清淡富有营养，忌食肥甘厚腻及辛辣之品。

3. 练功应循序渐进，持之以恒。

（温岭市中医院）

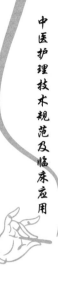

# 第四节　八段锦

八段锦是中医祖先运用形体活动结合呼吸，通过和缓、温和的运动，充分舒展拉伸筋骨，宣畅气血，达到防病、治病、强筋、健骨功能的一种传统养生功法。

## 一、适应证

适用于亚健康人群、工作忙碌者、肥胖人群、脾胃功能失调人群、内分泌失调人群、情绪紧张状态人群，也适用于健康人群养生保健。

## 二、禁忌证

（1）脊柱或脊髓损伤患者。

（2）严重心、脑、肺疾病患者。

## 三、评估

1. 操练环境及温度。

2. 主要症状、既往史及跌倒史。

3. 操练者的体质，着装舒适。

4. 操练者对该项养生功法的认识及接受程度。

## 四、告知

1. 八段锦的作用、操练的流程及步骤。

2. 操练要全身放松，呼吸均匀，专注意守，动作缓慢，禁忌暴力。

3. 练习过程中可能会出现肢体酸痛等情况，属于正常现象。

4. 如出现眩晕、恶心、剧痛等不适及时告知护士。

## 五、用物准备

宽松舒适的衣裤，平底且松紧合适的防滑软底鞋，必要时备干毛巾、温水等。

## 六、基本操作方法

1. 评估操练者，做好解释，嘱患者排空二便。

2. 选择适宜的环境，宜空气清新、宁静处。

3. 带领操练者进行八段锦 8 节正功的操练。八段锦 8 节正功，其中每一个动作均重复做 6 ~ 8 次。

预备式（图 7-38）

（1）双脚并步站立，两臂垂于身体外侧，目视前方。

（2）左脚向左开步，与肩同宽，屈膝下蹲、两臂外旋，沿两侧向外画弧，向前合抱于腹前，掌心向内，指尖相对，掌指间距约 10 cm（如抱篮球状）。

（3）双眼目视前方，调理呼吸，使呼吸均匀，意守丹田。

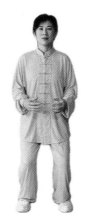

图 7-38　预备式

**第一节　两手托天理三焦**（图 7-39）

（1）调身。

①两脚分开与肩同宽，舌抵上颚，气沉丹田，双手由小腹向前伸臂，手心向下向外画弧，顺势转手向上，双手十指交叉于小腹前。

②缓缓曲肘沿任脉上托，当两臂抬至肩、肘、腕相平时，翻掌上托于头顶，两臂伸直，仰头目视手背，稍停片刻。

③松开交叉的双手，自体侧向下画弧慢慢落于小腹前，仍十指交叉，掌心向上，恢复如起势。稍停片刻，再如前反复做 6 ~ 8 次。

（2）调息。两手上托时采用逆腹式呼吸法：

①动作 1 ~ 2 吸气。

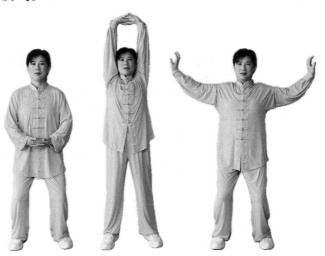

图 7-39　两手托天理三焦

②动作2～3间屏息。

③动作3呼气。

（3）调心。动作2想象清气从丹田沿任脉贯通上、中、下三焦，脑清目明。

（4）操作提示：当两臂沿任脉上托至与肩相平时不要耸肩，手臂至头顶上方时稍用力上托，使三焦得以牵拉。

### 第二节　左右开弓似射雕（图7-40）

（1）调身。

①两脚分开与肩同宽，左脚向左横跨一步，双腿屈膝下蹲成马步站桩，双膝做内扣劲，双脚做下蹬劲，臀髋呈下坐劲，如骑马背上，两手空握拳，屈肘放于两侧髋部，距髋约一拳许。

②双手向前抬起至平胸处，左臂弯曲为弓手，向左拉至极点，开弓如满月，同时右手向右伸出为"箭手"，手指做剑诀，顺势转头向右，通过剑指凝视远方，意如弓箭伺机待发，稍停片刻。

③将双腿伸直，顺势将双手向下画弧，收回于胸前，再向上向两侧画弧缓缓下落两髋外侧，同时收回左腿，还原为站式；再换右脚向右横跨，重复如上动作，如此左右交替6～8次。

（2）调息。

①动作1～2吸气。

②动作2～3间屏息。

③动作3呼气。

（3）调心。动作2想象气机沿督脉上行至巅顶，转至前方，从前向下，沿头转同侧的手臂运行，颈椎、胸椎和腰椎转动牵拉；头转向方的肩臂、颈部和胸肋部的肌肉、

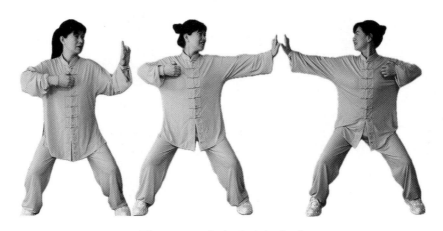

图7-40　左右开弓似射雕

骨骼、韧带牵拉，同时对心肺进行有节律的按摩。

（4）操作提示：双臂从体侧抬起至平胸时，身体易出现前后晃动和耸肩。纠正方法：双脚抓地，气沉丹田，沉肩坠肘。

**第三节　调理脾胃须单举（图7-41）**

（1）调身。

①双臂下垂，掌心下按，手指向前，呈下按式站桩，双手同时向前向内画弧，顺势翻掌向上，指尖相对，在小腹前如提抱式站桩。

②两腿徐缓挺膝伸直；同时，左掌上托，左臂外旋上穿经过面前，随之臂内上举至头上方，肘关节微屈，力达掌根，掌心向上，掌指向右；同时，右掌微上托，随之臂内旋下按至右髋旁，肘关节微屈，力达掌根，掌心向下，掌指向前，动作略停；目视前方。

③左手自左上方缓缓下落，右手顺势向上，双手翻掌，掌心向上，相接于小腹前。

④还原如起势，如此左右交替，反复做6～8次。

（2）调息。

①动作1屏息。

②动作2吸气。

③动作3呼气。

（3）调心。动作2想象气机以中焦为中心双臂上下对拔争力，贯通双侧的肝经、胆经、脾经、胃经，并使其受到牵引。

（4）操作提示：双臂上下争力时易出现上下用力不均、躯干倾斜等现象，所以操作时尽量用力均匀，保持身立中正。

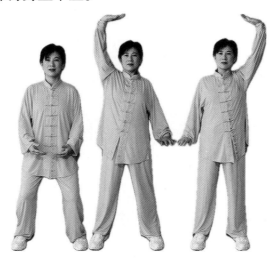

图7-41　调理脾胃须单举

**第四节 五劳七伤往后瞧（图 7-42）**

（1）调身。

①松静站立，双脚分开与肩同宽，双腿挺膝，重心升起，同时双臂伸直，指尖向下，目视前方。

②双臂外旋，掌心向外，头向左后转，稍停片刻，目视左斜后方。

③两腿膝关节微屈，同时双臂内旋按于两侧髋旁，掌心向下，指尖向前，目视前方。

④还原如起势，如此左右交替，反复做 6 ~ 8 次。

（2）调息。

①动作 1 配合顺腹式呼吸，吸气使小腹充满。

②动作 2 吸气。

③动作 3 呼气。

（3）调心。

①动作 2 想象内视左脚心涌泉穴，以意领气至左脚心。

②动作 3 以意领气，从脚心沿大腿后面上升到尾闾穴，再到命门穴。

（4）操作提示：头向左右转动时幅度要一致，与肩平齐，避免脊柱跟着转动。

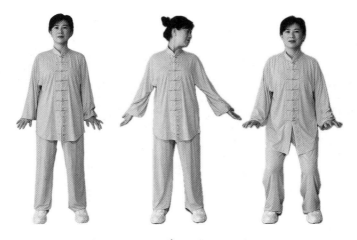

图 7-42　五劳七伤往后瞧

**第五节 摇头摆尾去心火（图 7-43）**

（1）调身。

①松静站立同前，左脚向左横开一步成马步，双手上托至头上方，后双臂向两侧下落，两掌反按膝关节上方，手指向内，臂肘做外撑劲。

②意领气由下丹田至脚心。

③同时以腰为轴，将躯干摇转至左前方，头与左膝呈一垂线，臀部向右下方做撑劲，目视右脚尖，右臂绷直，左臂弯曲，以助腰摆。

④稍停片刻，如此左右腰摆6～8次。

（5）重心左移，右脚回收成开步站立，同时双臂经两侧上举，两指尖相对，沉肩坠肘，当两掌按于胸前时，双侧膝关节微屈，继续下按至腹前时，指尖向前旋转，目视前方。

（2）调息。

①动作1：吸气使小腹充满。

②动作2：屏息。

③动作3：呼气。

④动作4：屏息。

（3）调心。动作2以意领气由下丹田至脚心。

（4）操作提示：此势操作时易出现躬腰低头太过，转身角度太过或不及。纠正方法：转动角度头与左右脚尖垂直为度，屈膝左右转动幅度大约90°，腰部要伸展。

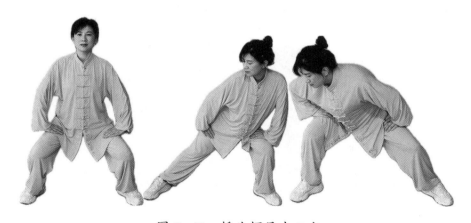

图7-43　摇头摆尾去心火

**第六节　两手攀足固肾腰（图7-44）**

（1）调身。

①双腿挺膝伸直站立，同时双掌指尖向前，双臂向前向上举起，肘关节伸直，掌心向前，目视前方。

②双手掌心向下，指尖相对，下按至胸前，双臂外旋，两掌心向上，随之两指顺腋下后插，两掌心向内沿脊柱两侧向下摩运至臀部。

③上体前俯，两掌顺势沿膀胱经下至脚跟，再向前攀脚尖。

④稍停后，两掌沿地面前伸，随之用手臂带动上体立起，双臂肘关节伸直上举，掌心向前，如此反复6～8次。

（2）调息。

①动作1～2：吸气。

②动作3：呼气。

③动作4：屏息后吸气。

（3）调心。

①动作3：意守涌泉穴。

②动作4：以意引气至腰，意守命门穴。

（4）操作提示。操作此势时易出现身体后仰太过，弯腰屈膝现象。纠正方法：身体后仰以保持平衡稳固为度，上体前俯时两膝要伸直，向下弯腰的力度可量力而行。

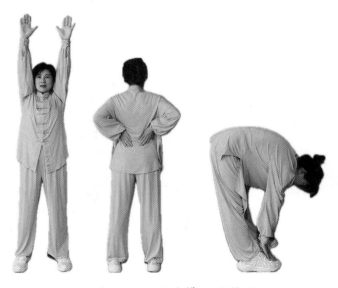

图7-44　两手攀足固肾腰

### 第七节　攒拳怒目增气力（图7-45）

（1）调身。

①松静站立如前，左脚横出半蹲成马步，双臂提至腰间环抱如半月状，双手半握拳，大拇指在内，拳眼向上，目视前方。

②将左拳向左前击出，与肩同高，拳眼向上，目视左拳，右拳同时向后拉，使左右臂争力。

③左拳变掌，左臂内旋，虎口向下，左臂外旋，肘关节微屈，同时左掌向左缠绕

约 1 周，变掌心向前上，四指斜向下后握固，大拇指在内，目视左拳。左拳回收至腰部拳眼向上，目视前方。如此左右交替 6 ~ 8 次。

（2）调息。

①动作 1：吸气。

②动作 2：呼气后屏息。

③动作 2 ~ 3 间：屏息后吸气。

④动作 3：呼气。

（3）调心。动作 1 意守丹田或命门穴。

（4）操作提示。操作此势时易出现耸肩、塌腰、闭目等现象。纠正方法：松腰沉胯，沉肩坠肘，气沉丹田，脊柱正直，怒目圆睁。

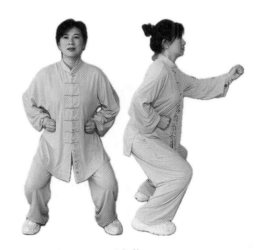

图 7-45　攒拳怒目增气力

**第八节　背后七颠百病消（图 7-46）**

（1）调身。

①松静站立如前，两脚并拢站立，双臂自然下垂，肘臂稍外作撑。

②双脚跟上提，百会上顶，目视前方，动作稍停。

③脚跟下落着地，轻震地面，全身放松，如此反复 7 次。

（2）调息。

①动作 1：屏息。

②动作 2：吸气。

③动作 3：呼气。

（3）调心。

①动作1：意守丹田。

②动作2：意念头向上虚顶，气贴于背。

（4）操作提示。足跟提起时注意保持身体平衡，十个脚趾稍分开着地。百会上顶，使脊柱尽量得以拔伸。患有脊柱病变者足跟下落要轻，不可用力过重。

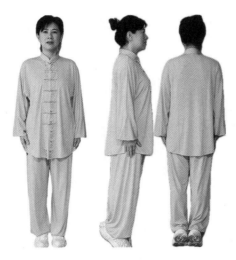

图7-46　背后七颠百病消

**收势　引气归元**

（1）松静站立如前，两脚并拢站立，双手缓慢在体前划平弧。

（2）双手在腹前合拢，虎口交叉，叠掌（男子左手掌在下，女子右手掌在下）；眼微闭静养，调匀呼吸，意守丹田。

**七、注意事项**

1.空腹或饱餐后不宜进行八段锦练习。

2.宜在地面开阔，平整防滑处练习。练习时应专注，以免由于动作不当造成身体损伤。

3.练习时，患者应全身放松，呼吸调匀，动作缓慢，循序渐进，一旦出现疼痛或头晕、目眩、心慌、出冷汗、面色苍白、恶心呕吐等现象，应立即停止练习，告知医护人员。

4.八段锦每天可练2次，每次20～30 min，3个月为1个疗程。

**八、健康教育**

1.八段锦用于疾病的康复，功法柔筋健骨，养气壮力，行气活血，调理脏腑，功法能改善神经调节功能，加强血液循环，对腹腔内脏有柔和的按摩作用，激发各系统的功能，纠正机体异常的反应，对疾病有医疗康复的作用。可针对性地重点练习其中的一两节。

2. 两手托天理三焦：具有三焦通畅、气血调和、调节肝肾气化的作用。可用于四肢和躯干、手臂、颈、肩背、腰等部位的肌肉、骨骼、韧带的调理。对颈椎病、肩周炎、腰背痛、高血压、慢性疲劳综合征、月经不调等症状者可参照使用。

3. 左右开弓似射雕：强心润肺，调理上、中焦，改善胸椎、颈部的血液循环。针对脑震荡引起的后遗症、咳嗽、气喘、咳血、咽痛、胸部胀满、手臂前侧桡侧缘痛、肩、背寒痛等症状者可参照使用。

4. 调理脾胃须单举：具有调理脏腑、健脾和胃、运化气血、脾与胃阴阳相合、燥湿相济，升降相因，互为协调的作用。可用于胃气不降的呕吐，伴有脾气不升的腹泻，或伴有胃气不降的脘痞食臭等症。肩颈疾患、慢性胃炎、消化性溃疡、慢性肠炎、慢性肝炎、胃肠道功能紊乱等疾病，见上述症状者可参照使用。

5. 五劳七伤往后瞧：具有活血通络、宽胸理气、止咳平喘的作用。也可用于五劳七伤引起的情志疾患。中枢神经系统、高血压、颈椎病、眼病、颈与背部等疾患，见上述症状者可参照使用。

6. 摇头摆尾去心火：具有清心泻火、养血安神的作用。可用于心烦口渴、口舌生疮、口苦咽干、尿黄淋痛等心火亢盛的症状，也可用于心悸、怔忡、失眠、多梦、喜笑悲泣无常等心血不足的症状。颈椎、腰椎疾病，以及心火亢盛所致的失眠、心烦、心悸、神经衰弱、心血管神经官能症、心律失常等，见上述症状者可参照使用。

7. 两手攀足固肾腰：具有强肾、醒脑、明目的作用。可用于肾精亏虚、腰膝酸软无力、目眩、健忘等肾阴虚症状，也可用于阴虚阳亢的潮热、盗汗、头晕、耳鸣等虚火妄动的病变。精神疲惫、形寒肢冷、小便频数、生殖泌尿系统功能减退、输尿管等器官疾患，见上述症状者可参照使用。

8. 攒拳怒目增气力：具有舒肝理肺、强健筋骨的作用。可用于肝失疏泄引起的肝胃不和或肝脾不调等症状。也可用于头痛耳鸣、眩晕恶心、目赤口苦等肝阳偏盛的症状。慢性疲劳综合征、慢性胃炎、消化性溃疡、慢性肝炎、食欲不振、消化不良、嗳气泛酸，或腹胀、腹泻等消化功能异常等，见上述症状者可参照使用。

9. 背后七颠百病消：具有畅达经脉、通行气血、通调水道和元气的作用。可用于脊柱强直、角弓反张、脊背疼痛、精神失常、小儿惊厥等症状。阴道炎、子宫肌瘤、囊肿、月经不调、更年期综合征、静脉曲张、前列腺疾病、阳痿、遗精、肾虚等，见上述症状者可参照使用。

10.八段锦练习结束后，可饮一杯温水，不宜即刻食用生冷食物，不宜洗冷水澡，冬季应避免感受风寒，夏季避免风扇、空调直吹，防外邪入侵。

11.八段锦练习贵在长期坚持，动作到位，循序渐进，达到导引气血、强身健体、祛病延年的作用。

（金华市中医医院）

# 第八章 其他类

## 第一节 中药灌肠技术

中药灌肠技术是将中药药液从肛门灌入直肠或结肠，使药液保留在肠道中，通过肠黏膜的吸收达到清热解毒、软坚散结、泄浊排毒、活血化瘀等作用的一种中医外治技术。中药直肠滴入治疗、小儿中药灌肠技术参照此项操作技术。

### 一、适应证

适用于慢性肾衰竭、慢性结肠炎、慢性疾病所致的腹痛、腹泻、便秘、发热、带下病等。

### 二、禁忌证

1. 肛门、直肠和结肠手术或大便失禁患者。

2. 下消化道出血，妊娠妇女。

3. 严重心血管疾病、出血倾向疾病、极度虚弱者。

### 三、评估

1. 病室环境、温度适宜。

2. 主要症状、舌象、脉象、既往史、药物过敏史，是否妊娠等。

3. 肛周皮肤情况。

4. 排便情况、有无大便失禁、心理状况、合作程度等。

### 四、告知

1. 中药灌肠的作用，简单的操作方法。

2. 操作时局部感觉：胀、满、轻微疼痛。

3. 操作前嘱患者排空二便，操作中如有便意或不适，及时告知护士。

4. 灌肠后体位视病情而定。

5. 灌肠液保留 1 h 以上为宜，保留时间长利于药物吸收。

### 五、用物准备

治疗盘、弯盘、中药汤剂、一次性灌肠袋、水温计、纱布、一次性手套、垫枕、中单、石蜡油、棉签等，必要时备便盆、屏风。

### 六、基本操作方法

1. 核对医嘱，评估患者，做好解释，调节室温。嘱患者排空二便。

2. 备齐用物，携至床旁，关闭门窗，用隔帘或屏风遮挡。

3. 协助患者取左侧卧位（必要时根据病情选择右侧卧位），充分暴露肛门，垫中单于臀下，置垫枕以抬高臀部 10 cm。

4. 测量药液温度（39 ~ 41 ℃），液面距离肛门不超过 30 cm，用石蜡油润滑肛管前端，排气，暴露肛门。插肛管时，可嘱患者张口呼吸以使肛门松弛，便于肛管顺利插入。插入 10 ~ 15 cm（小儿插入深度相同）后缓慢滴入药液（滴入的速度视病情而定），滴注时间为 15 ~ 20 min。滴入过程中随时观察询问患者耐受情况，如有不适或便意，及时调节滴入速度，必要时终止滴入。中药灌肠药量不宜超过 200 mL（小儿中药灌肠药量酌情减少）。

5. 药液滴完，夹紧并拔除肛管，协助患者擦干肛周皮肤，用纱布轻揉肛门处，协助患者取舒适卧位，抬高臀部。

6. 整理用物，洗手，记录。

**七、注意事项**

1. 慢性痢疾病变多在直肠和乙状结肠，宜采取左侧卧位，插入深度以 15 ~ 20 cm 为宜；溃疡性结肠炎病变多在乙状结肠或降结肠，一般插入深度为 18 ~ 25 cm（根据肠镜提示选择插入深度）；阿米巴痢疾病变多在回盲部，应取右侧卧位。

2. 当患者出现脉搏细速、面色苍白、心慌冷汗、剧烈腹痛或肠道出血等，应立即停止灌肠取平卧位，通知医生，积极配合处理。

3. 中医灌肠液温度应在床旁使用水温计测量。

**八、健康教育**

1. 注意饮食卫生，勤洗手，预防疾病发生，劳逸结合，适度锻炼，增强体质；节制房事，保护正气，防止受邪。

2. 在痢疾流行季节，可适量食用生蒜瓣，或用马齿苋、绿豆煎汤饮用，加强水源、饮食卫生管理，防止病从口入。

3. 饮食清淡易消化，合理搭配，禁止食用不洁及变质食物。

4. 保持肛周局部清洁、干燥。

5. 保持精神条达，以利气机通畅，有利疾病恢复。

**九、附件**

1. 中药灌肠技术操作流程图。（附件1）

2. 中药灌肠技术考核标准。（附件2）

3. 中药灌肠技术并发症预防及处理。（附件3）

（湖州市中医院）

附件1

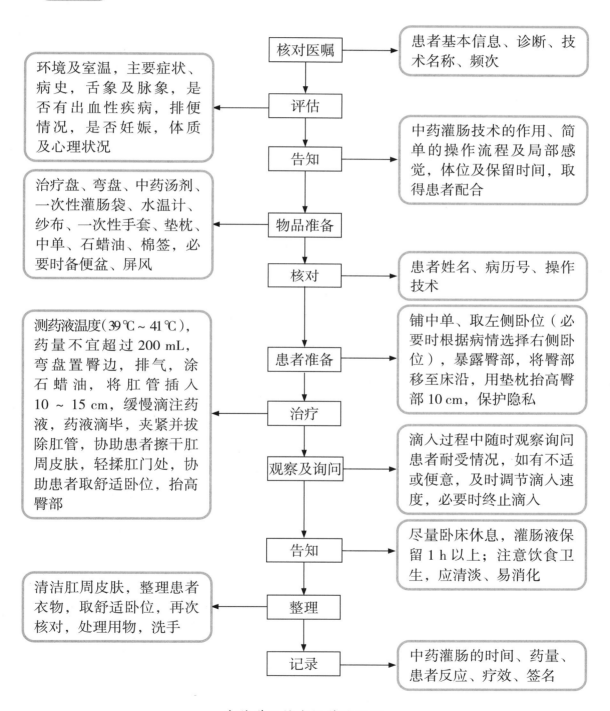

核对医嘱 → 患者基本信息、诊断、技术名称、频次

环境及室温，主要症状、病史，舌象及脉象，是否有出血性疾病，排便情况，是否妊娠，体质及心理状况 ← 评估

告知 → 中药灌肠技术的作用、简单的操作流程及局部感觉，体位及保留时间，取得患者配合

治疗盘、弯盘、中药汤剂、一次性灌肠袋、水温计、纱布、一次性手套、垫枕、中单、石蜡油、棉签，必要时备便盆、屏风 ← 物品准备

核对 → 患者姓名、病历号、操作技术

测药液温度（39℃～41℃），药量不宜超过200 mL，弯盘置臀边，排气，涂石蜡油，将肛管插入10～15 cm，缓慢滴注药液，药液滴毕，夹紧并拔除肛管，协助患者擦干肛周皮肤，轻揉肛门处，协助患者取舒适卧位，抬高臀部 ← 治疗

患者准备 → 铺中单、取左侧卧位（必要时根据病情选择右侧卧位），暴露臀部，将臀部移至床沿，用垫枕抬高臀部10 cm，保护隐私

观察及询问 → 滴入过程中随时观察询问患者耐受情况，如有不适或便意，及时调节滴入速度，必要时终止滴入

告知 → 尽量卧床休息，灌肠液保留1 h以上；注意饮食卫生，应清淡、易消化

清洁肛周皮肤，整理患者衣物，取舒适卧位，再次核对，处理用物，洗手 ← 整理

记录 → 中药灌肠的时间、药量、患者反应、疗效、签名

中药灌肠技术操作流程图

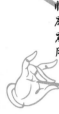

附件2

# 中药灌肠技术考核标准

| | | 内容 | 分值 | 备注 |
|---|---|---|---|---|
| 素质要求 | | 服装、鞋帽整齐，仪表大方（1分）　洗手、戴口罩（1分） | 2 | |
| 操作步骤 | 操作前 | 核对医嘱：患者基本信息（1分）　诊断（1分）　技术名称（1分）　频次（1分） | 4 | |
| | | 评估：环境及室温（1分）　主要症状（2分）　病史（2分）　舌象及脉象（2分）　是否有出血性疾病（1分）　排便情况（1分）　是否妊娠（1分）　体质及心理状况（1分） | 11 | |
| | | 告知：中药灌肠技术的作用（2分）　简单的操作方法及局部感觉（1分）　体位及保留时间（1分）　取得患者配合（1分） | 5 | |
| | | 物品准备：治疗盘、弯盘（1分）　中药汤剂（1分）　一次性灌肠袋（1分）　水温计（1分）　纱布（1分）　一次性手套（1分）　垫枕、中单（1分）　石蜡油、棉签（1分）　必要时备便盆、屏风 | 8 | |
| | 操作中 | 核对：患者姓名（1分）　病历号（1分）　操作技术（1分） | 3 | |
| | | 患者准备：铺中单（1分）　取左侧卧位（必要时根据病情取右侧卧位）（3分）　暴露臀部移至床沿（1分）　注意保护隐私及保暖（3分）　垫枕抬高臀部10 cm（2分） | 10 | |
| | | 灌肠：核对身份（2分）　测药液温度（39 ℃～41 ℃）（2分）　药量不宜超过200 mL（2分）　弯盘置臀边（2分）　排气（2分）　涂石蜡油（2分）　将肛管插入10～15 cm（5分）　缓慢滴注药液（5分）　药液滴毕，夹紧并拔除肛管（2分）　协助患者擦干肛周皮肤，轻揉肛门处（4分）　协助患者取舒适卧位（2分）　抬高臀部（2分） | 32 | |
| | | 观察及询问：观察患者的耐受情况（2分）　询问患者有无不适（3分）　观察中药滴入的速度（5分） | 10 | |
| | 操作后 | 告知：中药灌肠结束后，尽量卧床休息（1分）　灌肠液保留1 h以上（1分）　注意饮食卫生，应清淡、易消化（2分） | 4 | |
| | | 整理：清洁肛周皮肤（1分）　整理患者衣物（1分）　取舒适卧位（1分）　再次核对（1分）　处理用物（1分）　洗手（1分） | 6 | |
| | | 记录：中药灌肠的时间（1分）　药量（1分）　患者反应（1分）　疗效（1分）　签名（1分） | 5 | |

# 常见并发症——肠道黏膜损伤

## 一、发生原因

1. 插肛管动作粗暴，润滑不够造成肠道黏膜机械性损伤。

2. 施术者操作不当，反复插管。

3. 患者不配合，插入困难导致损伤。

4. 灌肠液滴速过快、压力过大。

## 二、临床表现

1. 肛门疼痛，排便时加剧。

2. 严重时有肛门出血或便中带血丝。

## 三、预防及处理

1. 充分润滑肛管。

2. 选择合适的肛管，操作时顺应肠道解剖结构，手法轻柔，忌强行插入，忌来回抽插或反复插管。

3. 插入深度根据病变部位深浅，药液温度控制在 39 ℃ ～ 41 ℃。

4. 灌肠速度不宜过快，压力不宜过大，灌肠时注意询问患者感受。

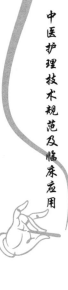

# 第二节　蜡疗技术

蜡疗是将固体医用蜡加热熔化后,制成蜡块、蜡垫、蜡束等形状贴敷于患处或穴位,或将患处浸入熔化后的蜡液中,利用加热的蜡在患处或穴位上产生刺激或温热作用,从而达到温通经络、行气活血、祛湿散寒等为目的的一种中医外治技术。

## 一、适应证

1. 各种损伤:肌肉、韧带或肌腱的扭挫伤、挤压伤、劳损等。

2. 关节疾患:各种关节炎,如肩周炎、滑膜炎等。

3. 外伤或手术后遗症:粘连、瘢痕、关节挛缩强直或营养性溃疡等。

4. 周围神经疾病:神经外伤及其后遗症、周围性面神经麻痹、带状疱疹后遗神经痛、三叉神经痛等。

5. 消化系统疾患:胃脘痛、膈肌痉挛、胃炎等。

6. 妇科疾患:慢性盆腔炎、痛经、月经不调等。

7. 皮肤病:湿疹、冻伤、神经性皮炎等。

## 二、禁忌证

1岁以下婴儿、高热、恶性肿瘤、结核、脑动脉硬化、心肾功能衰竭、出血性及有出血倾向的疾病、局部皮肤有创面或溃疡者、严重水肿部位、急性化脓性炎症等均禁用蜡疗。

## 三、评估

1. 操作环境及室温。

2. 主要症状、舌象、脉象、既往史及过敏史。

3. 局部皮肤情况及体质。

4. 患者的凝血功能情况及对热的耐受程度。

## 四、告知

1. 蜡疗的基本原理及作用、简单的操作方法及局部感受。

2. 患者局部有灼热感或出现红肿、丘疹等情况,应及时告知护士。

## 五、用物准备

治疗盘、备好的蜡、测温装置,根据蜡疗方法选择合适的物品（无菌纱布垫、耐热的塑料袋、搪瓷盘或铝盘、塑料布、棉垫、铲刀、一次性无菌毛刷、绷带或胶布）,必要时备屏风、毛毯、毛巾等。

### 六、基本操作方法

1. 核对医嘱，评估患者，做好解释，确定蜡疗部位。嘱患者排空二便，调节室温。

2. 备齐用物，携至床旁，关闭门窗，必要时用屏风遮挡。

3. 协助患者取舒适体位，充分暴露蜡疗部位皮肤，注意保暖及保护隐私。

4. 清洁局部皮肤。

5. 根据患处的情况，选择合适的蜡疗方法。常用的蜡疗方法如下。

（1）蜡饼法：将加热熔化的蜡液倒入搪瓷盘或铝盘中，厚度约 2 ~ 3 cm，冷却到刚凝结成块，测表面温度为 45 ℃ ~ 50 ℃时，用小铲刀将蜡饼切成合适的大小取出，贴敷于治疗部位，外包塑料布与棉垫保温 30 ~ 60 min。

（2）蜡袋法：将加热熔化后的蜡液倒入耐热的塑料袋内，排出空气封口。待蜡液处于半融化状态，测表面温度达治疗所需时，即可贴敷于治疗部位，外包棉垫保温 30 ~ 60 min。

（3）蜡垫法：将无菌纱布垫浸入加热熔化的蜡液中，取出冷却至患者能忍受的温度，贴敷于治疗部位，再在上面放另一块浸有 60 ℃ ~ 65 ℃蜡液的纱布垫，最后用塑料布、棉垫保温 30 min。

（4）浸蜡法：此法常用于四肢疾患。熔化的蜡液放入保温器皿中，冷却至测温达 55 ℃ ~ 60 ℃时，将手或足浸入蜡液中，并迅速提出，蜡液在浸入部位的皮肤表面冷却凝成一层蜡薄膜。如此反复浸入，直至蜡膜厚度达 0.5 ~ 1 cm，成为手套或袜套样，10 min 左右取下蜡膜。

（5）刷蜡法：熔化的蜡液冷却至 55 ℃ ~ 60 ℃，用一次性无菌毛刷蘸取蜡液快速、均匀地涂刷于治疗部位，使蜡液在皮肤表面冷却凝成一层蜡薄膜；如此反复涂刷，使在治疗部位形成厚度约 1 cm 的蜡膜，外面再覆盖一块蜡饼或用塑料布、棉垫包裹保温。

6. 操作过程中，应经常巡视并询问患者有无不适感，随时观察患者局部皮肤情况。

7. 操作结束后，观察患者治疗部位的皮肤情况，并协助清洁局部皮肤，整理衣着，取舒适体位。

8. 整理用物，洗手，记录。

### 七、注意事项

1. 局部温热感觉障碍者应慎用。

2. 蜡疗的温度因人因病而异，使用时准确掌握蜡温，既要防止温度过低而影响疗效，又要防止温度过高而引起烫伤。

3. 蜡疗过程中，应注意经常巡视并询问患者感受，观察蜡疗部位的皮肤情况。如出现局部潮红应停止使用，并涂抹湿润烧伤膏；如出现蜡疗部位瘙痒、红疹、水疱等过敏现象，应立刻停止蜡疗，并汇报医生。

4. 蜡疗部位每次不超过 3 个，操作时间一般为 30 ~ 60 min。

5. 用过的蜡，因其性能降低，重复使用时，每次加入 15% ~ 25% 的新蜡。

6. 手部进行浸蜡时，应嘱患者将手指分开。

## 八、健康教育

1. 蜡疗之后休息半小时，注意保暖防寒。

2. 蜡疗后全身气血被调动，注意控制情绪，避免过度的情绪波动带来不良影响。

3. 饮食宜清淡富有营养，忌食肥甘厚腻及辛辣之品。

## 九、附件

1. 蜡疗技术操作流程图。（附件 1）

2. 蜡疗技术考核标准。（附件 2）

3. 蜡疗技术并发症预防及处理。（附件 3）

（舟山市中医院）

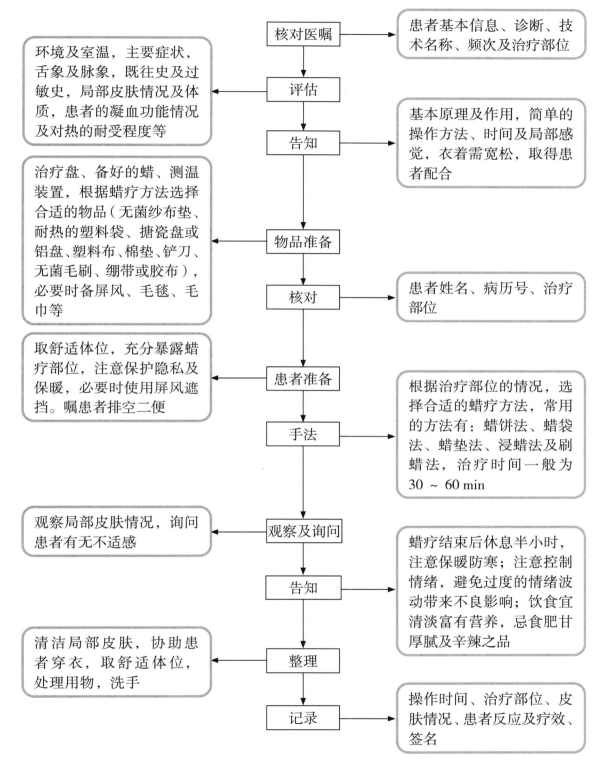

环境及室温，主要症状，舌象及脉象，既往史及过敏史，局部皮肤情况及体质，患者的凝血功能情况及对热的耐受程度等

核对医嘱 → 患者基本信息、诊断、技术名称、频次及治疗部位

评估

告知 → 基本原理及作用，简单的操作方法、时间及局部感觉，衣着需宽松，取得患者配合

治疗盘、备好的蜡、测温装置，根据蜡疗方法选择合适的物品（无菌纱布垫、耐热的塑料袋、搪瓷盘或铝盘、塑料布、棉垫、铲刀、无菌毛刷、绷带或胶布），必要时备屏风、毛毯、毛巾等

物品准备

核对 → 患者姓名、病历号、治疗部位

取舒适体位，充分暴露蜡疗部位，注意保护隐私及保暖，必要时使用屏风遮挡。嘱患者排空二便

患者准备

手法 → 根据治疗部位的情况，选择合适的蜡疗方法，常用的方法有：蜡饼法、蜡袋法、蜡垫法、浸蜡法及刷蜡法，治疗时间一般为30 ~ 60 min

观察局部皮肤情况，询问患者有无不适感

观察及询问

告知 → 蜡疗结束后休息半小时，注意保暖防寒；注意控制情绪，避免过度的情绪波动带来不良影响；饮食宜清淡富有营养，忌食肥甘厚腻及辛辣之品

清洁局部皮肤，协助患者穿衣，取舒适体位，处理用物，洗手

整理

记录 → 操作时间、治疗部位、皮肤情况、患者反应及疗效、签名

蜡疗技术操作流程图

附件 2

## 蜡疗技术考核标准

| | | 内容 | 分值 | 备注 |
|---|---|---|---|---|
| | 素质要求 | 服装、鞋帽整齐，仪表大方（1分）　洗手、戴口罩（1分） | 2 | |
| 操作步骤 | 操作前 | 核对医嘱：患者基本信息（1分）　诊断（1分）　技术名称（1分）　频次（1分）　治疗部位（1分） | 5 | |
| | | 评估：环境及室温（1分）　主要症状（1分）　既往史及过敏史（2分）　舌象及脉象（2分）　是否有出血性疾病（1分）　局部皮肤情况（1分）　体质（1分）及对热的耐受程度（1分） | 10 | |
| | | 告知：基本原理（1分）及作用（1分）　简单的操作方法（1分）　时间及局部感觉（1分）　衣着宽松（1分）　取得患者配合（1分） | 6 | |
| | | 以蜡袋法为例准备用物：治疗盘（1分）　备好的蜡（1分）　陶瓷杯（1分）　测温装置（1分）　耐热的塑料袋（1分）　棉垫（1分）　必要时备屏风（1分） | 7 | |
| | 操作中 | 核对：患者姓名（1分）　病历号（1分）　治疗部位（1分） | 3 | |
| | | 患者准备：取舒适体位（2分）　暴露蜡疗部位（2分）　注意保护隐私（2分）及保暖（2分）　必要时使用屏风遮挡（2分）　嘱患者排空二便（2分） | 12 | |
| | | 以临床最多用的蜡袋法为例。蜡袋法：核对身份（2分）　清洁患处皮肤（2分）　将熔化后的适量蜡液倒入耐热的塑料袋内（4分）　排出空气封口（5分）　待蜡液处于半凝固状态（5分）　测表面温度达治疗所需（5分）　贴敷于患处，外包棉垫保温 30 ~ 60 min（5分）　再次核对（2分） | 30 | |
| | | 观察及询问：观察患者局部皮肤情况（5分）　询问患者有无不适感（5分） | 10 | |
| | 操作后 | 告知：蜡疗结束后休息半小时（1分）　注意保暖防寒（1分）　注意控制情绪，避免过度的情绪波动带来不良影响（1分）　饮食宜清淡富有营养（1分）忌食肥甘厚腻及辛辣之品（1分） | 5 | |
| | | 整理：清洁局部皮肤（1分）　协助患者穿衣（1分）　取舒适卧位（1分）　处理用物（1分）　洗手（1分） | 5 | |
| | | 评估记录：操作时间（1分）　治疗部位（1分）　皮肤情况（1分）　患者反应及疗效（1分）　签名（1分） | 5 | |

左侧竖排文字：中医护理技术规范及临床应用

# 常见并发症——烫伤

## 一、发生原因

1. 蜡液中含水，加热后水吸收热量比蜡多，这些热量会很快传导给皮肤，从而引起烫伤。

2. 刷蜡时，蜡涂刷不均匀；使用蜡袋或蜡饼法时用力挤压，使中间未凝固的蜡液流出而造成烫伤。

3. 儿童皮肤细嫩，温度过高。

4. 患者配合不佳。

## 二、临床表现

轻者局部发红；稍严重者，局部出现不同程度的水疱，同时伴或不伴有疼痛。

## 三、预防及处理

1. 若蜡液中含水，可以将蜡加热至 100 ℃，使水分蒸发即可。

2. 使用蜡袋或蜡饼时，确认内部蜡液处于半融化状态，蜡袋确保密封完好，尽量排净空气；刷蜡时动作要迅速、均匀。

3. 小儿使用蜡疗时，温度应低于成人。

4. 若发现皮肤潮红等轻度烫伤现象，应立即停止蜡疗，外涂湿润烧伤膏；若出现水疱，按水疱大小进行相应的处理。

5. 加强患者的宣教，操作前评估患者的配合度；操作过程中及时询问患者感受，观察局部皮肤情况，如有不适，及时告知护士。

## 第三节　耳咽中药吹粉技术

耳咽中药吹粉技术是指将药物研成极细药末，应用相关工具（吹药管、喷粉器），将相应的药物吹布于外耳道内或咽喉部，使药物与病变部位密切接触，达到治疗疾病的一种外治方法。

### 一、适应证

适用于急性化脓性中耳炎、慢性化脓性中耳炎、鼓膜炎、分泌性中耳炎；急慢性咽炎、急性扁桃体炎、口腔溃疡患者等。

### 二、禁忌证

1. 化脓性中耳炎耳内脓液较多者。

2. 反复发作恶心、呕吐者。

### 三、评估

1. 操作环境及室温。

2. 患者的主要症状、病史、舌象、脉象、体质及对疼痛的耐受程度，既往药物过敏史。

3. 患者病变部位的范围、大小、程度及配合度。

### 四、告知

1. 耳咽中药吹粉技术的作用、简单的操作方法及注意事项，做好解释。

2. 操作过程中患者如出现轻微的恶心为正常现象，做好解释。

3. 操作中患者如出现有其他明显不适情况，及时告知护士，以免不良反应发生。

4. 耳部吹粉操作结束后 30 min 内忌抠耳，咽喉部操作结束 30 min 内勿进食、漱口，以免影响药效。

### 五、用物准备

治疗盘、中药粉剂、取药器、喷粉器、压舌板、额镜等用物。

### 六、基本操作方法

1. 核对医嘱，备齐用物，携至床旁，关闭门窗，必要时用屏风遮挡；操作者洗手，戴口罩，正确佩戴额镜，调节额镜反光焦点投照于患者病变部位。

2. 患者吹粉部位（耳部、咽喉部）。耳部吹药前用棉签蘸生理盐水清洁外耳道皮肤；口咽部吹药前嘱患者用淡盐水漱口，保持口腔清洁。

3. 协助患者取舒适体位（坐位或半卧位），嘱其排空二便。

4.将药粉放入喷粉器，调整好喷粉器前端方向，握住喷粉器，对准病变部位进行操作。耳部：嘱患者头偏向健侧，患耳朝上，成人向上牵拉耳郭，小儿向下牵拉耳郭，充分暴露外耳道。操作者一手牵拉患耳耳郭，一手持喷粉器对准耳道喷入药粉。咽喉部：嘱患者张口，发"啊"的声音，屏气，操作者一手持压舌板压住舌前2/3处，勿压舌根部以免恶心，暴露吹粉部位，一手握喷粉器，对准病变部位喷入药粉。

5.观察吹粉部位和患者反应，有无恶心、呛咳、堵塞耳道等。

6.整理用物，洗手并记录中药吹粉的时间、部位、患者反应及疗效。

**七、注意事项**

1.使用药物粉剂须制成极细药粉，且易溶解；每次用量不宜过多，吹入薄薄一层药粉即可。

2.耳内吹药前必须预先将耳内脓液清除干净，或每次用药前均需清除上次吹入剩留药物，以免积留结块而影响疗效；成人耳内吹药轻轻向上牵拉耳郭，小儿向下牵拉耳郭，以充分暴露外耳道，便于操作。

3.咽喉部吹药时，患者应避免吸气，以免将粉末吸入气管内引发呛咳；压舌板压于舌体时勿压舌根部，喷粉器头端勿触及咽后壁，以免引起患者恶心、呕吐；吹粉后，嘱其闭合口腔，半小时内忌进食或漱口。

4.操作时动作应迅速、轻柔、准确，吹粉部位在耳部的患者，喷粉器放于外耳道口，以免戳破鼓膜；遇咽喉神经敏感患者，掌握好吹粉量，以免引发恶心、呕吐。

5.使用后的器具须经高温消毒灭菌或者使用一次性吹粉器具，避免交叉感染。

6.上呼吸道感染咳嗽者及精神异常无法配合者慎用该技术。

**八、健康教育**

1.耳部吹布药粉后半小时内忌抠耳，咽喉部吹布药粉后半小时内忌进食饮水，以免影响治疗效果。

2.治疗期间患者饮食宜清淡，忌辛辣刺激、肥甘厚腻食物，禁烟酒等。

3.治疗后患者如出现频繁恶心、呕吐等不适，及时告知医护人员，遵医嘱用药治疗。

**九、附件**

1.耳咽中药吹粉技术操作流程图。（附件1）

2.耳咽中药吹粉技术考核标准。（附件2）

3.耳咽中药吹粉技术并发症预防及处理。（附件3）

（浙江省中医院）

附件 1

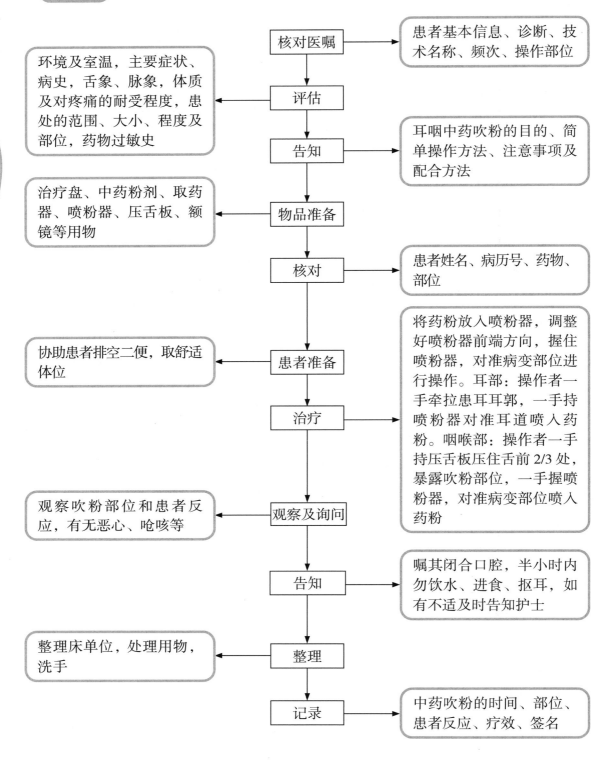

核对医嘱 → 患者基本信息、诊断、技术名称、频次、操作部位

环境及室温，主要症状、病史，舌象、脉象，体质及对疼痛的耐受程度，患处的范围、大小、程度及部位，药物过敏史 ← 评估

告知 → 耳咽中药吹粉的目的、简单操作方法、注意事项及配合方法

治疗盘、中药粉剂、取药器、喷粉器、压舌板、额镜等用物 ← 物品准备

核对 → 患者姓名、病历号、药物、部位

协助患者排空二便，取舒适体位 ← 患者准备

治疗 → 将药粉放入喷粉器，调整好喷粉器前端方向，握住喷粉器，对准病变部位进行操作。耳部：操作者一手牵拉患耳耳郭，一手持喷粉器对准耳道喷入药粉。咽喉部：操作者一手持压舌板压住舌前 2/3 处，暴露吹粉部位，一手握喷粉器，对准病变部位喷入药粉

观察吹粉部位和患者反应，有无恶心、呛咳等 ← 观察及询问

告知 → 嘱其闭合口腔，半小时内勿饮水、进食、抠耳，如有不适及时告知护士

整理床单位，处理用物，洗手 ← 整理

记录 → 中药吹粉的时间、部位、患者反应、疗效、签名

耳咽中药吹粉技术操作流程图

## 耳咽中药吹粉技术考核标准

| | | 内容 | 分值 | 备注 |
|---|---|---|---|---|
| 素质要求 | | 服装、鞋帽整齐，仪表大方（1分）　洗手、戴口罩（1分） | 2 | |
| 操作步骤 | 操作前 | 核对医嘱：患者基本信息（1分）　诊断（1分）　技术名称（1分）　频次（1分）　操作部位（1分） | 5 | |
| | | 评估：环境及室温（1分）　主要症状、病史（1分）　舌象、脉象（2分）对疼痛的耐受程度（2分）　药物过敏史（2分）　治疗部位及方法（2分） | 10 | |
| | | 告知：耳咽中药吹粉的目的及配合方法（3分）　出现任何不适及时告知（3分） | 6 | |
| | | 物品准备：治疗盘（1分）　取药器（1分）　喷粉器具是否完整（2分）压舌板（1分）　额镜（1分）　中药药粉（1分） | 7 | |
| | 操作中 | 核对：患者姓名（1分）　病历号（1分）　药物（1分）　部位（2分） | 5 | |
| | | 患者准备：协助患者排空二便（2分）　取舒适体位（半卧位、坐位）（3分） | 5 | |
| | | 中药吹粉：核对身份（2分）　将药粉放入喷粉器（2分）　调整好喷粉器前端方向（2分）　正确握持喷粉器（2分）　对准患处喷入药粉（2分）耳部：嘱患者头偏向健侧（3分）　患耳朝上（2分）　操作者一手牵拉患耳耳郭（成人向上牵拉耳郭，小儿向下牵拉耳郭）（8分）　充分暴露外耳道（5分）　一手持喷粉器对准耳道喷入药粉（8分）咽喉部：嘱患者张口（1分）　发"啊"的声音（2分）　屏气（3分）　操作者一手持压舌板压住舌前2/3处（4分）　勿压舌根部，暴露吹粉部位（8分）一手持喷粉器，对准病变部位喷入药粉（8分）再次核对（2分） | 38 | |
| | | 观察及询问：观察吹粉部位（2分）　询问患者有无不适，有无恶心、呛咳等（5分） | 7 | |
| | 操作后 | 告知：嘱其闭合口腔，半小时内勿进食、漱口、抠耳（2分）　如有不适及时告知护士（3分） | 5 | |
| | | 整理：整理床单位、处理用物（2分）　洗手（1分）　协助患者取舒适卧位（2分） | 5 | |
| | | 评估记录：中药吹粉的时间（1分）　部位（1分）　患者反应（1分）　疗效（1分）　签名（1分） | 5 | |

第八章　其他类

# 常见并发症——过敏

## 一、发生原因

1. 药物刺激性太强。

2. 个人体质原因。

## 二、临床表现

皮肤出现发红、瘙痒、丘疹、水疱，甚至破损。

## 三、预防及处理

1. 操作前评估患者体质及药物过敏史。

2. 重视患者主诉，出现过敏现象及时停止使用，并报告医生，配合处理。

# 第四节　中药阴道灌洗技术

中药阴道灌洗技术是将中药灌洗液自阴道灌入，通过黏膜直接吸收，减少阴道分泌物，缓解局部充血，起到清热泻火、燥湿解毒、止痒杀虫作用的一种中医治疗方法外治技术。

## 一、适应证

适用于各种阴道炎、宫颈炎的治疗，可用于子宫切除术前、阴道手术前的常规阴道准备及宫腔内放疗后清洁冲洗。

## 二、禁忌证

1.月经期、妊娠期、产后或人工流产术后子宫颈内口未闭者。

2.阴道出血及宫颈癌患者活动性出血者。

## 三、评估

1.操作环境及室温。

2.当前主要症状、舌象、脉象、既往史、药物过敏史、月经史及是否妊娠。

3.患者的体质。

4.阴道分泌物色、量、质，有无溃烂、积血，膀胱排空情况。

## 四、告知

1.中药阴道灌洗的作用、简单的操作方法及局部感觉。

2.灌洗过程中如有不适，及时告知护士。

3.灌洗前嘱患者排空膀胱。

## 五、用物准备

中药灌洗液、灌洗器1套、长柄卵圆钳、干纱球2个、窥阴器1个、便盆、纸巾、一次性卫生垫、温度计、一次性手套、输液架等。

## 六、基本操作方法

1.核对医嘱，评估患者，做好解释。

2.备齐物品，携至床旁并核对。

3.嘱患者排空膀胱，铺一次性卫生垫，取膀胱截石位，放置便盆，注意保护患者隐私及保暖。

4.将配制的中药灌洗液500～1000 mL倒入灌洗筒，溶液温度为41 ℃～43 ℃，灌洗筒挂于距床面60～70 cm高处，排去管内空气。

5. 洗手，戴一次性手套，安置窥阴器，充分暴露宫颈，将灌洗头沿阴道侧壁插入至后穹窿处，在阴道内边冲边洗左右上下移动，顺时针或逆时针旋转，按顺序擦洗会阴、阴道穹窿、阴道壁。

6. 灌洗液约剩 100 mL 时，拔出灌洗头，再冲洗外阴部。

7. 观察患者面色、表情、精神情况，询问有无不适。

8. 扶患者坐于便盆上，使阴道内存留的液体流出。

9. 撤去便盆，擦干外阴，协助患者穿好衣裤。

10. 整理用物，洗手，记录。

**七、注意事项**

1. 灌洗液以 41 ℃ ~ 43 ℃ 为宜。

2. 灌洗筒与床沿的距离不超过 70 cm。

3. 产后 10 天或妇产科手术 2 周后的患者，若合并阴道分泌物混浊、有臭味、阴道伤口愈合不良者，可行低位阴道灌洗，灌洗筒的高度一般不超过床沿 30 cm。

4. 灌洗头插入不宜过深，操作时，动作应轻柔，切勿损伤阴道黏膜和宫颈组织。

5. 阴道分泌物较多，冲洗时用棉球边冲边擦洗。

6. 阴道灌洗时应注意保护患者隐私。

7. 阴道分泌物多时大量的细菌常常紧粘在阴道壁、宫颈表面，尤其是宫颈前、后穹窿部位，在灌洗时，应及时用棉签把阴道内的分泌物擦净。

8. 灌洗期间禁盆浴、禁性生活、勤换内裤。

**八、健康教育**

1. 慎起居，避寒湿，防劳累，节房事。注意经期卫生，保持外阴清洁，提倡淋浴，防止交叉感染。

2. 做好计划生育工作，避免早婚或意外怀孕致人工流产。

3. 加强锻炼，选择适宜的运动方式，以助正气。

4. 饮食宜清淡、易消化，忌肥甘厚味及甜腻之品。

5. 定期进行体检，及时诊治妇科疾病。若带下五色杂陈或奇臭无比，应及时排查恶变的可能，以免延误病情。

**九、附件**

1. 中药阴道灌洗技术操作流程图。（附件1）

2. 中药阴道灌洗技术考核标准。（附件2）

3. 中药阴道灌洗技术并发症预防及处理。（附件3）

（杭州市中医院）

附件 1

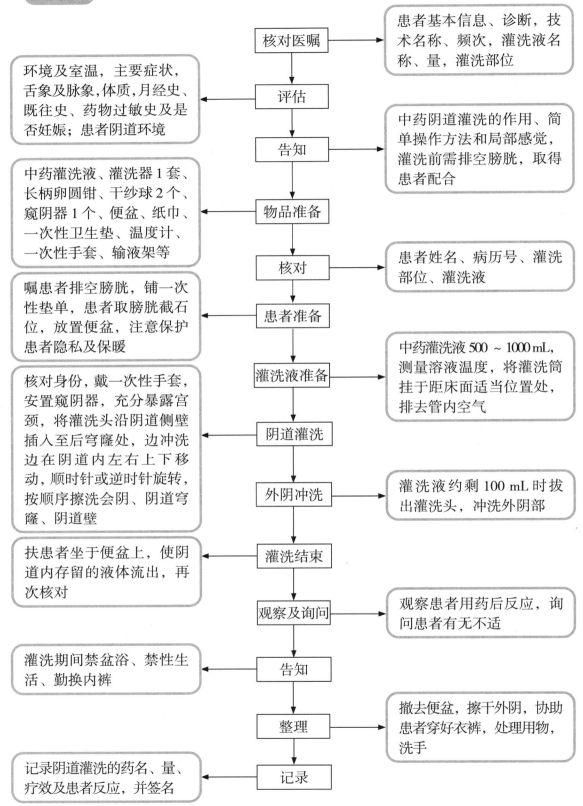

核对医嘱 → 患者基本信息、诊断，技术名称、频次，灌洗液名称、量，灌洗部位

环境及室温，主要症状，舌象及脉象，体质，月经史、既往史、药物过敏史及是否妊娠；患者阴道环境 ← 评估

告知 → 中药阴道灌洗的作用、简单操作方法和局部感觉，灌洗前需排空膀胱，取得患者配合

中药灌洗液、灌洗器 1 套、长柄卵圆钳、干纱球 2 个、窥阴器 1 个、便盆、纸巾、一次性卫生垫、温度计、一次性手套、输液架等 ← 物品准备

核对 → 患者姓名、病历号、灌洗部位、灌洗液

嘱患者排空膀胱，铺一次性垫单，患者取膀胱截石位，放置便盆，注意保护患者隐私及保暖 ← 患者准备

灌洗液准备 → 中药灌洗液 500 ~ 1000 mL，测量溶液温度，将灌洗筒挂于距床面适当位置处，排去管内空气

核对身份，戴一次性手套，安置窥阴器，充分暴露宫颈，将灌洗头沿阴道侧壁插入至后穹窿处，边冲洗边在阴道内左右上下移动，顺时针或逆时针旋转，按顺序擦洗会阴、阴道穹窿、阴道壁 ← 阴道灌洗

外阴冲洗 → 灌洗液约剩 100 mL 时拔出灌洗头，冲洗外阴部

扶患者坐于便盆上，使阴道内存留的液体流出，再次核对 ← 灌洗结束

观察及询问 → 观察患者用药后反应，询问患者有无不适

灌洗期间禁盆浴、禁性生活、勤换内裤 ← 告知

整理 → 撤去便盆，擦干外阴，协助患者穿好衣裤，处理用物，洗手

记录阴道灌洗的药名、量、疗效及患者反应，并签名 ← 记录

中药阴道灌洗技术操作流程图

## 中药阴道灌洗技术考核标准

| | | 内容 | 分值 | 备注 |
|---|---|---|---|---|
| | 素质要求 | 服装、鞋帽整齐，仪表大方（1分）　洗手、戴口罩（1分） | 2 | |
| 操作步骤 | 操作前 | 核对医嘱：患者基本信息（1分）　诊断（1分）　技术名称（1分）　频次（1分）　灌洗液名称、量（1分）　灌洗部位（1分） | 6 | |
| | | 评估：环境及室温（1分）　主要症状（1分）　舌象及脉象（1分）　月经史（1分）　既往史（1分）及药物过敏史（1分）　体质（1分）　是否妊娠（1分）　患者阴道环境（1分） | 9 | |
| | | 告知：中药阴道灌洗的作用（1分）　简单的操作方法（1分）及局部感觉（1分）　灌洗前需排空膀胱（1分）　取得患者配合（1分） | 5 | |
| | | 物品准备：中药灌洗液（1分）　灌洗器1套（1分）　窥阴器1个（1分）长柄卵圆钳（1分）　干纱球2个（1分）　便盆（0.5分）　温度计（0.5分）纸巾（0.5分）　一次性卫生垫（0.5分）　一次性手套（0.5分）　输液架（0.5分） | 8 | |
| | 操作中 | 核对：患者姓名（1分）　病历号（1分）　灌洗部位及灌洗液（1分） | 3 | |
| | | 患者准备：嘱患者排空膀胱（2分）　铺一次性垫单（2分）　患者取膀胱截石位（2分）放置便盆（2分）　注意保护隐私及保暖（2分） | 10 | |
| | | 灌洗液准备：中药灌洗液500～1000 mL（3分）　测量溶液温度（3分）将灌洗筒挂于距床面适当位置处（3分）　排去管内空气（3分） | 12 | |
| | | 阴道灌洗：核对身份（2分）　戴一次性手套（1分）　安置窥阴器，充分暴露宫颈（4分）　将灌洗头沿阴道侧壁插入至后穹隆处（4分）　边冲洗边在阴道内左右上下移动（5分）　顺时针或逆时针旋转（5分）　按顺序擦洗会阴、阴道穹隆、阴道壁（5分） | 26 | |
| | | 外阴冲洗：灌洗液约剩100 mL时拔出灌洗头（剩余液体计量准确2分，正确拔出2分）　冲洗外阴部（2分） | 6 | |
| | | 灌洗结束：扶患者坐于便盆上，使阴道内存留的液体流出（2分）　再次核对（2分） | 4 | |
| | | 观察及询问：观察患者用药后反应（2分）　询问患者有无不适（2分） | 4 | |
| | 操作后 | 告知：灌洗期间禁盆浴（1分）　禁性生活（1分）　勤换内裤（1分） | 3 | |
| | | 整理：撤去便盆（1分）　擦干外阴（1分）　协助患者穿好衣裤（1分）处理用物（1分）　洗手（1分） | 5 | |
| | | 评估记录：记录阴道灌洗的药名（1分）　量（1分）　患者反应（2分）疗效（2分）　签名（1分） | 7 | |

中医护理技术规范及临床应用

# 常见并发症——阴道出血

## 一、发生原因

1. 对患者病情评估不到位。

2. 操作前窥阴器未润滑或润滑油使用量不足，操作动作欠轻柔。

3. 操作中患者紧张，不配合。

## 二、临床表现

患者感觉阴部不适、阴道出血。

## 三、预防及处理

1. 全面评估患者，做好解释说明，取得患者的充分配合。

2. 操作前严格检查一次性物品，规范使用窥阴器，放置前进行充分润滑，减少刺激。

3. 操作时动作轻柔，防止阴道黏膜损伤。

4. 如出现阴道大量出血，立即通知医生，轻者局部压迫止血；严重者遵医嘱应用止血药物及其他诊疗措施，严密观察出血情况及生命体征变化，配合处理。

# 第五节　中药超声雾化吸入技术

中药超声雾化吸入技术，是利用超声波使中药药液变成细微的气雾，通过导管随着患者吸气进入呼吸道，使药物直达呼吸道病灶局部的一种中医外治技术。

## 一、适应证

适用于呼吸道炎症如咽炎、鼻窦炎、支气管炎、肺炎等，呼吸道分泌物黏稠，胸部手术前后预防呼吸道感染等。

## 二、禁忌证

严重缺氧、肺气肿、呼吸衰竭患者禁用。

## 三、评估

1. 操作环境及室温。

2. 主要症状、舌象、脉象、病史、过敏史。

3. 患者对中药超声雾化吸入的配合度及耐受程度。

4. 患者体质、意识状态、呼吸形态、呼吸道及心肺情况。

## 四、告知

1. 中药超声雾化的作用、简单的操作方法。

2. 中药超声雾化的气味及感觉。

3. 中药超声雾化吸入的时间。

## 五、用物准备

超声雾化治疗器、螺纹管、口含嘴（面罩）、中药药液、冷蒸馏水 250 mL、水温计、治疗巾 1 块。

## 六、基本操作方法

1. 核对医嘱，评估患者，做好解释，嘱患者排空二便。

2. 准备：连接雾化器各部位，检查性能；水槽内加入冷蒸馏水 250 mL，液面高约 3 cm，浸没雾化罐底的透声膜；罐内放入中药液 30 ~ 50 mL；拧紧罐盖，放入水槽，将水槽盖紧。

3. 备齐物品，携至床旁并核对。

4. 协助患者取舒适体位，接通电源，打开电源开关，预热 3 min，再开雾化器开关。

5. 根据需要调节雾量，将口含嘴放入患者口中（将面罩紧密安置在患者口鼻上），指导患者紧闭嘴唇，用口深吸气，用鼻缓慢呼气，如此反复。雾化吸入时间一般为

15 ～ 20 min。

6. 询问患者有无不适，观察其面色、呼吸、咳嗽情况。

7. 治疗完毕，取下口含嘴（面罩），先关雾化开关，再关电源开关。

8. 协助患者漱口、取舒适体位，整理床单位。

9. 告知注意事项，再次核对医嘱，整理用物，洗手，记录。

## 七、注意事项

1. 准备用物时应仔细检查机器各部分连接是否完好。雾化罐底部的透声膜薄而脆，易破碎，应轻取轻放。水槽与雾化罐内切忌加温水或热水，无水时不可开机。

2. 空腹或饱餐后不宜进行中药超声雾化吸入技术。

3. 患者如出现胸闷、气急、心慌等情况，应立即停止中药超声雾化吸入，立即通知医生，配合处理。

4. 水槽内水温超过 60 ℃，应停机调换冷蒸馏水。雾化罐内药液过少，影响正常雾化时，不需关机，从盖上的小孔注入药液即可。

5. 中药超声雾化后各种管道均有色素沉着，须及时浸泡、清洗、消毒，实行一人一管。口含嘴（面罩）为一个患者单独使用，每次使用后，将口含嘴（面罩）清洗晾干，待 1 个疗程结束后按照医疗垃圾处理。

6. 雾化时间不宜过长，若要连续使用，中间需间隔 30 min。

## 八、健康教育

1. 避风寒，适时增减衣被，预防感冒，保持室内空气新鲜流通，温湿度适宜，避免尘埃和烟雾等刺激。

2. 饮食宜清淡富有营养、易消化，多食果蔬，忌食肥甘厚腻、辛辣刺激之品，禁烟酒，过敏体质者应忌食血腥虾蟹。多食清肺止咳化痰之品，如梨、马蹄等。

3. 保持口腔清洁，勤漱口。

4. 调理情志，保持心情舒畅，情绪稳定。

5. 增强体质，适当进行锻炼，根据体质选择合适运动，如散步、呼吸操、太极拳等。

## 九、附件

1. 中药超声雾化吸入技术操作流程图。（附件1）

2. 中药超声雾化吸入技术考核标准。（附件2）

3. 中药超声雾化吸入技术并发症预防及处理。（附件3）

（浙江中医药大学附属第二医院）

附件1

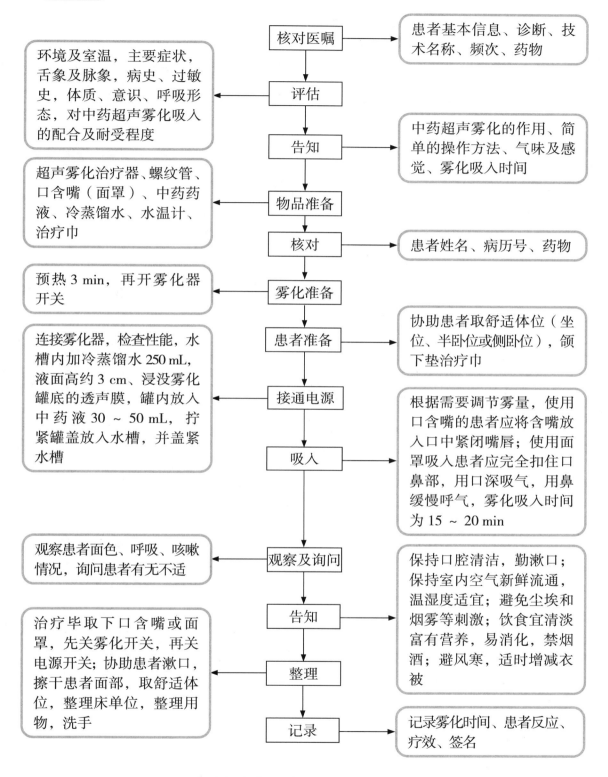

环境及室温，主要症状，舌象及脉象、病史、过敏史、体质、意识、呼吸形态，对中药超声雾化吸入的配合及耐受程度

超声雾化治疗器、螺纹管、口含嘴（面罩）、中药药液、冷蒸馏水、水温计、治疗巾

预热3 min，再开雾化器开关

连接雾化器，检查性能，水槽内加冷蒸馏水250 mL，液面高约3 cm、浸没雾化罐底的透声膜，罐内放入中药液30～50 mL，拧紧罐盖放入水槽，并盖紧水槽

观察患者面色、呼吸、咳嗽情况，询问患者有无不适

治疗毕取下口含嘴或面罩，先关雾化开关，再关电源开关；协助患者漱口，擦干患者面部，取舒适体位，整理床单位，整理用物，洗手

核对医嘱 → 患者基本信息、诊断、技术名称、频次、药物

评估

告知 → 中药超声雾化的作用、简单的操作方法、气味及感觉、雾化吸入时间

物品准备

核对 → 患者姓名、病历号、药物

雾化准备

患者准备 → 协助患者取舒适体位（坐位、半卧位或侧卧位），颌下垫治疗巾

接通电源

吸入 → 根据需要调节雾量，使用口含嘴的患者应将含嘴放入口中紧闭嘴唇；使用面罩吸入患者应完全扣住口鼻部，用口深吸气，用鼻缓慢呼气，雾化吸入时间为15～20 min

观察及询问

告知 → 保持口腔清洁，勤漱口；保持室内空气新鲜流通，温湿度适宜；避免尘埃和烟雾等刺激；饮食宜清淡富有营养，易消化，禁烟酒；避风寒，适时增减衣被

整理

记录 → 记录雾化时间、患者反应、疗效、签名

中药超声雾化吸入技术操作流程图

325

附件 2

## 中药超声雾化吸入技术考核标准

| | | 内容 | 分值 | 备注 |
|---|---|---|---|---|
| | 素质要求 | 服装、鞋帽整齐，仪表大方（1分）　洗手、戴口罩（1分） | 2 | |
| 操作步骤 | 操作前 | 核对医嘱：患者基本信息（1分）　诊断（1分）　技术名称（1分）　频次（1分）　药物（1分） | 5 | |
| | | 评估：环境及室温（1分）　主要症状（2分）　病史（2分）　舌象及脉象（2分）　过敏史（1分）　体质（1分）　意识（1分）　呼吸形态（1分）　患者对中药超声雾化吸入的配合及耐受程度（1分） | 12 | |
| | | 告知：雾化的作用（2分）　简单的操作方法（1分）　气味及感觉（1分）　雾化吸入时间（1分） | 5 | |
| | | 物品准备：超声雾化治疗器及螺纹管（1分）　口含嘴（面罩）（1分）　中药药液（1分）　冷蒸馏水（1分）　水温计（1分）　治疗巾（1分） | 6 | |
| | 操作中 | 核对：患者姓名（1分）　病历号（1分）　药物（1分） | 3 | |
| | | 雾化准备：预热 3 min，再开雾化器开关（4分） | 4 | |
| | | 患者准备：取适当体位（坐位、半卧位或侧卧位）（1分）　颌下垫治疗巾（1分） | 2 | |
| | | 接通电源：连接雾化器，检查性能（4分）　水槽内加入冷蒸馏水 250 mL，液面高约 3 cm（5分）　罐内放入中药药液 30～50 mL（4分）　拧紧罐盖放入水槽，并盖紧水槽（5分） | 18 | |
| | | 吸入：核对身份（2分）　根据需要调节雾量（5分）　使用口含嘴的患者应将口含嘴放入口中紧闭嘴唇，使用面罩吸入患者应完全扣住口鼻处（5分）　用口吸气，用鼻呼气，雾化吸入时间为 15～20 min（4分）　再次核对（2分） | 18 | |
| | | 观察及询问：观察患者面色（2分）　呼吸（2分）　咳嗽情况（2分）　询问患者有无不适（2分）　药液未沾湿患者衣裤、被单（2分） | 10 | |
| | 操作后 | 告知：保持口腔清洁，勤漱口（1分）　保持室内空气新鲜流通，温湿度适宜（1分）　避免尘埃和烟雾等刺激（1分）　饮食宜清淡富有营养，易消化；禁烟酒（1分）　避风寒，适时增减衣被（1分） | 5 | |
| | | 撤电源及整理：取下口含嘴或面罩，先关雾化开关，再关电源开关（1分）　协助患者漱口，擦干患者面部（1分）　取舒适体位（1分）　整理床单位（1分）　处理用物（1分）　洗手（1分） | 6 | |
| | | 评估记录：雾化时间（1分）　患者反应（1分）　疗效（1分）　签名（1分） | 4 | |

# 常见并发症——过敏

## 一、发生原因

1. 药物刺激性太强。

2. 患者对药物过敏，治疗前未评估到位。

## 二、临床表现

心慌、胸闷、气急等。

## 三、预防及处理

1. 操作前，对患者的病情、既往史、药物过敏史等做好评估工作。

2. 治疗过程中加强观察，出现不适症状应立即停止治疗。

3. 做好病情观察，必要时遵医嘱使用抗过敏药。

# 第六节　超声药物透入技术

超声药物透入技术是将药物加入接触剂中，利用超声波对媒质的弥散作用和改变细胞膜的通透性把药物经过皮肤或黏膜透入机体，从而达到疏经通络、行气活血、消肿止痛为目的的一种中医外治技术。

## 一、适应证

适用于各种急慢性疼痛，如扭挫伤、肌痛、神经痛、关节痛、盆腔炎所致的腹痛；中枢性瘫痪后感觉运动功能减退；呼吸道、消化道疾患；失眠、焦虑症、神经衰弱等疾病。

## 二、禁忌证

1. 年龄小于 6 个月的小儿。

2. 活动性肺结核，严重支气管扩张。

3. 脑血管病非稳定期或血压过高（＞ 200/100 mmHg）的患者。

4. 孕妇、严重脑水肿、颅内高压、化脓性炎症、恶性肿瘤。

5. 合并心、肝、肾、造血系统和内分泌系统等严重原发性疾病。

6. 出血倾向、消化道大面积溃疡、血栓性静脉炎。

7. 安装有心脏起搏器的患者。

8. X 线、镭以及同位素治疗期间及随后的半年内。

## 三、评估

1. 操作环境及室温。

2. 主要症状、舌象、脉象、既往史、过敏史，是否妊娠。

3. 感知觉及局部皮肤情况、体质。

4. 有无安装心脏起搏器。

## 四、告知

1. 超声药物透入治疗的作用、简单的操作方法，治疗时间一般成人为 25 ～ 35 min，儿童为 15 ～ 25 min。

2. 治疗期间会产生针刺发麻感，为正常现象，护士可根据患者感受调节电流强度。

3. 若局部有烧灼或针刺感不能耐受时，立即通知护士。

4. 中药可致着色，数日后可自行消退。

## 五、用物准备

超声药物透入治疗仪、治疗盘、治疗碗、镊子、超声耦合贴片 2 片、棉垫片 2 片、中药汤剂、绷带或松紧搭扣、一次性纱布、生理盐水，一次性棉签，必要时备屏风。

### 六、基本操作方法

1. 核对医嘱，评估患者，做好解释，调节室温。

2. 备齐用物，携至床旁，关闭门窗，必要时用屏风遮挡。

3. 协助患者取舒适体位，暴露治疗部位，清洁治疗部位皮肤。

4. 打开电源开关，将2块棉垫片浸入中药液后取出，拧至不滴水为宜，放入超声耦合贴片内槽内，将超声耦合贴片贴于治疗部位或穴位上，2个超声耦合贴片相距2～30 cm，绷带或松紧搭扣固定，启动输出，调节治疗时间，调节电流输出强度，至患者耐受为宜。具体操作参照仪器说明书进行。

5. 治疗中询问患者感受，调节输出强度。如患者出现不适，立即停止治疗。

6. 治疗结束，取下超声耦合片及棉垫片，擦干局部皮肤，观察皮肤情况。

7. 操作完毕，再次核对医嘱，协助患者着衣，安排舒适体位，整理床单位。

8. 整理用物，洗手，记录。

### 七、注意事项

1. 禁忌将超声耦合贴片同时放置于心脏前后部位。

2. 超声耦合贴片及中药棉垫片必须与皮肤充分接触。

3. 注意操作顺序，防止电击患者。

4. 治疗过程中要注意观察患者的反应和机器运行情况。

5. 治疗部位皮肤出现红疹、疼痛、水疱等，应立即停止治疗并通知医生，配合处置。

6. 治疗过程中注意遮挡保护隐私，注意保暖。

### 八、健康教育

1. 观察操作部位的皮肤情况，保持皮肤清洁干燥。

2. 保持心情舒畅，避免不良情绪刺激。

3. 饮食宜清淡富有营养，忌食辛辣刺激、肥甘厚腻之品。

### 九、附件

1. 超声药物透入技术操作流程图。（附件1）

2. 超声药物透入技术考核标准。（附件2）

3. 超声药物透入技术并发症预防及处理。（附件3）

（宁波市中医院）

附件 1

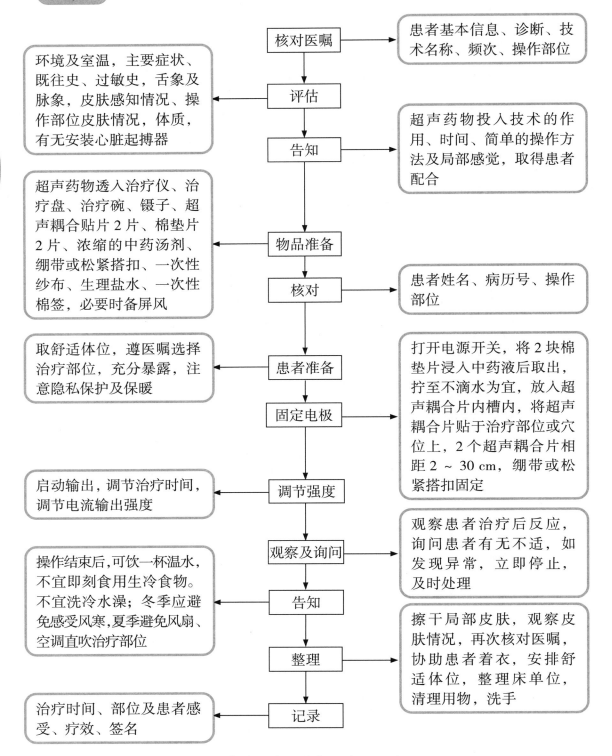

环境及室温，主要症状、既往史、过敏史、舌象及脉象，皮肤感知情况、操作部位皮肤情况，体质，有无安装心脏起搏器

超声药物透入治疗仪、治疗盘、治疗碗、镊子、超声耦合贴片 2 片、棉垫片 2 片、浓缩的中药汤剂、绷带或松紧搭扣、一次性纱布、生理盐水、一次性棉签，必要时备屏风

取舒适体位，遵医嘱选择治疗部位，充分暴露，注意隐私保护及保暖

启动输出，调节治疗时间，调节电流输出强度

操作结束后,可饮一杯温水,不宜即刻食用生冷食物。不宜洗冷水澡；冬季应避免感受风寒,夏季避免风扇、空调直吹治疗部位

治疗时间、部位及患者感受、疗效、签名

核对医嘱 → 患者基本信息、诊断、技术名称、频次、操作部位

评估

告知 → 超声药物投入技术的作用、时间、简单的操作方法及局部感觉，取得患者配合

物品准备

核对 → 患者姓名、病历号、操作部位

患者准备

固定电极 → 打开电源开关，将 2 块棉垫片浸入中药液后取出，拧至不滴水为宜，放入超声耦合片内槽内，将超声耦合片贴于治疗部位或穴位上，2 个超声耦合片相距 2 ~ 30 cm，绷带或松紧搭扣固定

调节强度

观察及询问 → 观察患者治疗后反应，询问患者有无不适，如发现异常，立即停止，及时处理

告知

整理 → 擦干局部皮肤，观察皮肤情况，再次核对医嘱，协助患者着衣，安排舒适体位，整理床单位，清理用物，洗手

记录

超声药物透入技术操作流程图

## 超声药物透入技术考核标准

| | | 内容 | 分值 | 备注 |
|---|---|---|---|---|
| | 素质要求 | 服装、鞋帽整齐，仪表大方（1分）　洗手、戴口罩（1分） | 2 | |
| 操作步骤 | 操作前 | 核对医嘱：患者基本信息（1分）　诊断（1分）　技术名称（1分）　频次（1分）　操作部位（1分） | 5 | |
| | | 评估：环境及室温（1分）　主要症状（1分）　既往史及过敏史（1分）　舌象及脉象（1分）　体质（1分）　皮肤感知情况（1分）　操作部位皮肤情况（1分）　有无安装心脏起搏器（1分） | 8 | |
| | | 告知：超声药物透入技术的作用、时间（2分）　简单的操作方法（1分）及局部感觉（1分）　取得患者配合（1分） | 5 | |
| | | 物品准备：超声药物透入治疗仪、绷带或松紧搭扣（1分）　治疗盘（1分）治疗碗（1分）　镊子（1分）　超声耦合贴片2片（1分）　棉垫片2片（1分）中药汤剂（1分）　生理盐水（1分）　一次性棉签（1分）　一次性纱布（1分）　必要时备屏风 | 10 | |
| | 操作中 | 核对：患者姓名（1分）　病历号（1分）　操作部位（1分） | 3 | |
| | | 患者准备：协助患者取舒适体位（2分）　充分暴露治疗部位（2分）　注意保护隐私（2分）　注意保暖（2分） | 8 | |
| | | 定位：核对身份（2分）　确定治疗部位（2分） | 4 | |
| | | 固定电极：打开电源开关（2分）　将2块棉垫片浸入中药液后取出（2分）拧至不滴水为宜（5分）　放入超声耦合片内槽内（2分）　将超声耦合片贴于治疗部位或穴位上（5分）　2个超声耦合片相距2~30 cm（2分）　绷带或松紧搭扣固定（2分） | 20 | |
| | | 调节强度：启动输出（2分）　调节治疗时间（3分）　调节输出电流强度（3分）　再次核对（2分） | 10 | |
| | | 观察及询问：观察患者治疗后反应（4分）　询问患者有无不适（3分）　如发现异常，立即停止，及时处理（3分） | 10 | |
| | 操作后 | 告知：操作结束后，可饮一杯温水（1分）　不宜即刻食用生冷食物（1分）不宜洗冷水澡（1分）　冬季应避免感受风寒（1分）　夏季避免风扇、空调直吹操作部位（1分） | 5 | |
| | | 整理：清洁局部皮肤，观察皮肤情况（1分）　协助患者着衣，安排舒适体位（1分）　整理床单位（1分）　清理用物（1分）　洗手（1分） | 5 | |
| | | 评估记录：治疗时间（1分）　部位（1分）　患者感受（1分）　疗效（1分）签名（1分） | 5 | |

第八章　其他类

# 常见并发症——药物过敏

## 一、发生原因

1. 药物中含有使皮肤过敏的中药成分或药物中的某些中药刺激性比较强。

2. 患者为过敏体质。

## 二、临床表现

1. 轻者局部皮肤出现红色丘疹、发痒、脱皮现象，甚至出现水疱及破溃现象。

2. 重者出现头痛、头晕、呼吸困难等症状。

## 三、预防及处理

1. 操作前评估患者是否有过敏史，如患者为过敏体质应慎用。

2. 在治疗过程中如发现皮肤出现红色丘疹、发痒、脱皮、水疱时应立即暂停该项治疗，配合医生对症处理，同时做好局部皮肤观察。

3. 做好病情观察，必要时遵医嘱使用抗过敏药。

# 常见并发症——局部皮肤灼伤破损

## 一、发生原因

1. 操作过程中电流强度过大。

2. 耦合贴片及中药棉垫片与皮肤未充分接触。

3. 治疗环境过于潮湿。

4. 探头及导线老化、破损。

## 二、临床表现

局部皮肤出现黄褐色灼伤、炭化、水疱、疼痛等。

## 三、预防及处理

1. 治疗前，评估患者感知觉、局部皮肤情况及疼痛耐受程度。

2. 治疗中，根据患者感受调节电流强度，如患者诉有烧灼感、针刺感不能耐受时，应重新调整。

3. 治疗时使耦合贴片及中药棉垫片与皮肤充分接触。

4. 治疗时保持病室环境通风、干燥。

5. 治疗前检查仪器探头、连接导线的完整性。

6. 一旦发生皮肤灼伤破损情况，立即停止治疗并报告医生，检查皮肤损伤的程度及全身情况，并配合医生给予相应处理，局部皮肤保持清洁、干燥，必要时涂擦湿润烧伤膏。

# 第七节　中医定向透药技术

中医定向透药技术是利用直流电场的作用，将药物经过皮肤透入人体组织间隙以达到舒筋通络、行气活血、消炎镇痛作用的一种中医外治技术。

## 一、适应证

1.适用于各种急、慢性疾病引起的关节疼痛、颈肩腰腿痛等症状。

2.妇科炎症、儿童肺炎、腹泻等。

## 二、禁忌证

1.未满 2 个月的患儿慎用。

2.皮肤有破损、感染性炎症、局部感觉障碍、急性深静脉血栓，出血性疾病及对电流不能耐受者。

3.孕妇。

4.安装心脏起搏器及皮下植入钢板者。

5.恶性肿瘤者。

## 三、评估

1.操作环境及室温。

2.主要症状、舌象、脉象、既往史、过敏史，是否妊娠等。

3.局部皮肤情况、体质及局部对电刺激的感觉程度。

4.有无安装心脏起搏器、皮下钢板植入等。

## 四、告知

1.中医定向透药的作用、简单的操作方法及局部感觉。

2.治疗中皮肤患者有轻微温热感，出现轻微刺激感或脉动感等感觉是正常现象，治疗过程中如有其他不适及时告知护士。

3.一般 5 ~ 10 天为一疗程，每天或隔天治疗 1 次，急症患者每天治疗 2 次。2 个疗程中间可间隔 3 ~ 5 天。

4.治疗结束后，可饮一杯温水，不宜即刻食用生冷食物，不宜洗冷水澡；冬季应避免感受风寒，夏季避免风扇、空调直吹治疗部位。

## 五、用物准备

中医定向透药治疗仪、治疗盘、中药制剂、电极贴片、绷带或松紧搭扣、纱布，必要时备浴巾、屏风等。

## 六、基本操作方法

1. 核对医嘱，评估患者，做好解释，调节室温，嘱患者排空二便。

2. 检查电源和仪器连接线是否良好，备齐用物，携至床旁并核对患者身份，接通电源，开机预热 30 min，将导联电极的插头插入所选择通道的输出插孔内，根据治疗需要选择和调节温度及治疗时间（一般为 20～30 min），可同时利用两个通道进行治疗。

3. 协助患者取合适体位，暴露治疗部位，注意保护隐私及保暖。

4. 遵医嘱选择中药制剂、确定部位，纱布清洁局部皮肤。

5. 再次核对，确认部位点，将中药倒入电极贴片上，将被药物浸湿（以湿透不滴为宜）的贴片平整贴于对应部位，上面放置电极，用绷带或松紧搭扣固定，注意松紧度适宜，防止脱落，按治疗键，调节电流强度，至患者耐受为宜，告知治疗时电极下皮肤有温热感，出现轻微刺激感或脉动感等感觉是正常现象，具体操作参照仪器说明书进行。

6. 操作过程中观察询问患者有无不适，及时调整强度。

7. 治疗结束，从患者身上取下电极和贴片，纱布清洁局部皮肤，观察治疗局部皮肤颜色变化，询问有无不适，协助患者穿衣，安置舒适体位，关闭电源，整理床单位。

8. 整理用物，记录治疗时间、部位、患者反应、疗效、签名。

## 七、注意事项

1. 仪器使用前必须检查性能是否良好，治疗前去除治疗部位及其附近的金属物。

2. 根据不同病症选择中药制剂，电极贴片一人一用，粘贴部位如出现发红或瘙痒及时告知护士。

3. 如果治疗后患者局部皮肤颜色改变或有丘疹、疼痛、水疱出现时，立即停止治疗并通知医生，配合处理。

4. 仪器使用时勿使用干扰本仪器的电子设备。

## 八、健康教育

1. 应注意治疗部位的皮肤清洁干燥。

2. 注意保暖，避免风寒湿邪侵袭。

3. 保持心情舒畅。

4. 饮食宜清淡易消化富营养，如奶制品、鱼、水果蔬菜、豆制品等，忌食肥甘厚腻及生冷辛辣之品。

5. 按医嘱正确用药。

## 九、附件

1. 中医定向透药技术操作流程图。（附件1）

2. 中医定向透药技术考核标准。（附件2）

3. 中医定向透药技术并发症预防及处理。（参考超声药物透入技术附件3）

（温州市中医院）

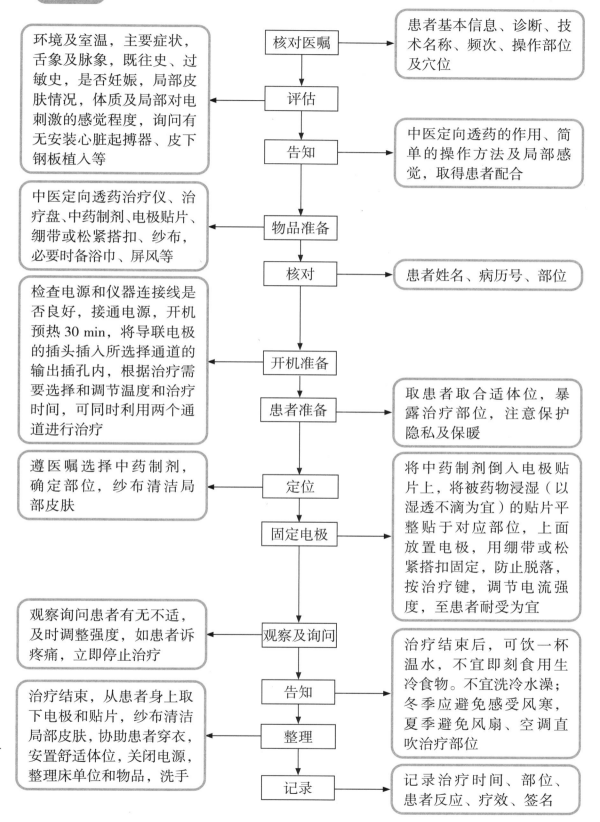

环境及室温，主要症状，舌象及脉象，既往史、过敏史，是否妊娠，局部皮肤情况，体质及局部对电刺激的感觉程度，询问有无安装心脏起搏器、皮下钢板植入等

核对医嘱 → 患者基本信息、诊断、技术名称、频次、操作部位及穴位

评估

告知 → 中医定向透药的作用、简单的操作方法及局部感觉，取得患者配合

中医定向透药治疗仪、治疗盘、中药制剂、电极贴片、绷带或松紧搭扣、纱布，必要时备浴巾、屏风等

物品准备

核对 → 患者姓名、病历号、部位

检查电源和仪器连接线是否良好，接通电源，开机预热 30 min，将导联电极的插头插入所选择通道的输出插孔内，根据治疗需要选择和调节温度和治疗时间，可同时利用两个通道进行治疗

开机准备

患者准备 → 取患者取合适体位，暴露治疗部位，注意保护隐私及保暖

遵医嘱选择中药制剂，确定部位，纱布清洁局部皮肤

定位 → 将中药制剂倒入电极贴片上，将被药物浸湿（以湿透不滴为宜）的贴片平整贴于对应部位，上面放置电极，用绷带或松紧搭扣固定，防止脱落，按治疗键，调节电流强度，至患者耐受为宜

固定电极

观察询问患者有无不适，及时调整强度，如患者诉疼痛，立即停止治疗

观察及询问

告知 → 治疗结束后，可饮一杯温水，不宜即刻食用生冷食物。不宜洗冷水澡；冬季应避免感受风寒，夏季避免风扇、空调直吹治疗部位

治疗结束，从患者身上取下电极和贴片，纱布清洁局部皮肤，协助患者穿衣，安置舒适体位，关闭电源，整理床单位和物品，洗手

整理

记录 → 记录治疗时间、部位、患者反应、疗效、签名

中医定向透药技术操作流程图

# 中医定向透药技术考核标准

| | | 内容 | 分值 | 备注 |
|---|---|---|---|---|
| | 素质要求 | 服装、鞋帽整齐，仪表大方（1分）　洗手、戴口罩（1分） | 2 | |
| 操作步骤 | 操作前 | 核对医嘱：患者基本信息（1分）　诊断（1分）　技术名称（1分）　频次（1分）　操作部位及穴位（1分） | 5 | |
| | | 评估：环境及室温（1分）　主要症状（1分）　舌象及脉象（1分）　既往史（1分）　过敏史（1分）　是否妊娠（1分）　局部皮肤情况（1分）　体质及局部对电刺激的感觉程度（2分）　询问有无安装心脏起搏器，皮下钢板植入（1分） | 10 | |
| | | 告知：中医定向透药的作用（2分）　简单的操作方法（2分）及局部感觉（1分）　取得患者配合（1分） | 6 | |
| | | 物品准备：中医定向透药治疗仪（1分）　治疗盘（1分）　中药制剂（2分）　电极贴片（1分）　绷带或松紧搭扣（1分）　纱布（1分）　必要时备浴巾、屏风 | 7 | |
| | 操作中 | 核对：患者姓名（1分）　病历号（1分）　部位（1分） | 3 | |
| | | 开机准备：检查电源和仪器连接线是否良好（2分）　接通电源，开机预热30 min（2分）　将导联电极的插头插入所选择通道的输出插孔内（2分）根据治疗需要选择和调节温度和治疗时间，可同时利用两个通道进行治疗（2分） | 8 | |
| | | 患者准备：取舒适体位（2分）　暴露治疗部位（2分）　注意保护隐私及保暖（2分） | 6 | |
| | | 定位：核对身份（2分）　遵医嘱选择中药制剂（2分）　确定部位（2分）纱布清洁局部皮肤（2分） | 8 | |
| | | 固定电极：将中药制剂倒入电极贴片上（4分）　将被药物浸湿（以湿透不滴为宜）的贴片平整贴于对应部位（4分）　上面放置电极（4分）　用绷带或松紧搭扣固定（4分）　防止脱落，按治疗键（2分）　调节电流强度，至患者耐受为宜（4分）　再次核对（2分） | 24 | |
| | | 观察及询问：观察询问患者有无不适（3分）　及时调整强度（3分） | 6 | |
| | 操作后 | 告知：治疗结束后，可饮一杯温水（1分）　不宜即刻食用生冷食物（1分）不宜洗冷水澡（1分）　冬季应避免感受风寒（1分）　夏季避免风扇、空调直吹治疗部位（1分） | 5 | |
| | | 整理：治疗结束，从患者身上取下电极和贴片，纱布清洁患者局部皮肤（1分）协助患者穿衣，取舒适卧位（1分）　关闭电源，整理床单位（1分）　处理用物（1分）　洗手（1分） | 5 | |
| | | 评估记录：治疗时间（1分）　部位（1分）　患者反应（1分）　疗效（1分）签名（1分） | 5 | |

# 第八节　芳香疗法技术

芳香疗法技术是指用气味芳香的中药（如薄荷、冰片、丁香、藿香、木香、白芷等）制成适当的剂型，通过熏香、外涂、按摩、沐浴等方式作用于全身或局部，以防治疾病、促进健康的一种中医外治技术，包括香枕法、香熏法、香佩法、香冠法、香兜法、香敷法、香浴法、香熨法等。

## 一、适应证

适用于感冒、哮病等肺系病证；胸痹、心痛、头痛、眩晕、不寐等心脑病证；胃痛、呕吐、泄泻、便秘等脾胃病证；癃闭、淋证等肾系病证；肛裂、痔等外科病证；项痹、腰腿痛等骨伤科病证；妊娠恶阻、痛经等妇科病证；小儿感冒、小儿哮病等儿科病证；鼻炎、咽喉炎等五官科病证；湿疹、蛇串疮等皮肤病证；郁证等情志病证。

## 二、禁忌证

1. 芳香药物易过敏者。

2. 哮喘患者。

3. 极度虚弱者。

## 三、评估（以香枕法为例）

1. 操作环境及室温。

2. 主要症状、舌象、脉象、既往史、药物过敏史、月经史及是否妊娠。

3. 后项及枕部皮肤情况、体质。

4. 对芳香药枕操作的接受程度。

## 四、告知

1. 芳香药枕的作用、简单的操作方法及局部感受。

2. 操作过程中患者如有喘息、气急、胸闷或局部皮肤瘙痒、出现发红等立即告知医护人员。

3. 操作后患者如有皮肤发红、瘙痒等情况请及时告知医护人员。

## 五、用物准备

治疗盘、芳香药枕，必要时备屏风。

## 六、基本操作方法

1. 核对医嘱，评估患者，评估操作环境及室温，做好解释，嘱患者排空二便。

2. 备齐用物，携至床旁，必要时用屏风遮挡。

3.嘱患者穿宽松舒适衣物，协助患者取仰卧位，注意保护隐私及保暖。

4.检查芳香药枕的完整性，将芳香药枕横垫在后项及枕部，嘱患者自然呼吸，放松身体。

5.询问患者对芳香药枕气味及高度的感受，调整药枕的高度及位置。

6.向患者做好宣教，整理床单位。

7.整理用物，洗手并记录。

8.常用芳香疗法。

（1）香枕法：香枕法是将芳香药物加工成细小块状物或粉末，并置于枕芯内或浸在枕套中，使人在睡卧时达到防治疾病的方法。

（2）香薰法：香薰法是将具有芳香气味且容易燃烧的药物制成烟熏剂，用时将其点燃，熏其患处或居室以防治疾病的方法。

（3）香佩法：香佩法是将芳香药末装入特制的布袋中，佩挂于胸前，借药味挥发达到防治疾病的方法。

（4）香冠法：香冠法是将芳香药物制成药帽，戴于头上达到防治疾病的方法。

（5）香兜法：香兜法是将芳香药物研成粉末后用棉花包裹，装于布囊缝好，兜于腹部以治疗疾病的方法。

（6）香敷法：香敷法是将芳香药物研成细末，并与其他液体调制成糊状制剂，贴敷于患处，使药效通过皮肤经络产生效应以治疗疾病的方法。

（7）香浴法：香浴法是用芳香药物浸泡洗浴，或用芳香药物煎煮产生的热气熏蒸，达到防治疾病的方法。

（8）香熨法：香熨法是将芳香药物炒热后用布包裹，熨敷人体肌表某一部位并加以移动，达到祛风、散寒、止痛、活络功效的方法。

### 七、注意事项

1.药枕使用时厚薄要均匀，以免厚薄不均给患者造成不适。

2.每天的药枕使用时间 ≥ 6 h。

3.芳香药枕过期失效，需每周更换，夏季应缩短更换时间。

4.有过敏反应者及时停用并对症处理。

5.芳香药枕虽相对安全，但对一些特殊患者，如严重高血压、心脏病患者，要密切注意其使用后的反应，如有不适应及时中止治疗，并采取相应处理。辛散走窜、活血通经之品，易伤胎元，孕妇忌用。

**八、健康教育**

1.使用芳香药枕过程中，采取仰卧位和侧卧位交替，仰卧位为主。

2.芳香药枕不用时放于塑料袋密封保存，以免药性挥发，保持干燥，防止潮湿及虫蚀。

3.芳香药枕使用后可出现药物粉末污染衣物及头发的情况，应及时更换衣物，清洗头发。

**九、附件**

1.芳香疗法技术操作流程图。（附件1）

2.芳香疗法技术考核标准。（附件2）

3.芳香疗法技术并发症预防及处理。（附件3）

（浙江省立同德医院）

附件 1

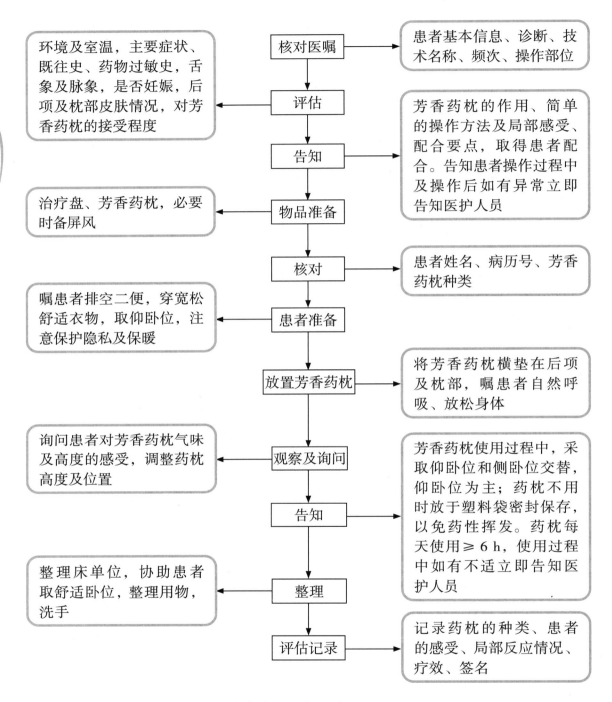

环境及室温，主要症状、既往史、药物过敏史、舌象及脉象，是否妊娠，后项及枕部皮肤情况，对芳香药枕的接受程度 ← 评估

核对医嘱 → 患者基本信息、诊断、技术名称、频次、操作部位

告知 → 芳香药枕的作用、简单的操作方法及局部感受、配合要点，取得患者配合。告知患者操作过程中及操作后如有异常立即告知医护人员

治疗盘、芳香药枕，必要时备屏风 ← 物品准备

核对 → 患者姓名、病历号、芳香药枕种类

嘱患者排空二便，穿宽松舒适衣物，取仰卧位，注意保护隐私及保暖 ← 患者准备

放置芳香药枕 → 将芳香药枕横垫在后项及枕部，嘱患者自然呼吸、放松身体

询问患者对芳香药枕气味及高度的感受，调整药枕高度及位置 ← 观察及询问

告知 → 芳香药枕使用过程中，采取仰卧位和侧卧位交替，仰卧位为主；药枕不用时放于塑料袋密封保存，以免药性挥发。药枕每天使用≥6 h，使用过程中如有不适立即告知医护人员

整理床单位，协助患者取舒适卧位，整理用物，洗手 ← 整理

评估记录 → 记录药枕的种类、患者的感受、局部反应情况、疗效、签名

芳香疗法技术操作流程图

342

## 芳香疗法技术考核标准

| | | 内容 | 分值 | 备注 |
|---|---|---|---|---|
| 操作步骤 | 素质要求 | 服装、鞋帽整齐，仪表大方（1分）　洗手、戴口罩（1分） | 2 | |
| | 操作前 | 核对医嘱：患者基本信息（1分）　诊断（1分）　技术名称（1分）　频次（1分）　操作部位（1分） | 5 | |
| | | 评估：环境及室温（1分）　主要症状（2分）　既往史（2分）　药物过敏史（1分）　舌象及脉象（1分）　是否妊娠（1分）　后项及枕部皮肤情况（1分）　对芳香药枕的接受程度（1分） | 10 | |
| | | 告知：芳香药枕的作用（2分）　简单的操作方法（2分）　局部感受（2分）操作过程中及操作后的异常情况（3分）　取得患者配合（1分） | 10 | |
| | | 物品准备：治疗盘（1分）　芳香药枕（2分）　必要时备屏风 | 3 | |
| | 操作中 | 核对：患者姓名（1分）　病历号（1分）　芳香药枕种类（4分） | 6 | |
| | | 患者准备：嘱患者排空二便（2分）　穿宽松舒适衣物（2分）　取仰卧位（5分）　注意保护隐私（2分）及保暖（2分）　必要时屏风遮挡（2分） | 15 | |
| | | 放置芳香药枕：核对身份（2分）　检查芳香药枕完整性（5分）　将芳香药枕横垫在后项及枕部（5分）　嘱患者自然呼吸（5分）　放松身体（5分） | 22 | |
| | | 观察及询问：询问患者对芳香药枕气味及高度的感受（5分）　调整药枕高度及位置（5分）　再次核对（2分） | 12 | |
| | 操作后 | 告知：芳香药枕使用过程中，采取仰卧位和侧卧位交替，仰卧位为主（2分）药枕不用时放于塑料袋密封保存，以免药性挥发（1分）药枕每日使用≥6h（2分）　使用过程中如有不适立即告知医护人员（1分） | 6 | |
| | | 整理：整理床单位（1分）　协助患者取舒适卧位（1分）　整理用物（1分）洗手（1分） | 4 | |
| | | 评估记录：药枕使用时间（1分）　药枕的种类（1分）　患者的感受及局部反应情况（1分）　疗效（1分）　签名（1分） | 5 | |

# 常见并发症——过敏

## 一、发生原因

患者对药物过敏，有哮喘病史。

## 二、临床表现

局部皮肤发红、瘙痒，或出现斑丘疹、水疱，或出现全身轻度的瘙痒。哮喘病史患者出现哮喘发作。

## 三、预防及处理

1. 操作前认真评估患者药物过敏史及哮喘病史。

2. 出现皮肤发红、瘙痒，轻者去除药枕即可自愈，严重者遵医嘱用药。

3. 哮喘患者慎用，如出现哮喘发作，停止使用芳香疗法，遵医嘱用药。

# 第九节 五音疗法技术

中医五音疗法是根据中医传统的阴阳五行理论和五音相对应,用角、徵、宫、商、羽五种不同音调的音乐来治疗疾病。运用五音疗法可调和人体阴阳,产生同感共振及生理变化,增进各脏腑器官的功能及相互作用,进而达到人体的气血平衡,增强免疫力,促进身体健康的目的。

## 一、适应证

适用于有焦虑、抑郁情绪的患者,也适用于失眠、疼痛及亚健康状态患者的情志调理等。

## 二、禁忌证

1. 有意识障碍、人格障碍、智力障碍者。

2. 合并各系统严重且未受控制的原发性疾病者。

3. 药物滥用和依赖者。

## 三、评估

1. 操作环境及室温。

2. 评估患者的临床症状、舌苔、脉象及既往史。

3. 评估患者的听力情况和耐受程度,调节合适的音量。

4. 根据患者的临床诊断、辨证分型及个人喜好,确定采用的曲调和曲目。

## 四、告知

1. 五音疗法的作用、操作方法及主观感觉。

2. 患者操作前需排空二便。

3. 实施过程中为避免干扰,建议患者关闭通信设备,如有不适或其他要求,及时告知医务人员。

## 五、用物准备

隔音效果良好的音乐播放室、音乐播放器,必要时备毛毯、眼罩、耳麦等。

## 六、基本操作方法

1. 核对医嘱,评估患者的临床症状,解释五音疗法的目的和方法,调节室温,保持环境安静舒适,嘱患者排空二便。

2. 根据患者的疾病诊断和辨证分型、个人喜好选择合适的曲调及曲目。

3. 检查音乐播放器性能,将音量调到最低,打开音乐播放器,从小到大逐渐调节音量，根据患者的听力情况及耐受程度选择适当的音量，一般音量应控制在 40 ~ 60 分贝。

4. 协助患者取舒适体位（半卧位或坐位），两手掌心朝上，轻闭双眼，护士声音低柔，语速缓慢，随着音乐的节拍说引导语：聆听音乐，用鼻子深深地吸气，用嘴巴慢慢地呼气，使呼吸均匀、缓慢，感觉到音乐的声音传遍全身，依次放松脚掌、小腿、大腿、臀部、腰背部、腹部，感觉到心脏放松，心跳缓慢，头面部放松，从脚趾到头部比羽毛还轻，在身体放松的同时，把所有的注意力集中到音乐上。

5. 密切观察患者面部表情变化，并记录。

6. 一般治疗 30 ~ 40 min，结束后关闭音乐，让患者休息 2 ~ 3 min，评估患者的治疗效果和满意度。

7. 记录所选音乐的曲调、曲目、音量大小、治疗时间、患者反应及干预疗效。

## 七、注意事项

1. 在实施音乐疗法过程中，应注意排除外界干扰，室内保持安静，避免强光照射。

2. 治疗中需注意音量的控制，一般在 40 ~ 60 分贝。如室内隔音效果不佳，可使用耳麦链接音乐播放器，避免患者治疗期间受到外界干扰。

3. 注意根据病情选择适宜的曲调、曲目，避免患者产生不适。一个曲调可选择多个曲目，患者从中选择自己喜欢的曲目聆听。

4. 空腹或饱餐、剧烈运动或情绪激动时不宜进行五音疗法，慎用于精神疾患、不能配合的患者。

5. 如果不能及时进入治疗状态，应暂停音乐治疗，休息 5 ~ 10 min，放松情绪再重新治疗，养成良好的情志自我调节能力。

## 八、健康教育

1. 饮食宜清淡、易消化且富含营养。如有既往史，可根据自身疾病情况合理膳食，避免生冷、辛辣刺激性食物。

2. 指导患者养成良好的生活习惯，起居规律，劳逸结合，适当参加有氧锻炼，如练气功、打太极、习八段锦等以调和气血。

3. 患者如长期服药，根据医嘱指导患者合理用药，并评估药物的疗效及副作用。

4. 指导患者自我情志调护，保持心情舒畅，避免七情过激和外界不良刺激。正确认识和对待疾病，树立战胜疾病的信心，以利于疾病的转归。

5. 积极参加社会活动，增强与外界接触的适应能力，培养业余爱好，陶冶情操，养成积极乐观的生活态度。

## 九、附件

1. 中医五音疗法技术操作流程图。（附件 1）

2. 中医五音疗法考核标准。（附件 2）

3. 中医五音疗法并发症预防及处理。（附件 3）

（浙江中医药大学附属第二医院）

附件1

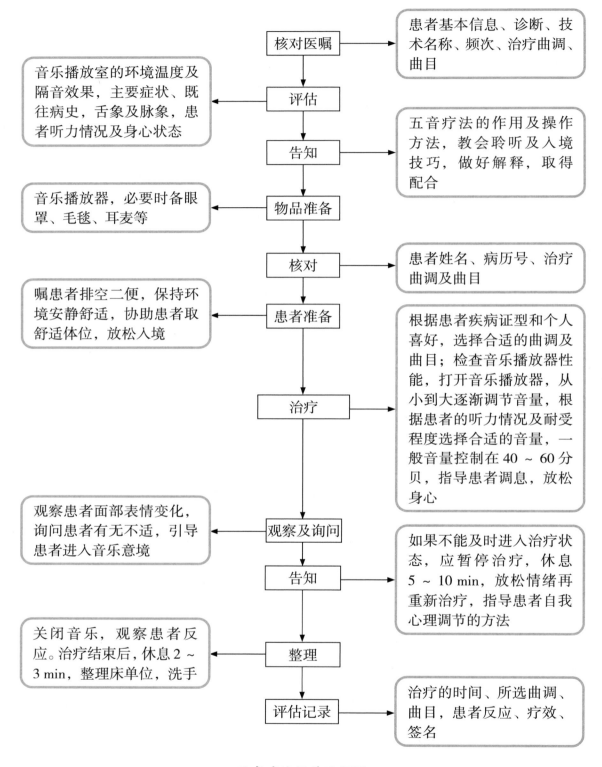

音乐播放室的环境温度及隔音效果，主要症状、既往病史，舌象及脉象，患者听力情况及身心状态

音乐播放器，必要时备眼罩、毛毯、耳麦等

嘱患者排空二便，保持环境安静舒适，协助患者取舒适体位，放松入境

观察患者面部表情变化，询问患者有无不适，引导患者进入音乐意境

关闭音乐，观察患者反应。治疗结束后，休息2~3 min，整理床单位，洗手

核对医嘱

评估

告知

物品准备

核对

患者准备

治疗

观察及询问

告知

整理

评估记录

患者基本信息、诊断、技术名称、频次、治疗曲调、曲目

五音疗法的作用及操作方法，教会聆听及入境技巧，做好解释，取得配合

患者姓名、病历号、治疗曲调及曲目

根据患者疾病证型和个人喜好，选择合适的曲调及曲目；检查音乐播放器性能，打开音乐播放器，从小到大逐渐调节音量，根据患者的听力情况及耐受程度选择合适的音量，一般音量控制在40~60分贝，指导患者调息，放松身心

如果不能及时进入治疗状态，应暂停治疗，休息5~10 min，放松情绪再重新治疗，指导患者自我心理调节的方法

治疗的时间、所选曲调、曲目，患者反应、疗效、签名

五音疗法操作流程图

## 五音疗法技术考核标准

| | | 内容 | 分值 | 备注 |
|---|---|---|---|---|
| 操作步骤 | 素质要求 | 服装、鞋帽整齐，仪表大方（1分）　洗手、戴口罩（1分） | 2 | |
| | 操作前 | 核对医嘱：患者基本信息（1分）　诊断（1分）　技术名称（1分）　治疗频次（1分）　五行音乐处方（1分） | 5 | |
| | | 评估：播放室隔音效果（2分）　室温（1分）　主要症状（2分）　病史（2分）　舌象及脉象（1分）　患者的听力情况（2分）　对音量的耐受（2分）患者的身心状态（2分） | 14 | |
| | | 告知：五音疗法的作用（2分）　简单的操作过程及聆听入境的技巧（2分）取得患者的配合（1分） | 5 | |
| | | 物品准备：音乐播放器（3分）　必要时备大毛巾、眼罩、耳麦等（1分） | 4 | |
| | 操作中 | 核对：患者姓名（1分）　病历号（1分）　音乐曲调（2分）　曲目（2分） | 6 | |
| | | 患者准备：排空二便（2分）　取舒适体位（2分）　调整气息（2分）　放松入境（2分）　保持播放室内安静（2分） | 10 | |
| | | 五音疗法：核对身份（2分）　根据患者病情及对音乐的喜好选择适宜的曲调和曲目（6分）　检查音乐播放器性能（6分）　根据患者听力情况和耐受程度逐渐调试音量大小（6分）　指导患者跟随音乐节奏进行调息（6分）再次核对（2分） | 28 | |
| | | 观察及询问：观察患者面部表情变化（3分）　询问患者有无不适（3分）引导患者进入音乐意境（5分） | 11 | |
| | 操作后 | 告知：如果不能及时进入治疗状态，应暂停音乐治疗，休息 5～10 min，放松情绪再重新治疗（3分）　指导患者情志自我调节的方法（2分） | 5 | |
| | | 整理：治疗结束后关闭音乐（1分）　观察患者反应（1分）　嘱患者休息 2～3 min（1分）　整理床单位（1分）　洗手（1分） | 5 | |
| | | 评估记录：治疗的时间（1分）　所选曲调、曲目（2分）　患者反应（1分）疗效（1分） | 5 | |

附件 3

# 常见并发症——听力受损

## 一、发生原因

1. 播放音乐时，因操作者操作不当或音乐播放器性能故障，出现音量过大，导致患者听力一过性受损或听力不适。

2. 治疗时间过长，未及时做休息调整，引起患者听觉受损或暂时性不适应。

## 二、临床表现

造成患者一过性耳鸣、头晕、重听、心悸等不适症状，休息后缓解，极少造成不可逆损害。

## 三、预防及处理

1. 操作者熟悉整个操作流程，操作前仔细检查音乐播放器性能，将音量调到最低后再开机，根据患者听力情况及耐受程度，由小到大，逐渐调节音乐音量，直到患者主观感觉上能接受。

2. 操作过程中，询问患者的主观感受，关注患者面部表情变化，发现患者出现异常情况，及时干预。

3. 当患者出现拒绝治疗或不适应时，及时停止治疗，并进行情绪安抚，做好解释和心理护理。

4. 每次治疗时间为 30 ~ 40 min，避免治疗时间过长，操作结束后休息 2 ~ 3 min。

# 第十节 经络拍打技术

经络拍打技术是根据中医经络学说，通过手掌或适宜的经络拍打工具，以合适的力度，拍打特定经络循行路线及其关键穴位，达到疏通经络、调和气血、去积排毒、促进血液循环和新陈代谢作用的一种经络养生拍打保健方法。

**一、适应证**

适用于经络气血瘀滞引起的各种顽固慢性病（如风、寒、湿、痰、瘀引起的中风偏瘫、失眠、便秘、肩颈痛、腰腿痛或其他痛证）。

**二、禁忌证**

1. 血友病、血小板减少、凝血功能异常等容易出血的疾病。

2. 女性妊娠期腰腹部。

3. 局部皮肤有外伤、皮肤病、明显溃疡、溃烂者。

4. 昏迷，急性期、生命体征不稳定或极度虚弱者，严重感染者，有动－静脉栓塞者，新发骨折处。

5. 原因不明的肿块及恶性肿瘤部位。

6. 明确规定不可拍打的病证等。

**三、评估**

1. 操作环境及室温。

2. 主要症状、现病史、既往史、舌象、脉象，是否有出血性疾病、体质，是否妊娠或处于月经期。

3. 拍打部位的皮肤情况、体质及患者的配合程度。

4. 对疼痛的耐受程度。

**四、告知**

1. 经络拍打的作用、简单的操作方法及局部感觉。

2. 拍打后会出现皮肤发红或轻度瘀斑，属于正常现象，如患者感觉刺痛等不适及时告知护士。

3. 选择合适的棉质衣裤，做好保暖。

4. 经络拍打后，可饮一杯温水，不宜即刻食用生冷食物，不宜洗冷水澡，冬季应避免感受风寒，夏季避免风扇、空调直吹拍打部位。

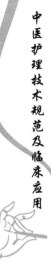

## 五、用物准备

手消剂、治疗盘、经络拍打工具，必要时备屏风。

## 六、基本操作方法

1. 核对医嘱，评估患者，做好解释，嘱患者排空二便。

2. 备齐用物，携至床旁，关闭门窗，必要时屏风遮挡。

3. 协助患者取合理舒适体位，注意保护隐私及保暖。

4. 遵医嘱确定经络、腧穴部位及补泻手法，可选择手掌或适宜的经络拍打工具。

5. 用手掌或经络拍打工具先在拍打部位轻拍几下，使皮肤有适应感，用腕力而非臂力进行拍打。循经拍打，拍打循经路线要正确，补则顺经而拍、力度轻柔，泻则逆经而拍、力度稍重。如针对需平补平泻的患者运用"二轻一重三摩法"，即在二次轻打后，重打一次，再用拍子轻轻摩一下，如此为一节，然后一节一节连续有节奏地拍打。每个穴位拍打 30 ~ 100 下，拍打的频率约 30 ~ 45 次 / 分，拍打高度 20 ~ 30 cm，持续 20 ~ 30 min。拍打力度要均匀、柔和、有节奏感，以局部皮肤微红为度。拍打过程中遇患者特别酸胀之穴位，应重复拍打该点加强刺激。

6. 拍打的力度由轻至重，以患者能够忍受为宜。

7. 操作过程中询问患者的感受，若有不适，应及时调整力度或停止操作，防止发生意外。

8. 拍打结束后，再次评估患者症状，协助患者着衣，饮温水一杯。

9. 整理用物，记录。

## 七、注意事项

1. 操作前应认真评估患者，有禁忌证者不宜行经络拍打。

2. 女性经期腰腹部慎用。

3. 禁止拍打大动脉、生殖器处。

4. 拍打时注意患者体位是否舒适，保护隐私，注意保暖，不可将电扇或空调直吹患处。

5. 拍打循经路线要正确，补则顺经而拍、力度轻柔，泻则逆经而拍、力度稍重。

6. 拍打时注意患者感觉、力量适宜，若出现头晕、目眩、心慌、出冷汗等现象，应立即停止操作，取平卧位，通知医生，积极配合处理。

7. 拍打前指导患者配合调神志、调息（自然呼吸）、调身（使机体处于舒适状态）。

8. 拍打后如果天气凉、出汗不多，当天最好不要洗澡；如果天热出汗多，可在拍打4 h后热水淋浴，切忌用凉水。

9.空腹或者饱餐后不宜进行经络拍打。

## 八、健康教育

1.如为中风偏瘫者应注意保护患肢，维持患肢功能位，切勿使患肢提重物或牵拉过度。

2.居住环境宜温湿度适宜，尽量避免各种风、寒、湿、痰、瘀等邪气的入侵。

3.患者保持心情舒畅，情绪稳定。

4.饮食宜清淡富有营养，忌食肥甘厚腻及辛辣之品。

## 九、附件

1.经络拍打技术操作流程图。（附件1）

2.经络拍打技术考核标准。（附件2）

3.经络拍打技术并发症预防及处理。（附件3）

（浙江中医药大学附属第三医院）

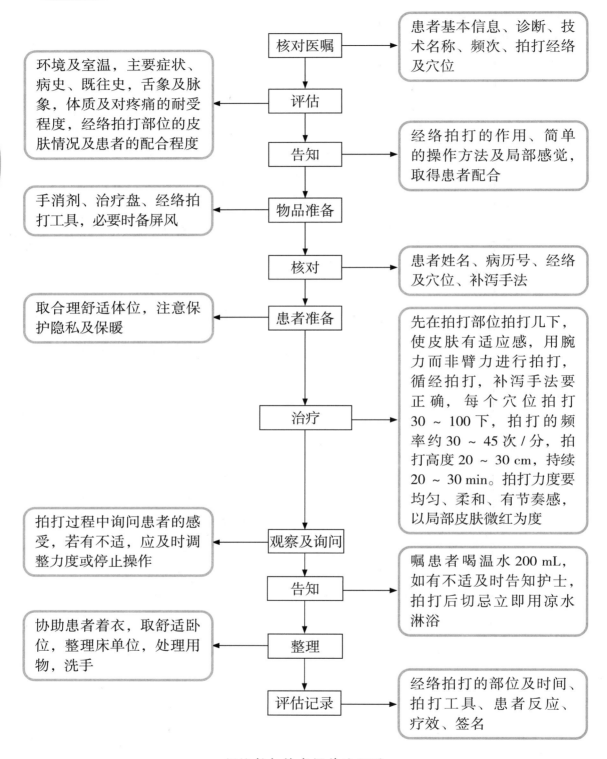

附件 1

核对医嘱 → 患者基本信息、诊断、技术名称、频次、拍打经络及穴位

环境及室温，主要症状、病史、既往史、舌象及脉象，体质及对疼痛的耐受程度，经络拍打部位的皮肤情况及患者的配合程度 ← 评估

告知 → 经络拍打的作用、简单的操作方法及局部感觉，取得患者配合

手消剂、治疗盘、经络拍打工具，必要时备屏风 ← 物品准备

核对 → 患者姓名、病历号、经络及穴位、补泻手法

取合理舒适体位，注意保护隐私及保暖 ← 患者准备

治疗 → 先在拍打部位拍打几下，使皮肤有适应感，用腕力而非臂力进行拍打，循经拍打，补泻手法要正确，每个穴位拍打 30 ～ 100 下，拍打的频率约 30 ～ 45 次 / 分，拍打高度 20 ～ 30 cm，持续 20 ～ 30 min。拍打力度要均匀、柔和、有节奏感，以局部皮肤微红为度

拍打过程中询问患者的感受，若有不适，应及时调整力度或停止操作 ← 观察及询问

告知 → 嘱患者喝温水 200 mL，如有不适及时告知护士，拍打后切忌立即用凉水淋浴

协助患者着衣，取舒适卧位，整理床单位，处理用物，洗手 ← 整理

评估记录 → 经络拍打的部位及时间、拍打工具、患者反应、疗效、签名

经络拍打技术操作流程图

附件 2

# 经络拍打技术考核标准

| | | 内容 | 分值 | 备注 |
|---|---|---|---|---|
| | 素质要求 | 服装、鞋帽整洁，仪表大方（1分） 洗手、戴口罩（1分） | 2 | |
| 操作步骤 | 操作前 | 核对医嘱：患者基本信息（1分） 诊断（1分） 技术名称（1分） 频次（1分） 拍打的经络及穴位（2分） | 6 | |
| | | 评估：环境及室温（1分） 主要症状（2分） 病史（1分） 既往史（1分） 舌象及脉象（2分） 体质（1分） 对疼痛的耐受程度（2分） 经络拍打部位皮肤情况（2分） 患者配合程度（1分） | 13 | |
| | | 告知经络拍打的作用（2分） 简单的操作方法（1分）及局部感觉（1分） 取得患者配合（1分） | 5 | |
| | | 物品准备：手消剂（1分） 治疗盘（1分） 按医嘱准备无破损的经络拍打工具（1分） 必要时备屏风（1分） | 4 | |
| | 操作中 | 核对：患者姓名（1分） 病历号（1分） 经络及穴位、拍打方向（3分） | 5 | |
| | | 患者准备：穿棉质单层衣裤（1分） 注意保护隐私及保暖（2分） 取合适舒适体位（2分） | 5 | |
| | | 经络拍打：核对身份（2分） 先在拍打部位拍打几下，使皮肤有适应感（2分） 用腕力而非臂力进行拍打（5分） 循经拍打，拍打循经路线要正确（8分） 轻重适宜，力度要均匀、柔和有节奏感（5分） 拍打过程中遇患者特别酸胀之穴位，应使用重复拍打该点加强刺激（5分） 拍打频率约 30 ~ 45 次 / 分（2分） 拍打高度 20 ~ 30 cm（2分） 拍打时间约 20 ~ 30 min（2分） 以局部皮肤微红为度（2分） | 35 | |
| | | 观察及询问：拍打过程中询问患者感觉，以略酸胀为宜（3分） 调节手法力度（3分） 观察拍打部位皮肤情况，注意防止皮肤损伤（2分） 再次核对（2分） | 10 | |
| | 操作后 | 告知：嘱患者喝温水 200 mL，以补充水分，防止头晕疲劳，促进代谢（2分） 如有不适及时告知护士(使用电铃等,2分) 拍打后切忌立即用凉水淋浴(2分) | 6 | |
| | | 整理：协助患者取舒适卧位（1分） 整理床单位（1分） 处理用物（1分） 洗手（1分） | 4 | |
| | | 记录：拍打部位及时间（1分） 拍打工具（1分） 患者反应（1分） 疗效（1分） 签名（1分） | 5 | |

中医护理技术规范及临床应用

# 常见并发症——皮肤损伤

## 一、发生原因

1. 操作前评估不到位，或经络拍打工具有破损。

2. 操作者指甲过长。

3. 操作者操作力度不当，使用蛮力。

## 二、临床表现

患者出现皮肤红肿不退，严重者皮肤破损疼痛，局部伴或不伴有渗液。

## 三、预防及处理

1. 操作前认真评估，检查用物的完整性，必要时在医生指导下进行。

2. 操作者应修剪指甲，动作轻柔，拍打力度由轻到重，有渗透力，禁用蛮力。

3. 出现皮肤损伤，消毒局部皮肤，用纱布包扎，必要时遵医嘱用药。

下篇

中医护理技术临床应用实例

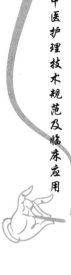

# 第一章　内科疾病

## 第一节　感冒（气虚证）

### 一、引言

感冒是因感受触冒风邪，导致邪犯肺卫、卫表不和的常见外感疾病。通过本案例的学习，能让大家熟悉感冒的临床表现，具备识别不同感冒分型的能力，提高临床中医辨证施护能力。

### 二、背景介绍

感冒，其病情轻者称为"伤风""冒风""冒寒"，病情重者称为"重伤风"。在一个时期广泛流行，证候多相类似者，称为"时行感冒"。本病一年四季均可发生，尤以冬春两季为多。因四季气候的变化、病邪之殊、体质强弱之异，在证候上有风寒、风热、暑湿、体虚感冒之别。一般而言，感冒易愈，病程一般 3 ~ 7 天，少数可诱发其他宿疾致病情恶化。老年、婴幼儿、体弱等患者容易发生传变或同时夹杂其他疾病。

目前，西医大多采用抗生素、抗病毒药物治疗。而中医内外同治感冒有显著优势，众多临床研究也证实中医治疗具有其特色优势，安全有效，更容易被患者接受。

体虚感冒因正气虚弱、肺卫功能失常，受外邪侵袭而致。练习太极拳可增强正气，祛邪外达，利于感冒痊愈。常见的太极拳流派有陈氏、杨氏、武氏、吴氏等派别，其中杨氏太极拳重在养生价值，二十四式简化太极拳是国家体育总局组织太极拳专家汲取杨氏太极拳之精华编串而成，动作简单易学，适宜推广。

### 三、临床案例

患者，女，32 岁，公司职员，已婚，发病节气：惊蛰。因"间歇发热 1 周"就诊。患者 1 周前感受风寒，第二天发热，汗出身痛，恶寒肢冷，欲近衣被，最高体温 40.1 ℃。每天自行口服泰诺 1 片，体温退而复升。现伴有恶寒肢冷、鼻塞、乏力、懒言、纳差。于 2023 年 3 月 11 日门诊就诊，诊断为"上呼吸道感染"。

1. 既往史。既往体弱，平时常觉乏力，易感冒，否认家族史，否认药物、食物过敏史。

2. 相关检查。T 37.6 ℃，P 90 次 / 分，R 18 次 / 分，BP 98/62 mmHg。血常规：白细胞 $12.2 \times 10^9$/L，中性粒细胞 78%，淋巴细胞 20%，红细胞 $4.36 \times 10^{12}$/L，CRP 12 mg/L。

3. 望诊：神疲，面色红，舌淡，苔白。闻诊：心肺无异常，气短懒言。问诊：恶寒肢冷，鼻塞，乏力，纳差。大便畅，小便黄。无流产史，配偶及一子体健。切诊：脉浮无力，身热。

西医诊断：上呼吸道感染。

中医诊断：感冒－气虚证。

**（一）辨证思路**

1.辨病分析。患者平素体虚易感冒，1周前感受风寒，体温退而复升，恶寒肢冷，鼻塞，乏力，气短懒言，故属中医之感冒、西医之上呼吸道感染。

2.辨证分析。外邪入侵，正气虚弱、肺卫功能失常是感冒的主要病因。

素体气虚，卫表不固，腠理疏松，风寒之邪乘虚犯表。气能温煦，虚则外寒，卫阳被郁，故恶寒较甚；风寒外袭，肺卫失宣，故见恶寒发热、汗出身痛、鼻塞、苔白、脉浮等风寒表证；神疲体弱、气短懒言等均为气虚之象。其病位在肺卫，与正气强弱关系密切。综上，本病辨为感冒之气虚感冒证。

3.治护法则。感冒以"解表达邪"为原则，本案例为气虚之证，以益气解表为主。

**（二）治疗过程及辨证施护**

患者因"间歇发热1周"就诊治疗。遵医嘱予中药参苏饮加减7剂口服，太极拳每天1次。

1.病情观察。观察恶寒、发热的轻重程度。定时监测体温。观察有无汗出，是否畅爽。观察舌苔、脉象等变化。观察服解表药后反应，若汗出热解，脉静，胃纳佳为顺；若大汗淋漓，口渴引饮，热降复升，脉不静，伴有心烦、胸闷、纳呆等，应警惕津液耗伤，传变入里或竭阴亡阳，须防出现并发症。

2.辨证施膳。饮食宜清淡富营养、易消化。忌滋腻、生冷、刺激之品。气虚感冒者可进食山药粥、黄芪大枣粥、牛奶等健脾补气之品。

3.辨证施教。

（1）起居护理：保持环境舒适、整洁，空气新鲜，室温宜偏暖，可多加衣被。发热时，温水擦浴，使腠理微开以散热。不可冷敷、冰敷，以防毛孔闭塞，汗不能出。汗出时，宜用温水毛巾或干毛巾擦身后更换衣被，忌直接当风，防止受凉复感。根据体质状况适当运动，如打太极拳，以增强正气。

（2）情志护理：情志舒畅，乐观开朗利于增强正气，祛邪外达。可采用运动移情法，鼓励患者适当参加锻炼，如打太极拳、散步等，以增强体质。体虚感冒者，病情反复，多予安慰和鼓励，采用说理开导法，保持情绪稳定，积极配合治疗和护理。采用五音疗法，选用《江河水》等商调乐曲，或《春江花月夜》等宫调乐曲，以补益肺气。

4. 辨证施药。指导患者勿擅自使用抗生素、退热药物等，需在医生指导下使用。予中药参苏饮加减，汤药宜武火快煎，饭后热服。服药后再进热粥或热饮，盖被以利汗出，防过汗和汗出当风复感外邪。服发汗药后，忌服酸醋生冷之品，以免收涩，影响药效，中病即止，不可过汗，以防伤阴。

5. 辨证施术。护士指导患者行太极拳练习。患者静心用意，呼吸自然，预备势。第一步起势，第二步左右野马分鬃，第三步白鹤亮翅，第四步左右搂膝拗步，第五步手挥琵琶，第六步左右倒卷肱，第七步左揽雀尾，第八步右揽雀尾，第九步单鞭，第十步云手，第十一步单鞭，第十二步高探马，第十三步右蹬脚，第十四步双峰贯耳，第十五步转身左蹬脚，第十六步左下势独立，第十七步右下势独立，第十八步左右穿梭，第十九步海底针，第二十步闪通臂，第二十一步转身搬拦捶，第二十二步如封似闭，第二十三步十字手，第二十四步收势。动作连贯准确，顺达圆活。每天1次。

### （三）小结

患者以正气虚弱，表卫不固，风寒侵袭为其主要病因，故以益气解表为其治护法则。中药以参苏饮加减以益气解表，予太极拳每天1次，以增强正气，祛邪外达，从而使感冒痊愈。治疗3天后患者精神可，热退，无恶寒肢冷，无鼻塞乏力，胃纳佳，睡眠大于8 h。参考国家中医药管理局发布的《中医病证诊断疗效标准》（1994年出版）：疗效评价为治愈。（治愈：症状消失；好转：发热消退，临床症状减轻；未愈：临床症状无改善或加重。）

（浙江中医药大学附属第三医院）

360

# 第二节 咳嗽（痰湿蕴肺证）

## 一、引言

咳嗽是指肺失宣降，肺气上逆作声，咯吐痰液而言，为肺系疾病的主要症状之一。六淫外邪侵袭肺系或脏腑功能失调，内邪干肺均可引起咳嗽。通过本案例的学习，让大家熟悉咳嗽的临床表现，具备识别不同分期咳嗽的能力，能正确运用拔火罐技术，提高临床中医辨证施护能力。

## 二、背景介绍

咳嗽是内科门急诊中最为常见的病症之一，其发病率高，为 3%~5%，而在老年人中的发病率更高，达 10%~15%。中医分为内伤咳嗽和外伤咳嗽，其中内伤咳嗽痰湿蕴肺证型在临床较为常见，通常表现为咳嗽反复发作，咳声重浊，胸闷气憋，尤以晨起咳甚，痰多，痰黏腻或稠厚成块，色白或灰白色，常伴脘闷，食少，腹胀，大便时溏，病证反复在一定程度上影响患者生理心理健康。

目前，西医主要针对原发病进行对症治疗，治疗方面采用抗菌、镇咳、减充血剂与抗组胺、解热止痛等方式并取得了不错的效果。相比较而言，中医对咳嗽的治疗有更加悠久的历史和丰富的经验。首先是以三因制宜为特征，体现高度个体化、精准化的辨证论治；其次是通过多环节、多靶点的复方发挥效应；最后是遵循"急则治其标，缓则治其本"的原则，是一种标本兼治的综合管理模式。中医认为"五脏六腑皆令人咳，非独肺也"，肝、心、脾、肾的疾病都有可能与咳嗽有关，而中医在整体观的理念下，通过辨证论治，中医内外疗法治疗咳嗽优势显著。

## 三、临床案例

患者，男，56 岁，公司职员，发病节气：小雪。2022 年 12 月 3 日因"反复咳嗽，咳痰半年，加重 1 周"入院。患者半年前受凉后出现咳嗽，咳白黏痰，每于晨间咳痰尤甚，因痰而咳，痰出咳缓，进肥甘食物后加重，曾多次于社区卫生服务中心就诊，胸部 X 线片示：支气管炎，经输液抗感染后咳嗽、咳痰症状稍有改善。1 周前患者出现咳嗽咳痰增多，咳声重浊，胸闷腹胀，体倦，纳差，至呼吸科就诊，门诊拟"急性支气管炎"收住入院。

1. 既往史。既往体健，吸烟史 20 年，否认家族史，否认药物、食物过敏史。

2. 相关检查。T 37.4 ℃，P 96 次/分，R 18 次/分，BP 108/62 mmHg。血常规：白细胞 $10.2 \times 10^9$/L，中性粒细胞 78%，淋巴细胞 20%，红细胞 $4.36 \times 10^{12}$/L。胸片示：

肺纹理增粗。血沉升高。痰涂片、痰培养未见异常。

3. 望诊：神清，体倦，舌淡，苔白腻。闻诊：两肺呼吸音粗，可闻及散在湿啰音。问诊：无恶寒发热，咳嗽咳痰多，白黏痰，咳声重浊，胸闷腹胀，体倦，纳差，睡眠差，大便时溏，小便正常。切诊：脉濡滑。

西医诊断：急性支气管炎。

中医诊断：咳嗽－痰湿蕴肺证。

## （一）辨证思路

1. 辨病分析。半年前受凉后出现咳嗽，咳痰，咳白黏痰，每于晨间咳痰尤甚，因痰而咳，痰出咳缓，进肥甘食物加重为主要表现，1周前出现咳嗽咳痰白黏，咳声重浊，为中医之咳嗽，伴胸闷腹胀，体倦，纳差，故属痰湿蕴肺证、西医之急性支气管炎。

2. 辨证分析。患者外感咳嗽迁延失治，邪伤肺气，肺虚不能固外，易反复感邪，致咳嗽反复发作，肺脏更伤，宣降失调，肺失行水，致湿困脾土而失健运，聚生痰浊，上干于肺，而见咳痰多白黏，胸闷腹胀，纳差，舌苔白腻，脉濡滑为痰湿内盛之征。综上，本病辨为咳嗽之痰湿蕴肺证。

3. 治护法则。本案例为痰湿蕴肺之证，以燥湿化痰、理气止咳为主。

## （二）治疗过程及辨证施护

患者因"反复咳嗽，咳痰半年，加重1周"就诊于呼吸科门诊，遵医嘱予中药二陈平胃散合三子养亲汤加减7剂口服，肺俞、大椎、丰隆、足三里拔罐。

1. 病情观察。观察咳嗽声音、时间、节律和性质，有无恶寒、发热、汗出、咳嗽等症状。观察痰液颜色、量及性状。

2. 辨证施膳。饮食有节，宜清淡、易消化为主，忌肥甘厚腻、辛辣刺激之品。戒烟，避免接触刺激性气体。痰湿蕴肺者，宜健脾利湿化痰的食物，如白扁豆、薏苡仁等，忌糯米、腥发之物。

3. 辨证施教。

（1）起居护理：保持室内空气清新流通，温湿度适宜，避免尘埃、烟雾等刺激。注意痰湿蕴肺者室内应通风干燥，温度不宜偏高。

（2）情志护理：病程长者应予安慰鼓励，消除思想顾虑。选用商调五行音乐（如《阳春白雪》等）。自我调适情志，保持心情舒畅、情绪稳定。

4. 辨证施药。需在医生指导下使用祛痰、止咳的药物。汤药服用时温凉适宜，可用具有祛湿化痰作用的咳嗽方进行穴位贴敷治疗，取穴：天突、肺俞、足三里、丰隆穴，注意贴敷药物如引起过敏反应时，应即刻停用。

5.辨证施术。遵医嘱使用拔罐技术。第一步，评估病室环境及温度，患者主要临床表现、既往史、拔罐部位的皮肤情况、对疼痛的耐受程度、凝血机制、是否进食等；第二步，告知患者拔罐的作用、简单的操作方法、局部感觉，取得患者合作；第三步，用纱布进行皮肤清洁，选择合适的玻璃罐，检查罐口有无缺损裂缝，一手用止血钳夹住干湿度适宜的酒精棉球、点燃，勿烧罐口，另一手持火罐，稳、准、快速将罐吸附于肺俞、大椎、丰隆、足三里穴等部位上，待吸牢后撤手、灭火，留罐 10 min，协助取舒适体位；第四步，一手夹持罐体，另一手拇指按压罐口皮肤，使空气进入罐内，即可起罐，清洁皮肤，有水疱或破溃应及时处理。嘱咐患者拔罐后可饮一杯温水，不宜即刻食用生冷食物。每周 2 次，8 次为 1 个疗程。

## （三）小结

患者外感咳嗽迁延失治，肺脾功能失调，痰湿蕴肺，肺失宣降，肺气上逆。故以燥湿化痰、理气止咳为其治护法则。中药予二陈平胃散合三子养亲汤加减口服，肺俞、大椎、丰隆、足三里穴拔罐，以燥湿化痰、理气止咳。治疗 3 天后患者咳嗽咳痰减少，大便每天 1 次，睡眠大于 6 h，胃纳好转，无腹胀。参考国家中医药管理局发布的《中医病证诊断疗效标准》（1994 年出版）：疗效评价为好转。（治愈：咳嗽及临床体征完全消失；内伤咳嗽在两周以上未发作者为临床治愈；好转：咳嗽减少，痰量减少；未愈：症状无改变。）

（绍兴市中医院）

# 第三节　肺胀（肺肾气虚证）

## 一、引言

肺胀是指多种慢性肺系疾病反复发作，迁延不愈，导致肺气胀满、不能敛降的病证。通过本案例的学习，让大家熟悉肺胀的临床表现，具备识别不同证型肺胀的能力，能正确运用六字诀功法，提高临床中医辨证施护能力。

## 二、背景介绍

慢性阻塞性肺病属中医学"肺胀"范畴，是临床常见的慢性呼吸系统疾病，好发于老年人群，通常表现为胸部膨满、憋闷如塞、喘息上气、咳嗽痰多、烦躁心悸、面色晦暗，或唇甲发绀、脘腹胀满、肢体水肿等症状。随着病情的进展，严重者可出现神昏、惊厥、出血、喘脱等危重表现，对患者的生活质量造成严重的影响。

目前，西医多采用抗生素、支气管舒张剂、糖皮质激素、祛痰药缓解患者的咳、痰、喘等症状，这些药物对缓解气流受限有一定的帮助，也可减缓疾病的进展。中医内外同治肺胀有着显著的优势，不仅体现在中药对疾病的治疗应用，还体现在传统康复领域中，尤其是在稳定患者病情、提高免疫能力、改善肺通气功能方面效果显著。六字诀功法利用呼吸导引的方法强化身体各方面机能，从而缓解患者的临床症状，增强体质，提高免疫力，且在临床治疗中简单易行，对场地及器械要求较低，同时也为患者减轻了经济压力。

## 三、临床案例

患者，男，76岁，退休教师，已婚，发病节气：霜降。因"反复咳嗽咳痰、胸闷气促20余年，再发1天"入院。患者20年前无明显诱因下出现咳嗽，咳痰，伴活动后胸闷气促，到医院就诊，予对症治疗后症状缓解。其后上述症状反复发作，近3年来症状呈逐年加重趋势，多次住院治疗，经抗感染、止咳平喘等对症治疗后好转。1天前患者无明显诱因下再次出现胸闷气促，动则喘甚，夜间不能平卧，伴咳嗽，咳少量白色泡沫痰，至呼吸科门诊就诊，查胸部CT：左肺上叶感染，部分实变；双肺散在多发微、小结节及纤维化灶。双肺肺气肿伴肺大泡形成。于2022年10月25日门诊拟"慢性阻塞性肺病"收住入院。

1. 既往史。既往体健，已戒烟，否认家族史，否认药物、食物过敏史。

2. 相关检查。T 36.8 ℃，P 96次/分，R 28次/分，BP 112/74 mmHg，$SPO_2$ 92%。血常规：白细胞 $10.8 \times 10^9$/L。全血超敏C反应蛋白：28.4 mg/L。胸部CT：左肺上叶感染，

部分实变；双肺散在多发微、小结节及纤维化灶。双肺肺气肿伴肺大泡形成。

3. 望诊：神疲，面色少华，形体消瘦，呼吸浅短，倚息不能平卧，舌淡，苔白润。闻诊：语音低微，口中无异味，两肺呼吸音低，未闻及干湿啰音。问诊：时有咳嗽，咳少量白色泡沫痰，量为 10 ～ 20 mL，胸闷气促，动则喘甚，夜间不能平卧，形寒肢冷，动则汗出，腰膝酸软，纳眠可，小便清长，大便秘结，用力努挣则汗出气短，便后乏力。切诊：脉沉细无力，肺部叩诊呈过清音。

西医诊断：慢性阻塞性肺疾病急性加重期。

中医诊断：肺胀－肺肾气虚证。

**（一）辨证思路**

1. 辨病分析。患者以反复咳嗽咳痰、胸闷气促为主要表现，神疲乏力，面色少华，形体消瘦，呼吸浅短，倚息不能平卧，形寒肢冷，动则汗出，腰膝酸软，小便清长，大便秘结，故属中医之肺胀、西医之慢性阻塞性肺疾病。

2. 辨证分析。久病肺虚、感受外邪、年老体虚是肺胀的主要病因。

患者年老久病，肺肾两虚，肺不主气，肾不纳气，故呼吸浅短，倚息不能平卧，声低气怯；肺肾虚弱，痰饮犯肺，故咳嗽，痰白如泡沫；气机不利，气滞胸中，则胸闷；肺虚卫表不固，则形寒肢冷，动则汗出；肾虚腰膝失养，则腰膝酸软；肾气不固，膀胱失约，故小便清长；气虚不能上荣，故面白神疲；肺与大肠相表里，肺气虚则大肠传送无力，故排便困难；肺卫不固，腠理疏松，故用力努挣则汗出气短；气虚运血无力，不能上荣于舌，故见舌淡，苔白润；气虚无力鼓动血行，不能统运营血于外，故见脉沉细无力。病位在肺，与肾、脾脏腑关系密切。综上，本病辨为肺胀之肺肾气虚证。

3. 治护法则。肺胀以"降气"为治疗原则，本案例为肺肾气虚之证，以补肺纳肾、降气平喘为主。

**（二）治疗过程及辨证施护**

患者因"反复咳嗽咳痰、胸闷气促 20 余年，再发 1 天"就诊于呼吸科门诊，遵医嘱予抗感染、止咳、化痰、平喘治疗，予低流量吸氧，予中药平喘固本汤合补肺汤加减 7 剂口服。10 月 29 日，患者胸闷气促较前缓解，夜间能平卧，指导每天 1 次六字诀锻炼。

1. 病情观察。注意观察神志、呼吸、咳嗽、咯痰、体温、血压、肤色等情况，观察痰的色、质、量，汗出、缺氧及舌苔、脉象等情况。呼吸困难者给予持续低流量给氧，保持呼吸道通畅，如患者出现面色青紫、四肢厥逆、大汗淋漓、脉微欲绝等亡阳征象，应立即报告医生，并配合抢救处理。

2.辨证施膳。饮食宜清淡富含营养，多食瓜果蔬菜，忌辛辣刺激、生冷、油腻、海膻发物等，戒烟。肺肾气虚者缓解期可服紫河车粉、蛤蚧等补肺益肾的食物，食疗方可选用黄芪党参粥、沙参百合粥等。

3.辨证施教。

（1）起居护理：病室温湿度适宜，经常通风，保持空气新鲜，避免寒冷或干燥空气、烟尘及特殊异味的气体刺激，给予氧气吸入。患者宜卧床休息，取半卧位或身体前倾坐位。缓解期适当活动，可先在室内活动，根据病情逐渐增加活动量，进行如六字诀、太极拳等锻炼以增强体质，改善肺功能。

（2）情志护理：肺胀患者病程长，病情缠绵，反复发作，经久难愈，易产生悲忧心理，对治疗缺乏信心。宜加强情志调理，指导患者进行自我调节情志的方法，避免忧郁恼怒等不良情绪，嘱家属多给予关心及精神支持，使患者保持良好的心态，增强战胜疾病的信心。可采用五音疗法，选用《平湖秋月》等宫调音乐或《将军令》等商调音乐以补益肺气，也可选用《梁祝》等羽调音乐补益肾气。

4.辨证施药。指导患者避免擅自使用抗生素，如使用需在医生指导下用药。平喘固本汤合补肺汤加减，汤剂宜饭后温服。服药后注意观察患者呼吸、胸闷、咳嗽、咳痰、汗出等症状是否改善，应用利尿剂者注意观察尿量。

5.辨证施术。指导患者行六字诀锻炼，患者全身放松，呼吸均匀、细密、柔和、深长；第一步预备式（两脚分开，松静站立，目视前下方，呼吸自然，面带微笑）；第二步起式（两掌缓缓上托，下按，拨掌，收回，静养）；第三步嘘字诀（两手松开，收至腰间，穿右掌，吐"嘘"，右掌收回，身体转正；穿左掌，吐"嘘"，左掌收回，身体转正。如此左右穿掌各3遍，本式共吐"嘘"字音6次）；第四步呵字诀（提肘插掌，捧掌起身，目视掌心，转掌，插掌，吐"呵"；拨掌，捧掌，起身，转掌，插掌，吐"呵"，重复5次。本式共吐"呵"字音6次）；第五步呼字诀（转掌心向内，收回，外开，吐"呼"。本式共吐"呼"字音6次）；第六步呬字诀（两臂垂落，两掌缓缓上托，落肘夹肋，展肩扩胸，藏头缩项，两掌前推，吐"呬"；两掌收回，落肘夹肋，展肩扩胸，藏头缩项，吐"呬"，重复5次。本式共吐"呬"字音6次）；第七步吹字诀（松腕伸掌，两臂外开，画弧至后侧腰部，两掌下滑前摆，吐"吹"；两掌收回，摩带脉，抚腰眼，吐"吹"，重复5次。本式共吐"吹"字音6次）；第八步嘻字诀（两臂垂落，转掌，提肘抬掌，外开，收回，吐"嘻"；两臂垂落，提肘，外开，收回，吐"嘻"，重复5次。本式共吐"嘻"字音6次）；第九步收式（翻掌，缓缓收回，静养，揉按肚脐，顺时针6圈，逆时针6圈，两手松开，还原体侧）；第十步练习"呼"字诀培土生金；第十一步练习"呬"字诀补益肺气；第十二步练习"吹"字诀补益肾气。动作缓慢，舒展圆滑。每天1次。

### （三）小结

患者以久病肺虚、感受外邪、年老体虚为其主要病因，故以补肺纳肾、降气平喘为其治护法则。西医予抗感染、止咳、化痰、平喘治疗，中药以平喘固本汤合补肺汤加减以补肺纳肾、降气平喘，予六字诀锻炼每天1次，以培土生金、补肺纳肾、降气平喘。治疗1周后患者静息状态无胸闷气促，活动后略感胸闷气促，略感疲乏，无咳嗽咳痰，大便每天1次，形寒肢冷、动则汗出等情况均较前好转，临床症状积分4分。参考国家中医药管理局发布的《中医诊疗方案》：疗效评价为显效。（临床控制：急性加重次数减少，临床症状积分改善 ≥ 70%；显效：急性加重次数减少、临床症状积分改善 50% ≤ X < 70%；有效：急性加重次数减少、临床症状积分改善 30% ≤ X < 50%；无效：急性加重次数减少、临床症状积分改善 < 30%。）

（温岭市中医院）

# 第四节　胸痹（痰浊瘀阻证）

## 一、引言

稳定型心绞痛是慢性冠状动脉粥样硬化性心脏病中较为常见的一种类型，主要好发于中老年人。通过本案例的学习，让大家熟悉胸痹的临床表现，能正确运用铜砭刮痧技术。

## 二、背景介绍

胸痹最早见于《黄帝内经》，临床以胸部憋闷疼痛、胸痛彻背、短气、喘息及不得安卧为主，类似于现代医学的冠心病，是危害人类健康的常见病、多发病。近年来，随着人口老龄化加剧、居民生活水平提高，再加上饮食结构的改变，长期摄食高脂类食品等，导致疾病发生率呈上升趋势。

目前，西医主要以扩冠、调脂、营养心肌及抗血小板聚集治疗为主，对于病情严重者给予介入治疗、外科手术治疗为主。中医认为，该病多因痰浊内生，促使脉络不通而发病。铜砭刮痧疗法基于经络腧穴理论，对人体表面相应穴位进行刺激，达到活血通络、涤痰化湿的目的，对治疗痰浊瘀阻引起的疾病具有显著的效果。

## 三、临床案例

患者，男，75岁，退休职员，已婚，发病节气：惊蛰。因"反复胸闷10余年"入院。患者10余年前无明显诱因下出现胸闷症状，持续数分钟，冷汗淋漓，时有胸痛，口服自备速效救心丸可缓解，至医院就诊，考虑冠心病，入院后于左冠前降支近中段置入支架1枚，术后长期口服阿司匹林抗血小板，阿托伐他汀（立普妥）降脂稳定斑块，氨氯地平降压等对症治疗，定期复查。现患者偶有胸闷，口中有黏腻感，无胸痛、心悸，来心内科门诊就诊，于2023年3月18日门诊拟"稳定型心绞痛"收住入院。

1.既往史。既往有高血压、高血脂病史，否认家族史，否认药物、食物过敏史。

2.相关检查。T 36.6 ℃，P 66次/分，R 18次/分，BP 158/92 mmHg。心肌酶谱：AST 37 U/L，LDH 308 U/L，CK 68 U/L，CKMB-S 5.52 ng/mL。心电图：窦性心律非特异性T波改变。心超：二尖瓣轻度反流，左室舒张功能减退。凝血功能正常。

3.望诊：神疲，面色黄，体型肥胖，舌红，舌体胖大，苔白腻。闻诊：双肺呼吸音清，未闻及两肺干湿性啰音；心尖搏动点位于左锁骨中线内0.5 cm，未触及震颤，心界不大，律齐，各瓣膜听诊区未及病理性杂音；有口气。问诊：偶有胸闷，无胸痛、心悸，倦怠乏力、少言懒语，肢体沉重，阴雨天加重；纳差，无食欲，口干口苦，有黏腻感，大便每天 1 次，有黏腻感；小便清长；夜间睡眠可，双眼老花。切诊：脉弦滑。

西医诊断：冠状动脉粥样硬化性心脏病、稳定型心绞痛。

中医诊断：胸痹－痰浊瘀阻证。

**（一）辨证思路**

1. 辨病分析。患者胸闷 10 余年，口服速效救心丸后胸闷好转。舌质红，舌体胖大、苔白腻，脉弦滑，故属中医胸痹、西医之稳定型心绞痛。

2. 辨证分析。胸闷属于中医"胸痹"范畴，病机为心脉痹阻，病位在心，涉及肝、脾、肾等脏。患者饮食不当恣食肥甘厚味，日久损伤脾胃，运化失司，酿湿生痰，上犯心胸，清阳不展，气机不畅，心脉痹阻，遂成本病。

患者痰浊闭阻，胸阳不振，故心胸偶有窒闷；痰浊困脾，脾气不运，故多体肥胖，肢体沉重，倦怠乏力，纳呆便溏，口黏；痰为阴邪，故遇阴雨天易发作或加重。痰湿痹阻，津液不能上乘，故见口干。湿阻气机，肝失疏泄，故见口苦。苔白腻、脉弦滑均为痰浊征象。故本病本虚标实，病位在心，涉及肝脾等脏。

3. 治护法则。胸痹以"通"为治疗原则，本案例为痰浊痹阻之证，以通阳泄浊、祛痰宣痹为主。

**（二）治疗过程及辨证施护**

因"反复胸闷 10 余年"就诊于心内科，遵医嘱予扩冠脉、营养心肌、抗血小板、稳定斑块等治疗，瓜蒌薤白半夏汤加味 7 剂温服，铜砭刮痧治疗每周 1 次。

1. 病情观察。密切观察胸闷、胸痛部位、性质、程度、持续时间、诱发因素及伴随症状，记录生命体征、面色、神志、舌苔、脉象的变化，必要时予心电监护。若患者出现胸痛加剧，有窒息及濒死感，含服硝酸甘油等药物不得缓解，伴有精神萎靡、四肢厥冷、大汗淋漓、面色苍白、脉微欲绝等表现时，考虑为真心痛，应及时抢救。

2. 辨证施膳。饮食以清淡为原则，给予低盐、低脂、低胆固醇、高纤维素、易消化的食物。饮食宜规律，少量多餐，多饮水，避免荤腥油腻辛辣之品。痰浊痹阻者宜多食化痰之品，如海蜇、荸荠、枇杷等。

3. 辨证施教。

（1）起居护理：病室环境保持安静，定时通风，保持空气新鲜，温湿度适宜，不可汗出当风，防止外邪入侵。胸闷心痛发作时，患者绝对卧床休息，给予吸氧，限制探视。协助患者日常生活，缓解期可适当下床活动，注意劳逸结合，避免过劳诱发疾病或加重病情。应保持大便通畅，排便困难时嘱患者切忌屏气用力，必要时给予缓泻剂，如麻仁丸、番泻叶等。痰浊内阻者胸闷痰多时可协助患者取半卧位。

（2）情志护理：胸痛发作时，陪伴安抚患者，适当采取转移法、诱导法，放松心情。忌忧思恼怒，避免情绪紧张。保持心情舒畅，不宜观看引起恐怖、兴奋、紧张、刺激的影视节目或书报，不可过度交谈，以免引起情绪波动。

4. 辨证施药。中药汤剂一般宜温服。胸痹发作时遵医嘱给予硝酸甘油或速效救心丸舌下含服，或选用芳香温通的药物（如冠心苏合丸等）。注意观察药后反应，包括药物起效的时间、疼痛缓解的程度、心律、心率、血压、脉象等变化。若症状未缓解，应及时通知医生，采取必要的措施。

5. 辨证施术。遵医嘱使用铜砭刮痧治疗，患者取坐位。①评估患者的皮肤状况和对疼痛的忍受能力，获得患者的信任与配合。②充分暴露治疗部位后，注意保暖，涂抹刮痧油。具体刮痧顺序：第一步先刮心经、心包经、肺经、三焦经，以稳定三焦，同时曲泽、郄门至内关，通里至神门重刮，治疗脏腑急性痛证的要穴，以活血通络止痛；第二步刮大椎、大杼、膏肓、神堂，以扶阳滋阴、养血安神；第三步刮督脉（大椎至长强）、双侧膀胱经，重刮心脏投射区，重刮膀胱经的心俞、肺俞、厥阴俞，可畅通气血、宽胸止痛；第四步刮任脉，膻中至巨阙为重刮，任脉左侧心脏区重刮，以调心气、活血化瘀止痛；第五步胸腺刮透，胸腺刮至两肋及两肋弓下治疗胸痛，以提高机体免疫力；第六步下肢重刮丰隆穴，以化痰理气宽胸。最后四井排毒。

## （三）小结

患者以痰浊闭阻，胸阳不振为其主要病因，故以通阳泄浊、豁痰宣痹为其治护法则。中药以方用瓜蒌薤白半夏汤通阳泄浊，予中医铜砭刮痧技术每周1次，以理气化痰，疏通经络。治疗4周后患者无明显胸闷胸痛情况，伴随口干、口苦及纳差等症状均有改善。参考国家中医药管理局发布的《中医病证症候积分量表》：疗效评价为有效。（显效：患者的症状及体征基本消失，证候积分降低≥70%；有效：患者的症状及体征均有所好转，证候积分降低≥30%，但＜70%；无效：患者的症状及体征无改善，甚或加重，证候积分降低＜30%。）

（浙江中医药大学附属第二医院）

# 第五节　不寐（心脾两虚证）

## 一、引言

失眠症是一种以持久而频繁的入睡困难和（或）睡眠时间严重不足为特征并引起对睡眠持续时间和（或）睡眠质量不满足的睡眠障碍。通过本案例的学习，让大家熟悉失眠的临床表现，具备辨别不同证型失眠的能力，能正确运用中医五音疗法，提高临床中医辨证施护能力。

## 二、背景介绍

失眠症在中医上称为"不寐""不得眠"，患者因长时间难以入眠导致机体无法得到充足休息，引起免疫功能下降、内分泌失调，甚至可使原发病病情加重，对其治疗效果、生活质量构成严重威胁。目前，临床针对失眠患者多采用药物治疗，其中以苯二氮䓬类药物最为常见，但此类药物在患者体内代谢速度较慢，若长时间服用可引起不同程度的药物依赖现象。目前临床护理将认知行为、音乐等疗法运用于此类患者，其作用缓和，亦表现出良好效果。中医将音乐疗法与藏象五行理论相结合，构成传统五音疗法，以五音对五脏病变、五志异常进行调节，通过对五脏的协调达到患者气血调和、心安神宁、阴阳平衡状态，可使患者睡眠状态得以改善。

## 三、临床案例

患者，女，68岁，个体，已婚，发病节气：小暑。因"入睡困难3月余，加重2天"入院。患者3月余前出现入睡困难，多梦易醒，夜间睡眠2～3 h，同时伴有心悸、健忘、头晕目眩、神疲乏力、面色不华，时有腹胀，胃纳差，大便黏腻。查头颅CT和心脏彩超：未见明显异常。于2022年7月8日收住入院。

1. 既往史。患者10余年前因腰椎间盘突出行手术治疗。否认家族史，否认药物、食物过敏史。

2. 相关检查。T 36.3 ℃，P 101次/分，R 20次/分，BP 101/61 mmHg。血常规：红细胞 $3.0 \times 10^9$/L，血红蛋白 88 g/L。

3. 望诊：神疲，面色无华，唇甲色淡，发量花白稀疏，舌淡，苔白。闻诊：心肺无异常。问诊：入睡困难，多梦易醒，夜间睡眠2～3 h，心悸，健忘，头晕目眩，时有腹胀，胃纳差，大便黏腻。已婚，无流产史，育有一女，现已绝经。切诊：脉细弱。

西医诊断：失眠。

中医诊断：不寐－心脾两虚证。

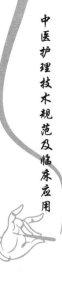

**（一）辨证思路**

1. 辨病分析。患者入睡困难 3 月余，有多梦易醒、心悸健忘，伴有头晕目眩，神疲乏力，面色不华，时有腹胀，胃纳差，大便黏腻，舌淡、苔白、脉细弱为主要临床表现，故属中医之"不寐"、西医之"失眠"。

2. 辨证分析。腰椎间盘手术后失养、思虑过度、心血耗伤，脾气受损是不寐的主要病因。

脾为气血生化之源，又具统血功能。脾气虚弱，生血不足，统摄无权，血溢脉外，均可导致心血亏虚。心主血，血充则气足，血虚则气弱。心血不足，无以化气，则脾气亦虚。心血不足，心失所养，则心悸怔忡；心神不宁，故失眠多梦，头目失养，则眩晕健忘；肌肤失荣，故面色无华。脾气不足，运化失健，故食欲不振，大便黏腻；气虚则机能活动减退，故神倦乏力。舌淡苔白，脉细弱，皆为气血不足之证。病位在心，与肝、脾、肾脏腑关系密切。综上，本病辨为不寐之心脾两虚证。

3. 治护法则。补益心脾，养血安神。

**（二）治疗过程及辨证施护**

患者因"入睡困难 3 月余，加重 2 天"入院，遵医嘱予以归脾汤加减 7 剂口服，中医五音疗法每天 1 次。

1. 病情观察。注意观察患者睡眠时间、睡眠深度和睡眠质量，注意不寐的临床表现及轻重程度，观察患者有无头晕、头痛、心悸等伴随症状，并注意观察治疗效果，及时调整辨证施护的护理计划，及时采取相应的护理措施。

2. 辨证施膳。饮食宜清淡易消化，忌生冷刺激性食物，少食肥甘厚腻之品，忌烟酒。晚餐不宜过饱，入睡前忌饮浓茶、咖啡等。应多食健脾养血之品，如山药、大枣、龙眼肉、黄芪粥、党参粥等。

3. 辨证施教。

（1）起居护理：居室安静舒适，光线柔和，温湿度适宜，远离强光、噪音、异味刺激，创造良好的睡眠环境。每日按时就寝，养成规律的作息。注意劳逸结合，适当锻炼，如练太极拳、八段锦、五禽戏等。

（2）情志护理：采用开导法，劝导、安慰、鼓励患者，避免思虑过度。睡前避免情绪激动，指导患者采用移情法，选取宫调式五行音乐，如乐曲《平湖秋月》《花好月圆》《湘妃竹》《四合如意》等以健脾养血，指导其自我调适情志，保持心情舒畅、情绪稳定。

4. 辨证施药。中药汤剂宜空腹温服，安神药应在睡前 30～60 min 服用。药中有酸枣仁、五味子等酸味药时，要避免同时服用碱性药。

5.辨证施术。遵医嘱使用五音疗法。第一步向患者讲解五音疗法的目的和方法，使其接受和配合；第二步根据患者病情及对音乐的喜好选择宫调式乐曲；第三步检查音乐播放器性能，根据患者听力和耐受程度逐渐调试音量大小，音量控制在40～60dB；第四步保持播放室内安静，指导患者取舒适体位，聆听音乐，两手掌心朝上，轻闭双眼，护士声音低柔，语速缓慢，随着乐曲的节拍说引导语：用鼻子深深地吸气，用嘴巴慢慢地呼气，使呼吸很均匀、缓慢，感觉乐曲的声音传遍全身，依次放松脚掌、小腿、大腿、臀部、腰背部、腹部，感觉到心脏放松，心跳缓慢，头面部放松，从脚趾到头部比羽毛还轻，在身体放松的同时，把所有的注意力集中到乐曲上。于每天17：00～19：00治疗1次，每次30～40 min，7天为1个疗程，共干预4个疗程。

### （三）小结

患者以心脾两虚，营血不足，不能奉养心神为其主要病因，故以补益心脾、养血安神为其治护法则。中药以归脾汤加减以健脾益气，养血安神。予每天1次五音疗法，利用音乐音频、节奏、曲调、曲目等和人体经络产生共振，通过经络的传导与反射，促进了人体脏腑功能和气血津液的正常协调，达到健脾养血、宁心安神的目的。治疗4周后，患者入睡较前明显好转，有效地改善了患者的睡眠质量，增加了患者睡眠时间和睡眠深度，睡眠时间大于6 h，醒后精力充沛，面色较前红润，已无明显头晕目眩、心悸不适，胃纳好转，大便为黄色成形软便。参考《精神疾病治疗效果标准修正草案》：疗效为痊愈。（痊愈：治疗后睡眠时间恢复正常或睡眠时间在6 h以上，睡眠深，醒后精力充沛；显效：睡眠明显好转，睡眠时间增加3 h以上；有效：睡眠时间较治疗前有增加，但睡眠时间增加不足3 h；无效：治疗后失眠无改善。）

（浙江中医药大学附属第二医院）

## 第六节　眩晕（肝阳上亢证）

### 一、引言

眩晕是由风阳上扰、痰瘀内阻等导致脑窍失养，脑髓不充，以头晕目眩，视物旋转为主要临床表现的病症。本证可见于高血压、脑动脉硬化、梅尼埃综合征、神经衰弱等症。本案例重点讲解1例肝阳上亢证眩晕患者的辨证施护，通过本案例的学习，让大家熟悉眩晕的临床表现，正确运用杵针技术，提高临床中医辨证施护能力。

### 二、背景介绍

高血压病是一种以体循环动脉压升高为主要特征的临床综合征，根据其发病特点、临床症状、病程转归，可将其归属于中医学"眩晕""头痛"等范畴，是最常见的慢性病，也是发生心脑血管病最主要的危险因素，可导致脑卒中、心肌梗死等并发症，严重危害公众健康。许多高血压患者的临床表现以眩晕为主。

针对眩晕，西药治疗效果明显，但副作用较大，长期服用可累及肝、肾等脏器。中医外治法具有简、便、验、廉的特点，可有效防治本病。杵针作为一种无侵入性的中医特色外治疗法，是李仲愚老先生家传多代的一种中医疗法，其在治疗眩晕中具有较为明显的辅助治疗作用。杵针疗法在治疗疾病时，不用药物，针具不刺入皮肤肌肉，故无破皮伤肌之苦，无交叉感染之虑，兼针刺与按摩之长，患者更易于接受。

### 三、临床案例

患者，男，62岁，退休人员，已婚，发病节气：夏至前。因"头晕头痛10年余，再发加重1天"入院。患者10余年前与人发生口角后出现头晕头痛，测最高血压达195/111 mmHg，诊断为"高血压"，患者平素情绪欠佳，降压药服用不规律。一日前，因生气情绪急躁暴怒而出现头晕，伴恶心，两颞痛，胸中满闷，胁肋胀痛，口苦咽干。自测血压205/120 mmHg，口服心痛定，无明显好转，为求进一步治疗，门诊拟"高血压病"于2022年6月16日收住入院。

1.既往史。既往无糖尿病等重大疾病史，否认家族史，否认药物、食物过敏史。

2.相关检查。T 36.6 ℃，P 96次/分，R 18次/分，BP 180/110 mmHg。

3.望诊：患者神志清，精神可，颜面潮红，形体肥胖，舌红，苔薄黄。闻诊：患者言语清晰，语音语调高。问诊：头晕头痛，两胁胀痛，失眠多梦，偶有便秘，口苦咽干。切诊：脉弦。

西医诊断：高血压3级（极高危）。

中医诊断：眩晕－肝阳上亢证。

**（一）辨证思路**

1. 辨病分析。患者头晕头痛 10 年余，再发加重 1 天，伴有头晕恶心，两胁胀痛，颜面潮红等症状，且因情志不畅，急躁暴怒而发病，故属中医之眩晕、西医之高血压。

2. 辨证分析。情志不遂，肝气郁结，年高肾亏是主要病因。

患者中老年男性，平素情绪欠佳，肝失条达，肝阳化风，上扰清窍，则头晕头痛；肝火扰乱心神，故失眠多梦；肝阳亢逆无制，气血上冲，则见颜面潮红；肝气横逆犯胃则见恶心。舌红，苔薄黄，脉弦，均为肝阳上亢之相。病在清窍，与肝、脾、肾关系密切。综上，本病辨为眩晕之肝阳上亢证。

3. 治护法则。平肝潜阳，清火息风。

**（二）治疗过程及辨证施护**

患者因"头晕头痛 10 年余，再发加重 1 天"就诊于我院门诊，遵医嘱予中药天麻钩藤饮加减口服，杵针疗法每天 1 次。

1. 病情观察。观察眩晕及头痛发作的次数、持续时间、伴随症状及血压等变化。若出现血压持续上升或伴有眩晕加重、头痛剧烈、呕吐、视物模糊、语言謇涩、肢体麻木或行动不便者，要立即报告医生。

2. 辨证施膳。饮食以低盐素食为宜，可多食新鲜蔬菜与水果，忌辛辣肥甘之品及动风滞气食物，如葱、蒜、韭菜、猪头肉等。禁烟限酒，节制饮食，尤其晚餐不可过饱。可予菊花、决明子泡水代茶饮以清心除烦，鲜芹菜汁以平肝降火，清蒸甲鱼以滋阴潜阳等。

3. 辨证施教。

（1）起居护理：保持病室安静、舒适，避免噪声，室内温度凉爽，光线不宜太强，以柔和为宜。患者要有充分的睡眠，注意劳逸结合。适当锻炼，增强体质。眩晕发作时应卧床休息，改变体位时应动作缓慢，防止跌倒。

（2）情志护理：指导患者自我调控情志的方法，避免易引发烦恼、易怒的环境。认真倾听患者的倾诉，鼓励其抒发心中的郁闷和不快，缓解、改善不良情绪。学会移情易性，在余怒未消时，可以通过运动、娱乐、散步等活动，使紧张情绪松弛下来，可听取商调式古琴曲《阳关三叠》，以疏肝降火缓解症状。

4. 辨证施药。中药汤剂宜温凉服，观察用药后反应，眩晕发作时暂停服用中药汤剂。

5. 辨证施术。遵医嘱使用杵针技术，患者取坐位或俯卧位。在百会八阵、至阳八阵、河车路印脑段及阳命段，选七曜混元杵或五星三台杵；在外关、阳陵泉、太冲、太溪穴，选金刚杵或奎星笔。取执笔或直握法持杵，运用点叩、升降、开阖、运转、分理等操作手法，行泻法。每天1次，每次30 min。处方配穴方义：至阳八阵，河车路至阳至长理段有肝俞、膈俞等穴，配以肝经原穴太冲、胆之合穴阳陵泉，能疏肝理气，清热平肝。百会八阵、河车路印脑段，是头痛的病变部位取穴，有平肝镇静作用，配以外关、阳陵泉、太冲，行杵针泻法，有清肝潜阳止痛作用，太溪有滋水涵木作用，以加强潜阳平肝之功。方穴对证，疗效显著。

### （三）小结

患者以情志不遂，肝气郁结，年高肾亏为主要病因。予中药天麻钩藤饮加减口服以潜阳息风、清肝泻火，予每天1次杵针技术，以疏肝理气，调整阴阳。连续治疗6天为一疗程，头晕头痛减轻，胸闷、胁痛亦有改善，血压降至142/87 mmHg，杵针治疗既已见效，继续治疗2个疗程，症状消失，检查血压已维持在正常范围。参考国家中医药管理局发布的《中医病证诊断疗效标准》（1994年出版）进行评定，疗效评价为治愈。（治愈：症状、体征及有关实验室检查基本正常；好转：症状及体征减轻，实验室检查有改善；未愈：症状无改变。）

（浙江省中医院）

# 第七节 中风（风痰阻络证）

## 一、引言

中风即脑梗死或脑出血，是由于正气亏虚、情志所伤等引起的风、火、痰、瘀等病所致。通过本案例的学习，让大家熟悉中风的临床表现，具备识别中风的能力，能正确运用中药熏药技术，提高临床中医辨证施护能力。

## 二、背景介绍

中风病已成为威胁人类健康的三大疾病之一，具有高发病率、高死亡率、高致残率等特点，其所导致的神经功能残疾、血管性痴呆、植物状态等给患者及其家庭造成严重的经济负担和社会负担。国内大量的文献报道中医技术治疗中风病有较好疗效，其治法主要包括疏风通络、活血化瘀、益气活血、清热化痰、通腑化痰、平肝息风、补肾活血、清热解毒等。

## 三、临床案例

患者，男，70 岁，退休人员，已婚，发病节气：清明。因"左侧肢体活动不利 17 天"入院。患者 17 天前因发现意识障碍伴左侧肢体乏力 1 h，由 120 救护车送至医院急诊，予以阿替普酶针静脉溶栓治疗后，行颈 CTA 提示右侧大脑中动脉闭塞，予全麻下行桥接机械取栓，术中见右侧大脑前动脉闭塞、右侧大脑中动脉慢性闭塞，给予开通右侧大脑前动脉，术后送 ICU 头孢哌酮钠舒巴坦钠（舒普深）2.0 g 静滴抗炎治疗，控制血压等治疗，3.25 号气管插管拔管，病情稳定，转回神经内科继续予以依达拉奉改善脑循环，舒普深抗炎、护胃等对症治疗。患者目前左侧肢体活动不利，吞咽呛咳，无意识障碍，无二便障碍，无心慌心悸，无恶心呕吐等不适，拟"偏瘫，脑梗死恢复期"于 2023 年 4 月 7 日收住入院。

1. 既往史。既往体质一般，有高血压病史，有房颤病史，否认家族史，否认药物、食物过敏史。

2. 相关检查。T 36.7 ℃，P 73 次 / 分，R 19 次 / 分，BP 163/101 mmHg。头颅 CT：右侧额顶叶少许低密度影。

3. 望诊：患者左侧肢体不遂，口眼歪斜，口角流涎，吞咽呛咳，舌色紫，苔滑腻。闻诊：心肺无异常，有口气。问诊：汗出，肌肤不仁，手足麻木，口淡，纳差，睡眠差，大便干，小便黄。已婚，配偶及女儿体健。切诊：弦滑，身微热，左上肢肌张力增高。

西医诊断：脑梗死恢复期（心源性栓塞型）。

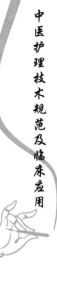

中医诊断：中风病－中经络－风痰阻络证。

**（一）辨证思路**

1.辨病分析。患者以左侧肢体活动不利为主要表现，口眼歪斜，口角流涎，吞咽呛咳，肌肤不仁，手足麻木，故属中医之中风病、西医之脑梗死恢复期。

2.辨证分析。本虚者责之气血脏腑亏损，标实者主要责之痰浊内生，痰瘀阻络、脑窍不通是导致中风的关键病机。

风痰阻络证的发病机制主要在于"肝风夹痰浊"，因饮食不节、嗜食肥甘厚腻、辛香炙煿、外邪等因素诱发，肝风夹痰，流窜于经络、脑脉之中，故脑脉瘀阻，痰浊蒙蔽清窍发而为病。风痰流窜经络，血脉痹阻，经络不畅，加之本体气血亏虚，气血不濡养经脉，气血不通故见半身肢体麻木、乏力、口角歪斜等；舌色紫，苔滑腻，脉弦滑均为风痰阻络证的表现。病位在脑，与肝、脾等脏腑密切相关。综上，本病辨为中风之风痰阻络证。

3.治护法则。中风以"补虚泻实"为治疗原则，本案例为风痰阻络之证，以平肝息风、化痰通络为主。

**（二）治疗过程及辨证施护**

患者因"左侧肢体活动不利17天"就诊于康复科，平车推入病房，神清，精神可，双瞳孔等大等圆，瞳孔直径为0.3 cm，对光灵敏，言语尚可，查体配合，头颅五官无异常，颈软，颈椎棘突压痛，无抵抗，双肺呼吸音粗，未见明显啰音，心脏听诊未及病理性杂音。腹平软，无压痛及反跳痛，肝脾肋下未及，未及包块，无压痛及反跳痛，肠鸣音3～4次/分。胸腰椎棘突无压痛，双肾区叩击痛阴性。专科查体：颈项部胀痛明显，吞咽稍呛咳，伸舌左偏，口角左歪；左上肢近端肌力1级，远端2级；左下肢肌力1级，左侧Brunnstron上肢－手－下肢Ⅱ－Ⅱ－Ⅰ；右侧下肢膝关节疼痛，肢体活动自如，肢体感觉无殊，左上肢肌张力1级，左下肢肌张力0级；日常生活能力量表：20分，右侧肌张力无殊，左侧巴氏征阳性，右侧巴氏征阴性。患者当前处于软瘫期，以平肝息风、化痰通络为治则，患肢予中药熏药，每天2次，达到化痰通经活络，予化痰通络汤加减7剂口服。

1.病情观察。观察中医证候积分、NIHSS评分、日常生活能力量表及其他伴随症状，如寒热、胃纳、睡眠及大小便情况。

2.辨证施膳。饮食清淡为主，避免荤腥油腻之品，避免生痰的食物。

3.辨证施教。

（1）起居护理：室温适宜，起居有常、不妄作劳，戒烟酒、慎避外邪。注意安全，防呛咳窒息、防跌倒坠床、防压疮、防烫伤、防走失等意外。

（2）情志护理：运用语言，鼓励病友间多沟通、多交流。鼓励家属多陪伴患者，家庭温暖是疏导患者情志的重要方法。通过戏娱、音乐等手段或设法，培养患者某种兴趣、爱好，以分散患者注意力，调节其心境情志，使之闲情怡志。在情志调护中，护士要善于运用《内经》情志治疗中的五行制约法则，即"怒伤肝，悲胜怒；喜伤心，恐胜喜；思伤脾，怒胜思；忧伤肺，喜胜忧；恐伤肾，思胜恐"。同时，要注意掌握情绪刺激的程度，避免刺激过度带来新的身心问题。

4. 辨证施药。

（1）胶囊：如活血化瘀的通心络胶囊、脑安胶囊、丹灯通脑胶囊等。脑出血急性期忌服。

（2）丸剂：如华佗再造丸，服药期间有燥热感，可用白菊花蜜糖水送服，或减半服用，必要时暂停服用 1 ~ 2 天。服安宫牛黄丸期间饮食宜清淡，忌食辛辣油腻之品，以免助火生痰。中药化痰通络汤加减，汤剂宜饭后温服。

5. 辨证施术。遵医嘱使用中药熏药技术，第一步评估患者主要症状、病史、舌质与舌苔、既往史、过敏史、对温度的耐受程度、熏药部位的皮肤情况；第二步告知中药熏药的目的及配合方法、出现不适及时报告、排空二便；第三步核对患者姓名、住院号、熏药药物、熏药部位；第四步患者合适体位暴露熏药部位，注意保暖，将药液及适量水倒入熏药机内，调节水温至 90 ℃至于出药口对准患处 20 ~ 30 min；第五步熏药过程中询问患者有无不适，观察熏药处情况和全身情况；第六步熏药结束后，协助患者用软毛巾擦干皮肤。

## （三）小结

患者气血脏腑亏损、痰浊内生、痰瘀阻络、脑窍不通为主要病因。中风以"补虚泻实"为治疗原则，本案例为风痰阻络之证，以平肝息风、化痰通络为其治护法则。中药以化痰通络汤加减，化痰通腑，方药如下：炒桑枝 30 g、川牛膝 30 g、独活 20 g、防风 5 g、地龙 6 g、炒骨碎补 20 g、徐长卿 20 g、羌活 9 g、土茯苓 30 g、野菊花 20 g、伸筋草 30 g、钩藤 18 g，中药熏药技术每天 1 ~ 2 次，以通络息风之功效。治疗 15 天后患者左上肢肌张力 3 级，左下肢肌张力 3 级，症状评分：2 分。参考国家中医药管理局发布的《中医病证诊断疗效标准》（1994 年出版）的疗效评价为有效。（临床痊愈：症状、体征消失或基本消失，积分减少 ≥ 90%；显效：临床症状、体征明显改善，积

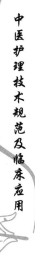

分减少≥70%；有效：临床症状、体征均有好转，积分减少≥30%；无效：临床症状、体征均无明显改善，甚或加重，积分减少不足30%。）

（衢州市中医医院）

# 第八节　胃痛病（肝胃气滞证）

## 一、引言

胃痛病又称胃脘痛，是因寒邪、饮食、情志及脏腑功能失调导致气机郁滞，胃失濡养引起的疾病。通过本案例的学习，让大家熟悉胃脘痛的临床表现，具备识别不同证型胃脘痛的能力，能正确运用中医手法耳穴压豆，提高临床中医辨证施护能力。

## 二、背景介绍

慢性胃炎，属中医学"胃脘痛"范畴，以上腹胃脘部近心窝处疼痛为主要临床表现的病证。本病在胃肠病证中较为常见，发病率高，常反复发作，伴胃脘部痞满、胀闷、嗳气、腹胀等。发病以中青年居多，久治难愈，与气候、情志、饮食、劳倦等有关。

目前，西医多采用根治幽门螺杆菌感染、营养胃黏膜、抑制胆汁反流、弱酸促消化、促进胃肠蠕动等。而中医内外同治胃脘痛有着显著的优势，众多临床研究也证实了中医治疗具有其特色优势，安全有效，更易为患者接受。

## 三、临床案例

患者，女，42岁，公司职员，已婚，育有1子，发病节气：立冬。因"反复胃脘部疼痛不适10年，加重3天"入院。患者常年饮食不规律，反复胃脘部疼痛不适10年，3天前因家庭琐事与家人发生争吵，感胃脘部疼痛伴胀闷不适，两肋胀痛，嗳气频繁，大便不畅，胃纳差，夜难入寐。于2023年3月10日门诊拟"慢性胃炎"收住入院。

1. 既往史。既往高血压病史10余年，未规律服药，血压控制不详，否认家族史，否认药物、食物过敏史。

2. 相关检查。T 36.6 ℃，P 86次/分，R 18次/分，BP 128/63 mmHg。血常规：白细胞 $8.2 \times 10^9$/L，中性粒细胞65%，淋巴细胞20%，红细胞 $4.36 \times 10^{12}$/L。胃镜：慢性萎缩性胃炎伴糜烂。

3. 望诊：神疲，痛苦面容，舌质暗，苔薄白。闻诊：心肺无异常，有口气。问诊：患者常年饮食不规律，每因情志因素而诱发加重胃痛，伴口苦咽干，纳差，夜难入寐，大便干结，小便黄，疼痛评分2分。已婚，无流产史，育有一子，配偶及儿子体健。切诊：脉沉弦，胃脘部疼痛伴胀闷不适，按压时疼痛明显，嗳气后缓解。

西医诊断：慢性胃炎。

中医诊断：胃脘痛－肝胃气滞证。

**（一）辨证思路**

1. 辨病分析。患者以上腹胃脘部近心窝处疼痛为主要临床表现，常反复发作，伴胃脘胀闷不适，两肋胀痛，嗳气频繁，大便不畅，胃纳差，故属中医之胃脘痛、西医之慢性胃炎。

2. 辨证分析。情志失调及内伤饮食是胃脘痛的主要病因。

患者为中年女性，久病成郁，肝气郁滞，木郁土壅，壅滞气机，久而损胃，胃失荣养，渐而枯萎；肝主疏泄而喜条达，若情志不舒，则肝气郁结不得疏泄，横逆犯胃而作痛拒按。肋乃肝之分野，而气多走窜游移，故疼痛攻撑连肋；气机不利，肝胃气逆，故脘胀嗳气；饮食不节，饥饱失调，伐伤胃气，气滞肠道传导失常，故大便不畅。情志不和，则肝郁更甚，故每因情志而痛作；肝气郁结，疏泄失常，气郁不利致经脉拘束，则见沉弦脉。病位脏腑主要在胃，与肝、脾脏腑关系密切。综上，本病辨为胃脘痛之肝胃气滞证。

3. 治护法则。胃脘痛除寒邪犯胃外，均以"和"为治疗原则，本案例为肝胃气滞之证，以疏肝理气，和胃止痛为主。

**（二）治疗过程及辨证施护**

患者因"反复胃脘部疼痛不适 10 年，加重 3 天"就诊于消化科门诊并收住入院，遵医嘱予柴胡疏肝汤加减 7 剂口服；耳穴压豆，每天按压 3 ~ 5 次，每穴 1 ~ 2 min，持续 1 周。

1. 病情观察。观察胃痛的诱发和缓解因素、发作规律，疼痛部位、性质、持续时间、程度及伴随症状等。

2. 辨证施膳。饮食以易消化、富有营养、少量多餐为原则，忌食粗糙、辛辣、肥腻、过冷过热的食物；禁食不鲜、不洁食物；肝胃气滞患者宜食理气和胃解郁之品，如萝卜、柑橘、玫瑰花、合欢花等，悲伤郁怒时暂不进食，忌食南瓜、山芋、土豆等壅阻气机的食物。

3. 辨证施教。

（1）起居护理：居室环境整洁、安静、温湿度适宜，光线柔和。适当休息，劳逸结合。

（2）情志护理：由于常反复发作，患者易出现紧张、忧虑、抑郁等不良情绪，引起肝气郁滞，致胃痛发作或加重。应积极疏导患者，正确认识疾病，消除情志刺激，保持心情舒畅，以利疾病康复。

4.辨证施药。指导患者避免擅自服用药物，如需服用须在医生指导下使用。中药柴胡疏肝汤加减，汤剂宜饭后温服，服药后观察效果。胃痛发作时遵医嘱予解痉止痛剂，片剂、丸剂应以温水送服。

5.辨证施术。遵医嘱使用耳穴压豆技术，患者取坐位或平卧位，第一步观察患者耳部皮肤情况，通过视诊查看有无阳性反应点；第二步用酒精棉片自上而下、由内到外、从前到后脱脂消毒耳部皮肤并待干；第三步施术者一手持耳轮后上方，另一手持探棒由上而下在选区内找敏感点。主穴取胃、脾、神门，配穴取肝、皮质下。耳穴选穴方义：胃、脾穴能健脾和胃、降逆止痛；神门镇静止痛；肝穴疏肝理气；皮质下调节胃肠功能。第四步一手固定耳郭，另一手用止血钳或镊子夹住王不留行籽或磁珠耳穴贴，贴压在所选取的穴位。第五步每次每穴按压1～2 min，每天按压3～5次。

（三）小结

患者以情志失调、久病成郁为主要病因，加之饮食不节，饥饱失调，伐伤胃气，故以疏肝理气、和胃止痛为主。患者中药以柴胡疏肝汤加减，予耳穴压豆技术每天按压3～5次，每次每穴按压1～2 min，以理气疏肝，通络止痛，从而缓解胃脘部不适。治疗7天后患者胃脘部疼痛缓解，嗳气症状消失，疼痛评分0分，大便每1～2天1次，质软，睡眠时间大于6 h，参考国家中医药管理局发布的《中医病证诊断疗效标准》（1994年版），疗效评价为治愈。（治愈：胃脘痛及其他症状消失，X线钡餐造影或胃镜检查正常。好转：胃痛缓解，发作次数减少，其他症状减轻，X线钡餐造影或胃镜检查有好转。未愈：症状无改善，X线钡餐造影或胃镜检查无变化。）

（温州市中医院）

# 第九节　呃逆（胃中寒冷证）

## 一、引言

呃逆是指因胃气上逆动膈，气逆上冲所致，以喉间"呃呃"连声，声短而频，令人不能自控为主要表现的病证，是临床常见病证。通过本案例的学习，让大家熟悉呃逆的临床表现、病因病机、治疗原则，能正确运用手指点穴技术，提高临床中医辨证施护能力。

## 二、背景介绍

呃逆是一种膈肌痉挛性爆发性异常呼吸运动。它是由于膈肌局部、膈神经、迷走神经或 3 ~ 5 颈髓以上中枢神经受到刺激引起一侧或双侧膈肌的阵发性痉挛伴吸气时声门突然关闭发出特别的声音。持续 48 h 以上者称为顽固性呃逆。呃逆在胃肠疾病中较为常见，亦可在心脑疾病、肝胆疾病及肾膀胱疾病中出现。

目前，临床上对呃逆的治疗方法有药物、非药物疗法和外科疗法，其中药物治疗包括肌松药、抗炎抗过敏药、止吐药、镇咳药等；非药物治疗有深呼吸后屏气、物理刺激等。如果对原发性疾病不能进行有效治疗，可以选择膈神经阻滞术或膈神经切断术。中医外治法治疗呃逆有着显著优势，近年来众多临床研究也证实了中医外治法治疗呃逆具有其特色优势，且安全可靠，更易为患者接受。

## 三、临床案例

患者，男，52 岁，公司职员，已婚，发病节气：白露。因"反复呃逆 3 天"就诊。患者诉 3 天前晨起饮用凉水突发呃逆，呃声洪亮有力，呃逆频率高，持续不解，伴有胃脘冷痛、呕吐，自行热水袋热敷治疗，胃脘冷痛、呃逆未止，于 2023 年 4 月 5 日至消化内科门诊就诊。

1. 既往史。既往体健，否认家族史，否认药物、食物过敏史。

2. 相关检查。T 36.5 ℃，P 86 次 / 分，R 20 次 / 分，BP 108/62 mmHg。

3. 望诊：神志清，面色少华，步履自如，舌淡润，苔薄白。闻诊：声音洪亮，语言表达流利，呼吸正常，无咳嗽咳痰，心肺无异常，呃逆，呃声低沉。问诊：呃逆频率 8 ~ 10 次 / 分，间隔 1 h 发作 1 次，胃脘冷痛，热敷于上腹部即感舒适，时有呕吐清水，纳眠差。切诊：脉迟。

西医诊断：膈肌痉挛。

中医诊断：呃逆 – 胃中寒冷证。

## （一）辨证思路

1. 辨病分析。患者晨起饮用凉水突发呃逆，伴有胃脘冷痛，呕吐，热敷于上腹部即感舒适，时有呕吐清水，故属中医之呃逆、西医之膈肌痉挛。

2. 辨证分析。呃逆多因饮食不当、情志不遂和正气亏虚所致。

该患者因晨起饮用凉水，寒气蕴蓄于胃，并循手太阴之脉上膈、袭肺，胃气失于和降，气逆而上，复因膈间不利，故呃逆声短而频，不能自制。胃脘冷痛，热敷于上腹部即感舒适，时有呕吐清水，舌淡润，苔薄白，脉迟，均为胃中寒冷之征象。病位在膈，病变关键脏腑在胃，还与肝、脾、肺、肾诸脏有关，主要病机是胃失和降、气逆动膈。综上，本病辨为呃逆之胃中寒冷证。

3. 治护法则。本案例为胃中寒冷之证，以温胃散寒、降逆止呃为治疗原则。

## （二）治疗过程及辨证施护

患者因"反复呃逆3天"就诊于消化内科门诊，遵医嘱予每天2次手指点穴技术。

1. 病情观察。观察呃逆的声音、频数及伴随症状，辨别疾病的虚实与轻重。严密观察病情变化。

2. 辨证施膳。饮食有节，少量多餐，忌食生冷、辛辣之品，避免过饥过饱，进食不宜太快，发作时宜进易消化食物，忌浓茶、咖啡、冰冷饮料。

3. 辨证施教。

（1）起居护理：保持病室清洁，空气新鲜，根据气候变化及时增减衣被。注意休息，适当活动，积极治疗原发病。

（2）情志护理：注意调畅情志，保持心情平静，切勿大喜、大怒等。呃逆症状比较顽固者，家属多与其沟通、交流，转移患者注意力，积极配合治疗。

4. 辨证施药。中药汤剂宜温服。呃逆频繁时，可适当加姜汁。

5. 辨证施术。遵医嘱进行辨证施术，协助患者取舒适卧位，术者采用拇指点法依次对脾俞、胃俞、攒竹、膻中、中脘等穴进行手指点穴，具体方法：手握空拳，拇指伸直并紧靠于示指中节，以拇指端着力于以上穴位上，前臂与拇指主动发力、进行持续点压，每个穴位施术1～2min，以局部穴位透热为度，若有不适停止操作。以上操作每天2次。

## （三）小结

患者饮食不当为其主要病因，寒气蕴蓄于胃，胃气失于和降，气逆而上，复因膈间不利，呃逆声短而频，不能自制，故温胃散寒、降逆止呃为其治护法则。予手指点穴每天2次，6次治疗后患者呃逆停止，随访2周无复发，其余诸症均得到改善。参考国家中医药管理局发布的《中医病证诊断疗效标准》（1994年出版）：疗效评价为治愈。（治愈：呃逆停止，随访2周无复发；显效：呃逆基本停止，伴随症状明显减轻，偶有间断发作；有效：呃逆及伴随症状减轻，仍有间断发作；无效：呃逆及伴随症状无明显变化。）

（杭州市红十字会医院）

# 第十节　呃逆（气机郁滞证）

## 一、引言

本章前一节案例是运用手指点穴技术改善 1 例胃中寒冷证呃逆患者，本节是 1 例气机郁滞证呃逆患者，通过本节案例的学习，让大家具备识别不同证型呃逆的能力，能正确运用穴位注射技术，提高临床中医辨证施护能力。

## 二、背景介绍（参见第九节）

## 三、临床案例

患者，男，54 岁，船员，已婚，发病节气：大寒。因"顽固性呃逆 1 周"入院。患者于入院前 1 周，酒桌上与朋友发生争执，后出现阵发性呃逆，伴胸胁满闷，脘腹胀满，纳呆，肠鸣矢气，无恶心呕吐，无腹痛，无胸痛。门诊药物治疗后未改善，遂于 2023 年 1 月 31 日以"顽固性呃逆"收住入院。

1. 既往史。既往体健，否认家族史，否认药物、食物过敏史。

2. 相关检查。T 36.9 ℃，P 82 次 / 分，R 18 次 / 分，BP 145/88 mmHg。血常规检查、生化检查、心电图、胃镜及胸片等检查均正常。

3. 望诊：神志清，精神萎软，上腹部略膨隆，面色红，舌红，苔薄白。闻诊：心肺无异常，肠鸣音 5 次 / 分。问诊：阵发性呃逆，伴胸胁满闷，脘腹胀满，胃纳差，少食腹胀，肠鸣矢气，已婚，配偶及子女体健。切诊：脉弦，触诊腹软，无压痛及反跳痛。

西医诊断：膈肌痉挛。

中医诊断：呃逆 - 气机郁滞证。

### （一）辨证思路

1. 辨病分析。患者 1 周前因和他人争执以致情志不遂，出现阵发性呃逆，持续时间达 1 周，未见明显缓解，属中医之"呃逆"范畴。由情志不遂引起，伴胸胁满闷，脘腹胀满，纳呆，肠鸣矢气为主要表现，故属中医之呃逆、西医之膈肌痉挛。

2. 辨证分析。肝气郁滞，横逆犯胃，胃气上逆是呃逆之气机郁滞证的主要病因。

情志抑郁，肝气上乘胃，胃气上冲动膈，故呃逆连声。病由情志而起，故常因情志不畅而诱发或加重。气逆于胸，则胸闷。木郁克土，脾运失司，故纳减。脘乃胃之所属，胁为肝之分野，肝胃不和，则脘胁胀闷。胃气不降，则清阳不升，精微输布失常，还走肠间，故肠鸣矢气。脾胃为气机升降之枢纽，胃阳不降，心肝火气上冲，故面红。

舌苔薄白,脉象弦为木乘脾弱之气滞之征。病位在膈,与肝、脾、胃脏腑关系密切。综上,本病辨为呃逆之气机郁滞证。

3.治护法则。呃逆以"顺气降逆"为治疗原则,本案例为气机郁滞之证,以理气解郁、降逆止呃为主。

**(二)治疗过程及辨证施护**

因"顽固性呃逆1周"就诊于内科门诊,医嘱予中药五磨饮子加减7剂口服;氯丙嗪针25 mg穴位注射,每天1次。

1.病情观察。观察患者神志与精神状况,监测生命体征,观察呃逆的发作特点及频率,是否有伴随症状,如出现烦躁、面色苍白、出冷汗、四肢冰冷、脉搏细弱等病情变化,应立即通知医生并积极抢救。

2.辨证施膳。饮食应以清淡易消化为主,如米粥、菜汤类等,不宜过热或过冷。避免饮浓茶、咖啡等刺激性饮料,避免辛辣饮食。气机郁滞证宜食用疏肝解郁、理气降逆食品,食疗方可选用玫瑰柴胡代茶饮、柿蒂梅花粥。

3.辨证施教。

(1)起居护理:保持病室清洁,空气新鲜,室内温湿度适宜,根据气候变化及时增减衣物,避免外邪侵袭。注意休息,适当活动,积极治疗原发病。

(2)情志护理:保持心情舒畅,避免暴怒、过喜等不良情绪刺激。采用开导法,劝导、安慰、鼓励患者,避免情志不遂,肝气上乘肺胃,胃气上冲,诱发或引起呃逆反复发作。百病生于气,止于音。指导患者听音乐怡情,选用角调五行音乐,如《江南好》等。

4.辨证施药。指导患者中药汤剂每天1剂,分早晚两次饭后温服。

5.辨证施术。遵医嘱使用穴位注射技术,患者取仰卧位,取穴:足三里。药物:氯丙嗪注射液。操作方法:取1 mL注射器配7号针头,吸取药液25 mg,常规消毒,将吸取有氯丙嗪注射液的注射器垂直刺入单侧足三里穴位,有酸麻胀重等得气感后,注入氯丙嗪注射液25 mg,双侧足三里每天交替注射1次。

**(三)小结**

患者以肝气郁滞,横逆犯胃,胃气上逆为其主要病因,故以理气解郁、降逆止呃为其治护法则。中药以五磨饮子加减以顺气解郁、和胃降逆,予每天1次穴位注射技术,以理气降逆,从而改善症状。治疗3天后患者呃逆症状消失,胸胁满闷及脘腹胀满缓解,参考《中医内科病证诊断疗效标准》:疗效评价为治愈。(治愈:呃逆停止,随访2周无复发；显效：呃逆基本停止，伴随症状明显减轻，偶有间断发作；有效：呃逆及伴随症状减轻，仍有间断发作；无效：呃逆及伴随症状无明显变化。）

（舟山市中医院）

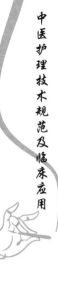

# 第十一节　泄泻（脾胃虚寒证）

## 一、引言

泄泻系因感受外邪或饮食内伤，致脾失健运，传导失司，以大便次数增多，质稀溏或如水样为主要临床表现的病证。通过本案例的学习，让大家熟悉泄泻的临床表现，能正确运用中药热罨包技术，提高临床中医辨证施护能力。

## 二、背景介绍

肠易激综合征（irritable bowel syndrome，IBS）是以腹痛不适伴排便习惯和（或）大便性状改变为主要特征的一类功能性胃肠疾病，其症状可以持续存在或者反复发作。腹泻型肠易激综合征属中医"泄泻"范畴，是消化系统常见的一种肠道功能性疾病，我国发病率为 4.6%～5.67%，且患病人数连年攀升，IBS 易因多种因素诱发，病程长，易复发。其发病虽不威胁人体生命，但是会严重危害人类的学习、工作和生活质量，给患者带来了巨大的身心困扰。

目前，现代医学对于腹泻型 IBS 尚无一套行之有效的治疗方案，治疗主要为调节胃肠动力药物、调节内脏感觉药物、中枢抗抑郁焦虑药物等。而中医内外同治泄泻有着显著的优势，众多临床研究也证实了中医治疗具有其特色优势，安全有效，更易为患者接受。

## 三、临床案例

患者，男，38 岁，律师，已婚，发病节气：立春。因"慢性腹泻半年余，加重 3 天"入院。患者自诉大便次数多，遇寒、饮食不适易诱发腹泻，反复发作半年余。3 天前因牙疼自行服用黄连上清片后出现腹泻，日泻 5 余次，黏液状，偶有水样，色黄，伴腹部隐痛，脐周为主，于 2023 年 2 月 7 日拟"肠易激综合征"收住入院。

1. 既往史。既往体健，否认家族史，否认药物、食物过敏史。

2. 相关检查。T 36.6 ℃，P 76 次 / 分，R 19 次 / 分，BP 128/69 mmHg。血常规：白细胞 $5.9 \times 10^9$/L，红细胞 $4.96 \times 10^{12}$/L，血红蛋白 130 g/L；血电解质：血钾 3.5 mmol/L、血钠 140 mmol/L；大便常规：颜色黄色，性状糊，隐血试验（－）；腹部 CT：未见异常。

3. 望诊：面色萎黄，神疲倦怠，舌质淡红，苔薄白。闻诊：心肺无异常，有口气。问诊：平日工作繁忙，精神压力大，进食不规律，素以快餐食品为主，偏冷食，腹部常感不适，腹痛时欲大便，疼痛评分 3 分，大便泄泻 5 余次，食少，怕冷，喜加衣，乏力，纳差，睡眠差，小便调。切诊：脉弦紧，腹平软，无压痛反跳痛。

西医诊断：肠易激综合征。

中医诊断：泄泻－脾胃虚寒证。

**（一）辨证思路**

1. 辨病分析。患者口服清热药物后出现以大便次数增多，粪便稀薄，甚至如水样为主要表现，兼有阵发性腹痛，乏力，纳呆，故属中医之泄泻、西医之肠易激综合征。

2. 辨证分析。内伤饮食、脏腑虚损是泄泻的主要病因。

患者为青年男性，因口服清热药物后，损伤脾胃，脾胃受损，湿困脾土，健运失司，水谷精华之气不能运化，小肠无以分清别浊，清阳之气不升反下陷，分利无权而水湿并入大肠，大肠传化失司，遂致泄泻。脾胃虚弱，脾失健运，胃不受纳，无力腐化水谷，故见胃纳差。脾胃虚寒，无力濡养四肢，故见恶寒，喜加衣均为寒象，脾胃虚弱，气血化生不足故见舌淡苔薄白；寒性收引凝滞，气血不能畅达，致脉管呈拘急之势，则见弦紧。病位在脾胃、大肠，脾失健运是关键，同时与肝密切相关。综上，本病辨为泄泻之脾胃虚寒证。

3. 治护法则。泄泻以"补虚泄实"为治疗原则，本案例为脾胃虚寒之证，以温中健脾，和胃止泻为主。

**（二）治疗过程及辨证施护**

患者因"慢性腹泻半年余，加重3天"就诊收住入院，遵医嘱予附子理中丸加减7剂口服，每天1次中药热罨包技术。

1. 病情观察。观察患者泄泻的次数，排泄物的色、质、量、气味、有无腹痛等，同时注意观察生命体征、舌象、神志、尿量等情况，预防暴泄或久泄后发生脱水。

2. 辨证施膳。饮食有节，以清淡、卫生、温热软烂、少油脂、富有营养食物为主，忌食不易消化、肥甘、生冷或清肠润滑食物。脾胃虚寒证宜食用益气、健脾、渗湿食品，食疗方可选用八珍糕，薏苡仁、芡实、白扁豆、莲子、山药各90 g，党参、茯苓各60 g，白术30 g，白糖240 g。

3. 辨证施教。

（1）起居护理：起居有常，劳逸结合，冷暖适宜，保持充足睡眠，避免外邪侵袭。保持适度的活动和锻炼，脾胃虚寒证宜住向阳病室，做好腹部保暖。

（2）情志护理：避免忧郁、悲伤、焦虑、紧张和激动等负面情绪，积极疏导患者，保持肝气调达，心情舒畅，引导患者培养豁达乐观的心态，正确对待自身的疾病，避免急躁，防止因情复病。

4.辨证施药。中药汤剂附子理中丸加减7剂，以饭后温热服用为宜，药物应按时按量服用，观察用药后症状缓解情况，在用药过程中出现大便色黑者，应查找原因，警惕消化道出血的发生。

5.辨证施术。遵医嘱使用中药热熨包技术，第一步，将药物倒入双层布袋中，放进恒温箱里加热至70℃，保温加热后的药袋；第二步，患者取平卧位，暴露腹部皮肤，注意保暖，隐私保护，观察局部皮肤完整无损；第三步，在腹部垫1～2层毛巾（根据患者对热耐受程度）将加热好的热熨包置于腹部（以神阙为中心，覆盖关元、天枢、中脘等穴），局部盖大毛巾保暖，热熨20 min；第四步，结束热熨，清洁局部皮肤，观察局部皮肤情况，以腹部微微发红为宜。每天治疗1次。

## （三）小结

患者以脏腑虚损、内伤饮食为其主要病因，故以温中健脾、和胃止泻为其治护法则。中药以附子理中丸加减以健脾理气，予每天1次中药热熨包技术，以温脾阳，祛寒邪，从而缓解腹泻不适。治疗4天后患者大便基本成形，大便常规：颜色黄色，性状软，隐血试验（—），每天大便1～2次，腹痛症状消失，睡眠时间大于6 h，参考国家中医药管理局发布的《中医病证诊断疗效标准》（1994年出版）：疗效评价为治愈。（治愈：大便正常，其他症状消失，临床检验正常。好转：大便次数明显减少，其他症状改善。未愈：症状未见改善。）

（温州市中医院）

# 第十二节　痢疾（湿热痢证）

## 一、引言

痢疾是因邪蕴肠腑，气血壅滞，大肠传导失司，肠络受损所致，以腹痛、里急后重、下痢赤白脓血为主要临床表现的病证。通过本案例的学习，让大家熟悉痢疾的临床表现，能识别痢疾的不同分型，能正确运用中药灌肠技术，提高临床中医辨证施护能力。

## 二、背景介绍

溃疡性结肠炎（ulcerative colitis，UC），属中医学"痢疾"范畴，是一组慢性非特异性肠道炎症性疾病，亚洲国家的发病率呈逐年增高趋势，为7.6/10万～14.3/10万，临床表现以持续或反复发作的腹泻、黏液脓血便、腹痛、里急后重为主要症状，病因与遗传、免疫、环境、肠道微生态等相关，各种因素互相影响，最终致使肠道异常免疫失衡而发病。

现代医学诊治 UC 已取得一定的临床经验，使用氨基水杨酸制剂、糖皮质激素、免疫抑制剂、生物制剂、微生态制剂等药物疗法或者手术治疗，为主要手段。越来越多研究表明，中医诊治 UC，通过对患者进行辨证论治，在特异性和个体化治疗方面占有独特的优势，能有效改善 UC 患者临床症状，取得良好的疗效，且历史悠久，方式灵活多样，药物副作用小，更易于被患者接受。

## 三、临床案例

患者，男，50岁，农民，已婚，发病节气：小满。因"反复大便稀烂8年余，加重半月"入院。患者8年前起无明显诱因下出现大便色黄、质稀烂，日均解2～4次大便，最多可至10余次，偶夹杂黏液、鲜血，肠镜报告提示：溃疡性结肠炎（左半结肠型中度活动期），间断口服"美沙拉秦缓释颗粒1.0 g，一日3次"，病情稍可控制。半月前患者解黄色黏液便日均7～9次，夹杂少许赤白黏液，味臭，时有左下腹疼痛，疼痛评分3分。便后缓解，肛门灼热，小便黄。于2022年5月31日门诊拟"溃疡性结肠炎"收住入院。

1. 既往史。患者否认家族史，否认药物、食物过敏史。

2. 相关检查。T 36.4 ℃，P 85次/分，R 18次/分，BP 128/75 mmHg。胃镜：贲门炎、慢性非萎缩性胃炎。肠镜：溃疡性结肠炎。

3. 望诊：面色红，舌质红，苔黄腻。闻诊：心肺无异常，有口气。问诊：日解稀烂黏液便7～9次，色黄，夹杂少许赤白黏液，味臭，时有左下腹疼痛，疼痛评分3分，

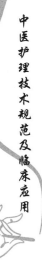

便后缓解，肛门灼热，夜寐较差，小便偏黄，配偶及儿子体健。切诊：脉弦滑，腹平软，肠鸣音 7 ~ 8 次 / 分。

西医诊断：溃疡性结肠炎（左半结肠型中度活动期）。

中医诊断：痢疾 – 湿热痢证。

**（一）辨证思路**

1. 辨病分析。患者反复大便稀烂 8 年余，加重半月为主要表现，大便色黄，夹杂少许赤白黏液，味臭，时有左下腹疼痛，疼痛评分 3 分，便后缓解，肛门灼热，肠镜：溃疡性结肠炎，故属中医之痢疾、西医之溃疡性结肠炎。

2. 辨证分析。饮食不节、湿热内蕴，肠中气机阻滞，肠络受损是痢疾的主要病因。

患者中年男性，饮食不节，胃不消导，脾失健运，湿热内生于胃肠，肠中气机阻滞，与肠中腐浊相搏，热伤肠络，化为赤白脓血，故见下痢、黏液血便，气机阻滞，不通则痛，故见左下腹疼痛，气机受阻，脾胃运化失常，且大便频数，故见纳差，乏力，舌质红，苔黄腻，脉弦滑，为湿热之象，邪热熏灼于舌，故见舌红、苔黄腻。病位在肠，与肝、脾、胃脏腑关系密切。综上，本病辨为痢疾之湿热痢证。

3. 治护法则。痢疾以"通因通用"为治疗原则，本案例为湿热痢之证，以清肠化湿、调气和血为主。

**（二）治疗过程及辨证施护**

患者因"反复大便稀烂 8 年余，加重半月"就诊消化科门诊，遵医嘱予芍药汤加减 7 剂口服，每天 1 次中药灌肠技术。

1. 病情观察。观察大便的次数、量、便质、气味、颜色及有无发热、腹痛、里急后重等症状，及其他伴随症状，如胃纳、睡眠等。

2. 辨证施膳。注意饮食卫生，禁食不洁及变质食物。避免荤腥油腻之品，避免辛辣、生冷硬固之品。湿热痢者饮食宜清淡、易消化的流质或半流质为宜，可食用小麦麸饼、马齿苋粥等。

3. 辨证施教。

（1）起居护理：顺应季节气候变化保养身体，纳凉取暖适度，居室整洁安静。急性期和重症宜卧床休息；病情逐渐恢复时适当活动，以增强体质；加强肛周护理，痢下频多，肛周红肿时予氧化锌软膏涂敷。

（2）情志护理：向患者讲解腹痛、大便次数增多的原因和诱发因素，缓解患者及家属的担忧、紧张情绪，积极配合治疗。保持精神条达，以利气机通畅。可采用移情法，选用宫调五行音乐，如《春江花月夜》等音乐可起到调和脾胃、平和气血、调适情志的功效。

4. 辨证施药。湿热痢者中药汤剂宜凉服，服药及中药灌肠后观察用药后症状缓解情况。

5. 辨证施术。遵医嘱使用中药灌肠技术，第一步做好解释，调节室温，嘱患者排空二便；第二步关闭门窗，用隔帘或屏风遮挡，协助患者取左侧卧位，充分暴露肛门，垫中单于臀下，置垫枕以抬高臀部 10 cm；第三步测量药液温度 39 ℃，液面距离肛门不超过 30 cm，用石蜡油润滑肛管前端，排液，暴露肛门，插肛管时，嘱患者张口呼吸以使肛门松弛，便于肛管顺利插入。插入 18 ~ 25 cm 缓慢滴入药液（滴入的速度视病情而定），滴注时间 15 ~ 20 min。滴入过程中随时观察询问患者耐受情况，如有不适或便意，及时调节滴入速度，必要时终止滴入。第四步药液滴完，夹紧并拔除肛管，协助患者擦干肛周皮肤，用纱布轻揉肛门处，协助取舒适卧位，抬高臀部，药液保留 1 h 以上为宜，保留时间长，利于药物吸收。中药灌肠药量不宜超过 200 mL，每天 1 次，7 ~ 10 天为一疗程。

**（三）小结**

患者以饮食不节、湿热内蕴，肠中气机阻滞为主要病因，故为湿热痢之证，以清肠化湿、调气和血为其治护法则。中药以芍药汤加减以清热化湿，调气和血，予中医灌肠技术每天 1 次，以清肠祛湿除热从而使排便正常。治疗 7 天后患者大便渐成形，日解 3 ~ 4 次，左下腹疼痛缓解，评分 1 ~ 2 分，治疗 10 天后患者大便成形，日解 2 ~ 3 次，左下腹偶有疼痛，评分 1 分。中医证候疗效评价参照《中药新药临床研究指导原则（试行）》（郑筱萸主编，中国医药科技出版社，2002 年版）中的证候疗效评价标准为显效。（临床痊愈：中医临床症状、体征消失或基本消失，证候积分减少 ≥ 95%。显效：中医临床症状、体征明显改善，证候积分减少 ≥ 70%。有效：中医临床症状、体征均有好转，证候积分减少 ≥ 30%。无效：中医临床症状、体征均无明显改善，甚或加重，证候积分减少不足 30%。）

（湖州市中医院）

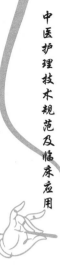

# 第十三节　便秘（气虚证）

## 一、引言

便秘是因燥热内结，或气阴不足、腑气不畅所致，以大便秘结不通，排便周期延长，或周期不长，但粪质干结，排出艰难，粪质不硬，虽频有便意，但排便不畅为主要临床表现的病证。通过本案例的学习，让大家熟悉便秘的临床表现，具备识别不同分型便秘的能力，能正确运用便秘推拿技术，提高临床中医辨证施护能力。

## 二、背景介绍

便秘是一种临床常见的胃肠疾病，主要以粪便在肠道内滞留时间过长，或粪质干硬，排出困难，以致排便周期延长或伴排便不净感为主要临床表现。本病可出现于各种急慢性病证过程中。随着现在饮食结构的变化、生活方式的改变以及心理因素等多方面的影响，便秘的患病率呈逐年升高的趋势，各个年龄段均可发病，其中我国成年人便秘的患病率为10.9%，女性患病率高于男性，老年人群便秘的患病率可高达17.6%。

目前，西医多采用通便药对症治疗。中医便秘推拿通过在腹部进行较大面积的连续循环推揉，借助外力打通腹部经络，调节人体脏腑的气血和平衡阴阳，起到行气活血、降逆消导、润肠通便的作用，众多临床研究也证实了腹部经穴推拿治疗具有其特色优势，并且痛苦小，安全有效。

## 三、临床案例

患者，女，48岁，银行职员，已婚，发病节气：清明。因"大便难行3年余，加重半月"就诊。患者3年前开始出现排便困难，自觉便意，但便时费力，排出困难，便后气短，大便3～4日一行，需使用开塞露引导，便质不干，尤以劳累，饮食生冷后症状加重。患者此次大便已4日未行，面色萎黄，神疲乏力，气短懒言，胃纳欠佳，食后腹胀，夜寐尚可，舌质胖嫩，边有齿痕，苔薄白，脉沉细。患者中等体型稍偏胖，腹部脂肪较厚，平素工作以坐位为主，较少起立或走动，经常加班，很少参加运动。于2022年4月12日治未病门诊就诊。

1. 既往史。既往有甲状腺结节、乳腺结节病史，3年前因子宫腺肌症行子宫次切术。

2. 相关检查。T 36.5 ℃，P 78次/分，R 18次/分，BP 118/70 mmHg。

3. 望诊：中等体型微胖，面色萎黄，神疲乏力，舌质胖嫩，边有齿痕，苔薄白。闻诊：气短懒言，语音清晰，无口臭，心肺无殊。问诊：胃纳欠佳，食后腹胀，大便已4日未行，似有便意，但费力不出，小便调畅，夜寐可。切诊：全腹软，腹部脂肪较厚，左下腹可及肠形，无明显压痛，脉沉细。

西医诊断：功能性便秘。

中医诊断：便秘－气虚秘。

**（一）辨证思路**

1. 辨病分析。患者大便难行 3 年余，平素 3 ~ 4 日一解，需使用开塞露引导，便质不干，伴腹胀，气短，故属中医便秘范畴、西医之功能性便秘。

2. 辨证分析。患者术后体虚、情志失调、久坐不动，而致肠道传导无力是便秘的主要病因。

患者 3 年前行子宫次切术后体虚，平素又经常加班，思虑耗神，情志失和，久坐不动，气机不利，而致脾肺气虚，升降失常，肠道传导无力，故患者大便 3 ~ 4 日一行，虽有便意，但费时费力，排出困难，便后气短；脾为气血生化之源，脾运不健，不能化生气血，致使神疲乏力，面色萎黄；脾不升则胃不降，故食后腹胀，胃纳欠佳；由于患者便秘达 3 年之久，脾虚严重，气机下陷，则劳累后症状加重；生冷之物易伤脾阳，患者本已脾气虚弱，故饮食生冷后，症状加重；舌质胖嫩，边有齿痕，苔薄白乃气虚之舌象，脉沉细主里证、虚证。患者基本病变属大肠传导失常，同时，与肺、脾、肝等脏腑功能失调有关。综上所述，本病辨证为便秘之气虚秘。

3. 治护法则。便秘以"通"为治疗原则，本案例为气虚秘，当以"益气健脾，润肠通便"之法为主。

**（二）治疗过程及辨证施护**

因"大便难行 3 年余，加重半月"就诊于治未病门诊，遵医嘱予补中益气汤加减7 剂口服，每天 1 次中医便秘推拿技术。

1. 病情观察。观察排便的时间、便质软硬程度、排便困难与否等，及其他伴随症状，如腹痛、腹胀、胃纳、睡眠等。

2. 辨证施膳。饮食清淡、富含纤维素和油脂食物，晨起空腹饮蜂蜜水或淡盐水一杯，有助于预防便秘。多食健脾益气润肠之物，如山药、白扁豆等，忌用行气之品，如佛手、萝卜、芥菜等。

3. 辨证施教。

（1）起居护理：居室整洁，温湿度适宜，鼓励患者坚持适量运动，避免劳累。指导其进行腹部按摩及提肛运动，避免久坐少动，养成定时排便的习惯。

（2）情志护理：指导患者自我调适情志，创造舒适的工作与生活环境，避免过度思虑，可采用移情法，选用宫调五行音乐，如《梅花三弄》《春江花月夜》等音乐可起到调和脾胃、平和气血、调适情志的功效。

4. 辨证施药。指导患者不可滥用泻药，中药汤剂宜饭前空腹温热服，服药后注意观察大便次数、形状、量及排便难易度等。

5. 辨证施术。遵医嘱使用中医便秘推拿技术，患者取仰卧位，自然放松，暴露腹部，注意保护隐私及保暖。取适量介质涂抹于腹部，用指腹触诊，评估患者腹部情况，有无肿块或条索状物及结块大小、软硬、数量、活动度等。第一步双手相叠，全掌顺时针、逆时针用按法、摩法按摩全腹20圈。第二步用拇指或中指指腹点揉中脘、天枢、神阙、气海、支沟、足三里、上巨虚等穴位，每穴1～2 min。第三步用掌揉法顺时针按摩全腹20圈。操作过程中观察患者有无肛门排气、腹痛等表现，询问患者有无不适，调节手法力度。推拿时间以15～30 min为宜，每天1次，3次为一疗程。

## （三）小结

患者病后体虚，平素又经常加班，思虑耗神，情志失和，久坐不动，气机不利，而致脾肺气虚，升降失常，肠道传导无力，大便不通，故以"益气健脾，润肠通便"为主要治护法则，予补中益气汤加减以健脾补气润肠，中医便秘推拿每天1次，以行气活血、降逆消导、润肠通便。治疗2天后患者排便1次，质软，解时较顺畅。治疗2个疗程后，患者排便较前明显顺畅，便后气短改善。1月后回访，患者精神转好，疲乏无力明显好转，渐好交谈，大便1～2日一行，便质软，排便顺畅，便后无气短，参考国家中医药管理局发布的《中医病证诊断疗效标准》（1994年出版）：疗效评价为治愈。（治愈：2天内排便1次，便质转润，解时通畅，短期无复发；好转：3天内排便，便质转润，排便欠畅；未愈：症状无改善。）

（湖州市中医院）

# 第十四节 慢性肾衰（肾虚血瘀证）

## 一、引言

慢性肾衰是慢性肾脏病各种病因引起肾脏损害和肾功能进行性恶化的结果。通过本案例的学习，让大家熟悉慢性肾衰的临床表现，具备识别夜尿症状的能力，能正确运用中药热熨敷技术，提高临床中医辨证施护能力。

## 二、背景介绍

慢性肾衰又称慢性肾功能衰竭，本病属于中医"慢肾衰""癃闭""关格""溺毒""虚劳""肾劳"等范畴。慢性肾脏病（chronic kidney disease，CKD）患病率呈逐年上升趋势，全球范围内普通人群患病率已高达 14.3%，我国成年人中 CKD 患病率为 10.8%，约 1.2亿，其中 CKD 3 ~ 5 期患者约 200 万。夜尿增多是慢性肾功能衰竭常见的临床症状之一。夜尿增多很容易干扰睡眠，造成患者身体和心理上的不适甚至发展成其他伴随疾病。同时，由于晚上起夜如厕时人处于不完全清醒状态，存在严重的安全隐患，严重影响患者的生理状态和生活质量。

目前西医治疗慢性肾衰夜尿增多无特效方法。中医内外治夜尿有着显著的优势，众多临床研究也证实了中医治疗具有其特色优势，安全有效，更易为患者接受。

## 三、临床案例

患者，女，56 岁，发病节气：清明。因"尿检异常 12 余年，血肌酐升高 3 年半余"收住入院。12 余年前因发热当地住院发现尿检蛋白 2＋，尿红细胞 3＋，血肌酐64 μmol/L。3 年半前血肌酐 218 μmol/L，1 年前夜尿增多，每晚 5 ~ 6 次。1 月前血肌酐 430 μmol/L，尿蛋白 3＋，为进一步治疗于 2023 年 4 月入院。

1. 既往史。既往体质一般，高血压 3 年余。

2. 相关检查。T 36.6 ℃，P 82 次 / 分，R 18 次 / 分，BP 110/69 mmHg。

3. 望诊：神志清，倦怠，面色少华，步履自如，皮肤完整，舌质暗，舌苔薄白。闻诊：声音清晰，语言表达流利，呼吸正常，无咳嗽咳痰，口腔内无异味。问诊：怕冷喜热，无汗，饮食纳呆，无吞咽困难，自行进食，喜热饮，无口渴，大便干结，尿量正常，泡沫尿，夜尿增多，尿色清，每晚 5 ~ 6 次，影响夜间睡眠，腰膝酸软，听、视觉正常，无耳鸣，肢体活动自如。切诊：脉沉细，脘腹正常，四肢末梢正常，双下肢足背轻度水肿，全身皮肤完整。

西医诊断：慢性肾功能不全 CKD 5 期。

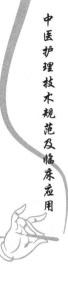

中医诊断：慢性肾衰－肾虚血瘀证。

**（一）辨证思路**

1.辨病分析。患者，老年女性，以"精微从尿中外泄，夜尿增多，血中毒素升高"为主症，舌质暗苔薄白，脉沉细。辨为"慢肾衰"，证属"肾虚血瘀，浊毒内留"。

2.辨证分析。患者年事已高，肾气不足，加之风湿内扰，肾失封藏，精微物质从尿中外泄，故见蛋白尿，久病则瘀血阻络，浊瘀内结而为肾内癥积，见血中毒素升高。

肾虚血瘀、肾气不固、肾阳不足是夜尿的主要原因。

肾与膀胱相表里，皆主水液，肾阳亏虚，气化和固摄失司，膀胱失约，开阖失调；加之夜间阳气收敛，下焦寒水聚集，故夜尿频作。肾阳虚衰，无力蒸腾气化，不能温煦机体，阳虚则寒，故而出现喜热饮、夜尿清长、舌暗苔薄白虚寒之象。病位在肾，综上，此患者夜尿辨为肾气不固、肾阳不足。

3.治护法则：温补肾阳、益气固肾。

**（二）治疗过程及辨证施护**

因"尿检异常12余年，血肌酐升高3年半余"入院，遵医嘱予护肾、营养支持、降脂等对症治疗，并予艾盐包中药热熨肾俞穴、命门以益气养肾、温补肾阳，每天1次。

1.病情观察。观察夜尿的次数、量、色、尿比重、尿渗透压等。

2.辨证施膳。饮食以清淡为主，保证足够的热量，控制水盐摄入量，减少夜间饮水量，避免寒凉生冷的食物，根据患者肾功能计算每日蛋白质摄入量。肾阳虚、肾气不固证宜食用温补肾阳、益气固肾的食物，食疗方可选用韭菜豆腐干、肉桂炖羊肉等。

3.辨证施教。

（1）起居护理：指导患者晨起做深呼吸屏气运动，在家属或医护人员陪同下散步、练习八段锦等。协助患者进行自我保健方法，如按摩足三里、肾俞等穴，早晚各1次，每次15 min。遵循运动的个体化原则，协助患者制订运动计划，鼓励患者长期坚持。指导患者慎起居，避风寒，日常预防感染，慎用肾毒性药物。

（2）情志护理：①语言疏导法，运用语言与患者沟通，引导患者化郁为畅，疏泄情志。②移情易志法，鼓励患者采用一些自我放松的方法，如听音乐、放松操等。鼓励病友间相互交流体会。

4.辨证施药。遵医嘱予复方积雪草方，以益气养肾、活血泻浊。中药汤剂宜饭后两餐中间温服。

5.辨证施术。遵医嘱使用中药热熨敷技术，患者取俯卧位，第一步将加热到55 ℃

艾盐包（艾绒与盐比例为 1 : 3）2 个从恒温箱中取出，放置在治疗盘中，艾盐包外面用大毛巾保温，推至患者床旁；第二步适量的凡士林涂抹于腰部肾俞穴、命门穴。第三步取出 1 个艾盐包用一次性棉布袋包裹；第四步将艾盐包在肾俞穴、命门穴根据先快后慢、先轻后重的力度在局部进行推熨，待温度下降后及时更换第 2 个艾盐包，每次推熨 15 ～ 30 min，以局部皮肤微微发红为宜，每天 1 次。

## （三）小结

患者以肾虚血瘀、肾阳不足、肾气不固为主要病因，故而以温补肾阳、益气固肾为治则。针对患者夜尿症状予每天 1 次中药热熨敷技术，以温阳散寒、行气活血、扶正祛邪的功效，从而使患者夜尿减少。该患者使用的艾盐包由艾绒和粗盐按照 1 : 3 比例混合后加热，装入 15 cm×30 cm 大小的布袋中。艾叶性温，入脾、肝、肾经，具有温阳散寒的功效。粗盐味咸，咸入肾，引药气入本脏，有温经活血的功效；肾俞、命门均属腰部阳经之穴，具有补肾纳气、总督全身气血阴阳之效。将加热的艾盐包在上述穴位推熨可温经行气、温阳散寒、散瘀通结，达到补肾气、壮肾阳的目的。治疗 14 天后患者夜尿从每晚 5 ～ 6 次，减少到每晚 2 次，参考《中药新药临床研究指导原则（试行）》（郑筱萸主编，中国医药科技出版社，2002 年版）和夜间排尿次数进行疗效评定：疗效评价为显效。（痊愈：夜尿次数≤ 1 次；显效：夜尿次数减少 4 次或减少 50%；有效：夜尿次数减少 2 ～ 3 次或减少 25%；无效：夜尿次数无明显变化，甚至增加。）

（杭州市中医院）

# 第十五节　郁病（肝郁气滞证）

## 一、引言

郁病是由于情志不舒，气机郁滞，脏腑功能失调所引起的一类情志疾病。通过本案例的学习，让大家熟悉郁病的临床表现，能正确运用芳香疗法技术，提高临床中医辨证施护能力。

## 二、背景介绍

抑郁症，属中医学"郁病"范畴之"情志郁病"，发病率为8%～12%，随着工作、生活、学习节奏的加快，发病率仍有增高的趋势。抑郁症已成为严重的公共卫生问题，增加了社会经济负担，以情绪低落为主要症状，表现为兴趣丧失、意志活动减少、自罪感、食欲下降、睡眠紊乱、自杀倾向及其他认知、行为和社会功能异常。

目前，西医多采用抗抑郁药物治疗、心理治疗、物理治疗为主要治疗手段，多数患者对药物治疗持抵抗态度。而传统医学治疗以调畅气机、怡情易性为法，中医内外同治有着显著的优势，众多临床研究也证实了中医治疗具有其特色优势，无创、无副作用，更为患者所接受。

## 三、临床案例

患者，女，41岁，专业技术人员，已婚，发病节气：立春。因"反复心情差、眠差、胃部不适3年，再发3月"入院。患者3年前患带状疱疹，正好遇到疫情严重，出现眠差、胃部不适，有明显的情绪低落，做事没精力，对很多事情失去兴趣，予服药半年后好转。近3个月因工作琐事，再次感不舒服，情绪低落伴焦虑，听到声音就烦，睡眠差，意志活动减退，不能坚持上班，兴趣减退，偶有消极观念，自觉活着没意思，有轻生想法，无轻生、自残行为，胃纳一般。家属送至精神科就诊，于2023年2月4日门诊拟"抑郁症"收住入院。

1. 既往史。既往体健，否认家族史，否认药物、食物过敏史。

2. 相关检查。T 36.5 ℃，P 78次/分，R 16次/分，BP 112/70 mmHg。

3. 望诊：精神抑郁，情绪不宁，神疲，舌质红，苔薄腻。闻诊：善太息，心肺无异常。问诊：胸部满闷，胁肋胀痛，痛无定处，脘腹胀闷不舒，不思饮食，睡眠差，大便干，小便正常，乳房胀痛，月经不调，痛经，性格内向，父母及配偶体健。切诊：脉弦。

西医诊断：抑郁症。

中医诊断：郁病－肝郁气滞证。

## （一）辨证思路

1. 辨病分析。患者情绪低落伴有焦虑，情感反应协调，意志要求减退，睡眠差，不能坚持上班，兴趣减退，偶有消极想法，无消极行为，自知力存在，故属中医之情志郁病、西医之抑郁症。

2. 辨证分析。情志失调、体质因素是郁病的主要病因。

患者因工作琐事，思虑过度为情志所伤，刺激持久，使肝失条达，气机不畅，肝喜条达而主疏泄，长期肝气不舒，以致肝气郁结而成气郁，导致精神抑郁，情绪不宁；肝脉布两胁，抑郁恼怒，情志不舒，肝气失于条达，气机不畅，气阻络闭，出现胸胁胀痛，且痛无定处；情志失和，气机乘乱，恼怒太过则伤肝，肝脾气机郁滞，升降失常，致不思饮食、脘腹胀闷不舒；肝气久郁，气滞日久而血行不畅，脉络受阻，使瘀血内停，故月事不调、痛经。肝气郁滞化火，故见舌红苔薄腻。肝气郁结，疏泄失常，气郁不利致经脉拘束，则见弦脉。病位在肝，与心、脾脏腑关系密切。综上，本病辨为郁病之肝郁气滞证。

3. 治护法则。郁病以"疏肝"为主，本案例为肝郁气滞之证，以疏肝和胃、理气解郁为主。

## （二）治疗过程及辨证施护

患者因"反复心情差、眠差、胃部不适3年，再发3月"就诊于精神科门诊收住入院，遵医嘱予柴胡疏肝散14剂口服，每天1次中医芳香疗法技术。

1. 病情观察。观察患者精神、情绪、情感、睡眠、饮食、大小便、胸闷、胁痛程度，评估患者的自杀及自伤风险程度、兴趣活动情况。

2. 辨证施膳。饮食以清淡、易消化、富有营养为原则，多食碳水化合物，及蔬菜水果，少食辛辣刺激、肥甘厚腻的食物，少量多餐。情绪不佳时，暂不进食或进食时切勿动怒，以免影响食欲，加重或诱发疾病。肝郁气滞证宜食疏肝理气和中的食品，多食米面、芹菜、菠菜、番茄、柑橘、金橘等以疏肝理气，多饮玫瑰花茶、合欢皮茶。食疗方可选用远志枣仁粥、沙参佛手粥等。

3. 辨证施教。

（1）起居护理：居室整洁、安静，避免强光刺激，温湿度适宜，室内无刀、剪、绳等危险物品。生活起居有规律，劳逸结合，保证充足的睡眠时间。鼓励患者多参加社会和体育活动。进行有益于怡情养性的活动，如听音乐、打太极拳、打八段锦等，以期形与神俱而得以保持身心健康。

（2）情志护理：积极寻找诱因，避免忧郁、悲伤、焦虑等负面情绪。鼓励患者多与最信赖的人沟通交流。肝气郁滞证患者对事物较为敏感，对待患者应态度和蔼、耐心细致，多加以疏导和鼓励，逐渐做到"移情易性"，选用角调五行音乐，如《肖邦E调夜曲》《庄周梦蝶》等，使患者心情开朗、精神愉快，以达到气机调畅、营卫调和、经脉通利之功。病情发作时，避免围观，以免加重病情。

4. 辨证施药。药物遵医嘱按时按量服用，并发药到口，防止吐药、丢药、藏药等。中药汤剂柴胡疏肝散加减，宜饭后温服，要避免与碳酸钙、硫酸镁、氢氧化铝等西药合用，以免降低疗效，密切观察用药后的反应。服药期间禁饮酒、咖啡，禁食生冷食品。

5. 辨证施术。遵医嘱使用芳香疗法技术，患者平卧位，第一步将芳香药物（薄荷6 g，梅花10 g，玫瑰花12 g，郁金15 g，连翘20 g，煅珍珠母30 g，蚕砂30 g，菊花10 g，首乌藤30 g，刺五加15 g，石菖蒲20 g，决明子15 g，北柴胡9 g，远志肉15 g，合欢花20 g）加工成粉末，并将其置于枕芯内；第二步将芳香药枕横垫在后项及枕部，嘱患者身体放松；第三步询问患者对芳香药枕的感受，调整药枕高度及位置。每天1次使用芳香药枕，每次使用时间大于6 h，直至患者情绪、焦虑好转，睡眠正常，能回到正常生活中。每周更换1次芳香药枕。

## （三）小结

患者以情志失调、体质因素为其主要病因，故以疏肝和胃、理气解郁为其治护法则。中药以柴胡疏肝散加减以疏肝和胃、理气解郁，予每天1次芳香药枕技术，以疏肝解郁、理气散结，从而使患者情绪正常，焦虑好转。治疗半月后患者情绪、焦虑好转，意志活动正常，对事物恢复兴趣，无消极观念，大便每天1次，睡眠时间大于6 h，胃纳正常，参考国家中医药管理局发布的《中医病证诊断疗效标准》（1994年出版）：疗效评价为治愈。（治愈：临床症状消失，情绪正常；好转：临床症状减轻，情绪基本稳定；未愈：症状、情绪均无改善。）

（浙江省立同德医院）

# 第十六节　消渴病痹证（气阴两虚兼血瘀证）

## 一、引言

消渴病痹证通常是指糖尿病周围神经病变，以手足麻木、疼痛、发凉、手套袜套样感觉障碍为主要临床表现。通过本案例学习，让大家熟悉消渴病痹证的临床表现，能正确运用中药泡洗技术，提高临床中医辨证施护能力。

## 二、背景介绍

中医认为消渴病痹证为血脉瘀滞、经脉失养所致，该病起病隐匿，进展较缓慢，早期自觉运动、感觉障碍，甚至出现肌肉无力、萎缩、皮肤破溃，根据糖尿病流行病学调查显示，我国成人糖尿病的患病率已达 11.6%，消渴病痹证发病率更高达 60%～90%，患者可出现足部溃疡、坏疽等，最终导致截肢。本病的发病机制与血管病变、代谢紊乱、神经生长因子缺乏、遗传因素、自身免疫因素、维生素的缺乏以及环境因素有关。

目前，临床上除了纠正高血糖、高血脂、高血压外，多配合控制发病机制中的某一环节和对症治疗，主要治疗药物有醛糖还原酶抑制剂、神经营养因子及抗氧化应激等，研究表明中西医结合治疗效果比单纯西医效果更佳。中药泡洗是根据中医内病外治的原理，利用中药开泄的特性，皮肤的渗透能力和吸收作用以及经脉的传导，药物直达病所，且能够刺激神经系统，调整心血管系统和周围神经系统，达到活血化瘀，改善四肢血液循环的作用。众多临床研究证实了中医治疗具有其特色优势，安全有效，更易为患者接受。

## 三、临床案例

患者，男，53 岁，教师，已婚，发病节气：小寒。因"血糖升高 11 年，口干多饮多尿伴下肢麻木 2 周"入院。患者 11 年前无明显诱因下出现口干、多饮、多尿、多食、消瘦，饭量明显增加，易饥，进食次数增加，体重下降，诊断为糖尿病，行胰岛素降糖治疗至今，平素饮食不规律，应酬较多，嗜食肥甘酒类，期间病情反复，迁延不愈。2 周前口干多饮多尿、乏力、下肢麻木症状加重，为求进一步治疗门诊拟"糖尿病周围神经病变"于 2023 年 1 月 19 日入院。

1.既往史。既往有高血压病史，口服氨氯地平降压药，血压控制平稳，否认家族史，否认药物、食物过敏史。

2.相关检查。T 36.5 ℃，P 90 次/分，R 18 次/分，BP 148/92 mmHg。颈部血管，

双下肢动静脉 B 超：双侧股、腘动脉多发小硬化斑形成。肌电图提示：周围神经病变。

3. 望诊：有神，面色如常，体形消瘦，活动自如，左前胸有一 4 cm×3 cm 大小的皮损，大便正常，小便色黄，泡沫尿，量多，舌色淡红，苔薄白。闻诊：语音低微，无恶心呕吐，无咳嗽咳痰，口、汗、二便气味无殊。问诊：寒热、汗出无殊。口干、多饮多尿，乏力、纳可，夜寐不安，难入睡易醒，腰膝酸软，双下肢麻木。切诊：脉沉细，腹软，腹部注射部位无皮下硬结，双足背动脉搏动可及。

西医诊断：糖尿病周围神经病变。

中医诊断：消渴病痹证 – 气阴两虚兼血瘀证。

**（一）辨证思路**

1. 辨病分析。患者有糖尿病病史 11 年，平素饮食不节，嗜食肥甘酒类，2 周前出现口干多饮多尿、乏力、下肢麻木症状加重，故属中医之消渴病痹证、西医之糖尿病周围神经病变。

2. 辨证分析。四诊合参，当属祖国医学"消渴"范畴，证属"气阴两虚兼血瘀证"。患者嗜食肥甘酒类，损伤脾胃，致脾胃运化失职，积热内蕴，化燥热伤津，发为消渴。燥热伤津日久致气阴暗耗，而致气阴两虚，消渴久病入络致血瘀，舌淡红，苔薄白，脉细为气阴两虚兼血瘀之象。病性属本虚标实，病位在肺胃肾。

3. 治护法则。本案例为气阴两虚兼血瘀之证，以益气养阴、活血化瘀为主。

**（二）治疗过程及辨证施护**

因"血糖升高 11 年，口干多饮多尿伴双下肢麻木 2 周"入院，遵医嘱予中药参芪麦味地黄汤合桃红四物汤加减口服，每天 1 次中药泡洗技术。

1. 病情观察。观察双足皮肤颜色、温度改变；检查趾间、趾甲、足底皮肤有无水肿、鸡眼、红肿、甲沟炎、溃疡、坏死等；评估足部感觉减退、麻木、刺痛的程度；足背动脉搏动有无减弱、皮肤是否干燥等；观察血糖变化情况，胃纳、睡眠及大小便情况。

2. 辨证施膳。宜食益气养阴、活血化瘀的食品，如淮山药、莲藕、木耳、香菇等。食疗方可选用山药排骨汤。茶饮可选用枸杞麦冬黄芪茶。

3. 辨证施教。

（1）起居护理：顺应四时及时增减衣物，慎起居、避风寒。避免劳累，戒烟限酒，教育患者及其家属重视足部自查及保护；评估足部感觉减退、麻木、刺痛的程度；足背动脉搏动有无减弱、皮肤是否干燥等；经常按摩足部；每天进行适度运动，如散步、起坐等，以促进血液循环；冬天注意保暖，避免使用热水袋、电热器等直接暖足，谨防烫伤皮肤而引起感染；选择宽松的鞋袜，大小适中，鞋子轻巧，鞋底较厚而鞋内较柔软，透气良好，不建议穿皮鞋；保持足部清洁，避免感染，勤换鞋袜；预防足部外伤；足部疾患应及时治疗；定期行足部穴位按摩，取足三里、三阴交、地机、涌泉等穴。

（2）情志护理：多与患者沟通，鼓励患者表达内心感受，使患者增强战胜疾病的信心；组织形式多样、寓教于乐的病友活动，开展同伴支持教育，介绍成功的病例，鼓励患者参与社会活动；听舒缓的音乐以转移对疾病的注意力。

4. 辨证施药。指导患者中药与西药的服药时间应间隔 1 ~ 2 h，活血化瘀类药一般饭后服。中药参芪麦味地黄汤合桃红四物汤加减，汤剂宜两餐之间温服。可用具有活血化瘀、温经通络功效的中药泡洗方进行中药泡洗。应用活血化瘀药物时，注意观察患者有无出血倾向。

5. 辨证施术。遵医嘱使用中药泡洗技术，第一步评估患者主要症状、病史、舌质与舌苔、既往史、过敏史、对温度的耐受程度、泡洗部位的皮肤情况；第二步告知中药泡洗的目的及配合方法、出现不适及时报告、排空二便；第三步核对患者姓名、病历号、泡洗药物、泡洗部位；第四步患者取坐位，暴露泡洗部位，注意保暖，泡洗桶套一次性塑料袋，将药液倒入泡洗桶内，加适量的冷水和热水，测水温，调节水温至37 ~ 40 ℃，泡洗 30 min；第五步泡洗过程中定时测水温，询问患者有无不适，观察泡洗皮肤情况和全身情况；第六步泡洗结束后，协助患者用软毛巾擦干皮肤。

### （三）小结

患者因燥热伤津日久致气阴暗耗，而致气阴两虚，消渴久病入络致血瘀，故以益气养阴，活血化瘀为其治护法则。中药以参芪麦味地黄汤合桃红四物汤加减以益气养阴、活血化瘀，予每天 1 次中药泡洗技术，以活血化瘀、温经通络，从而缓解下肢麻木情况，中药泡洗药方：黄芪桂枝五物汤加减，炒白芥子 10 g、透骨草 15 g、泽兰 15 g、赤芍 15 g、防风 10 g、鬼箭羽 10 g、桂枝 9 g、红花 9 g、黄芪 30 g、鸡血藤 15 g、全蝎 3 g 水煎，每次 200 mL，用 3000 mL 温水冲泡后浸洗双足。治疗 14 天后患者腰膝酸软，双下肢麻木症状明显改善，大便每天 1 次，睡眠时间大于 6 h，参考国家中医药管理局发布的《中医病证诊断疗效标准》（1994 年出版）：疗效评价为显效。（临床痊愈：症状、体征消失或基本消失，积分减少 ≥ 90%；显效：临床症状、体征明显改善，积分减少 ≥ 70%；有效：临床症状、体征均有好转，积分减少 ≥ 30%；无效：临床症状、体征均无明显改善，甚或加重，积分减少不足 30%。）

（衢州市中医医院）

# 第十七节 肥胖（痰湿内盛证）

## 一、引言

肥胖是由于先天禀赋不足或过食、缺乏体力活动等多种原因导致体内膏脂堆积过多，体重超过一定范围，或伴有头晕乏力、神疲懒言、少动气短等症状的一种疾病。通过本案例的学习，让大家熟悉肥胖的临床表现，具备识别肥胖不同证型的能力，能正确运用药棒穴位按摩技术，提高临床中医辨证施护能力。

## 二、背景介绍

肥胖主要是由于患者机体摄入能量大于其所消耗能量使体内储存脂肪过多形成的身体肥胖，在这种情况影响下往往会引起机体代谢功能障碍，并且极容易诱发心脑血管疾病、糖尿病、癌症以及多囊卵巢综合征等疾病，不仅严重影响患者正常生活以及生活质量，而且在一定程度上威胁其身体健康。近年来，我国肥胖、超重人群逐年升高，且逐渐向年轻化趋势发展，受体型肥胖的影响部分年轻患者极容易产生焦虑、抑郁等不良情绪，使其在日常生活以及人际交往过程中极容易产生不自信，严重影响患者心理健康，因此控制肥胖发展、寻找有效的减肥方式至关重要。

目前，大部分患者多使用手术治疗、药物疗法、饮食控制以及运动疗法等方式进行减肥，随着医学事业的不断发展，研究表明，中医学在临床减肥过程中发挥着重要的作用。

## 三、临床案例

患者，女，27 岁，公司职员，未婚，发病节气：冬至。因"体重进行性增加 9 年"入院。患者 9 年前因生活方式改变，体重进行性增加 36 kg，患者自觉无明显不适症状，无咳嗽咳痰，无恶心呕吐，无多饮多食，无情绪激动，颈部无肿大包块，无双手震颤，无乏力、口干、口渴等症状，无头晕、胸闷、心慌等不适，上下肢未见明显水肿，日常饮食偏油腻，伴颈部、腋下皮肤发黑，为进一步诊治，至我院门诊治疗。于 2022 年 12 月 25 日门诊以"单纯性肥胖"收住入院。

1.既往史。患者既往体健，否认长期药物服用史，自诉平常血压偏高，未服药治疗，无过敏史。

2.相关检查。T 36.4 ℃，P 70 次 / 分，R 19 次 / 分，BP 128/84 mmHg。身高 160.3 cm，体重 81.5 kg，BMI 为 32.4，腰围 114 cm，臀围 81 cm。总胆固醇 6.9 mmol/L，甘油三酯 2.01 mmol/L，为 Ⅱ 级肥胖。B 超：脂肪肝。

3. 望诊：神疲，身体肥胖，颈项部、腋下均可见黑棘皮，舌淡胖，苔白腻。闻诊：双肺叩诊音清，未闻及干湿性啰音，心界无明显增大，心率70次／分，心律齐，未闻及杂音。问诊：身体沉重，肢体困倦，伴脘痞胸满，日常饮食偏油腻，喜卧懒动，无长期药物使用史，无药物成瘾；预防接种史随社会进行，未婚未育。切诊：脉濡滑。

西医诊断：肥胖症。

中医诊断：肥胖病－痰湿内盛证。

**（一）辨证思路**

1. 辨病分析。患者体重进行性增加为主要表现，过食肥甘厚腻，身体肥胖，体内膏脂堆积过多，体重超过一定范围，故属中医之肥胖病、西医之肥胖症。

2. 辨证分析。饮食失节、胃强脾弱、酿生痰湿，导致气机运行不畅是肥胖的主要病因。肥胖多由饮食不节制或先天元气不足，久坐少动或者情志不畅，或者阳气虚化湿生痰，津液内停而囊湿痰聚，脾胃运化功能失调，气机不畅，痰浊中阻导致，体内膏脂堆积过多，痰湿内盛，困遏脾运，阻滞气机，则肥胖而体重；痰浊留于四肢，故肢体困重，阻碍脾胃，则脘痞胸满；舌淡胖，苔白腻，脉濡滑为痰湿内盛之征。病位在脾胃，病性属实。综上，本病辨为肥胖之痰湿内盛证。

3. 治护法则。肥胖以"消"为治疗原则，本案例为痰湿内盛之证，以化痰利湿、理气消脂为主。

**（二）治疗过程及辨证施护**

患者因"体重进行性增加9年"就诊入院，遵医嘱予中药导痰汤合四苓散加减7剂口服；药棒穴位按摩技术，每疗程10次，首个疗程每天进行1次，2次后可隔天进行，每次45 min。

1. 病情观察。肥胖者因代谢紊乱和多脏器功能障碍，产生气急、关节痛、水肿及肌肉酸痛等躯体症状，心血管病、糖尿病等相关疾病可增加，因此须密切注意患者血糖、血压、血脂等情况。

2. 辨证施膳。应养成良好的饮食习惯，忌多食和暴饮暴食，不吃夜宵，少吃零食。饮食宜清淡、低脂、低盐，忌肥甘厚味、辛香燥烈的高热量饮食，多食蔬菜、水果，适当补充蛋白质。痰湿内盛者，可食鲜拌莴苣、赤小豆鲤鱼汤、荷叶茶等。

3. 辨证施教。

（1）起居护理：维持健康的生活方式，适当控制饮食，调整饮食结构，进食时应细嚼慢咽，不可速度过快。痰湿内盛者，运动应循序渐进，可根据自身情况，选择能长期坚持的运动，如散步、慢跑、乒乓球、羽毛球、游泳、武术等。

（2）情志护理：肥胖对人体健康危害极大，一旦形成本病，多数患者伴有自卑、抑郁、焦虑等负性情绪。根据患者的情绪状态，结合中医辨证分型，分别进行说理开导、节制郁怒、移情易性或疏泄法等，以减轻患者的心理压力，同时减少"情志为病"的因素，使患者能积极配合治疗和护理，达到最佳效果。

4. 辨证施药。中药汤剂宜温热服。对使用药物辅助减肥者，指导患者正确服用，密切观察不良反应，并能及时处理。

5. 辨证施术。遵医嘱使用药棒穴位按摩技术，患者平卧位，第一步药棒浸泡于预先调制的中药汤剂中（健脾祛湿活络方：茯苓、泽泻、薏苡仁、冬瓜皮、木瓜、生艾叶、生大黄、决明子、荷叶），利用加热工具将药棒及中药汤剂加热至 40 ~ 42 ℃ 备用。第二步常规清洁所选穴位部位皮肤，用方纱蘸取药液，涂擦在所选穴位部位皮肤上，并用手轻轻揉擦。操作者手握药棒以不同手法进行点按或叩击，选择的经脉（7 条）：脾经、任脉、胃经、肺经、督脉、大肠经、足太阳膀胱经。选择的穴位（18 个）：曲池、合谷、不容、大横、承满、梁门、天枢、中脘、气海、中府、云门、足三里、阴陵泉、丰隆、胃俞、脾俞、肾俞、肝俞。中途一旦发现药液干燥应反复涂药，药棒温度下降后及时更换，以保证疗效。经反复涂药、点按和叩击，直至局部皮肤发红、患者自感局部皮肤发热为度。一般叩击频率为 80 ~ 90 次 / 分，每次治疗 20 min。手法的力度大小取决于患者病情以及耐受度，操作中注意询问患者感觉，使患者有酸胀感为佳。每疗程 10 次，首疗程每天进行 1 次，2 次后可隔天进行，每次 45 min。

### （三）小结

患者以饮食失节、胃强脾弱、酿生痰湿，导致气机运行不畅是肥胖的主要病因，故以化痰利湿、理气消脂为其治护法则。中药以导痰汤合四苓散加减化痰利湿、理气消脂，予每天 1 次中医药棒穴位按摩技术，以化痰利湿、理气消脂。患者接受 3 个月治疗后，饮食减少，体重下降 20.2 kg，腰围 86 cm，臀围 70 cm，生化指标均降至正常范围内，伴随症状消失。借助全国中西医结合肥胖症研究学术会议及中国保健科技学会肥胖病研究会对于单纯性肥胖减肥疗效进行评定，疗效评价为显效。（显效：患者体重减轻超过 5 kg 以上，且 BMI 值降至 0.2 以上；有效：患者体重减轻范围在 2.5 ~ 5 kg，且 BMI 值下降范围在 1.5 ~ 2.0；无效：患者体重及 BMI 无任何变化。）

（杭州市红十字会医院）

# 第十八节 虚劳（脾肾阳虚证）

## 一、引言

虚劳是多种慢性虚弱性疾病发展到严重阶段的总称，通过本案例的学习，让大家熟悉虚劳的临床表现，具备识别虚劳不同证候分型的能力，能正确运用督脉灸技术，提高临床中医辨证施护能力。

## 二、背景介绍

虚劳又称虚损，目前，国外研究发现，以女性的发病率较高，美国和英国发病率为 20%～25%。对此，我国还未开展大规模的流行病学研究。虚劳是以脏腑亏损，气血阴阳虚衰，久虚不复成劳为主要病机，以形神疲惫、心悸气短、面容不华等慢性虚弱性症状为主要临床表现的病证。虚，是指脏气亏虚，功能失常，气血阴阳不足；损，是指形体明显消瘦。虚劳的病位主要在五脏，尤以脾肾为主。汉·张仲景《金匮要略·血痹虚劳病脉证并治》首创"虚劳"病名，详述证因脉治，分阳虚、阴虚、阴阳两虚三类，治疗重在温补脾肾。

目前，西医多针对原发病进行治疗，改善饮食、增加营养摄入等。中医治疗虚劳应用"虚则补之"理论，采用中药内服、艾灸、督灸等方法，能明显减轻虚劳症状，改善患者的生活质量。

## 三、临床案例

患者，女，43 岁，酒店职员，已婚，发病节气：春分。因"身体疲乏 3 月余，加重半月"就诊。患者 3 月前因持续加班，时感身重乏力，未予重视。半月前身体疲乏更甚，尤感晨起倦怠乏力，时感腹胀、腰背冷痛，夜难入寐。于 2023 年 3 月 24 日至中医妇科就诊。

1. 既往史。既往体健，否认家族史，否认药物、食物过敏史。

2. 相关检查。T 36.6 ℃，P 74 次 / 分，R 18 次 / 分，BP 110/62 mmHg。血常规：HB 100 g/L；子宫、附件 B 超示：子宫、双侧输卵管未见异常；腹部 B 超：肝、胆、脾、双肾、输尿管 B 超未见异常。

3. 望诊：神疲倦怠，面色苍白，舌质胖嫩，边有齿痕，苔淡白而润。闻诊：声音低微。问诊：乏力，时感腹胀、腰背冷痛。怕冷，手足不温，出冷汗，口淡，纳差，夜寐一般，大便溏，夜尿频多。平素患者月经量少，色淡，白带较多，清稀。已婚，流产 1 次，1 年前产下 1 子，产时大出血，产后未重视，失于调理，现已停止哺乳。切诊：脉沉迟，

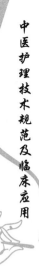

四肢不温。

　　西医诊断：疲劳综合征。

　　中医诊断：虚劳－脾肾阳虚证。

**（一）辨证思路**

　　1.辨病分析。患者近3月身体疲乏为主要表现，时感腹胀、腰背冷痛，NRS评分3分。怕冷，手足不温，口淡，纳差，夜寐一般，大便溏，夜尿频多。平素患者月经量少，色淡，白带较多，清稀。故属中医之虚劳－脾肾阳虚证、西医之疲劳综合征。

　　2.辨证分析。气血亏虚，久虚不复，劳倦过度是虚劳的主要病因。

　　因产时失血，脏气损伤，耗伤气血阴阳，正气短时难以恢复，3月前持续加班进一步导致过劳为其主要病因，加之产后失于调理，五脏阳气虚弱，不能温煦肌肤、四肢百骸，故面色苍白，神疲，乏力，怕冷，声音低微等；脾阳虚，中焦失于温运，故纳呆腹胀、便溏。肾阳虚，腰府失养，则腰背冷痛；肾阳亏虚，肾气不能固摄则夜尿频多，带下量多，清稀。肾气不足，精血不充，冲任血海亏虚，经血化源不足以致经行量少，色淡。舌质胖嫩，边有齿痕，苔淡白而润，脉沉迟，四肢不温均为阳虚之象。病位：脾、肾。综上，本病可辨为虚劳－脾肾阳虚证。

　　3.治护法则。虚劳以"补"为治疗原则，本案例为脾肾阳虚证，以健脾益气、温补肾阳为主。

**（二）治疗过程及辨证施护**

　　患者因"身体疲乏3月余，加重半月"就诊，遵医嘱予中药附子理中汤加减7剂口服，每周1次督脉灸技术，共治疗7次。

　　1.病情观察。观察体温、心率、心律、乏力、饮食、睡眠、大小便的变化情况。尤应注意观察患者神态、面色、舌苔、脉象的变化，纳呆腹胀、腰背冷痛的情况，气血亏虚的程度和脏腑虚损的情况。

　　2.辨证施膳。饮食应富于营养，易消化。脾肾阳虚者宜多食羊肉、狗肉等温阳之品及山药、鲫鱼汤、薏苡仁、赤小豆等健脾食物。夜寐不佳者注意晚餐不宜过饱，睡前1 h可食莲子百合大枣羹或饮热牛奶，不饮浓茶、咖啡等兴奋性饮料。

　　3.辨证施教。

　　（1）起居护理：居室宜安静、整洁，光线柔和，空气流通，温湿度适宜，避免强光和噪声刺激，阳虚患者病室宜向阳。虚劳患者由于正气不足、卫外不固，易招致外邪入侵，故应注意保暖，避风寒，注意休息，病情严重者，宜卧床休息。根据患者虚损的程度，进行适当的体育锻炼，如慢走、打太极拳及八段锦等，以增强体质，做到循序渐进，避免疲劳，按时作息，保证睡眠质量。

（2）情志护理：患者久病体虚，要根据患者性格特征，观察其情绪的变化，综合应用移情、疏导等方法使患者保持乐观平和的心态，接受治疗和护理。避免过度紧张、焦虑、抑郁、惊恐等不良刺激，做到喜怒有节，保持心情舒畅。

4. 辨证施药。虚劳者，用药多以补益为主，宜武火煮沸后，文火久煎使药效尽出。汤剂宜温服。积极观察药效及药后反应。

5. 辨证施术。遵医嘱使用督灸技术。选取适量生姜，制成姜泥，保存姜汁。第一步：患者取俯卧位，充分暴露后背，注意保暖；第二步：取穴，取督脉（大椎穴至腰俞穴）作为施灸的部位，治疗前清洁皮肤；第三步：涂抹姜汁，自上而下，沿督脉涂抹均匀；第四步：沿督脉的大椎穴至腰俞穴撒中药粉；第五步：必要时将温控仪探头放置在桑皮纸与皮肤之间，便于监测施灸过程中的温度变化。第六步：按照取穴的部位放置桑皮纸，把姜泥牢固地铺在桑皮纸中央，长为大椎穴至腰俞穴的长度，宽约 3 cm 和厚约 2.5 cm，呈梯形；或使用铺灸器，将准备好的姜泥直接放在铺灸器上，姜泥高度约 2 ~ 3 cm。上面再铺一层艾炷，长度适合铺灸器。将艾绒捏至成直径约 2 cm 的艾炷，铺于姜泥上。第七步：将艾炷铺在姜泥上，点燃艾炷，待艾炷燃尽艾火变凉换第 2 壮，连续施灸 3 ~ 5 壮，每周 1 次，7 次为一个疗程。

## （三）小结

患者因产时失血，脏气损伤，耗伤气血阴阳，正气短时难以恢复，3 月前持续加班进一步导致过劳为其主要病因，加之产后失于调理，故以健脾益气、温补肾阳为治护法则。中药以附子理中汤加减。予每周 1 次督灸技术，以温通经络、健脾益气、温补肾阳，从而缓解乏力、腹胀、腰背冷痛等症候。治疗 1 个疗程后患者治疗效果显著：乏力感消失，腹胀、腰背冷痛消失，NRS 评分 0 分，胃纳可，夜间睡眠 5 ~ 6 h。参照《国外医学·中医中药分册》中医诊治慢性疲劳综合征的疗效标准探讨制定疗效评定标准。该患者疗效评定：治愈。（治愈：临床主症及兼症完全消失，能适应正常的社会生活及工作节奏；显效：临床主症及兼症消失＞2/3；有效：临床主症及兼症消失＞1/3，＜2/3；无效：临床主症及兼症消失＜1/3 或无改善。）

（丽水市中医院）

# 第十九节 汗证（肺卫不固证）

## 一、引言

汗证是指人体阴阳失调、营卫不和、腠理不固引起汗液外泄失常的病证，临床以自汗、盗汗为多见。通过本案例的学习，让大家熟悉汗证的临床表现，具备识别不同汗证的能力，能正确运用隔物灸技术，提高临床中医辨证施护能力。

## 二、背景介绍

现代医学认为多汗症是交感神经兴奋引起汗腺分泌过多的疾病，有原发性和继发性多汗症。文献显示，原发性多汗的发病率约为 1%，临床以继发性多汗常见，属中医"自汗""盗汗"范畴。不因外界环境因素的影响，白昼时时汗出，动辄益甚者为自汗。自汗作为症状，既可单独出现，也常见于其他疾病过程中，多见于产后、术后虚弱和脾肺气虚证的患者。一般自汗患者多为气虚，肺气不足，营卫失和，无法固护津液，稍有活动，就会大量汗出。汗为心之液，由精气所化，不可过虚。若汗证持续时间较长，常发生精气耗伤的病变，以致出现精神倦怠、肢软乏力、不思饮食等症状，需要及时治疗。西医治疗一般给予补液、休息等对症治疗，中医治疗在辨证的基础上给予益气、养阴、补血、调和营卫达到固摄敛汗的作用。

## 三、临床案例

患者，女，60 岁，农民，已婚，发病节气：立春。因"白昼汗出伴乏力纳差 10 日余"入院。患者于 2023 年 1 月 9 日无明显诱因下出现头晕，伴随出汗，恶心呕吐，呕吐物为胃内容物，行走不稳，10 日前继发昼日汗出溱溱，动则益甚，乏力明显，夜寐差。当地医院就诊 CT 提示：双侧小脑梗死。急性治疗后恢复期于 2023 年 4 月 18 日转我科康复治疗。患者入科时意识清，精神倦怠，对答切题，言语低微，搀扶下可短距离行走，行走四肢乏力不稳，时有头晕，面色㿠白少华，自诉出汗多、动则更甚，乏力明显，纳差。

1. 既往史。糖尿病史 2 年余。否认药物、食物过敏史。

2. 相关检查。T 36.6 ℃，P 103 次 / 分，R 19 次 / 分，BP 108/92 mmHg。血常规：RBC $3.57 \times 10^9$/L，RBC 压积 32.7%，HB 101 g/L。生化异常结果：总蛋白 59 g/L，白蛋白 32 g/L，血钠 133.7 mmol/L，血氯 95.8 mmol/L。

3. 望诊：形体消瘦，神疲倦怠，面色少华；前额汗珠，全身汗出。舌淡白，苔薄白。闻诊：言语低微，懒言少语；偶有咳嗽，咳痰无力，呼吸规则，两肺呼吸音清。问诊：

昼日汗出溱溱，动则益甚，感乏力，头晕，胃纳差摄入少，大便偏稀，每天1~3次。夜寐不酣，夜间睡眠2~3h。切诊：腹软，无压痛反跳痛，手足湿凉；脉细弱。

西医诊断：双侧小脑梗死、多汗症。

中医诊断：脑中风恢复期、汗证（自汗）-肺卫不固证。

**（一）辨证思路**

1. 辨病分析。患者双侧小脑梗死3月余，10天前开始白昼汗出，动则尤甚，感乏力明显，胃纳差摄入少；大便偏稀，每天1~3次。夜寐不酣，夜间睡眠2~3h。本病当属中医之汗证（自汗）、西医之多汗症。

2. 辨证分析。素体虚弱、久病重病脾胃虚弱导致气血亏损，肺气不足，卫阳亏虚，卫外不固，肌表疏松，表虚不固，腠理开泄，是该患者自汗的主要病因。

患者素体虚弱、久病重病加重脾胃虚弱，卫阳亏虚，不能固护肌表，汗孔开合失调，则汗液外泄；动则气耗，气不摄津，则汗出益甚；久病必虚，心血不足，故心失所养、夜寐不安、心液不藏，手足湿凉；脾肺气虚故呼吸气短，神疲乏力，头晕，少气懒言，汗出，大便偏稀。肺气虚致宣发失常故少许咳嗽咳痰；面色少华，舌质淡，舌苔薄白，脉细弱，均为气虚之象。病位：卫表肌腠，其发生与肺、脾、心密切相关。综上，本病辨为肺卫不固证。

3. 治护法则。本案例主要为肺气不足、卫阳亏虚、表虚失固引起的肺卫不固证，故以益气固表为治护法则。

**（二）治疗过程及辨证施护**

患者无明显诱因下突发头晕，伴恶心呕吐，行走不稳，就诊于当地县级医院，急诊头颅CT示"双侧小脑梗死"，予"去颅板减压术"，术后病情相对稳定后于2023年4月18日转入我科康复治疗，医嘱给予加强营养、补液对症治疗，中药玉屏风散加减口服，予神阙、中脘、关元、足三里等穴隔姜灸治疗，每天1次。

1. 病情观察。观察患者意识、面色、乏力、头晕、二便、睡眠等症状，注意出汗的性质、量、皮肤温度弹性、生命体征、尿量的观察，防止脱水的发生。

2. 辨证施膳。饮食以清淡易消化、富营养为原则，少食或忌食辛辣、油腻、厚味食品，多饮温水，多进食人参、五味子、浮小麦、山药、大枣、黄芪、参芪粥、柚子肉炖鸡肉、黄芪糯米粥等健脾补肺、益气补虚、固表敛津的食物。

3. 辨证施教。

（1）起居护理：保持病室清洁、安静，通风换气。室温及患者衣被厚薄与季节及气温变化相宜。汗出之后，及时揩干汗水、更换内衣，避免感受风邪。

（2）情志护理：采用开导法，劝导、安慰、鼓励，鼓励患者多参加有益的娱乐活动，积极寻求生活中的各种乐趣。避免思虑过度，指导患者采用移情法，选用宫调、商调五行音乐，如《十面埋伏》《阳春白雪》等，自我调适情志，保持心情舒畅，情绪稳定。

4. 辨证施药。主要药物为玉屏风散加减，中药汤剂宜饭后 1 h 温服。

5. 辨证施术。遵医嘱使用隔姜灸技术，患者平卧位，用鲜生姜切成直径 3 cm，厚 0.3 cm 的薄片，中间以针穿刺数孔，放在神阙穴、关元穴、中脘穴、足三里穴，上置艾炷，从顶端点燃艾炷，待燃尽时接续一个艾炷，灸 7 壮，以皮肤红晕不起疱感觉温热为度，每天 1 次，7 天为一疗程。

## （三）小结

患者主要为肺气不足、卫阳亏虚、表虚失固引起的肺卫不固证，以固表敛汗、补益气血为其治护法则。中药以玉屏风散加减口服，予隔姜灸温阳益气、补益脾肺，固表敛汗，治疗 7 天后患者自汗缓解，食欲好转，乏力改善，在搀扶下可行走大于 100 m，大便成形，夜间睡眠 6 h。参照《肝脾不调证中医诊疗专家共识意见（2017）》中制定的标准进行判定临床疗效：显效。（显效：皮肤无汗湿，汗止，其他临床症状消失；有效：仍有皮肤汗湿，但汗出明显减少，其他症状改善；无效：出汗及其他症状均无明显改善。）

（丽水市中医院）

# 第二十节　头风（肝阳上亢证）

## 一、引言

头风是指头部经脉拘急或失养，清窍不利所引起的头部疼痛为特征的慢性发作性疾病。通过本案例的学习，让大家熟悉头风的临床表现，同时具备识别不同分型的头风，且正确运用刮痧技术，从而提高临床中医辨证施护的能力。

## 二、背景介绍

偏头痛属于中医学"头风""头痛""厥头痛"等范畴，是一种以头部疼痛为特征的慢性发作性疾病，其患病率女性为 3.3%～32.6%，男性为 0.7%～16.1%，被列为致残疾病的前四位，主要临床表现为一侧或两侧头部钝痛、刺痛、胀痛或搏动性疼痛，多伴有视物模糊、失眠烦躁，头痛剧烈时可有恶心呕吐，不仅对患者造成严重的身体及心理损害，影响患者正常生活水平，而且可以导致其他系统的损害，并伴发多种疾病。

目前，西医多采用非甾体类抗炎药、曲普坦类、麦角胺类等药物治疗为主。而中医内外同治头风有着显著的优势，从整体出发，辨证论治，安全有效，更为患者所接受。

## 三、临床案例

患者，男，38 岁，银行工作人员，已婚，发病节气：春分。因"头部反复胀痛 5 年余，加重 2 天"收治入院。患者既往偏头痛病史 5 年余，每遇情绪波动后加剧，可持续数小时，且伴有心烦易怒，夜寐不安。2 天前与家人争吵过后感烦躁不安，头部胀痛明显加重，左侧及巅顶部尤为明显，伴有视物旋转，无恶心呕吐，无黑蒙晕厥，无视物模糊，无肢体、言语及运动障碍等情况，自服过散利痛片止痛，效果不佳。患者在家属搀扶下至神经内科就诊，查头颅 CT 平扫：未见明显异常。于 2023 年 3 月 19 日门诊拟"偏头痛"收住入院。

1. 既往史。既往体健，否认高血压、糖尿病史，否认家族遗传史，否认药物、食物过敏史。

2. 相关检查。T 37.1℃，P 82 次 / 分，R 18 次 / 分，BP 112/64 mmHg。头颅 CT 结果无明显异常。

3. 望诊：神疲，面色红，目红，白睛可见血络，舌红，苔薄黄。闻诊：语声高亢。问诊：头部反复胀痛，以左侧及巅顶部为主，持续时间可达 5～6 h，疼痛评分 4 分，发作时如坐舟车，心烦易怒，夜寐不安，口苦咽干，大便略干，小便短黄。已婚，有一子，既往体健，配偶及儿子体健。切诊：脉弦数。

西医诊断：偏头痛。

中医诊断：头风－肝阳上亢证。

## （一）辨证思路

1. 辨病分析。患者情绪波动后出现头部胀痛及眩晕为主要表现，疼痛持续时间长，头部检查无明显异常，故属西医之偏头痛，中医之头风。

2. 辨证分析。六淫外邪上犯清空、情志失调、饮食不节、劳倦体虚是头风的主要病因。

男子情志内伤，肝失条达，肝阳偏亢，上扰于头目，故头痛而眩；肝火亢盛，扰乱心神，则心烦易怒，夜寐不安；肝开窍于目，肝火上炎故见面红目赤；口苦为肝胆郁火内积；舌红，苔薄黄，为肝火亢盛之征；肝气郁结，疏泄失常，气郁不利致经脉拘束，则见弦脉。病位在清窍，与肝、脾、肾脏腑关系密切。综上，本病辨为头风之肝阳上亢证。

3. 治护法则。西医以查明病因，对症治疗为原则；中医头风以"降"为治疗原则，本案例为肝阳上亢之证，以平肝潜阳息风为主。

## （二）治疗过程及辨证施护

患者因"头部反复胀痛5年余，加重2天"就诊入院，医嘱予中药天麻钩藤饮加减7剂口服，每天1次头部刮痧技术。

1. 病情观察。观察疼痛的部位、性质、程度、发作时间，与气候、饮食、情志、劳倦等的关系。密切观察神志、瞳孔、血压、呼吸、脉搏、面色、四肢活动等变化，如出现异常，应及时采取措施。观察头痛的伴随症状，有无畏寒发热或高热，有无贫血现象，若头痛屡发，经久不愈，且进行性加剧，伴恶心呕吐、视力减退等症状，注意观察有无神经系统的定位体征。

2. 辨证施膳。戒烟酒、浓茶、咖啡、肥甘厚腻等。宜多食平肝降火、清利头目之品，如菊花、芹菜、萝卜等，食疗方可用芹菜粥、天麻乌鸡汤等。

3. 辨证施教。

（1）起居护理：病室应安静、整洁、空气新鲜，肝阳上亢型头痛患者居处宜凉爽。头痛重者需卧床休息，待疼痛缓解后方可下床活动。平时应保证睡眠充足，避免用脑过度，酌情进行体育锻炼，注意劳逸结合，养成起居规律的生活习惯。

（2）情志护理：情志变化可诱发或加重头痛，头痛患者常伴有恼怒、忧伤等负性情绪。指导患者消除不良情绪，保持心情舒畅，以积极的态度和行为配合治疗。积极疏导患者，使其了解情志调摄对疾病康复的重要性。可在睡前选用角调五行音乐，如《姑苏行》等，自我调适情志，保持心情舒畅，情绪稳定。

4.辨证施药。指导患者避免擅自使用止痛药等，需在医生指导下使用。中药汤剂宜饭后凉服。服药后观察疗效和有无不良反应。

5.辨证施术。遵医嘱使用头部刮痧技术，根据病情取合适体位，以坐位为主，体虚患者可选择卧位。第一步，选择刮拭部位，督脉、足太阳膀胱经、足少阳胆经、手少阳三焦经头颈部段，两颞及头顶部疼痛部位重点刮拭；第二步单手握板，将刮痧板放置掌心，用拇指和示指、中指夹住刮痧板，环指小指紧贴刮痧板边角，从三个角度固定刮痧板；刮痧时利用指力和腕力调整刮痧板角度，使刮痧板与皮肤之间夹角约为45°～90°，可用轻刮法或厉刮法，（患者不耐受或体虚患者可用摩擦法，与皮肤夹角≤15°），以肘关节为轴心，前臂做有规律的移动；第三步将头部从前额到颈部分三段，分段刮拭，每段每条经络一般刮20～30板，重点刮拭疼痛部位经络，总时长20～30 min。头部刮痧时用力要均匀，不宜过重，时刻关注患者感受，一般不出痧。观察病情及局部皮肤颜色变化，询问患者有无不适，调节手法力度。每天1次，5次为一疗程。

## （三）小结

患者以情志失调为其主要病因，故以平肝潜阳息风为其治护法则。中药以天麻钩藤饮加减以平肝息风，予每天1次头部刮痧技术，以疏通经络、清肝泻火，从而起到攻补兼施、通络止痛的作用。治疗1次后患者疼痛情况好转，视物旋转症状消失，疼痛评分2分，2次后疼痛消失，睡眠大于6 h，参考国家中医药管理局发布的《中医病证诊断疗效标准》（1994年出版）：疗效评价为治愈。（治愈：头痛完全消失；好转：头痛程度减轻，伴随症状明显减轻，发作次数明显减少；未愈：头痛程度及伴随症状无改善。）

（浙江省立同德医院）

# 第二十一节　痹证（风寒湿痹证）

## 一、引言

痹证是机体正气亏虚，卫外不固，风、寒、湿、热等邪气乘虚而入，致使气血凝滞，经络痹阻，引起相关系统疾病的总称。通过本案例的学习，让大家熟悉痹证的临床表现，具备识别不同分型痹证的能力，能正确运用八段锦养生功法，提高临床中医辨证施护能力。

## 二、背景介绍

痹证指正气不御，风、寒、湿、热等外邪侵袭人体，痹阻经络，气血运行不畅所导致的，以肌肉、筋骨、关节发生疼痛、麻木、重着、屈伸不利，甚至关节肿大畸形为主要临床表现的病证。《内经》最早提出了痹证名，痹证的含义有广义、狭义之分。痹者闭也，广义的痹证，泛指机体正气亏虚，卫外不固，邪气乘虚而入，脏腑经络气血痹阻而引起的疾病统称为痹证；狭义的痹证，即指其中的肢体经络痹证。肢体经络痹证，为常见病，发病率甚高，有些甚为难治。如论病因说："所谓痹者，各以其时，重感于风寒湿之气也"，论证候分类说："其风气胜者为行痹；寒气胜者为痛痹；湿气胜者为着痹也"。

目前，西医多采用非甾体类抗炎药，改善病情的抗风湿药、糖皮质激素和免疫抑制剂等为主要治疗手段，但药物副反应较大。改善生活居住环境和生活习惯的同时，采用中药汤剂口服联合中医外治对痹证有着显著的优势，众多临床研究也证实了中医治疗具有其特色优势，改善痹证的发病频次，减轻痹证的临床表现，缩短其治疗时间，安全有效，更为患者所接受。

## 三、临床案例

患者，女，38岁，公司职员，已婚，发病节气：大雪。因"反复四肢关节疼痛麻木1年，加重伴活动欠利3天"入院。患者1年前因产后不慎受风后出现四肢关节疼痛，加之平素喜食寒凉之物，虽产后仍未严格控制饮食，关节疼痛加剧，呈游走性，以双膝关节为甚，遇冷加重，得温痛减，活动后稍有缓解，逐渐出现畏寒恶风，双肩疼痛，双下肢麻木沉重，纳呆，便溏，寐差。3天前外出因保暖措施欠佳，关节疼痛麻木加重，活动不利，舌紫暗，苔薄腻，脉沉细，今前来风湿科门诊就诊，拟"痹证–风寒湿痹"于2022年12月8日收住入院。

1.既往史。既往体健，否认家族史，否认药物、食物过敏史。

2.相关检查。T 36.3 ℃，P 78 次 / 分，R 18 次 / 分，BP 102/62 mmHg。血沉 56 mm/h，X 线提示双膝关节退行性改变，类风湿因子（－）。

3.望诊：痛苦貌，面色淡白，形体羸弱，神疲乏力，四肢关节活动欠利，舌紫暗，苔薄腻。闻诊：心肺无异常，无口气。问诊：四肢关节疼痛，呈游走性，以双膝关节为甚，遇冷加重，得温痛减，活动后稍有缓解，逐渐出现畏寒恶风，双肩疼痛，双下肢麻木沉重，平素嗜食寒凉之品，纳呆，便溏，寐差。3 天前外出因保暖措施欠佳，关节疼痛麻木加重，活动不利。切诊：脉沉细，双肩关节轻压痛，双膝关节肿痛伴少许活动不利。

西医诊断：风湿病（骨关节炎）。

中医诊断：痹证－风寒湿痹证。

**（一）辨证思路**

1.辨病分析。患者 1 年前因产后吹冷气后出现四肢关节冷痛，遇冷加重，得温痛减，以双膝关节为甚，活动后稍有缓解，畏寒恶风，双肩疼痛，夜间双脚麻木为主要表现，故属中医之痹证、西医之风湿病（骨关节炎）。

2.辨证分析。本案感受风寒湿邪是痹证的主要病因。

患者平素喜食寒凉食物，脾阳易伤，加之产后气血亏耗，致正气不足，营卫失调，腠理空疏，卫外不固，正值大雪节气，使风寒之邪乘虚而入，注于经络，留于关节，气血痹阻而发为痹证。风性善行而数变，故四肢关节疼痛游走不定。寒气凝涩，故疼痛剧烈，遇寒加重，得温痛减。湿性黏滞重着，故关节麻木沉重，病情缠绵难愈。畏寒恶风为正气亏虚，阳气损伤。纳呆便溏，苔薄腻为脾虚湿盛之象。舌暗紫，脉沉细为寒湿之征。病位在经脉，累及肢体、关节、肌肉、筋骨，与肝、脾胃、肾等脏腑关系密切。综上，本病辨为痹证之风寒湿痹证。

3.治护法则。本案例为风寒湿痹之证，以祛风散寒、除湿止痛为主。

**（二）治疗过程及辨证施护**

患者因"反复四肢关节疼痛麻木 1 年，加重伴活动欠利 3 天"就诊于风湿科门诊，医嘱予中药乌头汤加减 7 剂口服，每天操练 2 次八段锦。

1.病情观察。观察痹痛的部位、性质、时间与气候变化的关系，以及皮肤、汗出、体温、脉搏、舌象、伴随症状的变化等，做好记录。

2.辨证施膳。饮食以温热性食物为主，如胡椒、生姜、牛肉、羊肉、大蒜等。少吃生冷瓜果以及饮料。风寒湿痹证宜食用温补气血、强健筋骨、活血通络之品，可适当饮用药酒，食疗方可选用川芎白芷鱼头汤、木瓜粳米粥等。

3.辨证施教。

（1）起居护理：患者居室应温暖、干燥，衣着注意防寒保暖，夏季勿淋雨及涉水。肢体关节疼痛剧烈、屈伸不利时，或痛痹，痛有定处，得热痛减及有发热、脉数等表现者，应注意多卧床休息，经常更换体位，以免局部受压，从而影响到关节功能的恢复。同时，注意局部的保暖，可用中药泡洗或加用护套等。

（2）情志护理：采用开导法，解除患者不良情绪，使患者心情舒畅、气机条达、气血调和，促进疾病早愈。指导患者采用移情法，选用角调五行音乐，如《胡笳十八拍》等，自我调适情志，保持心情舒畅，情绪稳定。

4.辨证施药。指导患者避免擅自使用抗生素、止痛药物等，需在医生指导下使用。中药乌头汤加减，汤剂宜饭后热服。因乌头有毒，以蜜煎煮 30 min 后去乌头，以减弱乌头的毒性。用药酒治疗时注意询问和观察患者有无酒精过敏反应。注意服药后的效果及反应，如出现唇舌手脚发麻、恶心、心慌等状态，应及时报告医生处理。

5.辨证施术。遵医嘱操练八段锦，患者站立位，第一步着宽松的衣裤、鞋子大小合适防滑，选择空气新鲜、大小合适的场所；第二步气势调息；第三步两手托天理三焦；第四步左右开弓似射雕；第五步调理脾胃须单举；第六步五劳七伤往后瞧；第七步摇头摆尾去心火；第八步两手攀足固肾腰；第九步攒拳怒目增气力；第十步背后七颠百病消，练习时全身放松，呼吸均匀，动作缓慢，循序渐进。

## （三）小结

患者以感受风寒湿邪为其主要病因，故以祛风散寒、除湿止痛为其治护法则。中药以乌头汤加减以温经散寒、祛湿、舒筋止痛，每天 2 次操练八段锦，以祛风除湿、散寒止痛，治疗 7 天后患者四肢疼痛缓解，NRS 评分 1 分，根据国家中医药管理局发布的《中医病证诊断疗效标准》中疗效判断标准进行判断，疗效评价为显效。（治愈：主要症状基本消失或主要症状消失，四肢关节活动自如，关节肿胀消失，实验室检查均恢复正常；显效：主要症状基本消失或主要症状消失，四肢活动恢复接近正常，关节肿胀消失，但遇寒冷后仍有不适，血沉、CRP 接近正常；有效：治疗后关节疼痛有所减轻，主要症状有所好转，主要实验室检查指标有所改善；无效：治疗后与治疗前未见明显好转。）

（金华市中医医院）

# 第二十二节　痹证（寒湿痹阻证）

## 一、引言

痹证是因风、寒、湿、热等外邪入侵，闭阻经络，影响气血运行，引起以肢体、筋骨、关节、肌肉等处发生疼痛、重着、酸楚、麻木，或关节屈伸不利、僵硬、肿大、变形等为主要临床表现的病证。通过本案例的学习，让大家熟悉痹证的临床表现，具备识别不同证型痹证的能力，能正确运用药物罐技术，提高临床中医辨证施护能力。

## 二、背景介绍

类风湿性关节炎，属中医"痹证"范畴，是一种慢性进行性对称性关节炎为主要临床表现的自身免疫性疾病，我国的发病率约 0.42%。该病病程长，病情反复，缠绵难愈，若患者不能及时接受治疗，导致病情加重出现关节畸形、疼痛加重，影响患者生活质量和心理健康。积极和正确的综合治疗可使 80% 以上的类风湿性关节炎患者病情得到缓解。

目前，非药物疗法尤其中医外治法的应用，在缓解类风湿性关节炎各种症状，改善机体关节功能方面具有独到之处。众多临床研究也证实了中医治疗具有其特色优势，安全有效，更易为患者接受。

## 三、临床案例

患者，女，38 岁，职员，已婚，发病节气：立冬。因"反复双侧指、腕关节疼痛 1 年，加重伴晨僵半月"就诊。患者 1 年前产后大汗受凉后出现双侧指、腕关节疼痛，痛有定处，此后症状反复，遇寒则痛剧，得热则减，局部恶寒畏风，近半月关节疼痛加重，疼痛评分 3 分，晨起屈伸不利，持续约半小时。于 2022 年 11 月 9 日至中医科门诊就诊，诊断为"类风湿性关节炎"。

1. 既往史。既往体健，否认家族史，否认药物、食物过敏史。

2. 相关检查。T 36.6 ℃，P 86 次 / 分，R 18 次 / 分，BP 108/62 mmHg。抗 O 类风湿：抗链球菌溶血素 O：300 IU/mL；类风湿因子：< 10.1 IU/mL；超敏 C 反应蛋白：< 3.11 mg/L；血沉：25 mm/h。

3. 望诊：神清，面色少华，形体中等，双侧指、腕关节略肿胀，关节活动略受限，舌淡，苔白腻。闻诊：心肺无异常，口腔无异味。问诊：患者 1 年前产后大汗受凉后出现双侧指、腕关节疼痛，痛有定处，此后症状反复，遇寒则痛剧，得热则减，局部恶寒畏风，近半月关节疼痛加重，疼痛评分3分，晨起屈伸不利，持续约半小时。纳眠佳，二便调。切诊：脉沉紧，关节肿胀处皮温正常。

西医诊断：类风湿性关节炎。

中医诊断：痹证－寒湿痹阻证。

### （一）辨证思路

1. 辨病分析。患者双侧指、腕关节疼痛，痛有定处，晨起屈伸不利，遇寒则痛剧，得热则减，局部恶寒畏风，故属中医之痹证、西医之类风湿性关节炎。

2. 辨证分析。正气不足、感受风寒湿热之邪，邪气痹阻经脉是痹证的主要病因。

患者产后体虚，感受寒湿之邪，寒湿为阴邪，寒主收引、湿性重浊黏滞，使气血运行不畅，故关节疼痛，部位固定；遇热后寒邪暂散，气血又复流通，故得热则痛缓；遇寒则气血愈加凝滞，故遇寒则痛甚；湿留肌肉，阻滞关节，故关节屈伸不利；舌淡，苔白腻，脉沉紧，皆为寒湿痹阻之象。病位在筋骨、肌肉、关节。综上，本病辨为痹证之寒湿痹阻证。

3. 治护法则。本案例为寒湿痹阻之证，以温经散寒、祛湿通络为主。

### （二）治疗过程及辨证施护

患者因"反复双侧指、腕关节胀痛1年，加重伴晨僵半月"就诊于中医科门诊，医嘱予非甾体类抗炎药口服抗炎止痛治疗，予中药蠲痹汤加减7剂口服，药物罐技术1次。

1. 病情观察。观察疼痛部位、持续时间、性质、诱发因素及皮肤、汗出、体温、舌象脉象及伴随症状。本证日久可伤及脏腑，注意观察有无心悸、脉结代、尿量、水肿等情况。

2. 辨证施膳。饮食宜营养丰富，宜食温经散寒、祛湿通络的食物，如牛肉、山药、赤小豆等，适当饮用药酒，如蛇酒、五加皮酒。食疗方可选用大枣山药粥、黄酒烧牛肉。

3. 辨证施教。

（1）起居护理：居室环境宜温暖向阳、通风、干燥，避免寒凉刺激。避免小关节长时间负重，避免不良姿势，减少弯腰、爬高、蹲起等动作。每天适当晒太阳，用温水洗漱，卧床时保持关节功能位，行关节屈伸运动。

（2）情志护理：本病病情缠绵，应积极给予情志疏导，消除悲观、忧伤情绪，增强患者治疗信心，使之积极配合治疗，避免因不良情绪而加重疼痛程度。指导患者采用移情法，选用五行音乐，自我调适情志，保持心情舒畅，情绪稳定。

4. 辨证施药。指导患者遵医嘱服药，避免擅自使用或停用药物。中药汤剂宜饭后温服，注意服药后的效果及反应。

5. 辨证施术。遵医嘱使用药物罐技术。将竹罐放入中药中煮沸备用；患者坐位或平卧位，暴露手部皮肤；取穴：合谷、阳溪、阳池、列缺、养老、外关、手三里、曲池、阿是穴；右手持卵圆钳夹住煮好的竹罐，在左手小毛巾上拍打数下，快速甩去罐内残余热水，迅速将罐移至选定的穴位留罐；观察罐口吸附情况，拔罐过程中密切观察局部皮肤反应及全身情况，询问患者有无不适感，如过紧、疼痛明显等，及时调整；留罐 5 ~ 10 min 后起罐：一手扶罐具，另一手拇指按压罐口皮肤，使空气进入罐内，即可顺利起罐；用纱布轻拭表面药渍。3 天 1 次，10 次一疗程。

### （三）小结

患者以产后体虚，感受寒湿之邪为其主要病因，故以温经散寒、祛湿通络为其治护法则。中药蠲痹汤加减以散寒通络，祛风除湿，予行药物罐技术 1 次，以温经散寒、祛湿通络。治疗 1 次后患者关节疼痛略缓解，疼痛评分 2 分。治疗 1 个疗程后，患者关节疼痛、肿胀明显减轻。参考国家中医药管理局发布的《中医病证诊断疗效标准》（1994 年出版）：疗效评价为好转。（治愈：关节疼痛、肿胀消失，活动功能正常，实验室检查正常；好转：关节疼痛、肿胀减轻，活动功能好转，实验室检查有改善；未愈：关节疼痛、肿胀及实验室检查无变化。）

（温岭市中医院）

# 第二十三节　膝痹（风寒湿痹证）

## 一、引言

膝痹是以膝部疼痛，或伴有沉重、酸软、肿胀、骨鸣、屈伸不利等为主要临床表现的疾病。本病大多因人体肝肾不足，体虚久病，感受外邪、劳损外伤、劳逸不当等原因所致。基本病机为外邪痹阻、瘀血阻滞、筋骨失养。病性有虚有实，虚以肝肾不足、气血亏虚为主，实以外邪侵袭、瘀血阻滞为主。膝痹多见于西医的膝关节骨性关节炎。通过本案例的学习，让大家熟悉膝痹的临床表现，具备识别不同证型膝痹的能力，能正确运用中医蜡疗技术，提高临床中医辨证施护能力。

## 二、背景介绍

膝关节骨性关节炎（knee joint osteoarthritis，KOA）是一种以关节软骨退变、软骨下骨病变和滑膜炎症为特征的慢性关节疾病，也称为膝痹，风寒湿痹证是其常见证型，主要临床表现有膝部冷痛，或如刀割或酸痛重着或肿胀变形，关节活动欠灵活，遇冷加剧，得温痛减。其发病与风寒湿阻导致局部经络痹阻不通有关。近年来我国中老年膝痹发病率逐年增高，60 岁以上的老年人群中发病率则达到 50%，严重影响中老年人的健康和生活质量。

目前，西医多采用非甾体类抗炎药，可在一定程度上缓解疼痛，减轻炎症反应，但长期应用会产生较多的不良反应；关节腔内注射药物为有创疗法，患者的依从性较低。而中医治疗 KOA 的方法较多，如中药膏剂外敷、蜡疗、拔罐及熏洗等，均有较好的疗效。

## 三、临床案例

患者，女，62 岁，农民。因"右膝关节疼痛 1 月余，受寒后加重 1 周"入院。患者 1 月余前出现右膝关节酸软疼痛，尤以上下坡或上下楼时疼痛加重，下蹲困难，站起时刺痛，膝关节活动时有弹响声，不能久站久行。曾在当地医院诊断为膝关节骨性关节炎，予口服药物等治疗，症状未见明显改善。1 周前，因劳累过度加之不慎外感风寒，右膝酸痛加重伴活动受限。为求进一步治疗，于 2023 年 2 月 16 日门诊拟"右膝关节骨性关节炎"收住入院。

1. 既往史。既往体健，否认家族史，否认高血压、冠心病、糖尿病等慢性病史，否认药物、食物过敏史。

2. 相关检查。T 36.6 ℃，P 78 次 / 分，R 18 次 / 分，BP 123/72 mmHg。X 线示：右

膝关节退行性病变，未见明显骨折。

3. 望诊：体形中等，神清，精神可，面色少华，活动不利，轮椅入院，右膝关节外侧肿胀明显，无明显内外翻畸形。舌淡红，苔白腻。闻诊：对答切题，言语清晰，声音高低适中，呼吸平稳，听诊心肺无异常。问诊：无恶寒发热，无恶心呕吐，无乏力、头晕等症状，右膝局部自觉发凉，疼痛评分 3 分，胃纳可，睡眠欠佳，二便可。切诊：脉弦紧，右膝关节外侧轻压痛，未触及骨擦音及异常活动，右膝关节主动活动略受限，被动屈曲活动时膝关节疼痛明显加重，右足趾血运及感觉正常。

西医诊断：右膝关节骨性关节炎。

中医诊断：膝痹 – 风寒湿痹证。

## （一）辨证思路

1. 辨病分析。患者为老年女性，无明显外伤史，1 月余来以右膝酸软疼痛为主要表现，近一周因外感风寒，疼痛加剧，发冷，重着，屈伸不利，甚则难以行走，遇寒痛增，得热则减，舌质淡，苔白腻，脉弦紧，故属中医之膝痹、西医之膝关节骨性关节炎。

2. 辨证分析。患者以肿痛、活动受限等为主证，属中医"痹病"范畴。寒为阴邪，其性凝滞，风寒湿邪气入侵，流注关节，致经络受阻，气血痹阻，不通则痛，故出现关节发凉、疼痛、重着。遇风寒，则凝滞加重，气血运行不畅加重，故近 1 周疼痛加剧，屈伸不利。寒湿内盛，留于关节，故局部疼痛发凉肿胀重着明显。舌质淡、苔白腻、脉弦紧等皆为寒湿之象。病位在膝，病性属实。综上，本病辨为膝痹之风寒湿痹证。

3. 治护法则。本案例为风寒湿痹之证，以散寒除湿、祛风通络为主。

## （二）治疗过程及辨证施护

患者因"右膝关节疼痛 1 月余，受寒后加重 1 周"门诊拟"右膝关节骨性关节炎"收住入院，遵医嘱予每天 1 次右膝部蜡疗，并辅以相关护理措施。

1. 病情观察。观察右膝部肤温、肿胀、疼痛情况，右足趾血运及感觉，及其他伴随症状，如胃纳、睡眠及二便情况。

2. 辨证施膳。饮食宜清淡易消化，多吃蔬菜水果，忌生冷、性凉、发物及煎炸肥腻之品，可适当饮酒。风寒湿痹证宜食用散寒除湿、祛风通络的食品，如姜、蒜等，且趁热食用。食疗方可选用黄焖鳝鱼、防风葱白粥、当归生姜羊肉汤等。

3. 辨证施教。

（1）起居护理：慎起居，避风寒，局部注意保暖，加强对膝部的保护，戴护膝保暖。卧床休息时，可用软枕适当抬高膝关节。适当控制体重，增加户外活动，日光照射，防止骨质疏松。避免长距离行走或站立、爬山、上下楼梯等诱发疼痛的动作。

（2）情志护理：耐心向患者讲解疾病的发病原因、治疗及康复过程，介绍成功案例，消除患者紧张情绪。鼓励家属多陪伴患者，给予亲情关怀。

4. 辨证施药。指导患者正确服用消炎止痛药。中药颗粒剂以温经通络、散寒止痛为主，宜饭后温服。

5. 辨证施术。遵医嘱使用蜡疗技术，根据患者病情及患病部位，选用蜡袋法。患者取坐位或平卧位，第一步选取蜡疗部位，以右膝内外膝眼、鹤顶、阴陵泉、阳陵泉、足三里等穴位组成治疗区域。第二步根据部位大小选择合适的耐热塑料袋，装上蜡液，待蜡液处于半凝固状态，表面温度以患者能耐受为宜，即可贴敷于患处。第三步蜡袋外面再包裹一层棉垫或用毛巾包裹保暖，治疗时间为 30 ~ 60 min。每天治疗 1 次，10 次为一疗程。

## （三）小结

患者风寒湿痹之证，故以散寒除湿，祛风通络为其治护法则。医嘱予每天 1 次中医蜡疗技术，治疗 10 天后患者右膝肿胀消退明显，疼痛减轻，疼痛评分 1 分。参考国家中医药管理局发布的《中医病证诊断疗效标准》（1994 年出版）：疗效评价为显效。（痊愈：疼痛、肿胀等临床症状与生命体征完全恢复，且无膝关节功能障碍；显效：疼痛、肿胀等临床症状或体征显著改善，且膝关节功能显著改善，工作、生活均正常；有效：疼痛、肿胀等临床症状或体征有所好转，且膝关节功能部分恢复，可自主活动；无效：治疗后症状无任何好转或加重。）

（舟山市中医院）

# 第二十四节 癌性疼痛（气滞血瘀证）

## 一、引言

癌性疼痛是指肿瘤本身，或肿瘤相关病变，或肿瘤治疗过程导致的疼痛，是恶性肿瘤严重的并发症。通过本案例的学习，让大家熟悉癌性疼痛评估，能正确运用腕踝针技术，提高临床中医辨证施护能力。

## 二、背景介绍

癌性疼痛简称癌痛，属中医学"痛证"范畴，是癌症患者常见的严重并发症之一。据研究统计，约有25%的癌症患者初诊时已存在癌痛症状，约90%的晚期癌症患者承受着中重度疼痛，常表现为锐痛、跳痛或电击样等症状，严重影响患者的生活质量，加重其心理负担。

目前，临床多以世界卫生组织（World Health Organization，WHO）推荐的"三阶梯药物止痛法"作为主要治疗原则，吗啡、盐酸羟考酮缓释片等阿片类止痛药是主要治疗药物，但有研究指出，癌症患者使用阿片类药物容易出现恶心、呕吐、便秘等不良反应。近年来中医治疗癌痛逐渐凸显其优势，对减轻阿片类药物不良反应具有良好的效果，其中针刺具有疏通经络、调节脏腑功能的功效，被广泛应用于多种疼痛治疗。

## 三、临床案例

患者，男，61岁，退休工人，已婚，发病节气：立冬。因"持续胸痛伴咳嗽1个月"收住入院。患者1个月前无明显诱因下出现右胸痛，胀痛为主，时有针刺样疼痛，伴咳嗽，无痰，无胸闷、咯血、发热等不适，予止痛、止咳、护胃等治疗，效果不佳。行CT引导下右肺占位穿刺活检术，病理显示：肺腺癌。门诊拟"右肺腺癌"于2022年11月15日收住入院。

1.既往史。既往体健，否认肿瘤家族史，否认药物、食物过敏史。每天吸烟2包，烟龄40年，喜贪凉、海鲜。

2.相关检查。T 36.6 ℃，P 74次/分，R 18次/分，BP 118/74 mmHg。肺CT检查显示：右肺上叶占位，CA考虑；两肺多发结节，右肺门及纵隔多发肿大淋巴结，不排除转移。

3.望诊：精神倦怠，面色晦暗，郁郁寡欢，口唇紫暗，舌暗，苔薄白，舌下脉络增粗、曲张。闻诊：语音低微，对答切题，口腔无异味，右上肺呼吸音低。问诊：时有咳嗽，无痰；右侧胸部胀痛，时有针刺样疼痛，NRS评分：4～7分；胃纳呆滞，夜寐欠佳，大便干结，小便调；无恶寒发热，无咳血，无汗出。切诊：脉弦，腹软。

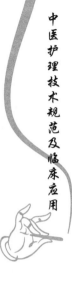

西医诊断：癌性疼痛。

中医诊断：癌痛–气滞血瘀证。

**（一）辨证思路**

1.辨病分析。患者病理诊断明确：右肺上叶腺癌。表现为：右侧胸部胀痛，时有针刺样疼痛，NRS评分4～7分，故属中医之痛证、西医之癌性疼痛。

2.辨证分析。情志不遂、饮食不节、感受外邪致气滞、血瘀是癌性疼痛的主要病因。

患者长期饮食不节损伤脾胃，正气虚衰，加之情志不遂，使脏腑功能失调，气血津液运行失常，瘀血内生，阴阳失调，邪毒乘虚入肺，邪滞于肺，日久形成肺部积块。气机不畅，瘀毒内阻，经络不通，故见胸胀痛，时有刺痛，口唇紫暗；肺气失宣，故见咳嗽。舌暗，苔薄白，舌下脉络增粗、曲张，脉弦，均为气滞血瘀之象。四诊合参，辨证为气滞血瘀证。

3.治护法则。痛证以"通"为治，本案例为气滞血瘀之证，以活血化瘀、行气止痛为主。

**（二）治疗过程及辨证施护**

患者因"持续胸痛伴咳嗽1个月"收住入院，查体无浅表淋巴结肿大，右上肺听诊呼吸音低，右侧胸部胀痛，时有针刺样疼痛，NRS评分5分，医嘱予血府逐瘀汤加减7剂口服，每天1次腕踝针技术。

1.病情观察。观察疼痛的部位、性质、程度、发作时间、伴随症状，以及疼痛对活动、胃纳、睡眠等的影响情况。

2.辨证施膳。饮食宜清淡、易消化、富营养，宜进高蛋白、高碳水化合物、高维生素的食物，禁烟酒、辛辣、海腥发物。气滞血瘀证宜食用行气活血的食物，如山楂、红花、山药、芹菜等。

3.辨证施教。

（1）起居护理：病室环境安静、整齐、舒适，光线充足，定时通风换气，避免对流风，以防感冒。戒烟酒，避免被动吸烟。

（2）情志护理：患者疾病确诊后会有恐惧、焦虑、悲伤等负性情绪，应关心、同情、体贴患者，了解患者的生活习惯、兴趣爱好、性格特点、对疾病的认识情况。指导患者采用移情法，选用角调五行音乐，如《江南好》《春风得意》等，自我调适情志，保持心情舒畅、情绪稳定。

4.辨证施药：指导、督促患者按时按量服药，观察服药后的效果及反应，并告知患者药物有关知识以取得配合。血府逐瘀汤加减，汤剂宜饭前温热服，每天2次，每次 1 包。

5. 辨证施术：遵医嘱使用腕踝针技术，患者坐位或平卧位，第一步确定针刺点，选取右上 1、2，消毒皮肤；第二步穿刺者以一手固定穿刺部位皮肤，另一手持针柄，针尖朝上，针身与皮肤成 30° 快速刺入皮下浅层；第三步穿刺者感觉针下松软，患者无酸麻胀痛感，针体自然垂倒贴近皮肤表面轻轻推进针体；第四步用无菌敷贴固定针柄，留针 30 min，每天 1 次。

### （三）小结

患者因情志不遂、饮食不节、感受外邪致气滞、血瘀为其主要病因，故以活血化瘀、行气止痛为其治护法则。中药以血府逐瘀汤加减以活血化瘀，予每天 1 次腕踝针技术，以行气止痛，从而缓解患者疼痛症状。治疗 7 天后患者疼痛评分 1 分，无伴随症状。参考 WHO 疼痛疗效标准，结合 NRS 法双重判定：疗效评价为部分缓解。（WHO 疼痛疗效标准：完全缓解，完全无疼痛，减少到 0 分；部分缓解，疼痛较前明显减轻，睡眠不受影响，评分减少 1/2 ~ 3/4；轻度缓解，疼痛较给药前减轻，但是仍明显疼痛，评分减少小于 1/2；无效，疼痛与给药前比无减轻，评分无减少。）

（浙江省中医院）

# 第二十五节　周围性面瘫（风寒证）

## 一、引言

周围性面瘫，即周围性面神经炎或特发性面神经麻痹，也被称作"贝尔麻痹"，是面神经核或核下的面神经各节段损伤所引起，是临床常见病、多发病之一，急性起病，进展迅速，症状多于 24 h 内达到高峰，可见患侧额纹、鼻唇沟变浅或消失，上眼睑不能完全闭合，嘴角向健侧歪斜等临床表现。通过本案例的学习，让大家熟悉面瘫的临床表现，能正确运用麦粒灸技术，提高临床护士对周围性面瘫病证的中医辨证施护能力。

## 二、背景介绍

周围性面瘫即特发性面神经麻痹（idiopathic facial palsy），又称面神经炎（facial neuritis）、贝尔麻痹（Bell palsy）。"面瘫"一名很少出现在中医文献中，早在《黄帝内经》中称为"口㖞""口僻"。到宋代后在《三因极 – 病证方论》中称为"口眼㖞斜"；后世沿用的"面瘫"一词首见于清朝廖润鸿的《勉学堂针灸集成》。虽然不同时期对于面瘫有不同的命名，但传统医学对于疾病命名的主要依据还是病因病机、临床症状以及病位等重要因素。根据该病的临床特点，在传统文献中，常以"口㖞""吊线风"等命名此病。

周围性面瘫是最常见的面神经疾病，占其总量的 60% ~ 75%，发病率为 11.5/10 万 ~ 53.3/10 万人，临床以面部自主运动、表情功能减退或丧失，面神经和面部表情肌组织营养障碍为主要表现，显著影响患者容貌、个人尊严和社会形象。

目前，西医多采用糖皮质激素、营养神经、B 族维生素、抗病毒药物结合理疗为主要治疗手段。而中医运用针刺、灸法（悬灸、麦粒灸等）、中药、刮痧等方法内外同治面瘫安全有效，为患者所接受。

## 三、临床案例

患者，59 岁，男，工人，已婚，发病节气：春分。因"左侧口眼歪斜 2 天"入院。患者 2 天前在家中受凉后出现左侧口眼歪斜，左眼闭合无力，刷牙及饮水时左侧口角漏水，进食时食物易滞留在左侧颊齿间，伴味觉减退，感左侧面部僵硬不适，无耳后疼痛，无疱疹，无头痛头晕，无耳鸣及听力减退，无肢体麻木及活动障碍，无畏寒发热，于 2023 年 3 月 22 日来我院就诊，为求进一步系统诊治，拟"面瘫"收住入院。

1.既往史。既往体健，喜欢熬夜，否认烟酒史，否认家族史，否认药物、食物过敏史。

2.相关检查。T 36.1 ℃，P 98 次 / 分，R 17 次 / 分，BP 105/86 mmHg。颅脑 CT 无异常，

面神经肌电图：左侧面神经运动传导复合肌肉动作电位波幅较对侧降低。

3. 望诊：神清，左侧额纹变浅，双侧瞳孔等大等圆，直径 0.3 cm，对光反射灵敏，左眼闭合不全，双眼未引出眼震，左侧鼻唇沟变浅，口角右歪，左侧示齿不全，左侧鼓气不能，伸舌居中，舌质淡红，苔薄白。闻诊：心肺无异常。问诊：刷牙及饮水时左侧口角漏水，进食时食物易滞留在左侧颊齿间，伴味觉减退，无耳后疼痛，无头痛头晕，无听力减退，无发热，二便无殊，父母及姐姐均体健，妻子及子女均体健。切诊：脉浮紧，颈软无抵抗，四肢肌力 V 级，肌张力正常，膝腱反射正常，双侧巴宾斯基征阴性。

西医诊断：左侧面神经炎。

中医诊断：面瘫 - 风寒证。

**（一）辨证思路**

1. 辨病分析。患者以左侧口眼歪斜 2 天为主要表现，左眼闭合不全，左侧鼻唇沟变浅，口角右歪，左侧示齿不全，左侧鼓气不能，刷牙及饮水时左侧口角漏水，进食时食物易滞留在左侧颊齿间，伴味觉减退，故属中医之面瘫、西医之面神经炎。

2. 辨证分析。面瘫的发生不外乎外因、内因及内外因 3 个方面的因素。外感风、寒、热三邪是引起面瘫的主要外在因素。素体正气亏虚、经脉运行不畅、伏痰内蕴则是导致面瘫的内在因素。但临床上得到大多数认可的是周围性面瘫多由内外因同时致病，即平素身体素质欠佳，劳倦内伤，气血阴阳失衡，此时若有外来风寒热之邪侵犯面部气血经络，则会导致面部经脉痹阻。

患者平素喜熬夜，导致正气耗伤，正气不足，脉络空虚，卫外不固；又因夜卧当风，风为阳邪，其性轻扬，易袭头面，风寒乘虚入面部经络，导致气血痹阻，运行不畅，经筋功能失调，筋肉失于约束，故出现一侧眼睑闭合不全，鼻唇沟变浅，口角歪斜，示齿不全，鼓气不能，刷牙及饮水时口角漏水，进食时食物易滞留在颊齿间，伴味觉减退。舌质淡红，苔薄白，脉浮紧，为"风寒型"之外候，故中医辨病为面瘫，辨证为"风寒证"。本病的病位在筋脉，属于实证。

3. 治护法则。本案例为风寒之证，以祛风散寒、温经通络为主。

**（二）治疗过程及辨证施护**

患者因"左侧口眼歪斜 2 天"就诊于脑病科门诊收住入院，遵医嘱予补液抗病毒、营养神经治疗，中药汤剂麻黄附子细辛汤加减 5 帖口服治疗以祛风散寒、温经通络，每天 1 次麦粒灸技术。

1. 病情观察。观察患者眼睑闭合程度、口眼歪斜的程度和方向及其他伴随症状，如寒热、胃纳、睡眠及大小便情况。

2. 辨证施膳。宜食辛温祛风散寒的食品，如葱白、生姜等。忌食凉性食物及生冷瓜果等食品。食疗方：防风粥。

3. 辨证施教。

（1）起居护理：起居有常，避免熬夜，病室避免对流风，慎避外邪，注意保暖，热水洗脸，外出佩戴口罩。保持口腔清洁，餐后漱口，预防感染。注意手卫生，防止眼部感染，夜间睡眠时使用眼罩或纱布遮盖眼睑。

（2）情志护理：关心尊重患者，多与患者沟通，了解其心理状态，及时予以情志导引或者移情解惑，运用中医情志疗法帮助患者保持情绪稳定，避免七情过激。五音疗法：可选用角调的五行音乐，如《蓝色多瑙河》等，保持心情舒畅，情绪稳定。介绍成功病例，鼓励患者坚持锻炼，帮助患者树立战胜疾病的信心。

4. 辨证施药。中药麻黄附子细辛汤加减以祛风散寒、温经通络治疗。中药宜早晚饭后温服，服药期间忌辛辣、肥甘厚腻之品。

5. 辨证施术。操作方法：先定好穴位，做好标记，在穴位上薄涂凡士林后，取艾粒，艾粒高约 3 mm，直径约 2 mm。将艾粒立置于患侧阳白、颊车、地仓、合谷穴（健侧）上，用线香点燃艾粒顶端后待燃至底端仅剩 1/5 ~ 2/5 时或患者感觉烫热时迅速使用不锈钢弯镊子将艾粒夹走，再在原处灸第 2 壮，每穴灸 5 壮，以穴位局部皮肤出现红晕为度。施灸过程中注意预防患者皮肤烫伤。

6. 康复指导。

（1）抬眉训练：嘱患者上提健侧与患侧眉目。

（2）闭眼训练：训练闭眼时嘱患者开始时轻轻地闭眼，两眼同时闭合 10 ~ 20 次，如不能完全闭合眼睑，露白时可用示指的指腹沿着眶下缘轻轻地按摩一下，然后再用力闭眼 10 次。

（3）耸鼻训练：有少数患者不会耸鼻运动，在训练时应注意往鼻子方向用力。

（4）示齿训练：嘱患者口角向两侧同时运动，避免只向一侧用力练成一种习惯性的口角偏斜运动。

（5）努嘴训练：进行努嘴训练时用力收缩口唇并向前努嘴，努嘴时要用力。

（6）鼓腮训练：鼓腮漏气时，用手上下捏住患侧口轮匝肌进行鼓腮训练。

## （三）小结

患者因正气不足、外邪乘虚入侵面部脉络，使面部气血阻滞，筋肉失于濡养、弛缓不收是面瘫的主要病因。故以祛风散寒、温经通络为其治护法则，中药以麻黄附子细辛汤加减、每天1次麦粒灸技术以祛风散寒、温经通络。治疗7天后，患者左侧轻度功能异常，轻度面肌无力，有轻度联带运动；静止状态下面部对称，肌张力正常；运动时皱额正常，稍用力闭眼完全，口角轻度不对称，鼻唇沟稍变浅，示齿不全、鼓气不能较前好转，刷牙及饮水时口角无漏水，进食时食物无滞留，无味觉减退。予以出院，继续药物口服并门诊继续麦粒灸治疗。评价疗效参照 House-Brackmann（H-B）面肌功能评价分级标准、中国中西医结合学会神经科专业委员会颁布的《周围性面神经麻痹的中西医结合评定及疗效标准（草案）》制定。疗效评价为：显效。

Ⅰ级：正常，各区面肌运动正常。

Ⅱ级：轻度功能异常，仔细检查时有轻度的面肌无力，有轻度连带运动；静止状态下面部对称，肌张力正常；运动时皱额正常，稍用力闭眼完全，口角轻度不对称。

Ⅲ级：中度功能异常，明显面肌无力，但无面部变形，可有连带运动，面肌挛缩或面肌痉挛；静止状态下面部对称，肌张力正常；运动时皱额减弱，用力后闭眼完全，口角用最大力后轻度不对称。

Ⅳ级：中重度功能异常，明显的面肌无力和（或）面部变形；静止状态下面部对称，肌张力正常；运动时皱额不能，闭眼不完全，口角用最大力后不对称。

Ⅴ级：重度功能异常，仅有几乎不能察觉的面部运动；静止状态下面部不对称；运动时皱额不能，闭眼不完全，口角轻微运动。

Ⅵ级：完全麻痹，无运动。

1. 痊愈：症状、体征全部消失，HB 分级Ⅰ级；

2. 显效：静止时双侧对称，运动时轻微功能障碍，HB 分级Ⅱ级；

3. 有效：静止时基本对称，运动时不对称，HB 分级Ⅲ～Ⅳ级；

4. 无效：治疗前后无明显变化，HB 分级Ⅴ～Ⅵ级。

评价方法：根据患者入院和出院当天病情按照疗效标准进行评价。

（嘉兴市中医医院）

# 第二十六节　大偻（寒湿痹阻证）

## 一、引言

大偻是一种以中轴关节受累为主，同时可伴有外周关节以及关节外组织受累的慢性自身炎症性疾病。通过本案例的学习，让大家熟悉大偻的临床表现，具备识别不同证型的能力，能正确运用火龙灸技术，提高临床中医辨证施护能力。

## 二、背景介绍

强直性脊柱炎，属中医学"大偻"范畴，我国的发病率约为 0.3%，男性多于女性，且大多患者在 40 岁前发病，主要临床表现为脊柱关节疼痛以及活动受限，其主要累及髋关节，也可累及眼睛、骨骼、肌肉和肺脏等器官，甚至累及多个器官，造成各个器官不同程度的损伤，致残率很高，患者往往十分痛苦。

目前本病的病因尚未明确、西医多应用非甾体类抗炎药、糖皮质激素、慢作用抗风湿药以及生物制剂等治疗本病。而中医可以在保证疗效的前提下减轻西药带来的诸多不良反应，在近几年中医受到了广泛的关注，而且患者易于接受，因此临床中主张中西医联合治疗。

## 三、临床案例

患者，男，38 岁，公司职员，已婚，发病节气：冬至。因"间歇性腰痛 2 年，脊柱活动受限半年"入院。患者于两年前无明显诱因开始出现腰部、两侧臀部间歇性疼痛；左侧为重，伴腰骶部僵硬感，晨僵，关节冷痛，遇寒痛增，得热痛减。曾到外院治疗，间断服用炎痛喜康、布洛芬等对症治疗，症状减轻。近半年来腰痛加重，腰部后伸、侧弯活动受限，再次服用炎痛喜康，效果不佳。为求进一步治疗，遂来我院就诊，于 2022 年 8 月 16 日门诊查以"强直性脊柱炎"病收住入院。

1. 既往史。既往体健，否认家族史，否认药物、食物过敏史。

2. 相关检查。T 36.6 ℃，P 86 次/分，R 18 次/分，BP 120/82 mmHg。脊柱侧弯、后伸、旋转受限。胸部扩张度＜2 cm。骶髂关节处有压痛，局部皮肤不红，左下肢 4 字实验（＋）其余各关节未见明显异常。四肢肌力、肌张力正常。生理反射存在，病理反射未引出。

3. 望诊：神疲，舌质淡，苔薄白。闻诊：心肺无异常。问诊：患者腰部、两侧臀部间歇性疼痛；左侧为重，伴腰骶部僵硬感，晨僵，关节冷痛，遇寒痛增，得热痛减，疼痛评分 4 分，纳差，睡眠差，大便调，小便清长。切诊：脉弦数。

西医诊断：强直性脊柱炎。

中医诊断：大偻－寒湿痹阻证。

**（一）辨证思路**

1.辨病分析。患者腰部、两侧臀部间歇性疼痛；左侧为重，伴腰骶部僵硬感，晨僵，关节冷痛，遇寒痛增，得热痛减，故属中医之大偻、西医之强直性脊柱炎。

2.辨证分析。患者腰部、两侧臀部间歇性疼痛；左侧为重，伴腰骶部僵硬感，晨僵，关节冷痛，遇寒痛增，得热痛减，故辨为大偻，多由于感受风寒湿邪，因寒邪偏盛，寒主收引，其性凝滞，气血痹阻不通，故见肢体关节疼痛，痛势较重，遇寒则血瘀凝涩，故痛增甚；得热则寒散，气血运行较为流畅，故其痛减；风寒湿邪留着肌肉、关节，则关节屈伸不利，寒为阴邪，故局部皮肤不红，触之不热；舌质淡，苔薄白，为寒象，脉弦紧为大偻之寒湿痹阻证。

3.治护法则。大偻以"温"为治，本案例为寒湿痹阻之证，以温阳散寒、祛湿通络为主。

**（二）治疗过程及辨证施护**

患者因"间歇性腰痛2年，脊柱活动受限半年"就诊收住入院，遵医嘱予活血通络、舒筋解痉止痛等对症支持疗法，予羌活散寒方加减，每天1次火龙灸疗法，1周治疗5次，治疗3个月。

1.病情观察。观察疼痛性质、部位、程度、持续时间及伴随症状，如晨僵、胃纳、睡眠及大小便情况。

2.辨证施膳。宜食温经散寒、祛湿通络的食品，如牛肉、山药、大枣、红糖、赤小豆等。食疗方：大枣山药粥、黄酒烧牛肉等。

3.辨证施教。

（1）起居护理：居室环境宜温暖向阳、通风、干燥，避免寒冷刺激。避免不良姿势，减少弯腰、爬高、蹲起等动作。每日适当晒太阳，用温水洗漱，坚持热水疱足。

（2）情志护理：多与患者沟通，了解其心理状态，及时给予心理疏导。同时鼓励患者与他人多交流。鼓励家属多陪伴患者，给予情感支持。

4.辨证施药。指导患者避免擅自使用止痛药物等，需在医生指导下使用。中药羌活散寒方加减，汤剂宜饭后温热服。

5.辨证施术。遵医嘱使用火龙灸技术，患者俯卧位，第一步充分暴露施灸部位；第二步在施灸部位放置药饼及皮温测试仪，药饼四周分别铺上干、湿毛巾。在药饼上放一温热湿毛巾，毛巾折成环状凹陷。第三步用注射器抽取95%医用酒精10～30 mL，沿环状凹陷及内表面均匀滴撒，然后点燃酒精；第四步待药物发热至皮温测试仪显示温度为40～45℃时，用另一条湿毛巾盖灭火焰，直到患处温热感消退，反复此操作进行3次，每天1次，一周5次。

## （三）小结

患者多由于感受风寒湿邪，因寒邪偏盛，寒主收引，其性凝滞，气血痹阻不通，风寒湿邪留着于肌肉、关节，则关节屈伸不利，故以温阳散寒、祛湿通络为其治护法则。中药予羌活散寒方加减，每天1次火龙灸疗法，1周治疗5次，治疗3个月，以温阳散寒、祛湿通络，从而减轻患者疼痛。治疗3个月后，患者疼痛评分1分，睡眠时间大于6 h，根据《实用风湿病学》第二版（人民卫生出版社，2009年9月第2版）尪痹分型，观察主证、次证，根据症候积分表，疗效评价为好转，对患者疼痛、肿胀、晨僵等症状和改善脊柱功能等方面均有效。

（宁波市中医院）

# 第二十七节 风温肺热病（痰热壅肺证）

## 一、引言

风温肺热病是一种急性外感性热病，多发于冬、春季。主要临床特征为发热、胸痛、咳嗽、咳痰等肺系症状。通过本案例的学习，让大家熟悉风温肺热病的临床表现，能正确运用中药超声雾化吸入技术，提高临床中医辨证施护能力。

## 二、背景介绍

社区获得性肺炎在人群中的患病率有向幼儿及老年人群体集中的趋势，并且老年人病死率和转重症后的病死率较高。根据其肺卫症状突出的临床特点，可将社区获得性肺炎归于中医"风温肺热病"范畴，社区获得性肺炎是呼吸系统常见感染性疾病，通常表现为发热、咳嗽、咳痰，或伴有气急、胸痛等。病情重者可见壮热、颜面潮红、烦躁不安、神昏谵语或四肢厥冷等症状，具有起病急、传变快、病程短的临床特点。

目前，西医常规采用抗感染、化痰等治疗。中药超声雾化是利用超声波使中药药液变成细微的气雾，通过导管随着患者吸气进入呼吸道，使药物直达呼吸道病灶局部，故中西医同治在减轻咳嗽、稀释痰液方面具有其特色优势。

## 三、临床案例

患者，男，88岁，退休，已婚，发病节气：清明。因"发热3天"入院。患者3天前无明显诱因下出现畏寒发热，最高体温38.3 ℃，伴咳嗽咳痰，痰黄黏，量多，咳嗽气息粗促，喉中有痰声，咳痰不爽，胸胁胀满，咳时引痛，无肌肉酸痛，无鼻塞流涕，无咽干咽痛，有口干欲饮，伴少许头晕不适，无恶心呕吐，无食欲减退，无腹痛腹泻等。于2023年4月10日门诊拟"社区获得性肺炎，非重症"收住入院。

1. 既往史。既往体健，否认家族史，否认药物、食物过敏史。

2. 相关检查。T 38.3 ℃，P 90次/分，R 18次/分，BP 113/58 mmHg。血常规：白细胞 $17.1 \times 10^9$/L，中性粒细胞 84.6%。超敏 C 反应蛋白：240.77 mg/L。呼吸道病毒四联抗原：无殊。CT：慢性支气管炎、肺气肿，两肺间质性炎症。

3. 望诊：少神，面赤，咳嗽，痰黄黏，舌红，苔薄黄腻。闻诊：喉中有痰声，气息粗促，双肺呼吸音粗。问诊：发热，咳嗽咳痰，痰黄黏，量多，咳痰不爽，畏寒寒战，胸胁胀满，咳时引痛，无鼻塞流涕，无咽干咽痛，有口干欲饮，少许头晕，无恶心呕吐，纳差，睡眠差，二便无殊，丧偶，子女体健。切诊：脉弦滑而数，腹平软，全腹无压痛及反跳痛，双下肢无水肿。

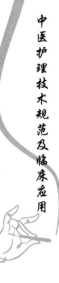

西医诊断：社区获得性肺炎，非重症。

中医诊断：风温肺热病—痰热壅肺证。

## （一）辨证思路

1. 辨病分析。患者老年男性，急性起病，步入病房，畏寒发热，咳嗽咳痰，痰多，质稠色黄，咳嗽气息粗促，喉中有痰声，咳吐不爽，胸胁胀满，面赤，身热，舌质红，苔薄黄腻，脉弦滑数。故属中医之风温肺热病、西医之社区获得性肺炎。

2. 辨证分析。痰热壅阻肺气，肺失清肃，故咳嗽气息粗促，痰多质黏稠、色黄、咳吐不爽；痰热郁蒸；热伤肺络，故胸胁胀满，咳时隐痛；肺热内郁，则有身热、口干欲饮；舌质红，苔薄黄腻，脉弦滑数均为痰热壅肺之征。

3. 治护法则。本案例为痰热壅肺之证，以清热化痰，肃肺止咳为主。

## （二）治疗过程及辨证施护

患者因"发热3天"来院就诊入院，遵医嘱予抗生素抗炎治疗，氨溴索针化痰治疗，予中药清金化痰汤加减7剂口服，中药超声雾化吸入，每天1次。

1. 病情观察。密切观察发热的热型、程度、时间及患者的神志、生命体征的变化。密切观察咳嗽的性质、程度、持续时间、规律以及咳痰的颜色、性状、量及气味，有无喘促、发绀等伴随症状。

2. 辨证施膳。饮食宜凉润、滋阴、润肺，忌辛辣、刺激、过咸、过甜、油腻食物，痰热壅肺证患者宜进食清热化痰、肃肺止咳的食物，如竹笋、枇杷等。

3. 辨证施教。

（1）起居护理：保持室内空气新鲜流通，温湿度适宜。指导患者戒烟，室内勿放鲜花等可能引起过敏的物品，避免花粉及刺激性气体的吸入。在寒冷季节或气候转变时，嘱患者及时增减衣物，勿汗出当风。在呼吸道传染病流行期间，尽量避免去人群密集的公共场所，避免感受外邪诱发或加重病情。劳逸结合，起居有常，保证充分的休息和睡眠，病情加重时减少活动量。嘱患者经常做深呼吸、腹式呼吸和缩唇呼吸联合运用，提高肺活量，改善呼吸功能。

（2）情志护理：多与患者沟通，鼓励患者，避免思虑过度，指导其保持积极乐观情绪。指导患者采用移情相制疗法，转移其注意力，淡化甚至消除不良情志；针对患者焦虑或抑郁的情绪变化，可采用暗示疗法或顺情从欲法。鼓励患者家属多陪伴患者，给予患者心理支持。

4. 辨证施药。遵医嘱使用抗生素，观察疗效和不良反应。中药清金化痰汤加减，汤剂宜偏凉服，服药后注意观察寒热、汗出、咳嗽及咳痰的情况。

5. 辨证施术。遵医嘱使用中药超声雾化吸入治疗，患者取半卧位，连接雾化器，检查性能，水槽内加冷蒸馏水 250 mL，液面高约 3 cm、罐内放入中药液 30～50 mL，拧紧罐盖放入水槽，并盖紧水槽。根据需要调节雾量，将面罩扣住患者口鼻部，指导用口深吸气，用鼻缓慢呼气，直到药液吸尽。每天予雾化治疗 1 次。

### （三）小结

患者肺痰热壅阻肺气，肺失清肃，治以清热化痰、肃肺止咳为主。中药清金化痰汤加减以清热化痰，予每天 1 次中药超声雾化吸入技术，促进痰液排出。治疗 4 天后患者体温恢复正常，仍有咳嗽咳痰，痰白质稀，无畏寒寒战等不适，听诊双肺呼吸音粗，未闻及干湿啰音，复查 CT 示：慢性支气管炎、肺气肿，两肺炎症，较前（2023 年 4 月 10 日）吸收、好转。参考中华人民共和国中医药行业标准中的《中医内科病证诊疗效标准》之《风温肺热病的诊断依据、证候分类、疗效评定标准》疗效评价为有效。（临床痊愈：临床症状、肺部体征基本消失或全部消失；肺部影像学检查提示阴影基本或全部吸收；显效：临床症状、肺部体征大部分消失；肺部影像学检查提示阴影大部分吸收；有效：临床症状、肺部体征均有所好转；肺部影像学检查提示阴影有所吸收；无效：临床症状、肺部体征无明显改善，甚至或有加重；肺部影像学检查提示阴影未见吸收，甚至或有加重。）

（浙江中医药大学附属第二医院）

# 第二章　外科疾病

## 第一节　颈痈（风热痰毒证）

### 一、引言

颈痈是指感受风热湿毒，气血被毒邪壅塞于皮肉之间，继而炼液成痰，痰毒互阻，结块而肿的急性化脓性疾病。通过本案例的学习，让大家熟悉风热痰毒证颈痈的临床表现，具备识别颈痈的能力，能正确运用贴敷疗法，提高临床中医辨证施护能力。

### 二、背景介绍

颈痈是发生在颈部两侧的急性化脓性疾病，相当于西医的颈部急性化脓性淋巴结炎。其临床特点多见于儿童。冬春易见，初起时局部肿胀，灼热、疼痛而皮色不变，肿块边界清楚，具有明显的风温外感症状。目前，西医多采用及早、大量应用抗生素，成脓者切开排脓为治疗手段。而中医内外同治有着显著的优势，众多临床研究也证实了中医治疗具有特色优势，安全有效，更为患者所接受。

### 三、临床案例

患者，男，18岁，学生，发病节气：立冬。因"右颈部结块肿胀疼痛2天伴发热"入院。患者1周前曾有上感发热咽痛史，目前已趋痊愈。2天前右颈部结块、肿胀、疼痛，伴恶寒、头痛、恶心、口渴。今晨起自觉症状加重，伴高热，来院就诊，于2022年11月16日门诊拟"急性淋巴结炎"收住入院。

1. 既往史。既往体健，否认家族史，否认药物、食物过敏史。

2. 相关检查。T 38.8 ℃，P 98次/分，R 19次/分，BP 116/68 mmHg。血常规：白细胞 $10.1 \times 10^9$/L，中性粒细胞72%，淋巴细胞20%。

3. 望诊：神疲，面色红，右颈部结块，皮色不变，舌质红，舌苔黄。闻诊：心肺无异常，有口气。问诊：恶寒发热，有汗出，触痛，疼痛波及右耳后，活动或吞咽时加重，疼痛评分3分，口苦咽干，纳差，睡眠差，大便干，小便黄。切诊：脉滑数，身热，右颈部结块，约 4 cm×3 cm 肿胀，微有灼热，皮色不变，质中，活动度不大。

西医诊断：颈部急性淋巴结炎。

中医诊断：颈痈-风热痰毒证。

**（一）辨证思路**

1.辨病分析。患者1周前曾有上感发热咽痛史，主要表现为局部结块、红肿热痛，伴全身发热，故属中医之颈痈、西医之急性淋巴结炎。

2.辨证分析。感受风温、风热之邪是颈痈的主要病因。

患者1周前曾有上感发热咽痛史，邪毒未尽，蕴于少阳、阳明之络，气血凝滞，而成局部结块，局部皮肤发红，皮温升高，正邪相争而出现恶寒发热症状；口渴咽干，大便干，均为热象；邪热熏灼于舌，故见舌红苔黄。邪毒未尽，脾湿健运，津液耗伤，见恶心，纳呆，口渴，便干。病位在颈部，与脾、胃脏腑关系密切。综上，本病辨为颈痈之风热痰毒证。

3.治护法则。本案例为风热痰毒之证，以疏风清热、散结消肿为主。

**（二）治疗过程及辨证施护**

患者因"右颈部结块肿胀疼痛2天伴发热"就诊入院，遵医嘱予抗炎补液治疗，中药牛蒡解肌汤加减7剂口服，每天1次中医护理技术贴敷疗法。

1.病情观察。观察颈部肿块的大小、皮肤的颜色、温度的变化，及其他伴随症状，如寒热、胃纳、睡眠及大小便情况。

2.辨证施膳。饮食清淡为主，多饮水，多食新鲜蔬菜及水果，如白菜、胡萝卜、苹果等。避免荤腥油腻之品。风热痰毒证宜食用清凉解毒之品，食疗方可选用冬瓜汤、银花蒲公英茶，脾胃虚弱者，宜食大枣粥、薏苡仁粥等。

3.辨证施教。

（1）起居护理：病室宜清洁，空气宜新鲜，温湿度适宜。注意个人卫生，保持皮肤清洁干爽，勤洗澡更衣，勤修指甲，切勿用手搔抓、挤压、挑刺等。服装穿着宜舒适、宽松，勤洗、勤换、勤晒。发热患者应卧床休息，减少活动。

（2）情志护理：采用解惑法，关心体贴患者，经常与之交谈，并开导患者，耐心讲解病因及治疗过程，使患者了解病情，消除其紧张、恐惧、焦虑心理，保持心情舒畅，积极配合治疗。

4.辨证施药。指导患者避免擅自使用抗生素、退热药物等，需在医生指导下使用。中药以牛蒡解肌汤加减，汤剂宜饭后温服。颈痈结块者外贴敷物应着力于消散，应用金黄膏贴敷时紧贴患处，药物范围应大于炎症直径，注意外贴敷物如引起过敏反应时，应即停用。

5.辨证施术。遵医嘱使用贴敷疗法，第一步评估患者局部皮肤情况，贴敷局部作清洁处理，协助取合适体位，暴露患处，注意保暖，必要时屏风遮挡；第二步调制药物，将药末倒入碗内，用赋型剂调制成糊状，取下原敷料，以生理盐水棉球擦洗皮肤上的药迹，观察创面情况及贴敷效果；第三步根据贴敷面积，取大小合适的棉纸，用压舌板将所需药物均匀地平摊于棉纸上，厚薄适中，将摊好药物的棉纸四周反折后敷于患处，以免药物受热溢出污染衣被，加盖敷料，以胶布固定。贴敷面积应超过肿疡范围1~2 cm，一是防止毒邪扩散，起箍毒作用；二是通过药物作用以束毒邪，提脓拔毒，第四步贴敷后，注意观察局部情况，若出现红疹、瘙痒、水疱等过敏现象，应暂停使用，并报告医生，配合处理。反复此操作直至患者疼痛减轻，局部结块消失，每天1次。

## （三）小结

患者以感受风温、风热之邪为其主要病因，故以疏风清热、散结消肿为其治护法则。中药以牛蒡解肌汤加减以疏风清热、散结消肿，予每天1次贴敷疗法，以散结消肿，从而使右颈部结块消散。治疗3天后患者右颈部结块消散，疼痛消失，体温恢复正常，大便每天1次，睡眠时间大于6 h，参考国家中医药管理局发布的《中医病证诊断疗效标准》（1994年出版）：疗效评价为治愈。（治愈：未化脓者局部肿块消散，溃后创口愈合，发热等全身症状消退；好转：全身症状消退，局部红肿热痛减轻，肿块僵硬缩小者；未愈：局部及全身症状加重。）

（浙江中医药大学附属第三医院）

# 第二节 乳痈（气滞热壅证）

## 一、引言

乳痈是由热毒入侵乳房所引起的一种化脓性疾病。通过本案例的学习，让大家熟悉乳痈的临床表现，具备识别乳痈不同分期的能力，能正确运用中医手法排乳技术，提高临床中医辨证施护能力。

## 二、背景介绍

哺乳期乳腺炎，又称之为急性乳腺炎，属中医学"乳痈"范畴之"外吹乳痈"，是产后哺乳期妇女最常见的化脓性疾病，发病率为 9.5% ~ 16%，尤以初产妇多见，多在产后 3 ~ 4 周发生，通常表现为乳房局部红、肿、热、痛，乳汁排出不畅，严重者出现畏寒、高热等全身症状，甚至可能因为治疗不及时形成脓肿，导致治疗时间延长，一定程度上影响正常母乳喂养。

目前，西医多采用及早、大量应用抗生素，成脓者切开排脓，停止哺乳为主要治疗手段。而中医内外同治乳痈有着显著的优势，众多临床研究也证实了中医治疗具有其特色优势，无需停止哺乳，安全有效，更为患者所接受。

## 三、临床案例

患者，女，28 岁，公司职员，已婚，初产妇，发病节气：立冬。因"哺乳 1 月余，左乳红肿伴疼痛 10 天"入院。患者 1 月余前顺产产下 1 子，产后开始母乳喂养。10 天前，患者无意中发现左乳有一枚肿块，约鸡蛋大小，疼痛明显，伴有皮肤发红，伴发热，最高体温 38.5 ℃，无畏寒，乳头无异常溢血等不适。自服头孢后热渐退，在家自行通乳，自觉左乳红肿热痛反复发作。患者至乳腺科就诊，查乳腺超声：左乳局部炎症性改变。于 2022 年 11 月 16 日门诊拟"左乳急性乳腺炎"收住入院。

1. 既往史。既往体健，否认家族史，否认药物、食物过敏史。

2. 相关检查。T 38.6 ℃，P 96 次 / 分，R 18 次 / 分，BP 108/62 mmHg。血常规：白细胞 $10.2 \times 10^9$/L，中性粒细胞 78%，淋巴细胞 20%，红细胞 $4.36 \times 10^{12}$/L。B 超：左乳炎症性改变。

3. 望诊：神疲，面色红，双乳不对称，左乳较肿胀，左乳外上象限局部红肿，左乳乳头皲裂，舌红，苔黄腻。闻诊：心肺无异常，有口气。问诊：恶寒发热，有汗出，左乳胀痛，泌乳不畅，疼痛评分 4 分，产后饮食多为油腻滋补之品，口苦咽干，纳差，睡眠差，大便干，小便黄。已婚，无流产史，1 月前产下一子，哺乳期，配偶及儿子体健。

切诊：脉弦数，身热，左乳外上象限扪及一3 cm×3 cm大小的肿块，边缘清楚，质韧，压痛明显，无波动感，周边腺体组织增厚，皮温略高。

西医诊断：急性乳腺炎。

中医诊断：乳痈－气滞热壅证。

**（一）辨证思路**

1.辨病分析。患者产后1月余以左乳肿胀疼痛伴发热为主要表现，乳房局部结块，乳汁淤积，红肿热痛，伴全身发热，故属中医之外吹乳痈、西医之急性乳腺炎。

2.辨证分析。乳汁淤积、肝郁胃热、感受外邪是乳痈的主要病因。

女子乳头属肝，肝主疏泄，调节乳汁分泌，患者初产妇，哺乳经验不足，乳头皲裂疼痛，惧怕哺乳，情志内伤，肝气不疏，肝郁气滞，导致乳汁蓄积；乳房属胃，乳汁为气血所化，源于脾胃，初产妇体虚，加之饮食荤腥厚味，脾失健运，阳明胃热壅滞，乳络闭阻不畅，气血凝滞；乳头皲裂，乳儿口中热毒之气侵入乳孔，使邪热蕴阻于肝胃之经，乳络郁滞不通而成肿块。局部皮肤发红，皮温升高，正邪相争而出现恶寒发热症状；口苦咽干、大便干、小便黄均为热象；邪热熏灼于舌，故见舌红苔黄腻。肝气郁结，疏泄失常，气郁不利致经脉拘束，则见弦脉。病位在乳络，与肝、脾、胃脏腑关系密切。综上，本病辨为乳痈之气滞热壅证。

3.治护法则。乳痈以"通"为治，本案例为气滞热壅之证，以疏肝清热、通乳消痈为主。

**（二）治疗过程及辨证施护**

患者因"哺乳1月余，左乳红肿伴疼痛10天"就诊入院，遵医嘱予中药瓜蒌牛蒡汤加减7剂口服，每天1次中医手法排乳技术。

1.病情观察。观察乳房局部有无肿块、肿块的大小、数量，皮肤的颜色、温度的变化，乳汁的分泌情况，及其他伴随症状，如寒热、胃纳、睡眠及大小便情况。

2.辨证施膳。饮食清淡，多饮水，避免荤腥油腻之品，避免催生乳汁的食物。气滞热壅证宜食用疏肝清热、通乳消痈食品，食疗方可选用萝卜丝汤、丝瓜百合汤。

3.辨证施教。

（1）起居护理：室温适宜，保持乳房局部清洁，乳头发生皲裂时，哺乳前温水清洗乳头，哺乳中注意正确喂养姿势，哺乳后可用蛋黄油、西瓜霜等涂抹乳头，哺乳前用温水洗净；乳房用乳罩托起，可减轻牵拉引起的疼痛；定时哺乳，哺乳时尽量排空乳汁，以防乳汁淤积；自己按摩时避免使用蛮力，容易导致乳腺管的受损而加重症状。

（2）情志护理：采用开导法，劝导、安慰、鼓励患者，避免思虑过度，肝气郁结易导致乳汁排泄不畅而淤积成块，指导患者采用移情法，选用角调五行音乐，如《蓝色多瑙河》等，自我调适情志，保持心情舒畅，情绪稳定。

4.辨证施药。指导患者避免擅自使用抗生素、退热药物等，需在医生指导下使用。中药瓜蒌牛蒡汤加减，汤剂宜饭后温服。可用具有清热解毒、消肿止痛功效的清热凉血膏等中药局部外敷，注意外敷药物如引起过敏反应时，应即刻停用。

5.辨证施术。遵医嘱使用中医手法排乳技术，患者坐位或平卧位，第一步取适量的介质涂抹于乳房部位，触诊评估明确肿块的部位、大小、数量、局部温度等；第二步采用点按法取膻中、灵墟、神封、屋翳、膺窗、天池、乳根、期门、乳中等穴，每穴点按5次；第三步一手托起患侧乳房，一手提捏乳头，用示指、中指环绕式放松乳晕，再用按压手法从乳晕排出积乳；第四步交替采用摩法、点揉法、推法、擦法、梳法，呈放射状从乳房基底部沿乳腺导管向乳晕方向按摩3～5 min，待乳汁积于乳晕部时，一手提捏乳头，按压乳晕各象限排空乳晕处乳汁，肿块部位采用揉三通一的方法疏通乳汁，反复此操作直至宿乳呈喷射状排出，结块消失、乳房松软、积乳排尽、疼痛明显减轻为度，每日一次。

## （三）小结

患者以乳汁淤积、肝郁胃热、感受外邪为其主要病因，故以疏肝清热，通乳消痈为其治护法则。中药以瓜蒌牛蒡汤加减以清热解毒，通乳消痈，予每天1次中医手法排乳技术，以理气散结，疏通乳络，从而使乳汁通畅排除积乳。11月18日，患者左乳结块消散，胀乳时疼痛评分1分。体温恢复正常，大便每天1次，睡眠时间大于6 h，参考国家中医药管理局发布的《中医病证诊断疗效标准》（1994年出版）进行判定，疗效评价为治愈。（治愈：全身症状消失，肿块消散，疮口愈合；好转：全身症状消失，局部肿痛减轻，或疮口尚未愈合；未愈：反复"传囊"或形成乳漏。）

（浙江省中医院）

## 第三节　湿疮（血虚风燥证）

### 一、引言

湿疮是一种反复发作的过敏炎症性皮肤病。通过本案例的学习，让大家熟悉湿疹的临床表现，具备识别不同证型湿疹的能力，能正确运用中医刺络拔罐技术，提高临床中医辨证施护能力。

### 二、背景介绍

慢性湿疹是临床常见的皮肤病，现代医学角度来说未有明确的成因，中医历代医家多认为外因与湿、风、热等关系密切，内因与脾、肝等有关，属中医学"湿疮"范畴。病情反复不愈，可持续数年甚至数十年，严重影响患者的生活质量。

目前西医对于湿疹的治疗大多采用内服抗炎、抗过敏，外用糖皮质激素乳膏等药物。虽短期暂有好转，但容易复发。近年来中医药，尤其是中医外治技术在慢性湿疹治疗方面取得良好效果，其中刺络拔罐技术因其在皮肤科领域的应用中见效快、疗程短、不易复发，逐渐成为替代疗法的一种趋势，并因其安全有效，更易为患者接受。

### 三、临床案例

患者，男，58岁，农民，已婚，发病节气：夏至。因"小腿散在性皮疹伴瘙痒10余年，加重1周"入院。患者10余年前无明显诱因下小腿出现散在性皮疹，对称分布，伴瘙痒剧烈，伴头晕乏力，夜间为重，皮疹经久不愈，服用止痒抗过敏等药物疗效不著。1周前劳累后症状加重，小腿皮损为暗红色斑丘疹，部分融合增厚呈苔藓样变，表面有脱屑、抓痕、血痂，周围散在丘疹。皮温不高，无破溃及渗出，无脓性疱疹，皮肤粗糙肥厚，干燥，瘙痒剧烈，夜寐差，口干不欲饮。精神软，胃纳欠佳，大便偏干，小便无殊。舌淡苔白，脉弦细。于2022年5月16日门诊拟"慢性湿疹"收住入院。

1.既往史。既往体健，否认家族史，否认药物、食物过敏史。

2.相关检查。T 36.8 ℃，P 78次/分，R 20次/分，BP 110/70 mmHg。

3.望诊：神疲，面色欠华，小腿散在性丘疹，对称分布，为暗红色斑丘疹，部分融合增厚呈苔藓样变，表面有脱屑、抓痕、血痂，周围散在丘疹，高出皮面，皮温不高，无破溃及渗出，无脓性疱疹。舌淡苔白。闻诊：心肺无异常，无明显异味。问诊：无发热，有汗出，无周身疼痛，左小腿散在性皮疹伴瘙痒剧烈，伴头晕乏力，夜间为重，夜寐差，口干不欲饮，大便偏干，小便无殊。已婚，配偶及子女体健。切诊：脉弦细，小腿散在皮疹，皮疹色暗，高出皮面，皮温不高，皮肤粗糙肥厚，干燥，压痛明显。

西医诊断：慢性湿疹。

中医诊断：湿疮-血虚风燥证。

**（一）辨证思路**

1. 辨病分析。患者小腿外侧出现散在性皮疹，对称分布，伴瘙痒剧烈，皮损为暗红色斑丘疹，部分融合增厚呈苔藓样变，表面有脱屑、抓痕、血痂，周围散在丘疹，慢性病程，反复发作，缠绵难愈。故属中医之湿疮、西医之慢性湿疹。

2. 辨证分析。素体禀赋不耐，饮食不节，感受外邪是湿疮的主要病因。

患者久病耗伤阴血、脾虚气血生化不足、风湿热邪蕴久化热，均可耗伤阴血，致肌肤失养，皮肤干燥；血虚生风化燥，则瘙痒剧烈，皮疹色暗或色素沉着，皮肤粗糙肥厚；气血两亏，阴血不足则见头晕乏力，口干不欲饮，心神失养则寐差，正不胜邪故常反复难愈；舌淡苔白，脉弦细，皆为阴血亏虚、津液耗伤之象。病位在肌肤。综上，本病辨为湿疮之血虚风燥证。

3. 治护法则。本案例为血虚风燥之证，以疏风养血、润燥止痒为主。

**（二）治疗过程及辨证施护**

因"小腿散在性皮疹伴瘙痒10余年，加重1周"就诊于中医护理门诊，遵医嘱予四物消风散加减口服，每周1次刺络拔罐技术。取皮损部位及大椎、双侧曲池、膈俞、肺俞、脾俞、血海、三阴交、足三里等穴，治疗第4次后患者症状明显改善，治疗7次后瘙痒症状好转，皮损明显好转，后反馈今年已无复发。

1. 病情观察。密切观察皮疹情况、瘙痒程度及有无其他伴随症状，如寒热、胃纳、睡眠及大小便情况。若患者皮肤反复滋水淋沥，浸润成片，奇痒难耐，及时处理，观察和分析影响病情的各种因素，如生活环境、饮食习惯等，及时给予调整。

2. 辨证施膳。饮食宜清淡，多食新鲜蔬果。忌食辛辣刺激及荤腥之品，如海鲜、香菇、牛肉、羊肉等。宜食具有养血润肤作用的龙眼肉莲子粥、何首乌桑葚大枣粥、菠菜瘦肉粥等。

3. 辨证施教。

（1）起居护理：室内保持通风，温湿度适宜，避免蚊虫叮咬，勿用肥皂热水洗漱，保持病变部位皮肤清洁，防止搔抓及不良刺激，以防感染。起居有常，保证充足的睡眠，保持床铺衣物清洁，内衣应宽大柔软，以棉织品为宜。

（2）情志护理：湿疮患者常因病情反复发作，奇痒难忍，造成较大的心理压力，易产生急躁、恼怒或悲观情绪，对治疗失去信心。因此，加强情志疏导尤为重要。采用开导法，劝导、安慰、鼓励患者，保持乐观情绪，正确对待病情，树立信心，坚信"湿疮并非不治之症"，积极配合治疗，以利疾病的恢复。

4. 辨证施药。指导患者避免擅自使用抗生素、激素类等药物，需在医生指导下使用。一般药物宜在进食后半小时服用。局部可选用以滋养为主的各种软膏剂、乳剂外涂。注意外敷药物如引起过敏反应时，应即刻停用。使用抗组胺药物治疗时，避免进行驾驶及高空作业。

5. 辨证施术。遵医嘱使用刺络拔罐技术，患者采取仰卧位或俯卧位，充分暴露患处。第一步局部常规消毒后，右手以握笔式持针，将针尖对准皮损区皮肤，迅速刺入 1～2 mm 深，留针 2 s 左右即出针，针距 1 cm 左右，由皮损边缘逐渐向中心点刺，皮损增厚明显处可稍密集点刺，针数多少视皮损大小而定。以针尖透过皮肤病变组织而又刚接触到正常组织的深度为宜。以有"穿透感"为宜。第二步用无菌棉球吸取血滴，迅速将火罐叩至出血部位，留罐 10 min。第三步取大椎、双侧曲池、膈俞、肺俞、脾俞、血海、三阴交、足三里等穴，局部常规消毒后，采用皮肤针叩刺，以皮肤潮红微出血为宜，局部拔罐后留罐 10 min，7 天治疗 1 次，10 次 1 个疗程。

## （三）小结

患者以阴血亏虚、津液耗伤为其主要病因，故以疏风养血、润燥止痒为其治护法则。中药以四物消风散加减以养血活血、祛风止痒，予每周 1 次刺络拔罐技术，以活血通络祛瘀、祛风除湿止痒，从而改善皮疹及瘙痒症状。治疗 7 次后患者瘙痒缓解，皮疹基本消退，大便每天 1 次，睡眠时间大于 6 h，症状缓解后巩固治疗了 3 次，一共治疗 10 次。参考国家中医药管理局发布的《中医病证诊断疗效标准》（1994 年出版），疗效评价为治愈。（治愈：皮损消退；好转：皮损消退 30% 以上；未愈：皮损消退不足 30%。）

（浙江省立同德医院）

# 第四节　白疕（血瘀证）

## 一、引言

白疕是一种与免疫相关的慢性复发性炎症性皮肤病。通过本案例的学习，让大家熟悉白疕的临床表现，具备辨识白疕不同证型的能力，能正确运用中药封包技术，提高临床中医辨证施护能力。

## 二、背景介绍

银屑病是一种以红色斑块、丘疹、斑丘疹以及鳞屑为主要表现的炎症性、免疫性的系统性疾病。古代文献记载有松皮癣、干癣、蛇虱、白壳疮等病名。现相当于"白疕"。约有0.4%亚洲人罹患此病，而我国银屑病患病率为0.47%，位于亚洲前列且呈逐年升高趋势。本病主要的皮疹特征为红色丘疹、斑丘疹、斑块，上覆厚层银白色鳞屑，可见蜡滴现象、薄膜现象、点状出血现象。其发病年龄以青壮年居多，具有冬季重、夏季轻的季节性特点。

治疗上，西医多采用系统口服甲氨蝶呤、维A酸类、糖皮质激素及外用维生素$D_3$衍生物及其复合制剂等方法，但多数药物短期效果明显，远期疗效尚不满意，并且停药后复发率较高。而中医内治根据本病的病因病机，以理法方药为治疗原则，同时联合特色外治疗法，因其费用小、副作用少、疗效确切等优点深受患者青睐。

## 三、临床案例

患者，女，21岁，销售人员，未婚，发病节气：立冬。因"双肘部红斑、脱屑伴瘙痒3年，再发加重1月"入院。患者于3年前无明显诱因下出现上肢红斑、鳞屑伴瘙痒，随后散发于躯干、下肢，在当地医院治疗后好转，但易复发，有明显季节性，冬日加重。1月前又出现双肘部红斑、脱屑伴瘙痒，自服药物后未见明显好转，于2022年11月10日门诊拟"银屑病"收住入院。

1.既往史。既往体健，否认药物、食物过敏史。

2.相关检查。T 36.9 ℃，P 88次/分，R 18次/分，BP 118/62 mmHg。血常规：白细胞$13.33 \times 10^9$/L，中性粒细胞73.2%。超敏C反应蛋白170.8 mg/L。

3.望诊：神清，面色欠华，双肘部可见手掌大小肥厚皮损，隆起明显，颜色深红，斑块上附有较厚鳞屑，并向外凸起，表面干燥无渗出，舌质紫暗有瘀点。闻诊：心肺无异常。问诊：双肘部活动时稍感疼痛，NRS评分2分，自觉瘙痒，入夜更甚，胃纳可，睡眠欠佳，二便正常。月经量少，色暗，夹有血块，未婚。切诊：脉涩，双肘部红斑皮温略高，Auspitz 征阳性。

西医诊断：银屑病。

中医诊断：白疕－血瘀证。

### （一）辨证思路

1.辨病分析。患者以双肘部红斑、脱屑伴瘙痒3年，再发加重1月为主要表现，皮损发于四肢，对称性，表面覆盖多层银白色干燥鳞屑，抓之有薄膜及出血点，故属中医之白疕、西医之银屑病。

2.辨证分析。肝肾不足，营血亏损，化燥生风，肌肤失养是白疕的主要病因。

病程日久，营血不足，气血循行受阻，经络不通，瘀于肌表，则皮损反复，不易消退，呈肥厚斑块状，颜色深红；瘀血内阻，耗伤津液，新血难生，则鳞屑较厚；经量少，色暗夹血块，舌质紫暗有瘀点，脉涩为气血瘀滞之象。病位在肌肤与肝、肾脏腑关系密切。综上，本病辨为白疕之气血瘀滞证。

3.治护法则。本案例为白疕之气血瘀滞证，以行气活血、化瘀通络为主。

### （二）治疗过程及辨证施护

患者因"双肘部红斑、脱屑伴瘙痒3年，再发加重1月"拟"银屑病"收住入院，遵医嘱予桃红四物汤加减7剂口服，每天1次散瘀膏中药封包。

1.病情观察。观察皮损形态、颜色、鳞屑多少、瘙痒程度及有无出血点，有无伴随发热、关节肿痛、全身不适等症状。

2.辨证施膳。饮食清淡为主，多饮水，多食富含植物蛋白的豆类食品和新鲜蔬菜、瓜果，忌烟酒、牛羊肉、辛辣食物，避免浓茶、咖啡等刺激性饮品。宜食用活血通络、祛风利湿之品，食疗方选用三七川芎炖母鸡。

3.辨证施教。

（1）起居护理：室温宜温暖舒适，干爽通风，避免着凉。适当锻炼身体，增强抵抗力，预防外感。红斑处用温水进行清洗，去除厚积的鳞屑，改善微循环，促进新陈代谢，忌用热水烫洗或摩擦患处。若局部瘙痒，避免强力抓挠，可用手轻轻拍打痒处，选择穿戴干净柔软的纯棉衣物。

（2）情志护理：白疕反复发作，加强与患者的沟通，增强患者战胜疾病的意志和信心，采用开导法，劝导、安慰、鼓励患者，避免急躁不安的情绪，忌怒，指导患者自我调适情志，保持心情舒畅，练习八段锦，舒缓身体，放松精神。

4.辨证施药。指导患者避免擅自使用刺激性过强的药物，需在医生指导下使用，桃红四物汤宜饭后温服。皮损厚者涂以具有散结化瘀功效的散瘀膏，使斑块消退，减少鳞屑，注意外敷药物如引起过敏反应时，应即刻停用。

5.辨证施术。遵医嘱使用中药封包技术，患者取舒适体位，第一步观察局部皮肤情况，根据皮损面积，用棉签将散瘀膏均匀地涂擦于皮损上，厚薄适中；第二步用不透水薄膜对涂药处进行封闭式包裹，松紧适宜，封包时间2 h，询问患者有无瘙痒、灼热等不适感受，每天1次。

## （三）小结

患者以营血不足，气血瘀滞，经络不通为其主要病因，故以行气活血、化瘀通络为其治护法则。中药以桃红四物汤加减以活血化瘀，每天1次予散瘀膏中药封包，以散结化瘀，软化皮损。治疗2周后患者双肘部皮损与正常皮肤平齐，红斑面积较前缩小，颜色为淡红色，可见糠皮状鳞屑，无瘙痒感，参考《中药新药临床研究指导原则（试行）》（郑筱萸主编，中国医药科技出版社，2002年版），以治疗前、后PASI评分变化为标准进行疗效评定，疗效指数=（治疗前PASI评分－治疗后PASI评分）/治疗前PASI评分×100%。疗效评价为显效。（①痊愈：患者PASI评分下降≥95%；②显效：60%≤患者PASI评分下降＜95%；③有效：30%≤患者PASI评分下降＜60%；④无效：患者PASI评分下降＜30%。）

（金华市中医医院）

# 第五节　蛇串疮（肝经郁热证）

## 一、引言

带状疱疹（蛇串疮、缠腰火丹）是由水痘－带状疱疹病毒感染引起的一种急性感染性皮肤病，以皮肤损害和神经病理性疼痛为主要表现。通过本案例的学习，让大家熟悉带状疱疹（蛇串疮）的临床表现，能正确运用灯火灸技术，提高临床中医辨证施护能力。

## 二、背景介绍

带状疱疹以病变皮肤出现簇集成群水疱，并沿一侧周围神经呈带状分布为临床特征。中医将其归为"蛇串疮""缠腰火丹"的范畴，其病因病机多因情志内伤、饮食不节，脾失健运，湿热内生，肝经火毒外溢肌肤而发或外感湿毒之邪蕴积肌肤而成。全球普通人群带状疱疹的发病率为每年 3/1000 ～ 5/1000，并逐年递增 2.5% ～ 5.0%。

目前临床治疗主要以抗病毒、止痛药物和激素治疗为主。既往研究表明，上述药物治疗虽能一定程度缓解临床症状，但毒副作用较大。灯火灸具有清热利湿、活血止痛的功效，与常规治疗方法相比，本疗法具有疗效显著、疗程明显缩短等优点，更易于被患者接受。

## 三、临床案例

患者，女，81 岁，退休人员，已婚，发病节气：立冬。因"左胁肋部出现簇状水疱伴有疼痛 3 天"入院。患者 3 天前无明显诱因下左胁肋部出现簇状水疱，乳房以下沿肋间神经分布，后背部未过中线，水疱疱壁紧张，皮损鲜红，伴疼痛不适，夜间明显，疼痛呈针刺样阵发性发作，未予规范诊治。今患者感左胁肋部疼痛加剧，为求进一步治疗，门诊拟"带状疱疹"于 2021 年 11 月 15 日收住入院。

1. 既往史。既往有"高血压病、焦虑状态"病史，否认家族史，否认药物、食物过敏史。

2. 相关检查。T 36.3 ℃，P 90 次 / 分，R 20 次 / 分，BP 106/69 mmHg。血常规：白细胞 $5 \times 10^9$/L，中性粒细胞百分比 52.9%，淋巴细胞百分比 35.3%。超敏 C 反应蛋白：3.9 mg/L。胸部 CT：两肺散在慢性感染性病变征象。

3. 望诊：神疲，焦虑面容，左胁肋部可见簇状水疱，乳房以下沿肋间神经分布，后背部未过中线。水疱疱壁紧张，皮损鲜红。舌质红、苔薄黄。闻诊：言语清晰，呼吸调匀，无口气。问诊：口苦咽干，易怒，水疱疹处阵发性疼痛呈针刺样，夜间明显，

NRS评分：4分，纳呆，夜寐不酣。大便干结、小便色黄。已婚，育有一儿一女，配偶及子女体健。切诊：脉弦数。

西医诊断：带状疱疹，高血压病，焦虑状态。

中医诊断：蛇串疮－肝经郁热证。

**（一）辨证思路**

1. 辨病分析。患者3天前以左胁肋部出现簇状水疱伴疼痛为主要表现，疱疹沿肋间神经分布，后背部未过中线，水疱疱壁紧张，皮损鲜红。疼痛呈阵发性针刺样发作，夜间加剧。故属中医之蛇串疮－肝经郁热证、西医之带状疱疹。

2. 辨证分析。患者年老体弱、情志内伤、外感毒邪是蛇串疮的主要病因。

患者年老体弱，情志不遂，肝气郁结，久郁化火，肝经火毒蕴积，夹风邪上窜胁肋故口苦易怒；外感毒邪，夹湿熏蒸肌肤而发出水疱，疱壁紧张，皮损鲜红。夹瘀而出现针刺样疼痛，夹血虚而夜间痛甚。肝气郁结，横逆犯胃，脾失健运，故纳呆，血虚痛甚，故夜寐不酣。肝郁化火，耗伤津液，则大便干结，热移于膀胱，则小便色黄。四诊合参舌红、苔薄黄、脉弦数均为肝经郁热之象。病位在左胁肋部局部经络，与肝脾关系密切，属本虚标实证。综上，本病辨为蛇串疮－肝经郁热证。

3. 治护法则。本案例为肝经郁热之证，以清肝火、解热毒为主。

**（二）治疗过程及辨证施护**

患者因"左胁肋部出现簇状水疱伴疼痛3天"收住神经内科住院治疗，遵医嘱予抗病毒、止痛、营养神经等对症处理，龙胆泻肝汤加减口服，每天1次灯火灸，5次为一疗程。

1. 病情观察。密切监测生命体征，观察疱疹的颜色、范围及进展与消退情况，观察疼痛的部位、性质、持续时间、伴随症状及二便、胃纳、睡眠等情况。

2. 辨证施膳。指导患者进食低盐低脂、清肝泻火的食品，如新鲜绿叶蔬菜、冬瓜、苦瓜、绿豆等，食疗方选用薏苡仁荸荠炖莲藕、赤小豆煮冬瓜。忌食辛辣刺激、油炸、腥发之品，如羊肉、辣椒等。

3. 辨证施教。

（1）起居护理：病室环境干燥凉爽，保持床单及衣物的整洁，穿宽松、棉质衣物，避免摩擦皮损，造成不适或创面感染。保持皮损处清洁干燥，忌用热水烫洗或碱性肥皂清洗皮肤。修剪指甲，加强手部卫生，避免搔抓皮损处。鼓励患者适当运动，如散步、做八段锦、打太极拳等。

（2）情志护理：患者发病初期，因缺乏了解蛇串疮相关知识，担心无法治愈及瘢痕遗留，又因疼痛，夜间难以入睡，产生紧张、害怕的消极情绪。采用开导法，劝导、安慰、鼓励患者倾诉，进行针对性的健康教育，讲解蛇串疮的相关知识，解除患者顾虑。避免恼怒等不良情绪刺激，指导患者采用移情法，选用角调、宫调音乐，如《江南好》《花好月圆》等，自我调适情志，保持心情舒畅，情绪稳定。

4. 辨证施药。

（1）中药口服：中药治以清肝火解热毒，方以龙胆泻肝汤加减。患者在服药期间如出现恶心呕吐、腹痛、食欲不振等不适症状时应及时报告医生，停止用药。每天2次，早晚凉服。

（2）阿昔洛韦注射给药：阿昔洛韦静脉滴注时宜缓慢，以减少对静脉的刺激。嘱患者摄入充足的水分，防止药物沉积于肾小管内，注意对肾功能的监测。

5. 辨证施术。遵医嘱使用灯火灸技术。协助患者取坐位，戴手套，查看疱疹的分布，确定"蛇头"和"蛇尾"，然后取灯心草蘸麻油1 cm，用无菌纱布吸去浮油，点燃，灯心火直接点触疱疹部位进行爆灸。先围圈式爆灸乳房以下疱疹的起始部位"蛇头"，再根据疱疹的走向，以疱疹密集处为中心，进行围圈式爆灸中间部分，中间部分可以根据疱疹的范围分多个圈进行围灸，圈与圈之间间隔4~5 cm，最后围圈式爆灸后背部疱疹的结束部位"蛇尾"。每个施灸的部位可以爆灸1~3壮，每天1次，5次为1个疗程。患者施灸5次后疱疹结痂脱落，疼痛缓解。

## （三）小结

患者年老体弱、情志内伤、外感毒邪是发病的主要病因，故以清肝火、解热毒为其治护法则。中药以龙胆泻肝汤加减口服清肝泻火，每天1次灯火灸，共施灸5次，以解发郁热之气，通痹止痛，从而促进带状疱疹水疱的结痂及缓解神经痛。经中西医结合治疗护理9天，患者左胁肋部及乳房以下簇状水疱消退，皮损结痂脱落，局部皮肤遗留少许暗红色的色素沉着，NRS评分0分，予出院。出院后30天随访未出现后遗症。疗效评价参照《中医病证诊断疗效标准》为治愈（治愈：疱疹消退、临床体征消失，无疼痛后遗症；好转：疱疹消退≥30%，疼痛明显减轻；未愈：疱疹消退<30%，仍有疼痛。）

（丽水市中医院）

# 第六节　丹毒（湿热毒蕴证）

## 一、引言

丹毒是以患部突然皮肤鲜红成片，色如涂丹，灼热肿胀，迅速蔓延为主要表现的急性感染性疾病。通过本案例的学习，让大家熟悉丹毒的临床表现，具备丹毒与接触性皮炎病的鉴别能力，能正确运用中药塌渍技术，提高临床中医辨证施护能力。

## 二、背景介绍

急性网状淋巴管炎，一般不化脓，很少有组织坏死，祖国医学对本病早有认识，《素问·至真要大论》有丹之名，属中医学"丹毒"范畴，根据发病部位不同又有不同名称，发于头面者称抱头火丹，发于胸腹腰胯者称内发丹毒，发于下肢足部者称流火，本病发无定处，好发于下肢和面部；其临床表现为起病急，局部出现界限清楚之片状红疹，颜色鲜红，如涂丹脂，皮肤灼热肿痛，不化脓，或伴高热畏寒及头痛等症状。

目前，西医多采用抗感染治疗，发热者口服解热镇痛剂，而中医内外同治有着显著的优势，众多临床实践也证实了中医治疗具有其特色优势，副作用少，治疗费用低，方便治疗，安全有效，更为患者所接受。

## 三、临床案例

患者，男，60岁，务农，已婚，发病节气：雨水。因"右小腿及足背红肿疼痛伴发热3天"入院。患者3天前在无明显诱因下出现右小腿及足背红赤肿胀，灼热疼痛，伴发热，无胸闷气促咳喘，无腹痛腹泻等症状，在当地卫生院予以阿洛西林针抗感染对症治疗效果不佳，上述症状加重，来院就诊，于2023年2月27日门诊拟"右足感染"收住入院。

1. 既往史。有高尿酸血症及高脂血症，口服非布司他及阿托伐他汀，控制可，否认家族史，否认药物、食物过敏史。

2. 相关检查。T 37.8 ℃，P 79次/分，R 20次/分，BP 132/79 mmHg。血常规：白细胞 $10.3 \times 10^9$/L，中性粒细胞89.9%，淋巴细胞19.4%，红细胞 $4.95 \times 10^{12}$/L，超敏C反应蛋白34.77 mg/L。右下肢血管B超：右下肢动脉硬化斑块形成、右下肢深、浅静脉显示血流通畅。

3. 望诊：精神倦怠，面色少华，右小腿水肿性红斑，撑急发亮，右足背红赤肿胀，与周围正常皮肤界限清楚，舌质红，苔黄腻。闻诊：心肺无异常，有口气。问诊：右小腿及足背灼热疼痛，疼痛评分4分，感身热不适、无汗出伴困倦乏力，不思饮食，夜寐不安，口苦咽干、大便干结，小便短赤。切诊：脉滑数，右小腿、足背按之肌肤灼热，无波动感。

西医诊断：右下肢急性网状淋巴管炎、右足背感染。

中医诊断：丹毒－湿热毒蕴证。

**（一）辨证思路**

1. 辨病分析。患者右小腿及足背红赤肿胀、灼热疼痛伴发热 3 天为主要表现，局部肌肤灼热，如涂丹脂，界限清楚，按之褪色，不化脓，无波动感，本病当属中医之丹毒、西医之右下肢急性网状淋巴管炎、右足背感染。

2. 辨证分析。饮食劳倦伤脾、痰湿内生、复受火毒之邪是丹毒的主要病因。

患者平素嗜食肥甘厚味之品，又因劳倦，伤及于脾，脾失健运，痰湿内生，郁久化热，脾气运行不畅，湿热下注，复受火毒外邪，湿热毒邪瘀结于下肢，郁阻肌肤，脉络受阻，故局部肿胀疼痛，实热之邪内扰营血则局部皮肤红赤，按之灼热；脾气不展、经络之气阻遏则困倦乏力，湿邪中阻，故见不思饮食，热扰心神则夜寐不安，湿性黏滞，与热交结，故易反复发作；邪正交争则见发热症状；口苦咽干，大便干结，小便短赤均为热结之证；舌质红，苔黄腻，脉滑数为湿热蕴结之象。病发于下肢，与脾、胃关系密切；综上所述，本病辨为丹毒之湿热毒蕴证。

3. 治护法则。本案例为湿热蕴结之证，以利湿清热解毒为治疗原则。

**（二）治疗过程及辨证施护**

患者因"右小腿及足背红肿疼痛伴发热 3 天"就诊收住入院，遵医嘱予中药五神汤合萆薢渗湿汤加减日服 1 剂，每天 2 次中药塌渍技术、西医予以抗感染、对症治疗。

1. 病情观察。观察局部皮肤有无红赤肿胀、肿胀消长及范围、性质，皮温的变化，患肢肿胀部位的周径，疼痛部位、程度、性质、持续时间，有无水疱，及伴随症状如寒热、胃纳、睡眠及大小便情况。

2. 辨证施膳。饮食以清淡为主，鼓励多饮水；湿热蕴结证宜利湿清热之品，食疗方可选用薏苡仁冬瓜汤、双花粥（金银花、北粳米各 30 g）夏令服尤佳。忌食辛辣刺激性食物（如花椒、辣椒、姜、蒜、芥末）及温热类食物（如芒果、荔枝、榴莲、龙眼肉等燥热上火的水果）；避免肥甘厚味生痰湿之品及海腥发物；禁忌暴饮暴食和酗酒。

3. 辨证施教。

（1）起居护理：注意床边隔离，室温适宜，洁具专用，嘱患者每天用温水洗脚，保持皮肤清洁，忌用热水烫洗局部皮肤；抬高患肢30°～40°；平素养成勤洗脚的习惯，保持下肢清洁卫生，鞋袜应勤晒，严防趾间糜烂继发感染而发本病。

（2）情志护理：采用开导法，劝导、安慰、鼓励患者，避免思虑过度，肝气郁结易导致郁而化火加重病情；指导患者采用移情法，选用宫调五行音乐，如《十面埋伏》等，自我调适情志；采用放松疗法，指导练习各种养生保健操如太极拳、拍打操等，放松心情，保持心情舒畅，情绪稳定。

4.辨证施药。中药五神汤合萆薢渗湿汤加减，水煎上、下午各1次，汤剂宜饭后温服，第三次煎后药液用来塌渍于患处；可用具有清热解毒、消肿止痛功效的中药局部罨敷，使用中药金黄散调敷，或者是马齿苋煎水冷塌或鲜蒲公英捣烂罨敷在丹毒红肿处，一天2次，在覆盖的薄膜上穿一些蜂窝状小孔；注意如疮面溃烂则不宜罨敷；外敷药物如引起过敏反应时，应立即停用。如有肌肤破损或足癣者待红肿消退后继续巩固彻底治疗；指导患者避免擅自加减药物（如使用抗生素、退热药物等），需在医生指导下使用。

5.辨证施术。遵医嘱使用中药塌渍技术，患者平卧位适当抬高患肢，第一步再次核对患者姓名、诊断、住院号、方药，评估明确治疗部位大小、皮温等。第二步介绍并解释，患者理解，暴露治疗部位，下垫治疗巾，注意隐私及保暖。第三步根据患者病症及患病部位不同，将所选药物煎汁去渣后并测温，用4～5层纱布浸透药液，轻拧至不滴水，塌渍患处。第四步在塌渍操作过程中敷布稍干即换，湿敷15～20 min，观察病情、治疗部位皮肤情况，询问患者有无不适。日行2次。7～10天为一疗程。

### （三）小结

患者以饮食劳倦伤脾、脾失健运、湿热内生，复受火毒之邪为其主要病因，故以利湿清热解毒、消肿止痛为其治护法则。中药以五神汤合萆薢渗湿汤加减以利湿清热解毒，予每天2次中药塌渍技术，以清热解毒、消肿止痛从而使腠理疏通、气血流通、调和血脉，深引热毒从内达外，下肢肿痛消退。治疗7天后患者右下肢肿胀疼痛明显减轻，疼痛评分1分，体温正常，二便调畅，夜寐安，参考国家中医药管理局医政司发布的《中医病证诊断疗效标准》（中华人民共和国中医药行业标准）–中国中医药出版2019：疗效评价为好转。（治愈：全身及局部症状消退，血象正常；好转：全身症状消退，局部症状未全消；未愈：全身与局部症状未能控制，出现"陷证"。）

（诸暨市中医医院）

# 第七节　油风（血热风燥证）

## 一、引言

油风是一种头发突然发生斑块状脱落的慢性皮肤病。通过本案例的学习，让大家熟悉油风的临床表现，具备识别油风不同证型的能力，能正确运用中医梅花针技术，提高临床中医辨证施护能力。

## 二、背景介绍

斑秃，又名圆秃，俗称"鬼剃头"，属中医学"油风"范畴，可发生于任何年龄，青年人多见，男女均可发病。正常人群中斑秃的发病率约为 0.1%～0.2%，其中，约 7%～10% 可表现为中重度斑秃。通常表现为头发突然成片迅速脱落，脱发区皮肤光滑，边缘的头发松动，容易拔出，拔出时可见发根近端萎缩。斑秃不仅影响美观，而且对患者的心理健康和生活质量产生极大的负面影响。

目前，西医治疗主要是糖皮质激素、口服免疫抑制剂、注射生物制剂及局部外搽糖皮质激素、米诺地尔或光电治疗等方法，但存在疗程长、起效慢、不良反应多等问题。而中医内外同治油风有着显著的优势，众多临床研究也证实了中医治疗具有其特色优势，安全有效，起效迅速，更易为患者接受。

## 三、临床案例

患者，女，31 岁，公司职员，已婚，发病节气：白露。因"头发片状脱落 2 月余，加重 3 天"入院。患者近大半年来工作繁忙，精神紧张，压力较大，睡眠不足。2 个月前无意中突然发现枕后有一片状脱发，几天后头顶部又发现两处脱发。曾自行服用谷维素等，未见好转，曾在当地医院治疗，诊断为"普秃"，予泼尼松、米诺地尔、中药内服等治疗，未见明显好转。3 天前上述症状加重，患者至皮肤科就诊，经系统检查无异常。门诊于 2022 年 9 月 8 日拟"斑秃"收住入院。

1. 既往史。既往体健，否认家族史，否认药物、食物过敏史。

2. 相关检查。T 37.1 ℃，P 96 次/分，R 19 次/分，BP 121/76 mmHg。拉发实验（＋），显微镜检查示：斑秃边缘头发发根下端萎缩。皮肤镜检查示：脱发区可见黄点征，短毳毛样发。甲状腺功能及免疫功能均无明显异常。

3. 望诊：形体偏瘦，神疲，心烦，焦虑不安，枕后有一片状脱发，约 3 cm×1 cm，呈上粗下细的感叹号样，头顶部见两处硬币大小斑状脱发，脱发处皮肤光滑发亮呈椭圆形，脱发区边缘头发松动易拔。舌红，苔薄黄。闻诊：心肺无异常，无口气；声调低，语速较快。问诊：头皮瘙痒、烘热，伴心烦易怒，失眠多梦。平素喜食辛辣油腻之物，渴喜饮凉水，胃纳一般，大便不成形，小便正常。月经初潮 14 岁，3～7/20～35，已婚，育有一女，无流产史，配偶及女儿均体健。切诊：脉弦数。

西医诊断：斑秃。

中医诊断：油风－血热风燥证。

**（一）辨证思路**

1. 辨病分析。患者以枕后突然出现一处片状脱发，头顶部可见两处脱发为主要表现，脱发处皮肤光滑发亮呈椭圆形，脱发区边缘头发松动易拔，伴有头皮瘙痒、烘热，伴心烦易怒，失眠多梦，故属中医之油风、西医之斑秃。

2. 辨证分析。过食辛辣，暗耗阴血，血热生风，上窜颠顶是油风的主要病因，同时与血热生风相关。

发为血之余，患者喜食辛辣油腻之品，加之长时间工作，暗耗阴血，血虚不能荣养肌肤，腠理不固，风邪乘虚而入，风盛血燥，发失所养则脱发；风热随气上窜于巅顶，故感头皮瘙痒、烘热；血热上扰心神，则失眠多梦；阴血不足，阴津不达，加之素体内热，故心烦，渴喜饮凉水；舌红，苔薄黄，脉弦数均为血热风燥之象。病位在毛发，与肝、肾关系密切。综上，本病辨为油风之血热风燥证。

3. 治护法则。油风以"清"为治疗原则，血热清则血循其经，本案例为血热风燥之证，以凉血息风、养阴护发为主。

**（二）治疗过程及辨证施护**

患者因"头发片状脱落 2 月余，加重 3 天"就诊入院，遵医嘱予中药四物汤合六味地黄汤加减 7 剂口服，每周 2 次梅花针技术。

1. 病情观察。观察脱发程度、范围、数量、区域，局部皮肤形态、颜色、有无毳毛、瘙痒、烘热程度，及其他伴随症状，如胃纳、情绪、睡眠及大小便情况。

2. 辨证施膳。加强营养，多食富含维生素之品，纠正偏食的不良习惯，忌食辛辣刺激性食物，避免浓茶、咖啡等刺激性饮品。血热者宜食清热解毒、凉血活血之品，食疗方可选紫草橄榄茶、茯苓槐花粥。

3. 辨证施教。

（1）起居护理：病室宜温暖舒适，湿度适宜，舒爽通风，安静整洁。冬季防止着凉，夏季避免头部暴晒，因时制宜，促进疾病康复。适当锻炼身体，增强抵抗力，预防外感。

可用手轻轻拍打痒处，避免搔抓及强力刺激，以免产生皮损。注意头发卫生，加强头发护理，发病期间不烫发，不染发、少用刺激性较大的洗发乳及护发素。

（2）情志护理：油风病程较长，且影响美观，对患者的心理健康和生活质量产生极大的负面影响。采用开导法，劝导、安慰、鼓励患者，避免忧思过度，肝气郁结导致病情加重。可指导患者选戴天然、舒适、透气材质制成的帽子或假发，以提升自信心，解除顾虑和烦恼；采用移情法，选用角调、羽调五行音乐，如《春风得意》《嘎达梅林》等，自我调适情志，保持心情舒畅，情绪稳定。

4.辨证施药。指导患者使用鲜毛姜（生姜）切片，烤热后涂擦脱发区，每天数次，也可在医生的指导下使用类固醇皮质激素内服外涂。中药四物汤合六味地黄汤加减，汤剂宜饭后温服。可用刺激头发生长的中药，如5%～10%斑蝥酊或10%辣椒酊局部外搽，每天数次，注意外搽药物如引起过敏反应时，应即刻停用。

5.辨证施术。遵医嘱使用梅花针技术，患者取坐位或俯卧位，第一步充分暴露叩刺部位，注意保护隐私及保暖。洗手，严格遵循无菌操作原则，戴一次性无菌手套，患者局部皮肤常规消毒，并再次检查梅花针具。第二步采用梅花针叩刺法取阿是穴（斑秃局部），配穴：肝俞、肾俞、血海等穴。第三步将梅花针针尖对准叩刺部位，使用手腕之力，将针尖垂直扣在皮肤上，并立即提起，动作连续。要求刺激强度由轻到重，以患者耐受为度。第四步穴位刺激要求：主穴给予梅花针叩刺至微出血为度，配穴叩刺至红晕为度，每隔3天治疗1次，每周2次，4周为1个疗程，连续治疗3个疗程。患者9月22日出院，予中医传统护理门诊继续积极治疗。

（三）小结

患者以过食辛辣、暗耗阴血、血热生风、上窜巅顶为其主要病因，故以凉血息风、养阴护发为其治护法则。中药以四物汤合六味地黄汤加减以凉血息风、养阴护发，予每天1次梅花针技术，以舒经通络、活血祛风，从而刺激头发生长。2022年9月30日二诊：脱发处可见散在斑块状细发再生，量稀质软，色淡黄，睡眠较前好转，心烦易怒，头皮烘热瘙痒未见明显好转；10月28日三诊：脱发处可见斑块状黄白色及少量黑色毛发长出，情绪较前稳定，头皮烘热瘙痒较前好转，11月30日四诊：头部可见斑块状毛发生长，部分毛发颜色由黄白变黑，大便偶见稀溏，舌淡红，苔薄黄，脉数。12月28日五诊：毛发基本长全，大部分头发由黄变黑，由细变粗，舌淡红、苔薄黄，脉数。3个月后随访，患者病情稳定，头发均匀生长，发质变粗，颜色逐渐变黑，夜寐较前明显改善，大便每天1次，睡眠时间大于7h，参考国家中医药管理局发布的《中医病证诊断疗效标准》（1994 年出版）：疗效评价为治愈。（痊愈：毛发停止脱落，脱发全部长出；显效：毛发停止脱落，脱发再生达 70% 以上；有效：毛发停止脱落，脱发再生达 30% 以上；无效：脱发再生不足 30% 或仍继续脱落。）

（宁波市中医院）

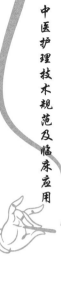

# 第八节　胆胀（肝胆气郁证）

## 一、引言

胆胀是由于胆腑气机失调导致的右胁部痛胀为主要表现的临床常见病。通过本案例的学习，让大家熟悉胆胀的临床表现，足少阳胆经的循经路线，能正确运用经络拍打技术，提高临床中医辨证施护能力。

## 二、背景介绍

慢性胆囊炎属中医学"胆胀"范畴，是胆囊的慢性炎症性病变，临床表现为反复的右上腹部疼痛，进餐后出现或夜间发作，可放射至后背，伴恶心、呕吐，或伴有消化不良等症状。它的发病率有逐年上升趋势，根据文献报道，人群中患病率约在10%左右，老年人可达40%左右，以40岁以上肥胖者多见。

目前西医主要采取抗感染、利胆、解痉或手术，配合低脂饮食的综合治疗方法，而中医药作为治疗胆胀的有效手段之一，方便经济、疗效确切，尤其在控制发作、减少副作用和降低复发率方面具有显著优势。

## 三、临床案例

患者，女，62岁，退休，适龄婚育，育有2子，发病节气：春分。因"右上腹胀痛不适3天"入院。患者3天前出现右上腹持续性胀痛不适，伴恶心呕吐来院就诊，门诊拟"胆囊炎伴胆囊结石"于2023年3月21日收住入院。

1. 既往史。既往体健，否认家族史，否认药物、食物过敏史。

2. 相关检查。T 37.1 ℃，P 98次/分，R 18次/分，BP 135/68 mmHg。血常规：白细胞 $11.25 \times 10^9$/L；腹部磁共振胰胆管成像：胆囊结石伴胆囊炎。

3. 望诊：神疲，形体肥胖，皮肤巩膜轻度黄染，舌红苔白。闻诊：心肺无异常，肠鸣音4次/分。问诊：右上腹持续性胀痛不适，连及右肩，NRS评分4分，遇怒加重，伴恶心呕吐，口干烦躁，偶有胸闷痞满，兼窜两胁，得嗳气则舒，小便黄，大便无殊，夜寐不安。切诊：脉弦，墨菲征阳性。

西医诊断：胆囊炎伴胆囊结石。

中医诊断：胆胀－肝胆气郁证。

### （一）辨证思路

1. 辨病分析。患者右上腹胀痛3天，放射至右肩，伴恶心呕吐，无畏寒寒战，墨菲征阳性，属于中医之胆胀、西医之胆囊炎伴胆囊结石。

2.辨证分析。胆囊炎症刺激，胆腑气机通降失常，气滞郁闭，气郁日久，血行不畅是胆胀的主要病因。

胆既是六腑之一，又隶属奇恒之腑，内藏胆汁，"肝之余气泄于胆，聚而成精"。胆以通为用，胆腑不通，胆汁排泄不畅阻于胆络则为胁痛、胁胀。患者平素情志不畅，肝气不疏，肝胆气郁，积于胸胁，故胸闷痞满；气郁克脾土，失于运化，损害脾胃正常的升降运化功能，故出现恶心呕吐；胆郁扰心，心神不宁，故夜寐不安。肝胆经脉互相络属而为表里，胆的功能要通过肝脏的功能来体现，情志不调会影响肝脏的疏泄功能，影响胆汁的排泄和分泌功能，从而身目黄染，进一步加重病情。肝胆气郁，日久不解，郁而化热，故有舌红苔白，脉弦之象。

3.治护法则。胆胀以"通"为治，本案例为肝胆气郁之证，以疏肝利胆、理气通降为主。

**（二）治疗过程及辨证施护**

患者因"右上腹胀痛不适3天"入院，遵医嘱抗炎补液治疗，中医予中药柴胡疏肝散加减7剂口服，每天1次中医经络拍打技术。

1.病情观察。观察右胁疼痛的性质、程度、持续时间及其他伴随症状；观察嗳气、恶心、呕吐的频率、程度；观察体温变化，若出现高热寒战，上腹剧痛，腹肌紧张，提示可能有胆囊化脓、穿孔等并发症，做好抢救及手术准备。

2.辨证施膳。宜低脂、低胆固醇饮食，宜疏肝利胆的食品，如苦瓜、芹菜、白菜、丝瓜等，忌食壅阻气机的食品，如豆类、红薯、南瓜等。

3.辨证施教。

（1）起居护理：病室安静、整洁、空气清新、温湿度适宜，衣物柔软宽松，急性发作时宜卧床休息，呕吐时及时清理呕吐物，并保持口腔清洁。

（2）情志护理：指导缓解疼痛的方法，如深呼吸、全身肌肉放松、听音乐等；采用开导法，劝导、安慰、鼓励患者，指导患者自我调适情志，保持心情舒畅，情绪稳定。

4.辨证施药。遵医嘱正确使用抗生素及解痉药物，观察药物反应及不良反应。指导患者饭后不宜立即平卧；中药汤剂宜少量温服，服药前用生姜汁数滴滴于舌面或姜片含于舌下，以减轻呕吐。

5.辨证施术。遵医嘱使用中医经络拍打技术，取两条大腿外侧中线足少阳胆经，足少阳胆经起于瞳子髎穴，沿下肢外侧中线下行，止于足窍阴穴，左右各44穴。遵循补则顺经而拍、泻则逆经而拍的原则，本病例为肝胆气郁证，为实证，因此，以逆经络而拍，即沿着下肢外侧中线由下往上方向。

患者坐位或平卧位，第一步明确足少阳胆经的经络循行路线。第二步对主要的穴位进行定位，如悬钟、阳陵泉、膝阳关、风市、环跳等。第三步用适宜的经络拍打工具在下肢外侧任一部位拍打几下，使皮肤有适应感，再由悬钟穴起始，沿着下肢外侧中线往上拍打，止于环跳穴。拍打时利用手腕力量、轻重适宜、力度要均匀、柔和有节奏感。第四步在悬钟、阳陵泉、膝阳关、风市、环跳或其他特别酸胀的穴位上，重复拍打该点加强刺激，拍打频率约 30 ~ 45 次 / 分，拍打高度 20 ~ 30 cm，拍打时间约 20 ~ 30 min，以局部皮肤微红为度。第五步重复上述动作，如此拍打 5 遍，每天 1 次。

## （三）小结

患者胆囊炎症刺激，胆腑气机通降失常、气滞郁闭、血行不畅为其主要病因，故以疏肝利胆、理气通降为其治护法则。西医上予抗炎补液治疗，中医上予中药柴胡疏肝散加减 7 剂口服，每天 1 次中医经络拍打技术，疏通胆经、调畅气机、行气活血，刺激胆经、促使胆汁分泌，缓解右胁胀痛等症状。经中西医治疗 1 疗程后，右上腹胀痛完全缓解，NRS 评分 0 分。参考《中药新药临床研究指导原则（试行）》（郑筱萸主编，中国医药科技出版社，2002 年版）：疗效评价为痊愈。（痊愈：治疗后各症状体征消失；显效：治疗后各症状体征明显减轻；有效：治疗后各症状体征有所减轻；无效：治疗后各症状体征无减轻或有加重。）

（浙江中医药大学附属第三医院）

# 第九节 痔疮（湿热下注证）

## 一、引言

痔是肛垫发生病理性肥大、移位，以及肛周皮下血管丛血流淤滞形成的团块，临床可见肛缘肿物隆起，灼热疼痛或局部有分泌物，便干或溏。通过本案例的学习，让大家熟悉混合痔的临床表现，能正确运用中药熏洗技术，提高临床中医辨证施护能力。

## 二、背景介绍

混合痔在临床上较为常见，因肛门的神经末梢十分敏感，患者常出现因疼痛而影响工作生活，严重影响患者的生活质量。临床主要采取手术进行治疗，但部分患者因各种原因无法行手术治疗而采用药物治疗。

西药治疗存在较多的副作用，而中药治疗存在副作用较少、疗效确切的优点。中药熏洗是药物通过皮肤孔窍、腧穴等部位，深入腠理、脏腑各部位，直接吸收，输布全身，以发挥其药理作用达到清热解毒、消肿止痛、祛风止痒、拔毒祛腐等作用。除了药物作用之外，温热刺激、机械物理等对局部的刺激，还能起到纠正脏腑、阴阳、气血的偏盛偏衰、补虚泻实、扶正祛邪等作用。

## 三、临床案例

患者，女，22岁，学生，发病节气：雨水。因"肛门肿物脱出伴便时疼痛、出血半月余"入院。患者于半月前无明显诱因下出现肛门肿物脱出伴疼痛，平日大便1日1次，黄软成形，偶伴便血，色鲜红，量少，点滴下落，无黏液便，无里急后重，无腹痛腹胀，无粪柱变扁变细，未予重视及正规治疗。后逐渐出现便后肛门肿物不能自行回纳，需用手托方能回纳。于2023年2月20日门诊拟"混合痔，陈旧性肛裂"收治入院。

1. 既往史。既往有阑尾炎手术史，否认心脑血管、肺、肝肾、内分泌系统疾病。否认药物及食物过敏史。否认输血史。

2. 相关检查。T 36.7 ℃，P 74次/分，R 18次/分，BP 93/60 mmHg。肛门前位见痔核脱出，后位见陈旧性裂口；肛门指检：距肛缘6 cm以下未及新生物，指套无染血。

3. 望诊：神清，精神可，肛门前位见痔核脱出，后位见陈旧性裂口。舌象：舌色红、苔黄腻。闻诊：心肺无异常，无口气。问诊：反复肛门肿物脱出伴疼痛、出血，色鲜红，点滴而下，肛内肿物外脱，需手托回纳，肛门灼热感。切诊：脉弦数，距肛缘6 cm以下未及新生物，指套无染血。

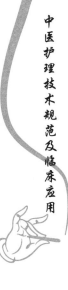

西医诊断：混合痔，陈旧性肛裂。

中医诊断：痔疮－湿热下注证。

## （一）辨证思路

1.辨病分析。患者反复肛门肿物脱出伴疼痛、出血，色鲜红，点滴而下，肛内肿物外脱，需手托回纳，肛门灼热，属中医"痔疮"范畴。

2.辨证分析。静脉壁薄弱加之饮食不节，过食辛辣，久坐为病因。

患者先天性动脉、静脉薄弱，兼因饮食不节、过食辛辣燥热内生，下迫大肠，故肛门肿物脱出伴疼痛，感肛门灼热；以及久坐，导致血液运行不畅，血液瘀积，热与血相搏，结滞不散而成，故偶有便血，点滴下落。病位在肛门，病变与肺、脾、胃、肾等脏腑关系密切。综上，本病辨为痔疮－湿热下注证。

3.治护法则。本案例为湿热下注之证，以清热利湿、消肿止血为主。

## （二）治疗过程及辨证施护

患者因"肛门肿物脱出伴便时疼痛、出血半月余"就诊于肛肠外科门诊，遵医嘱予龙胆泻肝汤加减口服，中药熏洗日2次对症治疗。

1.病情观察。注意观察患者排便困难及肛门疼痛情况，观察疼痛部位、性质、程度、伴随症状和持续时间；观察痔核大小及脱出情况；观察出血是否与粪便相混，或是排便前后滴血或射血；观察出血量、色及患者面色、神态、脉象等。出血多者注意观察面色、脉搏、神志、血压等变化，并做好配血输血的准备。

2.辨证施膳。饮食宜清淡，多吃新鲜蔬菜与水果，忌辛辣刺激、肥甘厚味之品，忌饮酒，以免助湿内生，加重病情。可食清热利湿之品，如绿豆、赤小豆、薏苡仁等。

3.辨证施教。

（1）起居护理：保持环境舒适、整洁，病室宜空气新鲜、通风凉爽。起居有常，劳逸适度，避免劳累。保持肛门清洁卫生，便后温水坐浴。宜穿干净、柔软、宽松的纯棉内裤。养成定时排便的习惯。起床前可行腹部顺时针按摩，促进肠蠕动。

（2）情志护理：本病缠绵，经久不愈。每遇下血，患者精神紧张，有恐惧感，且疼痛导致坐立不安、情志不遂、烦躁易怒，应予解释开导，消除患者紧张恐惧感，随时解释与疾病有关的医疗常识，使其保持心情舒畅，配合治疗。

4.辨证施药。润肠通便药，宜在早晨空腹或睡前1 h服用；清热泻火中药汤剂宜凉服，以助药力降泄；中成药宜在睡前服用，注意观察用药后效果与不良反应。局部疮面换药，注意无菌操作，防止交叉感染。

5. 辨证施术。遵医嘱使用中药熏洗技术，第一步评估患者主要症状、病史、舌质与舌苔、既往史、过敏史、对温度的耐受程度、熏洗部位的皮肤情况；第二步告知中药熏洗的目的及配合方法、出现不适及时报告、排空二便；第三步核对患者姓名、住院号、熏洗药物、熏洗部位；第四步患者取坐位坐在坐浴架上暴露肛门，注意保暖，泡洗桶套一次性塑料袋，将药液倒入泡洗桶内，加适量的冷水和热水，测水温，调节水温至 43 ~ 46 ℃置于坐浴架下方药热气熏蒸患处 5 ~ 10 min；待药液温度降至 30 ~ 40 ℃时，用药液浸泡患处约 15 min；第五步熏洗过程中定时测水温，询问患者有无不适，观察熏洗处情况和全身情况；第六步熏洗结束后，协助患者用软毛巾擦干皮肤。

## （三）小结

患者先天性动、静脉薄弱，饮食不洁、久坐为主要病因，故以清热利湿、消肿止血为其治护法则。中药以龙胆泻肝汤加减以清利肝经湿热、导热下行，予每天 2 次中药熏洗技术，外用处方：龙胆草 6 g、炒黄芩 9 g、焦山栀 9 g、柴胡 6 g、生地 12 g、泽泻 9 g、当归 12 g、车前子 15 g、甘草 9 g、地榆 12 g，以清热利湿、凉血止血之功。治疗 5 天后患者疼痛评分 1 分，无明显肛门坠胀不适，大便每天 1 次，黄软成形，无便血情况。中药熏洗疗效好。参考国家中医药管理局发布的《中医病证诊断疗效标准》（1994 年出版）疗效评价为显效。（临床痊愈：症状、体征消失或基本消失，积分减少 ≥ 90%；显效：临床症状、体征明显改善，积分减少 ≥ 70%；有效：临床症状、体征均有好转，积分减少 ≥ 30%；无效：临床症状、体征均无明显改善，甚或加重，积分减少不足 30%。）

（衢州市中医医院）

# 第三章　妇科疾病

## 第一节　月经后期（虚寒证）

### 一、引言

月经后期是以月经周期延后 7 天以上，甚至 40 ~ 50 天一行，连续 2 个月经周期以上为主要表现的病证。通过本案例的学习，让大家熟悉月经后期的临床表现，具备识别不同证型月经失调的能力，能正确运用火龙罐综合灸技术，提高临床中医辨证施护能力。

### 二、背景介绍

月经后期，也称经期错后、经迟、经事愆期或经行后期等，具有病程长、复发率高等特点。现代医学中，月经后期属月经失调的范畴。中国育龄女性中月经后期患病率为 12.2%，以青春期及育龄期妇女多见，通常表现为月经错后，可伴有经量过少、腰膝酸软、痛经等症状，严重者可继发闭经或不孕症。随着中国现代化进程和工作节奏的加快，女性面临学习、生活、工作的综合性压力增大，月经后期的患病率呈上升趋势。

目前，现代医学多服用孕激素等药物治疗，但因患者对激素类药物的心理恐惧而无法广泛使用。而中医内外同治月经失调有着显著的优势，众多临床研究也证实了中医治疗疗效确切、副作用小，更易为患者接受。

### 三、临床案例

患者，女，23 岁，学生，未婚，发病节气：处暑。因"月经周期延后半年余，停经 42 天"入院。患者平素性格内向，多思善虑，近期因考研压力大，作息不规律，喜食寒凉生冷。自 2022 年 3 月起出现月经周期延后，35 ~ 40 天一行，伴月经量减少，小腹隐痛。既往月经 6 ~ 7/30 天，经量可，月经初潮 14 岁。末次月经 2022 年 7 月 20 日，2022 年 9 月 1 日月经仍未转，患者至中医经典科就诊，查血绒毛膜促性腺激素：阴性。门诊拟"月经失调（月经后期）"于 2022 年 9 月 1 日收住入院。

1. 既往史。既往体健，否认家族史，否认药物、食物过敏史。

2. 相关检查。T 36.6 ℃，P 78 次 / 分，R 18 次 / 分，BP 96/62 mmHg。血 $\beta$-HCG：< 2 mIU/mL；肿瘤标志物：CA125：15 kU/L，CA199：12 kU/L；抗子宫内膜抗体（−）；

女性性激素检测（一）；子宫B超示：子宫及双附件未见明显异常。

3.望诊：精神稍软，面色白，安静少言，体形偏胖，舌质淡胖，苔薄白。闻诊：心肺无异常，无明显异味。问诊：末次月经量较少，质清稀，色淡红，无血块，伴小腹隐痛，喜温，腰酸，下肢乏力。带下量可，色白，质清稀，无阴痒和异味。纳眠尚可，小便调，大便溏薄，日1次。未婚，否认性生活，无流产史。切诊：脉沉细。

西医诊断：月经失调。

中医诊断：月经后期－虚寒证。

**（一）辨证思路**

1.辨病分析。患者以月经周期延后为主要表现。末次月经量较少，质清稀，色淡红，经行伴小腹隐痛，腰酸，下肢乏力，故属中医之月经后期、西医之月经失调。

2.辨证分析。劳倦思虑过度、过食生冷食物等因素是月经后期的主要病因。

女子劳倦思虑过度，脾胃受损，气血生化不足，加之喜食寒凉生冷之品，机体阳气受损，寒凝血脉，不能温养脏腑，影响冲任，血海不能按时蓄溢，故经期错后，量少；阳虚血失温煦，故经色淡红，质稀；阳虚不能温煦子宫，故小腹隐痛，喜暖喜按；阳虚肾气不足，外府失养，故见腰酸；"肾主骨，脾主肉"，阳虚肾脾气不足，四肢气血失于濡养，故下肢乏力；脾阳不足，运化无权，故大便溏薄；舌淡胖，苔薄白，脉沉细均为虚寒之象。病位在胞宫，与脾、肾、冲任二脉关系密切。综上，本病辨为月经后期之虚寒证。

3.治护法则。月经后期以"温经养血，活血行滞"为治疗原则，本案例为虚寒之证，拟扶阳祛寒调经为主。

**（二）治疗过程及辨证施护**

患者因"月经周期延后半年余，停经42天"就诊于中医经典科门诊，遵医嘱予中药艾附暖宫丸加减5剂口服，隔天1次火龙罐综合灸技术。

1.病情观察。观察患者月经的量、期、色的情况，以及神志、血压变化及其他伴随症状，如带下、胃纳、睡眠及大小便情况。若月经延迟非规律性，应排除早孕。若出现月经异常伴有不明原因腹痛者应及时报告医生，并做好急诊处理准备。

2.辨证施膳。饮食宜清淡、易消化、富含营养，多食奶、蛋、鱼、瘦肉等。血寒者宜食温经活血行滞之品，食疗方可选用如艾叶生姜煮鸡蛋、胶艾炖鸡等。忌食生冷、苦寒、酸涩之品。

3.辨证施教。

（1）起居护理：居室温湿度适宜，经前、经期注意调适寒温，不宜受凉、涉水等；劳逸结合，保持适度的活动和充足睡眠，避免外邪侵袭。经期不宜劳累，严禁房事、游泳、盆浴、阴道用药等。虚寒证者平素应加强锻炼，以增强体质。

（2）情志护理：本病的发生与情志因素有密切关系，应适当锻炼，尽量避免忧思多虑、抑郁不乐等。采用开导法，劝导、安慰、鼓励患者，避免情绪不畅导致经期延后。指导患者采用移情法，选用羽调五行音乐，如《汉宫秋月》等，自我调适情志，保持心情舒畅，情绪稳定。也可鼓励患者多参加娱乐活动，减少不良情绪刺激。

4. 辨证施药。指导患者遵医嘱服药，观察用药后症状缓解情况，并注意服药后的不良反应。（调经药宜在行经前数日开始服用）寒证汤剂宜热服，虚证者以温经养血为主，服药期间嘱患者避免食用寒凉之品，以防伤及阳气。

5. 辨证施术。遵医嘱使用火龙罐综合灸技术，嘱患者取俯卧位。第一步取适量的介质涂抹于臀腰部位，触诊评估明确局部皮肤情况，有无肿块、破损等，检查火龙罐罐口是否光滑，罐体有无破损等。第二步待艾炷燃烧均匀，用手掌腕部测试温度，升温正常，受热均匀，先小鱼际接触患者皮肤，后放火龙罐，从命门处运罐，以旋转手法为主，轻轻辗揉，有助艾灸热力渗透，以微烫而不痛为宜，2～3 min 后热透；顺双侧膀胱经（胃俞、脾俞、肝俞、胆俞、小肠俞、大肠俞、肾俞、膀胱俞）上下来回正反旋转运罐 5～10 次，最后于八髎穴加强行罐（按揉点震）3～5 min。第三步腹部行罐 15～20 min。协助患者转为仰卧位，保持患者舒适度，以神阙为主穴，手测火龙罐口温度，先于神阙处落罐，开始接触腹部时轻轻滑动，待适应该力度后适当增加力度，轻揉行罐至皮肤潮红，按募俞前后配穴法，依次于中脘、关元、天枢、气穴、京门、四满、石门、气海、子宫等穴位行罐，同时应用火龙罐"梅花瓣"在募穴处轻按、点、揉等刺激腹部穴位。在操作过程中，注意调控罐温、施灸量和火候，以患者局部有温热感而无灼痛感为宜。第四步反复此操作直至施术局部皮肤潮红，患者全身放松舒适，微微出汗为佳，但不强求出汗，隔天 1 次。

## （三）小结

患者以劳倦思虑过度、过食寒凉生冷之品为其主要病因，故以扶阳祛寒调经为其治护法则。中药以艾附暖宫丸加减以温补肾气、调补冲任。予隔日 1 次火龙罐综合灸技术，以温通冲任，调补气血，从而使血海如期满溢而致月经来潮。治疗 7 天后患者月经来潮；大便每天 1 次，质软成形，色黄，量可；胃纳可，夜寐宁，患者于 9 月 9 日出院。分别于 2022 年 10 月 10 日、12 月 10 日予电话随访，患者诉在中医传统治疗门诊继续火龙罐综合灸 12 次，每周 1 ~ 2 次，共治疗 3 个月，目前月经周期正常。参考国家中医药管理局发布的《中医病证诊断疗效标准》（1994 年出版）：疗效评价为痊愈。（痊愈：治疗后月经周期恢复到正常水平，并且其他伴随症状基本消失，症状积分减少 ≥ 95%；显效：月经周期接近正常，并且其他伴随症状消失或明显减轻，70% ≤ 症状积分减少 < 95%；有效：月经周期较前改善，并且其他伴随症状较前减轻，30% ≤ 症状积分减少 < 70%；无效：治疗后月经周期无改善，其他伴随症状基本无缓解，积分减少 < 30%。）

（宁波市中医院）

# 第二节　痛经（气滞血瘀证）

## 一、引言

痛经系由情志所伤、六淫为害，导致冲任受阻；或因素体不足，胞宫失于濡养，导致经期或经行前后呈现周期性小腹疼痛的月经病。通过本案例的学习，让大家熟悉痛经的临床表现，具备识别不同证型的能力，能正确运用雷火灸技术，提高临床中医辨证施护能力。

## 二、背景介绍

原发性痛经，属中医学"痛经"范畴，又称"经行腹痛""妇人腹痛"等。本病是妇科常见病症。有关研究表明，原发性痛经发病率较高，其中青少年发病率为56.1%～93.0%，并且呈不断上升趋势。原发性痛经不仅对女性造成生理上的不适，还可诱发心理健康问题。

目前，西医治疗原发性痛经多应用药物，如非甾体类抗炎药是治疗原发性痛经的一线药物，但容易引起恶心、呕吐等不良反应。而中医内外同治痛经有着显著的优势，众多临床研究也证实了中医治疗具有其特色优势，安全有效，更易为患者接受。

## 三、临床案例

患者，女，28岁，银行职员，未婚，发病节气：雨水。因"痛经10余年，加重3年"就诊。患者16岁初潮，30天左右一至，经期5～6天，经量少伴小腹疼痛，近3年经行下腹疼痛进行性加重，经行当日胀痛明显，痛而拒按，持续1～2天，经色暗红，有小血块，血块下后痛略缓解，严重时坐卧不安，热敷无法缓解，需服止痛药，经前伴有乳房胀痛。2022年2月21日就诊于中医科门诊，查子宫附件无异常，门诊诊断为"原发性痛经"。

1. 既往史。既往体健，否认家族史，否认药物、食物过敏史。

2. 相关检查。T 36.8 ℃，P 86次/分，R 18次/分，BP 108/62 mmHg。B超：子宫附件无异常。

3. 望诊：神疲，面色暗黄，唇色微发紫，舌暗苔白腻，舌下脉络明显增粗。闻诊：心肺无异常，口腔无异味。问诊：16岁初潮，30天左右一至，经期5～6天，经量少伴小腹疼痛，近3年经行下腹疼痛进行性加重，经行当日胀痛明显，痛而拒按，持续1～2天，经色暗红，有小血块，血块下后痛略缓解，严重时坐卧不安，热敷无法缓解，需服止痛药，经前伴有乳房胀痛。平素工作繁忙，压力大，偶有口苦咽干，夜寐欠佳，多梦易醒，胃纳可，两便调。切诊：脉弦涩，腹部微凉。

西医诊断：原发性痛经。

中医诊断：痛经 - 气滞血瘀证。

**（一）辨证思路**

1. 辨病分析。患者以月经期小腹胀痛，经量少，色暗并伴有血块为主要表现，故属中医之痛经、西医之原发性痛经。

2. 辨证分析。肾气亏损、气血虚弱、气滞血瘀、寒凝血瘀、湿热瘀阻是痛经的主要病因。

女子以肝为先天，肝藏血，主疏泄。患者工作繁忙、压力大，肝失条达，冲任气血郁滞，经血不利，不通则痛，故经期小腹胀痛，经量少，经行不畅，色暗有血块；血块下后，气血暂通而疼痛略缓解；肝郁气滞，经脉不利，故乳房胀痛；肝郁化热，故偶有口苦咽干，上扰心神，故夜寐欠佳、多梦易醒；气血瘀滞，则舌暗，舌下脉络明显增粗；气郁不利致经脉拘束，则见脉弦涩。病位在冲任、子宫，与肝关系密切。综上，本病辨为痛经之气滞血瘀证。

3. 治护法则。本案例为气滞血瘀之证，以理气行滞、化瘀止痛为主。

**（二）治疗过程及辨证施护**

患者因"痛经 10 余年，加重 3 年"就诊于中医科门诊，经期第一天，小腹胀痛，经量偏少，色暗有块，疼痛评分 4 分，遵医嘱予中药膈下逐瘀汤加减 7 剂口服，雷火灸技术 1 次。

1. 病情观察。观察腹痛的性质、程度、持续时间、伴随症状，以及月经量、色、质的变化，及其他伴随症状。如患者出现疼痛剧烈难忍，坐卧不安，面色苍白，冷汗淋漓，四肢厥冷，血压下降，应立即平卧位，注意保暖，及时采取措施。

2. 辨证施膳。饮食有营养、易消化，避免生冷食物，以免诱发或加重痛经，忌食辛辣刺激性食物及酸性食物，如杨梅、青梅、酸枣等。气滞血瘀证宜食用理气活血的食品，如佛手、胡萝卜，食疗方可选用萝卜丝汤、玫瑰花茶。

3. 辨证施教。

（1）起居护理：居室安静、冷暖适宜，劳逸结合。经期注意卫生，腹痛剧烈者，注意休息，严禁房事。

（2）情志护理：采用开导法，劝导、安慰、鼓励患者，告知思虑过度、肝气郁结易导致气机不畅，加重疼痛，指导患者采用移情法，选用角调五行音乐，如《蓝色多瑙河》

等，自我调适情志，保持心情舒畅，情绪稳定。

4.辨证施药。指导患者避免盲目使用止痛药，坚持周期性治疗。中药汤剂宜温服，观察用药后症状缓解情况。经前可服用益母草膏，以活血化瘀，利于经血排出。

5.辨证施术。

（1）遵医嘱使用雷火灸技术。患者先取俯卧位，灸条距离皮肤2～3 cm（平补平泻法），用横行灸法及螺旋灸法灸腰骶部，包括从腰1到尾骨范围，灸至皮肤发红、深部组织发热为度，施灸时间不少于10 min，在施灸过程中配合使用拉辣式手法，使药效更好地渗透。再雀啄灸肝俞、脾俞、肾俞、命门、腰阳关、八髎穴，每7次为一壮，每穴灸3壮。

（2）灸完腰骶部，患者取仰卧位，对小腹部施灸，从带脉往下至耻骨联合处，同样灸条距离皮肤2～3 cm，用横行灸法及螺旋灸法，灸至皮肤发红、深部组织发热为度，施灸时间不少于10 min，在施灸过程中配合使用拉辣式手法，使药效更好地渗透。再雀啄灸神阙、阴交、气海、关元、子宫穴、三阴交、太冲，每7次为1壮，每穴灸3壮。最后以足十趾冲收功，用雀啄灸法灸3壮。

（3）疗程：月经疼痛期，每天1次，灸1～3天，月经后一周，可灸10天，一般灸1～3个疗程。

### （三）小结

患者以肝郁气滞、气滞血瘀、瘀阻胞宫为其主要病因，故以理气行滞、化瘀止痛为其治护法则。中药膈下逐瘀汤加减以理气行滞、化瘀止痛，予雷火灸技术1次，以行气活血、化瘀止痛。治疗1次后患者疼痛评分2分，经量增加。3个疗程后，经期下腹痛消失，经量增加，色红，无血块，连续3个月经周期疼痛未复发。参考国家中医药管理局发布的《中医病证诊断疗效标准》（1994年出版）：疗效评价为治愈。（治愈：疼痛消失，连续3个月经周期未见复发；好转：疼痛减轻，但不能维持3个月以上；未愈：疼痛未见改善。）

（温岭市中医院）

# 第三节　闭经（气滞血瘀证）

## 一、引言

闭经系女子年逾 16 周岁月经未至，或正常月经周期建立后，又停经 6 个月以上的月经病。前者属于原发性闭经，后者属于继发性闭经。通过本案例的学习，让大家熟悉闭经的临床表现，能正确运用悬灸技术（艾条），提高临床中医辨证施护能力。

## 二、背景介绍

闭经是常见的妇科病症，表现为无月经或月经停止。根据既往有无月经来潮，分为原发性闭经和继发性闭经两类。原发性闭经是指年龄超过 14 岁，第二性征未发育；或者年龄超过 16 岁，第二性征已发育，月经还未来潮。继发性闭经是指月经来潮后停止 6 个月或 3 个周期以上。闭经古称经闭、不月、月事不来、经水不通等。

本病首见于《黄帝内经》。《素问·阴阳别论》曰："二阳之病发心脾，有不得隐曲，女子不月。"《素问·评热病论》曰："月事不来者，胞脉闭也，胞脉者属心而络于胞中，今气上迫肺，心气不得下通，故月事不来也。"《素问·腹中论》载有治疗血枯经闭第一首方剂"四乌贼骨一芦茹丸"。本病以持续性月经停闭为特征，是临床常见病，属于疑难性月经病，病程较长，病机复杂，治愈难度较大。

目前针对继发性闭经病西医主要以激素类药物进行治疗，因其见效快而被广泛应用，但因采用激素治疗，可能出现恶心、头痛、点滴出血等副作用，患者常因畏惧副作用而依从性差，而且复发率较高。中医运用针刺、灸法、中药等内服外用方法，安全有效，更易为患者接受。

## 三、临床案例

患者，女，25 岁，工人，发病节气：秋分。因"闭经半年余"来院门诊就诊。患者 15 岁初潮，开始周期正常，一年前月经 2 ~ 3 个月一潮，量少，半年余前闭经，小腹胀痛，胸满胁痛，嗳气，纳少，腰酸，经黄体酮针注射仍无效，于 2020 年 10 月 6 日来院就医。

1. 既往史。既往体健，否认家族史，否认药物、食物过敏史。

2. 相关检查。T 36.6 ℃，P 78 次 / 分，P 17 次 / 分，BP 105/86 mmHg。

3. 望诊：神疲，面色少华，阴道少量白色黏液，舌紫暗，有瘀点。闻诊：心肺无异常，阴道白色黏液，无异常气味。问诊：平素易怒，烦躁，胸满胁痛，嗳气，纳少，腰酸，二便无殊，父母及姐姐均体健。切诊：小腹胀痛拒按，脉沉弦。

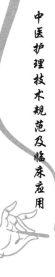

西医诊断：继发性闭经。

中医诊断：闭经－气滞血瘀证。

**（一）辨证思路**

1. 辨病分析。患者15岁初潮，开始周期正常，一年前月经2～3个月一潮，量少，半年余前闭经，小腹胀痛，胸满胁痛，嗳气，纳少，腰酸，故属中医之闭经、西医之继发性闭经。

2. 辨证分析。本病多由于冲任气血失调而致，有虚、实两个方面。虚者由于肝血虚少或肾水不足，导致冲任失养，胞宫无血可下，或饮食劳倦、损伤脾胃而致化源不足，血海空虚，冲任失养，无血可行；实者多因邪气阻隔冲任，或寒邪凝滞，或气滞血瘀，或痰湿阻滞，致冲任不通、胞脉壅塞而经闭。有先天因素，也有后天获得，可由月经不调发展而来，也有因他病致闭经者。

患者肝郁气滞，气滞血瘀，冲任瘀阻，血海不能满溢，故经血停闭不行；肝气不舒，瘀阻胞脉及肝经，故小腹胀痛拒按，胸胁胀痛；肝气不舒，气机不畅，故精神抑郁，烦躁易怒，嗳气太息。舌紫暗，有瘀点，脉沉弦，也为气滞血瘀之证。

3. 治护法则。本案例为气滞血瘀之证，以行气活血、祛瘀通经为主。

**（二）治疗过程及辨证施护**

患者因"闭经半年余"就诊于妇科门诊，遵医嘱予中药乌药汤，艾灸技术，以行气活血、祛瘀通经。

1. 病情观察。观察患者月经的量、期、色的情况，以及神志、血压变化、胃纳、睡眠及大小便情况。若经血量多者，应观察面色和甲床有无苍白，有无活动后心悸等，及时发现和纠正贫血；一旦出现面色苍白、汗出、肢冷、血压下降等症状，应及时报告医生，并做好抢救准备。若月经淋漓不尽或阴道不规则出血者，应嘱随访，以排除妊娠及其他妇科疾病。非规律性月经周期延迟应排除早孕出现。月经异常并有腹痛者应及早就诊。

2. 辨证施膳。饮食宜清淡、易消化、富含营养，多食奶、蛋、鱼、瘦肉等，忌生冷、油腻、煎炸辛辣等。气滞血瘀证者宜食疏肝理气、行气活血食物，如陈皮、柑橘等，忌食油腻酸涩、产气多的食物。

3. 辨证施教。

（1）起居护理：居室温湿度适宜，经前、经期注意调适寒温，不宜受凉、涉水等；劳逸结合保持适度的活动和充足睡眠，避免外邪侵袭；经量多或腹痛重时应卧床休息；

经期不宜劳累，严禁行房事、游泳、盆浴、阴道用药及阴道检查。

（2）情志护理：月经失调与情志相关。应尽量避免情绪激动、暴怒等，平时要调节情绪，指导患者采用移情法，选用角调五行音乐，如《蓝色多瑙河》等，自我调适情志，保持心情舒畅，情绪稳定。

4.辨证施药。中药乌药汤加减，汤剂宜饭后温服，可行气活血、祛瘀通经，服药期间忌辛辣、肥甘厚腻之品。

5.辨证施术。遵医嘱使用艾灸技术，操作方法：安置合适体位，充分暴露施灸部位，注意保护隐私及保暖。点燃艾条，进行施灸。选用温和灸：将点燃的艾条对准施灸部位，选穴：归来、地机、行间、血海。距离皮肤约 2 ~ 3 cm，使患者局部有温热感为宜，每处灸 10 ~ 15 min，至皮肤出现红晕为度，及时将艾灰弹入弯盘，防止灼伤皮肤。施灸过程中询问患者有无不适，观察患者皮肤情况，如有艾灰，用纱布清洁，施灸结束，立即将艾条插入广口瓶，彻底熄灭艾火。协助患者清洁皮肤、穿衣，取舒适卧位。酌情开窗通风，注意保暖，避免吹对流风。隔天 1 次，10 次为 1 个疗程。

（三）小结

患者肝郁气滞，气滞血瘀，冲任瘀阻，血海不能满溢，故经血停闭不行为其主要病因，故以行气活血、祛瘀通经为其治护法则。中药乌药汤加减口服，以行气活血、祛瘀通经。艾灸技术选穴：归来、地机、行间、血海。归来穴属足阳明胃经，具有调经血、利下焦的作用；地机穴属足太阴脾经，具有健脾利湿、调经止带、益气固本、疏经活络的作用；行间穴属足厥阴肝经，具有调理月经、止带下的作用；血海穴属足太阴脾经，具有祛风除湿、舒筋活络、养血活血等作用。隔天 1 次，以行气活血、祛瘀通经。治疗 1 个疗程后患者月经来潮，量少、色暗红；2 个疗程后腹胀痛、胸满胁痛、嗳气纳少、腰酸等症状减轻；3 个疗程后月经正常来潮；继续灸 1 个疗程（避开月经期）以巩固疗效，随访半年，患者月经正常。参考国家中医药管理局发布的《中医病证诊断疗效标准》（1994 年出版）。疗效评价为治愈。（治愈：月经来潮，连续 3 次以上正常行经；好转：月经恢复来潮。但月经周期未正常；未愈：月经仍未来潮。）

（嘉兴市中医医院）

## 第四节　盆腔炎性疾病后遗症（湿热瘀阻证）

### 一、引言

盆腔炎性疾病后遗症主要是由湿热内蕴、气血阻滞，导致湿热与瘀血内结，阻滞冲任、胞宫、胞脉所引起的一种感染性疾病。通过本案例的学习，让大家熟悉盆腔炎性疾病后遗症的临床表现，具备识别不同证型盆腔炎性疾病后遗症的能力，能正确运用超声药物透入技术，提高临床中医辨证施护能力。

### 二、背景介绍

盆腔炎性疾病后遗症，中医古籍无此病名记载，《中国医学百科全书·中医妇科学》在1983年将"盆腔炎"编入，作为中西医通用病名之一。根据其症状特点，与古籍中记载的带下病、妇人腹痛、月经不调、癥瘕、不孕症等相似，是生育期妇女的常见病。既往有急性盆腔炎、阴道炎、不洁性生活史、妇产科手术等病史，通常表现为阵发性不剧烈的下腹疼痛或坠胀痛，痛连腰骶，常在劳累、月经前后及性生活后加重或复发。可伴有低热起伏、易疲劳、月经不调、带下增多、不孕等。严重影响女性的生殖健康。

目前，西医多采用抗生素治疗为主。而中医内外同治盆腔炎性疾病后遗症有着显著的优势，众多临床研究也证实了中医治疗具有其特色优势，安全有效，更易为患者接受。

### 三、临床案例

患者，女，29岁，教师，已婚，发病节气：立春。因"反复下腹痛1月余，再发8天"入院。患者1月余前因"稽留流产"于当地医院行"清宫术"，术后5天患者感下腹部疼痛，阵发性，休息后不能缓解，无肛门坠痛、无畏寒发热等，遂自行前往当地医院予抗炎治疗6天，腹痛缓解。8天前无明显诱因下再次出现下腹痛，较剧烈，在居住地附近诊所予抗炎治疗3天，自觉腹痛缓解。其后时感小腹隐痛，无阴道分泌物异常，无放射痛，无发热，无转移性右下腹痛等不适，门诊拟"盆腔炎性疾病后遗症"于2023年2月22日收治入院。

1. 既往史。既往体健，否认家族史，否认药物、食物过敏史。

2. 相关检查。T 36.9 ℃，P 76次/分，R 20次/分，BP 124/82 mmHg。血常规：未见明显异常。子宫彩超：子宫附件未见明显异常。

3. 望诊：神志清，精神可，面色如常，腹部外形平坦，小腹见一横行8 cm术痕，舌略红，苔黄腻，舌下脉络色暗红。闻诊：心肺无异常，肠鸣音正常。问诊：时感小腹隐痛，疼痛评分2分，纳寐一般，二便调。已婚，剖宫产育有1女7岁，流产1次，配偶健在，女体健，家庭关系和睦。切诊：脉细弦，双侧附件压痛明显，未及明显包块。

西医诊断：盆腔炎性疾病后遗症。

中医诊断：妇人腹痛－湿热瘀阻证。

**（一）辨证思路**

1. 辨病分析。患者反复下腹痛1月余，再发8天为主要表现，双侧附件压痛明显，未及明显包块，故属中医之妇人腹痛、西医之盆腔炎性疾病后遗症。

2. 辨证分析。湿热之邪内侵，阻滞气血，湿热之邪与瘀血相搏结，瘀阻冲任、胞宫、胞脉是盆腔炎性疾病后遗症的主要病因。

经行、产后，血室正开，正气未复，湿热之邪内侵，阻滞气血，导致湿热瘀血内结冲任、胞宫，缠绵日久。湿热之邪与血搏结，瘀阻冲任，血行不畅，故小腹隐痛。舌略红，苔黄腻，舌下脉络色暗红，脉细弦亦为湿热瘀阻之征。四诊合参，本病位在胞宫，为实证，辨病该证属祖国医学"妇人腹痛"湿热瘀阻证范畴。

3. 治护法则。盆腔炎性疾病后遗症以通调冲任气血为治疗原则，本案例为湿热瘀阻之证，以清热祛湿、化瘀止痛为主。

**（二）治疗过程及辨证施护**

患者因"反复下腹痛1月余，再发8天"就诊于妇科门诊，遵医嘱予中药柴枳败酱散加减3剂口服，每天1次超声药物透入技术。

1. 病情观察。观察腹痛部位、性质、程度、发生及持续时间，有无月经，是否有腰酸、发热等伴随症状，观察带下的色、质、量、气味及外阴阴道情况。

2. 辨证施膳。饮食宜清淡易消化且富有营养。勿过食生冷之品，以免损伤脾胃；勿食辛辣、煎炸、油腻之品，以免助湿生热。湿热瘀阻者，宜多食清热利湿健脾之品，如土茯苓赤小豆汤、冬瓜薏苡仁汤等。

3. 辨证施教。

（1）起居护理：居室安静整洁，温湿度适宜。注意休息，避免过劳。经期注意避免涉水和淋雨。指导患者加强个人卫生，注重经期、孕期、产褥期保健，保持外阴部清洁干燥，经期避免性生活。

（2）情志护理：关心、体贴患者，向患者和家属宣教疾病的相关知识，鼓励家属多陪伴患者，给予情感支持。理解患者，耐心倾听患者的诉说，鼓励病友间多沟通交流，消除患者不安和紧张情绪。

4.辨证施药。指导患者避免擅自使用抗生素等,需在医生指导下使用。柴枳败酱散加减,汤剂宜饭后温服。可用具有清热祛湿、化瘀止痛功效的中药局部外敷,注意外敷药物如引起过敏反应时,应即刻停用。

5.辨证施术。遵医嘱使用超声药物透入技术,患者平卧位,第一步暴露治疗部位,清洁治疗部位皮肤。第二步打开电源开关,将2块棉垫片浸入中药液后取出,拧至不滴水为宜,放入超声耦合片内槽中,将超声耦合片贴于双侧子宫穴上,绷带或松紧搭扣固定。第三步启动输出,调节治疗时间30 min,调节电流强度,至患者耐受为宜,每天1次。

## (三)小结

患者以湿热之邪内侵,气血阻滞,湿热之邪与瘀血相搏结,瘀阻冲任,舌下脉络色暗红、西医诊断为盆腔炎性疾病后遗症,中医诊断为妇人腹痛。湿任、胞宫、胞脉为其主要病因,故以清热祛湿、化瘀止痛为其治护法则。中药以柴枳败酱散加减以清热利湿、化瘀止痛,予每天1次超声药物透入技术,以行气活血、化瘀止痛,从而使盆腔达到"通则不痛"的目的。治疗10天后患者下腹痛评分0分,双侧附件压痛不明显,参考《中药新药临床研究指导原则(试行)》(郑筱萸主编,中国医药科技出版社,2002年版):疗效评价为痊愈。(痊愈:治疗后各症状体征消失;显效:治疗后各症状体征明显减轻;有效:治疗后各症状体征有所减轻;无效:治疗后各症状体征无减轻或有加重。)

(宁波市中医院)

# 第五节　产后身痛（外感证）

## 一、引言

妇女在产褥期间，出现肢体、关节、腰、足跟酸楚、麻木，甚至疼痛，中医称为产后身痛。这些症状可以同时出现，亦可以单独存在。如单独出现某一症状，则分别称为产后关节痛、产后腰痛、产后足跟痛。通过本案例的学习，让大家熟悉产后身痛的临床表现，具备识别外感引起产后身痛的能力，能正确运用中药湿热敷技术，提高临床中医辨证施护能力。

## 二、背景介绍

引起产后身痛中医认为是因分娩时用力，出血过多，气血不足，筋脉失养，肾气虚弱，或因产后体虚，再感受风寒，风寒乘虚而入，侵及关节、经络，使气血运行不畅所致。此为妇女生产后常见病症，多在产后 6 ~ 8 周出现，缠绵难愈，可持续数月甚至数年，给患者带来极大的痛苦。

目前，临床常使用解热镇痛药物、激素药物等治疗产后身痛。而中医内外同治产后身痛有着显著的优势，众多临床研究也证实了中医治疗具有其特色优势，不影响哺乳，安全有效，更为患者所接受。

## 三、临床案例

患者，女，28 岁，公司职员，已婚，初产妇，发病节气：冬至。因"产后 4 ＋月，腰痛 2 ＋月，加重 1 周"就诊。患者 4 月前平产分娩 1 女，产程顺利，产时出血500 mL，产后 7 周左右出现全身酸楚不适，尤其腰痛明显，未治疗；每次喂奶空调对着后背吹后加重，热敷后缓解，1 周前淋雨后腰痛加重，热敷后未见明显好转，就诊时腰背痛明显，足跟痛，怕冷，眠浅，夜尿频；红细胞沉降率正常及类风湿因子阴性；腰部 CT 正常。于 2022 年 12 月 22 日门诊就诊。

1. 既往史。既往体健，否认家族史，否认药物、食物过敏史。

2. 相关检查。T 36.6 ℃，P 76 次 / 分，R 18 次 / 分，BP 103/61 mmHg。红细胞沉降率正常，类风湿因子（－）。腰部 CT 正常。

3. 望诊：神疲，面色暗黄，腰部外观正常，皮肤无红肿，舌淡苔白腻。闻诊：心肺无异常。问诊：坐月子时天气热空调对着背部吹，从产后 6 周开始出现怕冷，7 周左右出现全身酸楚不适，尤其腰痛明显，未治疗，入冬后怕冷更明显，每次受凉腰痛加重，热敷后缓解，现疼痛评分 5 分，产时出血多，产后到现在人易疲劳，睡眠差，一觉醒来乳汁流湿衣服，大便正常，小便清稀，晚上起床小便 3 次。已婚，无流产史，4 月前产下一女，哺乳期，配偶及女儿体健。切诊：脉浮紧，腰部及四肢皮肤冰凉，两肾俞穴位置有压痛。

西医诊断：产后腰痛。

中医诊断：产后身痛—外感证。

### （一）辨证思路

1. 辨病分析。患者产后 4 月余，产后 7 周左右出现全身酸楚不适，尤其腰痛明显，故属中医之产后身痛、西医之产后腰痛。

2. 辨证分析。产后出血、阴血亏虚、感受外邪是产后身痛的主要病因。

患者由于产后失血过多，阴血亏虚，四肢百骸空虚失养；因营卫失调，腠理不密，加之产后天气热，空调对着背部吹，感受风寒湿邪，稽留于腰部关节，瘀阻经络不通则痛；风寒湿阻络故受寒而加重，得热而缓解，气血亏虚卫阳不足则怕冷，夜尿多为肾阳不足之表现，舌淡苔白腻，脉浮紧为外感风寒湿之征。病位在腰，与肝、脾、肾脏腑关系密切。综上，本病辨为产后身痛—外感证。

3. 治护法则。本案例以产后气血亏虚感受风寒之证，以养血祛风，散寒除湿为主。

### （二）治疗过程及辨证施护

患者因"产后 4＋月，腰痛 2＋月，加重 1 周"门诊就诊，遵医嘱予独活寄生汤 7 剂内服，每天 2 次中药湿热敷。

1. 病情观察。观察腰部皮肤有无红肿、疼痛评分有无加重，以及其他伴随症状，如寒热、胃纳、睡眠及大小便情况。

2. 辨证施膳。饮食清淡为主，多饮水，避免荤腥油腻之品，避免吃寒凉的食物。风寒之证，食用以养血祛风，散寒除湿食品，食疗方建议可以用薏苡仁、大枣、山药一起煮粥，也可食用生姜赤小豆大枣粥。

3. 辨证施教。

（1）起居护理：室温适宜，哺乳时注意正确喂养姿势，避免受凉及当风而卧，注意保暖，按摩时避免使用蛮力，可以背部晒太阳。

（2）情志护理：采用开导法，劝导、安慰、鼓励患者，避免思虑过度；指导患者采用移情法，选用宫调五行音乐，如《春江花月夜》等；指导患者进行自我调适情志，保持心情舒畅、情绪稳定。

4. 辨证施药。哺乳期指导患者避免擅自使用止痛膏等，需在医生指导下使用。中药独活寄生汤汤剂宜饭后温热服。可用具有养血祛风、散寒除湿的中药局部湿热敷，注意外敷药物如引起过敏反应时，应即刻停用。

5. 辨证施术。遵医嘱使用中药湿热敷技术，患者俯卧位或侧卧位，暴露湿热敷部位，第一步取适量的 38 ～ 43 ℃药液，第二步将纱布浸湿以不滴水为度，第三步用 2 把镊子将纱布平铺在疼痛部位；第四步及时更换敷料或频频淋药液于敷料上，以保持热敷部位的湿度及温度，询问患者的感受，观察皮肤反应，每天 2 次，每次 20 ～ 30 min，7 天为 1 个疗程。

## （三）小结

患者以气血亏虚，感受风寒湿邪为主要病因，故以养血祛风，散寒除湿为其治护法则。中药以独活寄生汤 7 剂内服养血祛风，散寒除湿，予中药湿热敷每天 2 次，从而起到养血祛风、温经散寒、祛湿通络的作用。治疗 1 周后腰部疼痛评分 0 分，腰部皮肤温度正常，无明显足跟痛，怕冷好转，眠浅，夜尿 1 ～ 2 次。参考国家中医药管理局发布的《中医病证诊断疗效标准》（1994 年出版）：腰椎横突综合征的疗效评价为治愈。（治愈：腰痛症状消失，腰部活动自如；好转：腰痛减轻，腰部活动功能基本恢复；未愈：症状未改善。）

（浙江中医药大学附属第二医院）

## 第六节　带下病（湿热下注证）

### 一、引言

带下病是湿热、湿毒，或肝虚、肾虚等所致，以带下明显增多或减少，色、质、气味发生异常，或伴有局部、全身症状为主要表现的病证，又称下白物、流秽物、白沃等。通过本案例的学习，让大家熟悉带下病的临床表现，具备识别不同证型带下病的能力，能正确运用中药阴道灌洗技术，提高临床中医辨证施护能力。

### 二、背景介绍

盆腔炎性疾病是指女性内生殖器官及其周围结缔组织、盆腔腹膜发生的炎症，包括子宫体、卵巢、输卵管炎症，临床特征为腹痛，或伴有发热、带下增多、月经不调等。它是育龄期女性常见的疾病之一，影响4%～12%性活跃的年轻女性，在全球各地的发病率存在很大差异[1]。其范围较广，炎症可局限于某一部位，也可同时累及几个部位。根据盆腔炎的特点，与古籍记载的热入血室、带下病、经病疼痛、妇人腹痛、癥瘕、不孕等病证相似。本病是生育期妇女的常见病，近年来，发病率有上升趋势。

目前，西医对于人乳头瘤病毒（human papilloma virus，HPV）阳性的盆腔炎性疾病治疗主要有干扰素治疗、手术治疗、物理治疗、HPV疫苗预防方法等。西医以消除病毒、破坏病毒宿主细胞为主，而中医则以提高机体或局部微环境的免疫力及抗病毒为主[2]。而中医内外同治带下病有着显著的优势，众多临床研究也证实了中医治疗具有其特色优势，安全有效，更为患者所接受。

### 三、临床案例

患者，女，29岁，公司职员，已婚，发病节气：白露。因"反复带下量多近2月"就诊。患者自述于2022年7月中旬经净后带下量增多，色黄，质黏稠，伴秽臭，平素月经尚规则，7～12/30～37天，量多，伴痛经，有血块。0-0-0-0，末次月经2022年9月5日，量色同前。近一年无生育要求。于2022年9月20日就诊于中医妇科门诊。

1. 既往史。患者既往体健，否认家族史，否认药物、食物过敏史。

2. 相关检查。T 36.8 ℃，P 78次/分，R 18次/分，BP 126/78 mmHg。白带常规：白细胞（＋）清洁度Ⅲ；HPV16（＋）；宫颈TCT（－）。血常规无殊。子宫B超示：宫腔积液，子宫直肠窝积液，前后径约1 cm。妇科检查：外阴（－），阴道畅，宫颈光，子宫前位，无压痛，右附件区轻度压痛，未及明显包块，左附件区未触及包块及压痛。

3. 望诊：形体略胖。白带量多，色黄，黏稠。舌质红，苔黄腻。闻诊：呼吸如常。

气味无殊（汗、二便），口臭，白带有臭味。问诊：胃纳较差，夜寐安，小便黄短，小腹作痛，疼痛评分2分，偶有腰骶部酸胀不适，口苦口腻，阴部瘙痒。切诊：脉滑数。

西医诊断：盆腔炎性疾病。

中医诊断：带下病—湿热下注证。

**（一）辨证思路**

1. 辨病分析。人乳头瘤病毒感染在现代中医学中属于"带下病"的范畴。患者反复带下量多近2月、色黄、质黏稠，有秽臭为主要临床表现，外阴瘙痒，小腹作痛故属中医之带下病范畴、西医之盆腔炎性疾病。

2. 辨证分析。感受湿邪，带脉失约、任脉不固是带下病的主要病因。

患者湿热蕴结于下，损伤任带二脉，故带下量多，色黄、质黏稠，有秽臭，阴痒；湿热蕴结，阻遏气机，则小腹作痛；湿热内盛，阻于中焦，则口苦口腻；湿热蕴于膀胱，则小便黄短；舌红，苔黄腻，脉滑数均为湿热之征。综上，本病辨为带下病之湿热下注证。

3. 治护法则。本案例为湿热下注之证，以清热利湿止带为主。

**（二）治疗过程及辨证施护**

患者因"反复带下量多近2月"就诊于中医妇科门诊，遵医嘱予止带方中药汤剂加减口服，每天中药阴道灌洗1次。

1. 病情观察。评估患者小腹作痛情况，疼痛评分2分；注意观察带下的量、色、质、气味，及其他伴随症状，如阴痒、胃纳、睡眠及大小便情况。

2. 辨证施膳。饮食宜清淡易消化、富有营养，忌食生冷、辛辣、煎炸、油腻之品等刺激性食物，忌食肥甘厚味及甜腻食品，以免留湿生痰。湿热下注证宜食用清热利湿食物如绿豆、冬瓜等，饮绿茶、新鲜果汁等。同时宜食用蛋白质含量丰富的食物如鸡蛋、瘦肉等，以增强体质。食疗方：冬瓜赤小豆汤。

3. 辨证施教。

（1）起居护理：居室宜温湿度适宜。保持外阴清洁，尤其是经期，应保持干燥，每天用中药清洗外阴，勤换内裤。劳逸结合，加强锻炼，增强体质。室内宜通风凉爽，勿久居湿地，以免加重病情。

（2）情志护理：该患者带下病由湿热下注所致，病程迁延，易反复发作，患者易产生抑郁、恼怒等负性情绪。应关心理解患者，耐心与患者沟通，帮助其正确认识疾病，传授疾病相关知识及防护措施，减轻忧虑和压力，使其积极配合治疗。

4. 辨证施药。中药汤剂宜文火久煎。指导患者止带方中药汤剂宜饭后凉服。服药后观察患者有无不良反应。可配合使用中药阴道灌洗。患者外阴局部瘙痒，可用清炎洗剂坐浴，熏洗。忌用刺激性药物或热水清洗外阴。行经期间暂停中药灌洗阴道、坐浴和塞药治疗。

5. 辨证施术。遵医嘱采用中药阴道灌洗。第一步嘱患者排空膀胱，铺一次性卫生垫，取膀胱截石位，放置便盆。第二步将配制的中药灌洗液 500 ~ 1000 mL 倒入灌洗筒，溶液温度为 41 ~ 43 ℃，灌洗筒挂于距床面 60 ~ 70 cm 高处，排去管内空气。第三步戴一次性手套，安置窥阴器充分暴露宫颈，将灌洗头沿阴道侧壁插入至后穹窿处，在阴道内边冲边洗左右上下移动，顺时针或逆时针旋转，按顺序擦洗会阴及阴道穹窿、阴道壁。第四步灌洗液约剩 100 mL，拔出灌洗头，再冲洗外阴部。每天 1 次。

### （三）小结

患者因感受湿邪，带脉失约、任脉不固为其主要病因，故以清热利湿止带为其治护法则。中药以止带方加减以清热利湿止带，予每天 1 次中药灌洗，以起到清热利湿止痒，连续治疗 2 周。月经干净后，2022 年 10 月 15 日复查白带色、量正常，质稀，无异味，白带常规白细胞（－）、清洁度Ⅱ，无小腹作痛及阴痒症状。2023 年 1 月 31 日复查 HPV（－）、宫颈 TCT（－）。参考国家中医药管理局发布的《中医病证诊断疗效标准》（1994 年出版）：疗效评价为治愈。（治愈：阴道分泌物之量、色、气味、质均恢复正常，诸症消失；好转：阴道分泌物之量、色、气味、质及诸症减轻；未愈：带下诸症无变化。）

（杭州市中医院）

# 第四章　儿科疾病

## 第一节　肺炎喘嗽（肺脾气虚证）

### 一、引言

肺炎喘嗽是小儿常见的肺系疾病之一，以发热、咳嗽、气促、痰鸣为主要临床特征。通过本案例的学习，让大家熟悉肺炎喘嗽 – 肺脾气虚证的临床表现，能正确运用天灸技术，提高临床中医辨证施护能力。

### 二、背景介绍

肺炎喘嗽，又称马脾风，好发于冬春季节，占小儿肺炎的 20%，且发病率呈逐年上升趋势。以发热、咳嗽、痰壅、气急、鼻煽为主要症状，重者可见张口抬肩、呼吸困难、面色苍白、口唇青紫等。而中医内外同治肺炎喘嗽有着显著的优势，安全有效，更易为患者接受。

### 三、临床案例

患者，女，8 岁，学生，发病节气：小暑。因"反复咳嗽咳痰 2 月余"入院。其母代诉，患儿咳嗽已有 2 月余，其间曾 2 次住院，均诊断为肺炎，使用抗生素及中药治疗，病情好转出院。但每遇感冒即诱发，反复不愈，现面色少华，神疲乏力，咳嗽有痰，痰多色白，时有低热，动辄汗出，纳差，大便溏。查胸部 X 片示：肺纹理增粗、模糊。于 2022 年 7 月 12 日拟"小儿迁延性肺炎"收住入院。

1. 既往史。平素体虚，否认家族史，否认药物、食物过敏史。

2. 相关检查。T 36.5℃，P 91 次 / 分，R 22 次 / 分，BP 120/70 mmHg，$SPO_2$99%。血常规：白细胞 $10.2 \times 10^9$/L，中性粒细胞 78%，淋巴细胞 22%。胸部 X 片示：肺纹理增粗、模糊。

3. 望诊：神疲，面色少华，舌质淡、苔薄白。闻诊：喉中痰鸣，咳嗽无力。问诊：阵发性咳嗽咳痰，痰多色白，感乏力，时有低热，动辄汗出，纳差，大便溏，小便无殊。父母体健。切诊：脉细。

西医诊断：小儿迁延性肺炎。

中医诊断：肺炎喘嗽 – 肺脾气虚证。

## （一）辨证思路

1. 辨病分析。患者 2 月余来以反复咳嗽咳痰为主要表现，现面色少华、咳嗽无力、伴食欲不振、神疲多汗、大便稀溏，故属中医肺炎喘嗽之肺脾气虚证、西医之小儿肺炎。

2. 辨证分析。先天正气不足，加之后天失养致肺脾气虚，感受外邪而诱发是本病的主要病因。

小儿体质虚弱，感受外邪，首先犯肺，肺为贮痰之器，肺气不降、上逆作咳，故见咳嗽；脾为后天之本，疾病迁延、子病及母，累及于脾，脾虚运化失常，气血生化乏源，机体失养，故见咳嗽无力、面色少华；肺气耗伤太过，正虚未复，余邪留恋，则发热起伏不定，时有低热；肺气虚弱，营卫失和，卫表失固，则动辄汗出；脾为生痰之源，脾虚运化不健，痰湿内生，则致喉中痰鸣，痰多色白，大便溏；舌淡苔薄，脉细均为肺脾气虚之证。病位在肺，与脾关系密切。综上，本病辨为肺炎喘嗽之肺脾气虚证。

3. 治护法则。以补肺健脾、益气化痰为主。

## （二）治疗过程及辨证施护

患者因"反复咳嗽咳痰 2 月余"就诊于儿科门诊，遵医嘱予中药人参五味子汤加减 7 剂口服，2022 年 7 月 16 日入伏，患儿在入伏、中伏、末伏当天各施术 1 次，伏前、伏后各加强 1 次。

1. 病情观察。密切观察患儿生命体征、神色、咳嗽咳痰、气喘、胃纳、夜眠、大便等情况，了解病情转归。若见患儿突发烦躁不安，气喘加剧，口吐粉红色泡沫样痰，冷汗淋漓等，提示左心衰竭，及时报告医生，配合抢救。

2. 辨证施膳。饮食清淡易消化，多饮水，多食新鲜蔬菜水果，避免辛辣刺激、荤腥油腻之品。宜多食用补肺健脾、益气化痰食物，如山药百合粥、薏苡仁粥等。

3. 辨证施教。

（1）起居护理：温湿度适宜，保持病室环境安静、整洁、舒适，空气新鲜，阳光充足，定时通风换气，保证充足睡眠，床单位设床栏，衣被穿盖适宜，出汗时及时更衣。

（2）情志护理：加强巡视，多关心、安慰患儿，减少其恐惧感。可选用商调五行音乐《阳春白雪》，宫调五行音乐《春江花月夜》等，使患儿保持心情舒畅，情绪稳定。

4. 辨证施药。人参五味子汤加减，汤剂宜饭后温服，服药期间忌食萝卜、绿豆等食物，注意观察用药后反应。指导患儿家属避免擅自使用抗生素、退热药物等，需在医生指导下使用。

5.辨证施术。遵医嘱使用天灸技术，取大椎、风门、肺俞、心俞、脾俞、膻中、定喘、关元、气海、足三里等穴位。协助患儿取适宜的体位，充分暴露贴敷部位的皮肤，必要时屏风遮挡。第一步清洁皮肤，观察取穴部位的皮肤，正确选取穴位；第二步将药丸放置在透气敷贴内，厚薄以 0.2 ~ 0.5 cm 为宜；第三步将药物贴敷于穴位上，做好固定，注意局部皮肤情况。

## （三）小结

患者感受外邪后累及于肺脾，病情迁延不愈为主要病因，故以补肺健脾、益气化痰为治护法则。中药以人参五味子汤加减口服。患者入院第 4 天，咳嗽减轻，痰量减少，精神好转，纳食增加，汗少，无发热，舌质淡红，苔薄白，脉细，大便每天 1 次，黄色软便，睡眠时间 8 ~ 9 h；复查血常规白细胞 $8.8 \times 10^9$/L，中性粒细胞 71%，淋巴细胞 35%；第 7 天复查胸片：两肺纹理清晰。患儿出院后继续经天灸治疗，症状缓解，纳食香甜，二便调和，夜眠安宁。半年后随访，患者在季节交替时均无上述症状再发。参考国家中医药管理局发布的《中医病证诊断疗效标准》（1994 年出版）：疗效评价为治愈。（治愈：症状消失，体温正常，肺部啰音消失。X 线复查肺部病灶吸收，血象恢复正常。好转：症状减轻，肺部啰音减少，X 线复查肺部病灶未完全吸收。未愈：症状及体征均无改善，或恶化者。）

（丽水市中医院）

# 第二节 厌食（脾胃气虚证）

## 一、引言

小儿厌食是小儿时期一种常见脾胃病证，临床以较长时间厌恶进食，食量减少，甚者拒食为主要临床表现。通过本案例的学习，让大家熟悉小儿厌食的临床表现，具备识别小儿厌食的能力，能正确运用中医小儿捏脊技术，提高临床中医辨证施护能力。

## 二、背景介绍

小儿厌食为功能性消化不良常见表现类型之一，功能性消化不良（functional dyspepsia，FD）是一组以反复发作的餐后饱胀、早饱、厌食或上腹痛、上腹烧灼感为主要表现的消化道症候群，可伴有反酸、恶心、呕吐、嗳气等不适，症状一般持续至少2个月。以1~6岁为多见，城市儿童发病率较高，发病无明显季节性，但夏季暑湿当令之时，可使症状加重。《中国儿童功能性消化不良诊断和治疗共识（2022版）》中Meta分析显示全球儿童功能性腹痛的总患病率为13.5%，其中FD的患病率为4.5%。研究显示FD对患儿生活质量影响较大，长时间厌食不利于其正常生长发育，使患儿机体免疫能力下降，增加其他疾病的发生率，医疗费用花费较高但获益却普遍较低。

目前，西医根据患儿的症状及其与进餐的关系，选用促动力药、抑酸药，一般疗程2~4周。中药治疗以健脾开胃、消积导滞为主，根据患儿病情适当选用。受小儿自觉性影响，口服药物较为痛苦，加上较长时间使用西药存在一定的毒副反应，难以被家长接受。中医小儿捏脊技术在小儿厌食治疗中应用较多，具有无痛、疗效显著的特点，更易为患儿及家长接受。

## 三、临床案例

患儿，男，4岁，发病节气：立夏。因"食欲不振2月余，加重3天"就诊。患儿2个月前在无明显诱因下出现食欲不振，食量明显减少，3天前症状加重，不思进食，甚则拒食，稍进食后即感腹胀，大便溏薄，日解3次，呈糊状，夜寐欠安，无发热、腹痛、呕吐等不适，于2022年5月16日由家长送至儿科就诊。

1.既往史。既往体健，否认家族史，否认药物、食物过敏史。

2.相关检查。身高95 cm，体重13 kg，T 36.6 ℃，P 96次/分，R 20次/分。血常规：白细胞$4.5 \times 10^9$/L，红细胞$4.36 \times 10^{12}$/L，血红蛋白120 g/L；血电解质：血钾3.8 mmol/L、血钠140 mmol/L；大便常规：颜色黄色，性状糊，隐血试验（-）；腹部超声：未见异常。

3.望诊：神疲，面色少华，形体偏瘦，肢倦乏力，舌淡，苔薄白。闻诊：哭声不响，心肺无异常。问诊：家长强调高营养滋补食物，患儿偏食，平素喜荤食，近日出现不思进食，食后腹胀，食而不化，大便溏薄，夹有不消化食物残渣，小便清长。切诊：脉缓，腹平软，无压痛反跳痛。

西医诊断：功能性消化不良。

中医诊断：小儿厌食－脾胃气虚证。

## （一）辨证思路

1. 辨病分析。患儿近 2 月出现厌食伴食后腹胀，大便溏薄为主要表现，现形体偏瘦，面色少华，食而乏味，不思进食，食后腹胀，大便溏薄，夹有不消化食物残渣，舌淡，苔薄白，脉缓。故属中医之小儿厌食、西医之功能性消化不良。

2. 辨证分析。喂养不当，饮食失节，损伤脾胃之气是小儿厌食的主要病因。

小儿脏腑娇嫩，脾常不足，平素喜荤食，且家长强调高营养滋补食物，喂养不当，饮食失节，超越脾胃正常运化功能，损伤脾胃之气，脾胃虚弱，中气不足，胃纳不开，脾运无力，故食欲不振，食而乏味，食后腹胀；气血精微化生不足，不能滋养全身，故面色少华，肢倦乏力；脾胃气虚，失于运化，故食而不化，大便溏薄，夹有不消化食物残渣；脾胃虚弱，气血化生不足故见舌淡苔薄白；气血亏虚，脉道不充故见脉缓。病位在脾胃，脾失健运，胃失腐熟为主要病机。综上，本病辨为小儿厌食之脾胃气虚证。

3. 治护法则。本案例为脾胃气虚之证，以健脾益气，佐以助运为主。

## （二）治疗过程及辨证施护

患儿因"食欲不振 2 月余，加重 3 天"就诊于儿科，遵医嘱予中药异功散加减 7 剂口服，每天 1 次中医小儿捏脊技术。

1. 病情观察。观察患儿的食欲、面色、精神状况、腹胀、大便情况及其他伴随症状。

2. 辨证施膳。进行合理的饮食宣教，指导家长掌握全面的营养知识，了解小儿均衡营养的重要性，不可片面强调高营养的滋补食品。平时注意正确喂养，不可过分溺爱患儿、恣意投其所好，要纠正不良喂养习惯，避免挑食和偏食。遵循饮食以"胃以喜为补"的原则，现阶段不可强迫进食，需慢慢诱导进食，待食欲增进后，再按需补给。忌生冷、辛辣、油腻之品，可用大枣、山药、莲子各适量加粳米煮粥常食之。脾胃气虚证患儿，食物宜清淡易消化，同时应保证食物的色、香、味、形以刺激患儿食欲，宜少量多餐，循序渐进。食疗方：可用粟米 50 g，鲜山药、新鲜橘皮各 10 g 加适量水，煮粥早晚分食。

3. 辨证施教。

（1）起居护理：适当增加患儿活动量，尤其是户外活动，适量运动和呼吸新鲜空气，可促进食欲。脾胃气虚证患儿要注意不可过劳。

（2）情志护理：创造良好的进餐环境，应在愉悦的氛围中进食，家长切忌在吃饭时训斥患儿，以免形成恶性循环。注意抵触、忿愤等不良情绪会影响患儿的食欲，影响治疗效果，故语言要亲切，态度要和蔼，要因势利导，多给予患儿赞扬和鼓励，引导患儿主动配合治疗。

4. 辨证施药。中药异功散加减，汤剂宜饭前温服。服药期间不宜与萝卜同食，以防降低药物功效。

5. 辨证施术。遵医嘱使用中医小儿捏脊技术，患儿俯卧位，充分暴露后背部，清洁皮肤，第一步，术者站在患儿的侧后方，观察皮肤是否完整无损；第二步，术者双掌相合搓热后，用拇指后位捏脊法，两手拇指伸直，两指端分置于脊柱两侧，固定并顶住患儿长强穴旁的肌肤，将该处皮肤夹持提起，拇指指面向前，两手食、中指前按，腕关节微屈。以两手拇指与食、中指螺纹面将皮肤捏起，并轻轻提捻，然后向前推行移动，向前移动过程中，两手拇指要前推，而食、中指则需交替前按，两者相互配合，从而交替捏提捻动，直线移动前进，直至大椎穴，此为1遍；第三步，如此循环5遍，从第4遍起加用提法，每捏3次提拉一下；对大肠俞、胃俞、脾俞等穴进行着重提拉，加强刺激；每次操作时间5 min，完成后脊背部稍发红，6天为1个疗程。

## （三）小结

患儿以喂养不当、饮食失节、损伤脾胃之气为其主要病因，故以运脾开胃为其治护法则。中药以异功散加减以健脾益气、佐以助运，予每天1次中医小儿捏脊技术，通过对督脉和足太阳膀胱经的刺激，以疏通经络，健脾和胃，行气活血，从而达到健脾助运效果。治疗3天后患儿精神改善，食欲增加，食量逐渐恢复至正常水平，食后无腹胀不适，大便渐成形，每天1～2次，色黄质软，睡眠安，入眠时间大于10 h，参考国家中医药管理局发布的《中医病证诊断疗效标准》（1994年出版），疗效评价为治愈。（治愈：食欲显著增强，食量增加；好转：食欲好转，食量略有增加；未愈：食欲未见改善。）

（温州市中医院）

# 第五章 其他疾病

## 第一节 耳鸣（气滞血瘀证）

### 一、引言

耳鸣是指因脏腑功能失调所致的以自觉耳内鸣响而周围环境中并无相应声源为主要特征的病证。通过本案例的学习，让大家熟悉耳鸣的临床表现，具备识别不同分期耳鸣的能力，能正确运用苇管灸技术，提高临床中医辨证施护能力。

### 二、背景介绍

耳鸣，又称之为脑鸣，国内普通人群中有过耳鸣或正在被耳鸣困扰者约占20%，其中25%病情比较严重，需要医学手段干预，在生活方式日益变化的条件下，耳鸣对身心健康的影响正逐步明显。

目前，西医多采用扩张血管、改善微循环，营养神经，抗焦虑、抑郁药物最为常用。中医内外同治耳鸣安全有效，为患者所接受。

### 三、临床案例

患者，女，48岁，公司职员，已婚，发病节气：立冬。因"右耳中不自主鸣响2月余，伴耳内闭塞感1月余"入院。患者2月余前出现耳中不自主鸣响，未予重视，1月开始出现右耳内闭塞感，遂来院就诊，头颅磁共振检查未见异常，不伴听力下降，门诊诊断为"神经性耳鸣"于2022年12月1日收住入院。

1. 既往史。既往体健，右耳有外伤史，否认家族史，否认药物、食物过敏史。

2. 相关检查。T 36.6 ℃，P 76次/分，R 18次/分，BP 128/68 mmHg。头颅磁共振检查未见异常，听力检查正常。

3. 望诊：精神可，面色紫暗，双耳对称，无红肿胀痛，无耳道流脓，舌紫暗，苔白。闻诊：心肺无异常。问诊：耳内觉"嗡嗡"作响、细如蝉鸣，伴有耳内闭塞感，难以入睡，二便无殊，无畏寒发热，月经夹有血块色暗。切诊：脉弦。

西医诊断：神经性耳鸣。

中医诊断：耳鸣－气滞血瘀证。

#### （一）辨证思路

1. 辨病分析。患者因外伤后出现耳内自觉"嗡嗡"作响、细如蝉鸣，伴有耳内闭塞感，

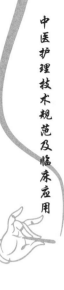

故属中医之耳鸣、西医之神经性耳鸣。

2. 辨证分析。耳部外伤是本患者耳鸣的主要病因。

患者耳部外伤致耳部瘀血停滞，血行不畅，起濡养功能的气血运行失畅无法顺利抵达耳窍，引发耳鸣。血脉通畅与耳鸣发病密切相关，心血通畅、气血充盛则耳聪，若血瘀脉阻则耳中鸣响。耳鸣病史长，面色紫暗，经行色暗有血块为血瘀之象，舌暗红，脉弦。病位在耳，与肝、肾有关，综上，本病辨为耳鸣之气滞血瘀证。

3. 治护法则。本案例为气滞血瘀之证，以活血化瘀、行气通窍为主。

**（二）治疗过程及辨证施护**

患者因"右耳中不自主鸣响 2 月余，伴耳内闭塞感 1 月余"就诊于耳鼻喉科门诊，遵医嘱予中药通窍活血汤加减 7 剂口服，每天 1 次苇管灸治疗。

1. 病情观察。密切观察患者耳鸣程度、伴随症状、舌苔、脉象等情况。若有耳痛耳胀者，应注意观察鼓膜情况及外耳道是否有脓液渗出。观察有无头痛、眩晕等症状及神志、面色、血压等变化。因耳鸣与耳聋在临床上经常同时或先后出现，故要注意观察患者的耳鸣程度，密切监测听力变化，及时治疗，预防听力下降。

2. 辨证施膳。饮食宜清淡、有营养，忌食辛辣、肥厚之品，避免咖啡、浓茶、烟酒等刺激性食物，忌暴饮暴食，以免诱发和加重耳鸣。应多食补益气血、活血化瘀之品，如大枣、人参、山药、红花等，食疗方如参枣汤、归参炖母鸡等。

3. 辨证施教。

（1）起居护理：病室宜整洁安静，空气新鲜，光线柔和，避免噪音刺激。注意劳逸结合，保持心情舒畅，避免过度劳累、紧张，节制房事。常按摩耳部以增强耳部血运。晚上睡觉前可用热水疱脚，或按摩双足涌泉穴，有引火归元的作用，有助于减轻耳鸣症状。鼓励患者置身于声音充实的环境中，主动接触自然界声音或让患者听节奏舒缓的音乐，缓解紧张情绪，从而提高其生活质量。

（2）情志护理：不良的情志刺激可诱发或加重耳鸣。应嘱患者保持心情舒畅，情绪稳定，避免精神刺激及过度恼怒忧郁。鼓励患者多听音乐、读书、看报等，以分散注意力，减轻耳鸣的困扰。

4. 辨证施药。气滞血瘀者中药宜饭后温服，服药期间忌食生冷食物。

5. 辨证施术。遵医嘱使用中医苇管灸技术，操作方法：安置合适体位，充分暴露施灸部位，注意保护隐私及保暖。取苇管灸器口径为 0.4 ~ 0.6 cm，长 5 ~ 6 cm，苇管的一端制作成半个鸭嘴形，另一端苇管周围用胶布缠绕 1 圈，插入患侧耳道内，周围填塞棉花以固定苇管及隔绝空气，将半个花生米大小的一撮细艾绒，放在灸器的半个鸭嘴处，用线香点燃后，施灸时耳部有温热感。灸完 1 壮，再换 1 壮，每次灸 3 ~ 9 壮。灸毕彻底熄灭艾火。协助清洁皮肤、穿衣，取舒适卧位。酌情开窗通风，注意保暖，避免吹对流风。每天 1 次。10 次为一疗程。

### （三）小结

患者耳部外伤致耳部瘀血停滞，血行不畅，起濡养功能的气血运行失畅无法顺利抵达耳窍而引发耳鸣。故以活血化瘀、行气通窍为治护法则。医嘱予中药通窍活血汤加减 7 剂口服，每天 1 次苇管灸治疗，苇管灸以其独特的施灸方法，对耳部疾病有独到的优势，将艾灸的温热感传入耳内，温经通络，连通诸经经脉，引导气血运行，激发阳气，缓解局部症状。第三次就诊时，患者自诉鸣响程度减轻，耳内气流通畅，闭塞感消失，睡眠明显改善。继续予以上述治疗 5 次后，白天基本无耳鸣现象，仅夜间入睡前偶有耳鸣，睡眠可。参考《中医耳鼻咽喉科学》：疗效评价为显效。［痊愈：耳鸣消失，且伴随症状消失，随访 1 个月无复发；显效：耳鸣程度降低 2 个级别以上（包括两个级别）；有效：耳鸣程度降低 1 个级别；无效：耳鸣级别无改变。］

（嘉兴市中医医院）

# 第二节　鼻鼽（肺脾虚证）

## 一、引言

鼻鼽是因禀质特异、邪范鼻窍所致，以阵发性鼻痒，连续喷嚏为特征的疾病。通过本案例的学习，让大家熟悉鼻鼽的临床表现，具备辨证鼻鼽不同分型的能力，能正确运用穴位贴敷技术，提高临床中医辨证施护能力。

## 二、背景介绍

过敏性鼻炎，又被称为变应性鼻炎，中医上属于"鼻鼽"范畴，是指特应性个体，在接触了致敏原后导致的由 IgE 介导的介质释放，并有多种免疫活性细胞及细胞因子等参与的一种鼻黏膜慢性炎症性疾病。以阵发性喷嚏、清水样鼻涕、鼻塞和鼻痒等症状为特征。该病的病程长且反复发作，易并发如哮喘、过敏性皮炎等疾病，还易导致出现严重心理问题（抑郁、焦虑、自杀倾向等），同时给家庭和社会造成不小负担。

中西医对过敏性鼻炎治疗都进行了深入的研究、西医学治疗包括健康宣教、全身或局部使用抗胆碱能药物和糖皮质激素类药物、过敏原免疫疗法和外科手术治疗。中医学以整体观念和辨证论治为治疗理念，具有副作用小、安全性高、临床疗效好和价格低廉等优势。穴位贴敷治疗过敏性鼻炎具有明确临床疗效，还具有调节免疫功能、减少鼻黏膜炎症细胞浸润等作用，并且有使用方便、价廉效优、依从性高和治疗后复发率低等优点。

## 三、临床案例

患者，女，58 岁，家庭主妇，已婚，发病节气：立春。因"反复鼻塞、喷嚏、流清涕 10 余年，加重 3 天"入院。患者有"过敏性鼻炎"病史 10 余年，平素易感，每于天气变化、季节交替时发作，长期服用孟鲁司特钠、氯雷他定及外用"鼻朗"喷鼻。3 天前因气温下降出现鼻塞、鼻痒、流清涕、打喷嚏等症状，自行使用上述药物后无效，遂前来就诊。于 2023 年 2 月 12 日门诊拟"过敏性鼻炎"收住入院。

1. 既往史。既往体健，否认家族史，否认药物、食物过敏史。

2. 相关检查。T 37.3 ℃，P 86 次 / 分，R 22 次 / 分，BP 108/62 mmHg。血常规：嗜酸性粒细胞计数 $4.9 \times 10^9$/L，嗜酸性粒细胞百分比 31%。

3. 望诊：神疲、无力、面色少华，鼻黏膜苍白，下鼻甲肿大，舌淡红、胖大，边缘有齿痕，苔薄白。闻诊：心肺无异常。问诊：鼻塞、鼻痒、喷嚏频发，流清涕，恶风自汗，食少纳呆，大便溏，睡眠一般，小便调。已婚，育有 1 子 1 女，配偶及子女体健。切诊：脉弱。

西医诊断：过敏性鼻炎。

中医诊断：鼻鼽–肺脾虚证。

**（一）辨证思路**

1. 辨病分析。患者反复鼻塞、喷嚏、流清涕10余年为主要表现，平素易感，每于天气变化、季节交替时发作，故属中医之鼻鼽、西医之过敏性鼻炎。

2. 辨证分析。本病的发生，内因多为脏腑功能失调，外因多为感受风寒之邪侵袭鼻窍而致。脏腑功能失调以肺、脾、肾之虚损为主，其病主要在肺，但与脾、肾有密切的关系。

患者由于肺气虚，卫表不固，腠理疏松，风寒乘虚而入，犯及鼻窍，邪正相搏，肺气不得通调，津液停聚，鼻窍壅塞，故见鼻塞、鼻痒、喷嚏连连；且肺气的充实，有赖于脾气的输布，脾气虚弱，可致水湿不运，肺气不足，肺失宣降，津液停聚，湿久凝聚鼻部，故见鼻塞、清涕连连、下鼻甲肿大、黏膜淡白；肺气虚弱，肺卫不固，腠理疏松，故恶风自汗；脾气虚弱，受纳、腐熟、输布之功能失职，则便溏、食少纳呆、少气懒言、四肢倦怠乏力，舌质淡、舌体胖、舌边有齿痕、脉弱无力为肺脾气虚之证。综上，本病辨为鼻鼽之肺脾虚证。

3. 治护法则。本案例为肺脾虚之证，以健脾补肺、宣通鼻窍为治则。

**（二）治疗过程及辨证施护**

患者因"反复鼻塞、喷嚏、流清涕10余年，加重3天"就诊于五官科门诊，遵医嘱予玉屏风散合补中益气汤加减7剂口服，并予穴位贴敷治疗，每天1次，取穴肺俞、脾俞、大椎、天突、风门、足三里，10天为1个疗程，2个疗程之间可暂停2天。

1. 病情观察。观察鼻窍分泌物的量、色、质，鼻窍黏膜色泽以及肿胀等情况，了解发病情况，寻找诱发因素及可能引起过敏的物质，切断过敏原；并注意观察全身伴随症状，如出现支气管哮喘、荨麻疹、喉头水肿时，立即报告医生，配合处理。

2. 辨证施膳。饮食清淡为主，平时少食寒凉、生冷、油腻及辛辣刺激之品，忌食海腥等发物，忌烟、酒。补充健脾补肺之品，食疗方可选用参芪粥、党参大枣汤等。

3. 辨证施教。

（1）起居护理：平时注意锻炼身体，增强免疫能力，防止受凉。注意室内卫生，经常除尘去霉，勤晒被褥；避免过食生冷、油腻、鱼虾海鲜等食物，忌烟及辛辣食物；保持乐观情绪，做好个人防护，减少和避免各种尘埃、花粉的刺激；在寒冷、扬花季节出门须戴口罩；注意观察、寻找诱发因素，若有发现，应尽量避免接触；经常按摩迎香穴，可减少发病次数。

（2）情志护理：关心、安慰患者，采用释疑解惑、说理开导法消除不良情绪，培养患者积极乐观的心态，自我调适情志，保持心情舒畅，情绪稳定。

4. 辨证施药。指导患者中药汤剂宜温服，注意观察用药后患者反应，外敷药物如引起过敏反应时，应即刻停用。

5. 辨证施术。遵医嘱使用穴位贴敷技术，患者取舒适体位，暴露局部皮肤，注意隐私保护及保暖，第一步根据医嘱，采用标准腧穴定位法正确取穴；第二步清洁皮肤，并观察局部皮肤情况；第三步取出事先涂抹好药物的穴位贴膜贴于肺俞、脾俞、大椎、天突、风门、足三里穴位处，贴膜展平粘贴，无折叠。每天1次治疗，每次贴敷时间6~8 h。

## （三）小结

患者肺脾气虚，且感受风寒异气之邪侵袭鼻窍为其主要病因，故以健脾补肺、宣通鼻窍为其治护法则。中药以玉屏风散合补中益气汤加减以健脾补肺、宣通鼻窍，并予每天1次中药穴位贴敷技术，以健脾补肺、发散风寒，从而增强肺脾之气，改善鼻塞、流清涕症状。治疗1个疗程后患者鼻塞、流涕、鼻痒及喷嚏症状好转；胃纳有增，治疗2个疗程后患者鼻塞、流涕、鼻痒及喷嚏症状不明显，稍感畏风，无自汗，胃纳佳，二便调和，舌淡红，苔薄白，脉弱。参考国家中医药管理局发布的《中医病证诊断疗效标准》（1994年出版）：疗效评价为好转。（治愈：症状、体征消失，3个月以上无复发；好转：发作时症状、体征减轻，发作次数减少；未愈：症状与体征无明显改善。）

（湖州市中医院）

# 第三节 急乳蛾（风热外犯证）

## 一、引言

急乳蛾，发病迅急，以咽部疼痛较重，常放射至耳根部，喉核红肿，表面或有黄白脓点，并伴吞咽困难，怕冷、发热、头部疼痛、饮食欠佳、无力、便秘等症状表现、西医学的急性扁桃体炎可参考本病辨证施治。通过本案例的学习，让大家熟悉急乳蛾的临床表现，能正确运用耳咽中药吹粉技术，提高临床中医辨证施护能力。

## 二、背景介绍

急性扁桃体炎中医称之为"急乳蛾"，归属"喉痹"范畴，是临床耳鼻喉科常见病、多发病之一，好发于儿童和青少年，多由细菌或病毒感染引起。通常表现为畏寒、高热、咽痛、扁桃体肿大、充血和吞咽困难等，易出现局部或全身并发症。

目前，西医治疗急性扁桃体炎的主要方法是保守治疗，在急性发作时给予抗菌联合免疫疗法或抗变应性措施的综合药物治疗，缓解期采用局部隐窝灌洗和增强机体免疫功能等保守疗法。针对保守治疗无效的患者，可选择手术治疗。临床实践证明，中医中药的辨证治疗配合外治技术干预，疗效显著、不良反应少，更易为患者接受。

## 三、临床案例

患者，男，27岁，IT职员，发病节气：清明。因"咽喉疼痛，吞咽时加剧，进食困难2天"就诊。患者5天前感冒后出现咽喉部疼痛不适，未引起重视，2天前因通宵玩游戏，夜宵吃烧烤后，次日感咽喉疼痛加剧，痛连耳窍，吞咽不利伴发热，至耳鼻喉科就诊，查体：咽部黏膜充血明显，双扁桃体充血Ⅱ度肿大，表面少量黄白色脓点。于2022年12月17日门诊拟"急性扁桃体炎"收住入院。

1. 既往史。既往体健，否认家族史，否认药物、食物过敏史。

2. 相关检查。T 38.8 ℃，P 92次/分，R 19次/分，BP 113/64 mmHg。血常规：白细胞 $16.2 \times 10^9$/L，中性粒细胞 82.1%；超敏C反应蛋白 56 mg/L。

3. 望诊：急性痛苦面容，咽部黏膜充血明显，双扁桃体充血Ⅱ度肿大，表面少量黄白色脓点，双鼻黏膜稍红，通气欠佳。舌红，苔黄腻。闻诊：心肺无异常，有口气。问诊：咽喉疼痛，吞咽时加剧，痛连耳窍，进食困难伴有发热恶寒，头痛，偶有咳嗽，咳痰黄稠，口苦不欲饮水，纳差，大便通畅。切诊：脉浮数，双颌下可扪及淋巴结肿大，有触痛。

西医诊断：急性扁桃体炎。

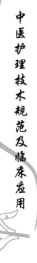

中医诊断：急乳蛾－风热外犯证。

**（一）辨证思路**

1.辨病分析。患者急骤发作，咽痛剧烈，吞咽困难，痛连耳窍，喉核红肿，喉核上有黄白色脓点，全身伴有高热、畏寒、头痛等，属中医急证常见病急乳蛾、西医之急性扁桃体炎。

2.辨证分析。外感风热之邪，炼津为痰，痰火交结于咽喉是急乳蛾的主要病因。

患者因感冒后感咽部不适为诱因，熬夜劳累加饮食不节致热邪经口鼻入侵，风热邪毒搏结于咽喉，蒸灼喉核，气血壅滞，脉络不畅致咽喉疼痛、喉核红肿；病初起，火热不甚，故喉核表面黄色腐物不多；发热、恶寒、头痛、舌质红、苔黄腻、脉浮数为风热在表之征；风热袭肺，宣降失职，故出现咳嗽；综上，本病辨证为急乳蛾之风热外犯证。

3.治护法则。本案例为外感风热之证，以疏风清热、利咽消肿为主。

**（二）治疗过程及辨证施护**

患者因"咽喉疼痛，吞咽时加剧，进食困难2天"就诊于耳鼻喉科门诊，遵医嘱予疏风清热汤加减7剂口服；中医外治技术采用中药粉剂冰硼散耳咽中药吹粉，每天1次。

1.病情观察。观察患者咽喉部充血肿胀、疼痛不适程度和全身症状，观察舌苔、脉象，及时了解病情发展趋势。患者如出现病情变化如疼痛加剧伴呼吸困难等，及时报告医生，配合处理。

2.辨证施膳。饮食宜食清淡、富有营养的流质和半流质饮食，少食多餐，多饮水。多食水果汁和蔬菜汁，忌食辛辣、肥甘厚味、海腥发物。风热外犯证宜食用疏风清热通窍食品，食疗方可选用萝卜汤、蒲公英粥。

3.辨证施教。

（1）起居护理：居室保持整洁卫生，温湿度适宜，防止干燥空气刺激而加重咽部不适。外感风热患者，室温以舒适为宜，避免对流风，服解表药后，避免汗出当风。注意劳逸结合，避免过度疲劳，养成良好的生活习惯，保持口腔清洁。

（2）情志护理：本病易反复发作，发作时出现咽喉疼痛，患者易出现焦虑、恼怒等情绪，应鼓励引导患者，协助其宣泄负面情绪，积极配合治疗。

4.辨证施药。本病多因脏腑蕴热，复感风热邪毒，内外热毒搏结咽喉而为病，故中药以清热为主，宜饭后凉服或微温服用，注意观察用药后的疗效，热退肿消为病退之象；服药后高热烦渴不减，提示热盛动风，应立即报告医生采取救治措施。清热药多属苦寒，易伤脾胃或内伤中阳，应中病即止，年老体弱、脾胃虚寒者慎用，或减量服用。可用清热解毒、利咽消肿的中药含片、滴丸含服，也可用金银花、桔梗、甘草煎水或用内服中药渣再煎之药液，冷却后频频含漱。

5.辨证施术。遵医嘱使用中药吹粉技术，评估患者咽喉部脓液分布情况，确定吹粉部位。取半卧位或坐位，张口、屏气，嘱患者发"啊"音，充分暴露咽部，操作者一手持压舌板压住舌前2/3处，一手握持喷粉器，避开喉口，对准咽部病变处喷入药粉。操作结束，嘱其闭合口腔，半小时内勿进食、漱口，每天1次。

### （三）小结

患者以外感热邪气为其主要病因，故以疏风清热、利咽消肿为其治护法则。内服中药以疏风清热汤加减7剂口服，外治技术采用冰硼散耳咽中药吹粉，每天1次，清咽生津、消肿止痛。治疗3天后，体温37.0 ℃，双侧扁桃体Ⅰ度肿大，患者感咽部疼痛减轻，能进食软食，疼痛评分1分，疗效评价为有效。〔参考国家中医药管理局发布的《中医病证诊断疗效标准》（1994年出版）进行评定。显效，治疗后体温连续正常72 h以上，其他相关症状完全消失，查体示扁桃体基本恢复正常大小，脓性分泌物完全消失，检验血白细胞计数及中性粒细胞比例均恢复；有效，治疗后48 h内体温恢复正常，治疗5天后扁桃体充血肿胀有所减轻，表面脓性分泌物基本消失，检验血白细胞计数或中性粒细胞比例显著改善；无效，治疗3天后仍有反复发热，治疗5天后扁桃体红肿与治疗前对比消退不明显，或表面仍有散在脓性分泌物，检验血白细胞等仍较高。〕

（浙江省中医院）

# 第四节 喉痹（肺胃热盛证）

## 一、引言

喉痹是由外邪侵袭或脏腑虚损致咽喉失养所致的一种炎症性疾病。通过本案例的学习，让大家熟悉喉痹的临床表现，具备识别喉痹不同证型的能力，能正确运用穴位放血技术，提高临床中医辨证施护能力。

## 二、背景介绍

祖国医学将"急性咽炎"归为"喉痹"范畴，是耳鼻喉科常见疾病，临床表现以咽痛、咽干、咽部烧灼感为主，偶尔伴有吞咽困难、发热、头痛、淋巴结肿大等症状。具有发病急骤、发病率较高、发展快等特点，如不能及时得到有效治疗，会引发鼻窦炎、中耳炎以及呼吸道急性炎症的发生，更甚者会造成风湿热、败血症等严重问题。

西医学认为本病的发生与病毒、细菌感染有关，所以在治疗上，一般多使用抗病毒、抗细菌及激素类药物。在治疗喉痹－肺胃热盛证的长期临床观察中发现，穴位放血技术具有快速缓解咽部不适症状，提高患者生活质量、缩短病程、无毒副作用的优势。

## 三、临床案例

患者，男，22岁，公司职员，未婚，发病节气：小暑。因"咽喉疼痛3天，加重1天"就诊。患者平素好饮酒喜食辛辣厚味。3日前淋雨感冒，出现咽喉疼痛不适症状，未多加注意，1天前又饮酒吃辛辣食物，当日咽喉疼痛感明显加重，伴有发热，咽喉梗阻感，于2022年7月12日至耳鼻喉科门诊就诊。

1. 既往史。既往体健，否认家族史，否认药物、食物过敏史。

2. 相关检查。T 38.6℃，P 96次/分，R 18次/分，BP 118/62 mmHg。血常规：白细胞 $10.6 \times 10^9$/L，中性粒细胞78%，淋巴细胞20%，红细胞 $4.37 \times 10^{12}$/L。

3. 望诊：神疲，面色红，喉镜下查见咽部黏膜红赤肿胀明显，喉底有颗粒红肿，有黏性分泌物附着，双侧扁桃体Ⅰ度肿大，充血未化脓，左侧颌下淋巴结稍肿大，舌红，苔黄。闻诊：心肺无异常，口气臭秽。问诊：发热，有汗出，咽部疼痛较剧烈，疼痛评分5分，咽干，口渴喜饮，咽喉部有梗阻感，平素好饮酒喜食辛辣厚味之品，大便燥结，小便短赤。切诊：脉洪数，身热。

西医诊断：急性咽炎。

中医诊断：喉痹－肺胃热盛证。

**（一）辨证思路**

1. 辨病分析。患者3天前淋雨感冒，出现咽喉部疼痛不适，1天前饮酒吃辛辣食物后，咽喉疼痛感明显加重伴发热，咽部梗阻感为主要表现，喉镜下查见咽部黏膜红赤肿胀明显，喉底有颗粒红肿，有黏性分泌物附着，双侧扁桃体Ⅰ度肿大，充血未化脓，左侧颌下淋巴结稍肿大。故属中医之喉痹、西医之急性咽炎。

2. 辨证分析。感受外邪、饮食不节、体虚劳累是喉痹的主要病因。

咽通于胃，喉为肺系，肾经上循喉咙，结于廉泉，故本病与肺、胃、肾等关系密切。患者3天前淋雨感冒，咽喉疼痛不适，未多关注，外邪未解，余邪未清，热盛传里，1天前又饮酒吃辛辣食物，醇酒厚味，过食辛辣，肺胃热盛，邪热搏结，火热蒸灼咽喉，以致咽喉疼痛加剧，咽喉有梗阻感；火热内炽，则发热，口渴喜饮，口气臭秽，大便燥结，小便短赤；舌质红，舌苔黄，脉洪数均为里热之征象。病位在咽喉，与肺、胃脏腑关系密切，病机为火热上灼咽喉。综上，本病辨为喉痹之肺胃热盛证。

3. 治护法则。喉痹以"利咽"为治疗原则，本案例为肺胃热盛之证，以清热解毒、消肿利咽为主。

**（二）治疗过程及辨证施护**

患者因"咽喉疼痛3天，加重1天"就诊于耳鼻喉科门诊，遵医嘱予中药清咽利膈汤加减7剂口服，少商、商阳穴位放血技术，隔天1次。

1. 病情观察。观察患者咽部充血肿胀、疼痛不适程度和全身症状，观察舌象、脉象，及时了解病情发展趋势，注意观察伴随症状，防止并发症的发生。

2. 辨证施膳。多饮水，宜进食清淡富营养、易消化饮食，忌食辛辣、煎炒、肥厚之品，戒烟酒。肺胃热盛证者，宜食清热降火食物，如薄荷粥、豆腐芥菜汤等，也可以金银花煎水代茶饮。

3. 辨证施教。

（1）起居护理：居室保持整洁卫生，温湿度适宜，肺胃热盛者，室温宜稍低，湿度应稍高，防止高温干燥空气刺激而加重咽部不适。注意劳逸结合，避免过度疲劳，养成良好的生活习惯，饭前、饭后漱口，保持口腔清洁。

（2）情志护理：本病常反复发作，发作时出现咽喉燥痒、疼痛，患者易出现焦虑、恼怒等情绪反应，采用开导法，劝导、安慰、鼓励患者，引导患者正确对待疾病，积极配合治疗，消除其负面情绪。

4. 辨证施药。指导患者避免擅自使用抗生素、退热药物等，需在医生指导下使用。

中药清咽利膈汤加减，汤剂宜饭后凉服或微温服，服药后观察病情变化，热退肿消为病退之象，为避免损伤脾胃，应中病即止。可配合使用药物外治法，如金银花、连翘、薄荷、甘草煎汤，或桔梗、甘草、菊花煎汤含漱；冰硼散或锡类散等吹喉；六神丸含服等。

5.辨证施术。遵医嘱使用穴位放血技术，取少商、商阳穴。患者取坐位，先放少商穴，第一步施术者先用拇指、示指从患者示指指跟两侧向指尖推挤几次，常规消毒局部皮肤；第二步施术者左手捏住患者示指，右手持针直刺2～3mm，随即出针，弃入锐器盒内；第三步轻轻从远端向近端挤压，使其自然出血，用无菌干棉签吸取血滴，出血量根据病情和体质而定，以血色由暗红转为鲜红或颜色变浅为度，放血过程中注意观察询问患者有无不适；第四步用无菌干棉签按压针孔片刻。再放商阳穴，方法同前。隔天治疗1次。

### （三）小结

患者外邪未解，余邪未清，热盛传里，又过食辛辣煎炒、醇酒厚味，肺胃热盛，邪热搏结，蒸灼咽喉，发为喉痹，故以清热解毒、消肿利咽为其治护法则。中药以清咽利膈汤加减以泄热解毒、利膈消肿，予隔天1次穴位放血技术。中医认为咽喉为经脉循行交会之处，与肺、大肠与胃关系尤为密切。少商和商阳是手太阴肺经和互为表里的手阳明大肠经的最末穴位和首穴，两穴放血可起到釜底抽薪的作用，采用三棱针点刺放血可清热、解毒、利咽。患者隔日复诊，再行穴位放血1次，治疗3次后症状消失，体温恢复正常，大便每天1次，1周后回访痊愈。参考国家中医药管理局发布的《中医病证诊断疗效标准》（1994年出版）：疗效评价为治愈。（治愈：咽部红肿疼痛，咽部异物感等症状消失；显效：咽部红肿疼痛，咽部异物感等症状明显好转；有效：咽部红肿疼痛，咽部异物感等症状有所改善；未愈：症状、体征无明显改善。）

（浙江中医药大学附属第三医院）

# 第五节 牙宣（胃火上蒸证）

## 一、引言

牙痛是口腔疾患中常见的症状之一。通过本案例的学习，让大家熟悉牙痛的临床表现，具备识别不同牙痛分型的能力，能正确运用皮内针技术，提高临床中医辨证施护能力。

## 二、背景介绍

牙齿疼痛是指牙齿因各种原因引起的疼痛而言，可见于西医学的龋齿、牙髓炎、根尖周围炎和牙本质过敏等。遇冷、热、酸、甜等刺激时牙齿疼痛发作或加重，属中医的"牙宣""骨槽风"范畴。通常表现为牙龈红肿、遇冷热刺激痛、面颊部肿胀等，如果治疗不及时形成脓肿，可能导致治疗时间延长，在一定程度上影响患者正常生活。因此民间常有"牙疼不是病，疼起来要人命"的说法。

目前针对牙龈红肿、疼痛、西医多采用及早、应用足量抗生素，成脓者切开排脓为主要治疗手段。而中医内外同治牙痛有着显著的优势，众多临床研究也证实了中医治疗具有其特色优势，减轻牙痛表现，缩短治疗时间，安全有效，更易为患者接受。

## 三、临床案例

患者，女，42岁，公司职员，已婚，发病节气：雨水。因"牙痛1天"就诊。患者1天前因进食麻辣香锅后夜间开始牙痛发作，伴有局部牙龈红肿、局部温度稍增高，NRS评分4分，予清洁口腔后无明显好转。于2023年2月21日口腔科门诊就诊，诊断为"左牙周炎"，医嘱予埋针治疗，前来中医日间诊疗中心就诊。

1. 既往史。既往体健，否认家族史，否认药物、食物过敏史。

2. 相关检查。T 37.3 ℃，P 96次/分，R 20次/分，BP 118/68 mmHg。血常规：白细胞 $10.6\times10^9$/L，中性粒细胞82%，淋巴细胞18%，红细胞 $4.44\times10^{12}$/L。X线检查：左下2、3牙槽骨轻度吸收。

3. 望诊：神疲，面色红，形体偏胖，左下2、3牙齿处牙龈红肿，大量牙石附着于牙颈部，牙龈萎缩根露，舌红，苔黄。闻诊：心肺无异常，口有臭秽之味。问诊：左下牙疼痛，NRS评分4分，前1日进食麻辣香锅后引发牙痛，平素口味重，伴有口舌干燥，口臭，大便秘结，小便黄。切诊：脉滑数，左下2、3牙龈红肿无波动感，牙齿松动，局部温度稍增高。

西医诊断：牙痛。

中医诊断：牙宣－胃火上蒸证。

**（一）辨证思路**

1.辨病分析。患者进食麻辣香锅后以左下2、3牙齿疼痛伴牙龈红肿为主要表现，故属中医之牙宣、西医之牙痛。

2.辨证分析。脾胃积热、肾气虚衰是牙宣的主要病因。

齿为肾所主，而上下牙床属阳明大肠和胃经所属，齿及齿龈均需气血的濡养。由于患者嗜食辛辣膏粱厚味，辛热伤胃，脾胃积热，火热循经熏蒸牙龈，伤及龈肉脉络，龈肉腐化溢脓渗血，久则肉痿根露，牙齿松动；大便秘结，小便黄，舌红苔黄，脉滑数均为胃腑热盛之象。病位在牙，与肾、脾胃、大肠等脏腑关系密切。综上，本病辨为牙宣之胃火上蒸证。

3.治护法则。本案例为胃火上蒸之证，以清胃泻火、消肿止痛为主。

**（二）治疗过程及辨证施护**

患者因"牙痛1天"就诊于口腔科门诊，遵医嘱予中药清胃散加减7剂口服，隔天1次中医皮内针。

1.病情观察。观察牙龈局部有无红肿疼痛、出血溢脓、局部温度的变化，及其他伴随症状，如寒热、胃纳、睡眠及大小便情况。

2.辨证施膳。饮食清淡为主，多饮水，忌烟酒及辛辣，忌生冷食物。胃火上蒸证宜食用清胃泻火，消肿止痛之品，食疗方可选用绿豆汤、丝瓜萝卜汤等。

3.辨证施教。

（1）起居护理：室温适宜，保持口腔局部清洁，养成早晚刷牙、饭后漱口的良好口腔卫生习惯，及时治疗龋齿、牙周炎等口腔疾患。避免受凉、劳累，适当运动，提高机体免疫力，以免导致感染。正确的刷牙方法为巴氏刷牙法，即竖刷法，可避免横刷造成牙齿磨损。另外，建议选择软毛刷，且刷头宜小，中年患者注意牙缝内的清洁，宜选用清洁的牙线辅助清洁，避免使用未消毒的牙签而引起感染。

（2）情志护理：采用开导法，解除患者不良情绪，使患者心情舒畅、气机条达、气血调和，促进疾病早愈。指导患者采用移情法，选用宫调五行音乐，如《十面埋伏》等，嘱患者自我调适情志，保持心情舒畅，情绪稳定。

4.辨证施药。指导患者避免擅自使用抗生素、止痛药物等，需在医生指导下使用。中药清胃散加减，汤剂宜饭后凉服。可用甲硝唑或氯己定含漱，注意观察用药后疗效。

5.辨证施术。遵医嘱使用皮内针技术，患者坐位或平卧位，第一步选择合谷穴、颊车穴、下关穴进行点按或点揉约 1 min；第二步针刺穴位予以 75% 酒精自上而下、由内到外消毒所选穴位，待干；第三步选取 0.2 mm×0.6 mm 的皮内针，将针尖对准选定穴位，轻轻刺入，并用拇示指腹按压。第四步指导患者对埋针处进行适当的刺激，每天 3～5 次，每穴 1～2 min。

### （三）小结

患者以脾胃积热为其主要病因，故以清胃泻火、消肿止痛为其治护法则。中药以清胃散加减以清胃凉血，予隔天 1 次皮内针技术，以祛风泻火、通络止痛。治疗 5 天后患者牙龈肿痛缓解，NRS 评分 1 分，大便每天 1 次，根据《中医病证诊疗常规》中胃火牙痛疗效判断标准进行判断，疗效评价为显效。（显效：牙龈红肿、牙痛症状消失，开口度正常；有效：牙龈红肿及牙痛症状有好转，开口度明显改善；无效：症状及体征均无明显改善。）

（金华市中医医院）

# 第六节　项痹（风寒湿痹阻证）

## 一、引言

项痹是指因长期低头工作或年老正虚、感受风寒湿邪所致的病症。通过本案例的学习，让大家熟悉项痹的临床表现，具备识别不同证型项痹的能力，能正确运用热敏灸技术，提高临床中医辨证施护能力。

## 二、背景介绍

颈椎病属中医学"项痹"范畴，是中老年常见疾病，高发于 40～50 岁人群，其发病率在成人中占 10%～15%，40 岁以上发病率为 80%。通常表现为颈部疼痛、麻木、酸胀，连及头、肩、上肢，有相应的压痛点伴感觉异常，久之出现颈部僵直，转动不灵，活动受限，上肢乏力，甚至肌肉萎缩，部分患者可有眩晕、头痛、耳鸣、视物模糊等症状，严重影响患者生活。

目前，西医多采用非甾体类抗炎药、神经营养药物进行保守治疗，多用于急性疼痛。中医内外同治项痹有着显著的优势，众多临床研究也证实了中医治疗具有其特色优势，安全有效，更为患者所接受。

## 三、临床案例

患者，男，43 岁，渔民，已婚，发病节气：小雪。因"颈肩部疼痛 1 月余，加重 3 天"入院。患者 1 月余前感受风寒后出现颈项部疼痛，伴肩部及右上肢窜痛，时有头部沉重感，未予重视，3 天前颈肩部疼痛加重伴颈部活动不利，至骨科门诊就诊，查 X 线：颈椎曲度变直，椎间隙、椎间孔变窄。于 2022 年 11 月 25 日门诊拟"颈椎病"收住入院。

1. 既往史。既往体健，否认家族史，否认外伤史，否认药物、食物过敏史。

2. 相关检查。T 36.7 ℃，P 76 次/分，R 18 次/分，BP 118/65 mmHg。X 线：颈椎曲度变直，椎间隙、椎间孔变窄。核磁共振：颈 4-5 椎间盘右侧突出。

3. 望诊：有神，面色红润，形体适中，颈部僵硬，活动不利，舌淡红，苔薄白。闻诊：语音清晰，口中无异味，心肺无异常。问诊：颈项部疼痛，伴肩部及右上肢窜痛，疼痛评分 3 分，遇寒加剧，得热痛减，时感头部沉重感，恶寒畏风，无肢体麻木，无头晕及恶心呕吐不适，纳眠可，二便调和。已婚，育有 1 女，配偶及女儿体健。切诊：脉弦紧，颈部肌肉紧张，局部压痛阳性。

西医诊断：颈椎病。

中医诊断：项痹－风寒湿痹阻证。

## （一）辨证思路

1. 辨病分析。患者以颈项部疼痛，肩部及右上肢窜痛为主要表现，颈部僵硬，活动不利，伴头部沉重感，恶寒畏风，故属中医之项痹、西医之颈椎病。

2. 辨证分析。正虚劳损、感受外邪是项痹的主要病因。

患者常居潮湿之地，又遇气候剧变，以致风寒湿之邪侵袭人体，流注颈部经络，经络痹阻，气血不通，不通则痛，故颈项疼痛，伴肩、右上肢窜痛；风寒湿邪外束肌表，卫阳被郁，故见恶寒畏风；清阳不展，络脉不和，故时有头部沉重感，颈部僵硬，活动不利；舌淡红，苔薄白，脉弦紧为外感风寒湿之邪的表现。病位在颈部筋骨，与脾、肝、肾等脏腑关系密切。综上，本病辨为项痹之风寒湿痹阻证。

3. 治护法则。本案例为风寒湿痹阻之证，以祛风散寒、祛湿通络为主。

## （二）治疗过程及辨证施护

患者因"颈肩部疼痛1月余，加重3天"就诊于骨科门诊，遵医嘱予非甾体类抗炎药口服抗炎止痛治疗，予中药羌活胜湿汤加减7剂口服，每天1次热敏灸。

1. 病情观察。观察疼痛的性质、程度、持续时间，是否向肩部或上肢放射，四肢感觉、活动及各种生理反射情况，有无行走困难或四肢瘫痪等情况，经治疗后上述症状有无改善，有无各种并发症的发生，患者若出现眩晕、肢体麻木、视物模糊、心律失常等症状，应积极抢救。

2. 辨证施膳。饮食宜清淡、易消化、富含营养，适当多食羊肉、胡桃、海参等温性食物及甲鱼、木耳、银耳等滋补肝肾之物，忌食生冷、肥腻、寒性之品，禁烟酒。风寒湿痹阻证者宜食祛风散寒温性的食物，如大豆、羊肉、狗肉、胡椒、花椒等，食疗方可选用附子粥、川乌粥。

3. 辨证施教。

（1）起居护理：环境舒适安静，居室温暖向阳，湿度适宜。注意颈部保暖，防止感受风邪加重病情。保持正确的睡眠姿势，一般以低枕睡眠、仰卧位为佳；睡眠时枕头不宜过高或过低，枕头的位置应放在颈部的后方，以衬托生理前屈度，不宜放在后枕部，以免抬高头部，使颈生理曲度改变。保持颈部良好姿态，不宜多做颈部旋转动作，避免发生昏厥甚至猝死，不做长时间低头的工作，如织毛衣、缝纫、打字等。

（2）情志护理：本病病程长，反复难愈，应向患者耐心解释病情、治疗方案，消除其不必要的忧虑和烦恼，保持情绪稳定，增强防病意识，增强治疗信心。可采用五音疗法，选用《蓝色多瑙河》等角调音乐以疏肝解郁。

4.辨证施药。指导患者遵医嘱使用止痛药物。中药羌活胜湿汤加减，汤剂宜饭后温热服。可用具有祛风散寒、通络止痛功效的中药膏局部外敷，外敷药物如引起过敏反应时，应立即停用。

5.辨证施术。遵医嘱使用热敏灸技术，患者坐位，第一步点燃艾条，距离皮肤 3 cm，在穴位热敏高发部位神庭、风府、大椎、颈夹脊、肺俞、肩井、至阳穴区采用循经往返灸、回旋灸、雀啄灸、温和灸组合手法进行穴位热敏探查，标记热敏穴位。第二步沿督脉风府至至阳穴区段循经往返灸 10 ~ 15 min 以温热局部气血，加强敏化。第三步分别在颈夹脊压痛点、大椎穴、肩井穴压痛点行温和灸，自觉热感透向深部并向四周扩散或自觉项背部有紧、压、酸、胀、痛感，灸至热敏灸感消失。每天 1 次。

## （三）小结

患者以感受风寒湿之邪为其主要病因，故以祛风散寒、祛湿通络为其治护法则。中药以羌活胜湿汤加减以祛风胜湿止痛，予每天 1 次热敏灸技术，以温经散寒，祛湿通络，从而缓解颈肩部疼痛。治疗 1 周后患者颈肩部疼痛消失，无右上肢放射痛，无头部沉重感，无恶寒畏风，参考国家中医药管理局发布的《中医病证诊断疗效标准》（1994 年出版）：疗效评价为治愈。（治愈：原有各型病症消失，肌力正常，颈、肢体功能恢复正常，能参加正常劳动和工作；好转：原有各型症状减轻，颈、肩背疼痛减轻，颈、肢体功能改善；未愈：症状无改善。）

（温岭市中医院）

# 第七节　漏肩风（气滞血瘀证）

## 一、引言

漏肩风是由于正虚劳损、感受外邪等所致的以肩关节酸重、疼痛、运动受限为主要症状的一种慢性退行性疾病。通过本案例的学习，让大家熟悉漏肩风的临床表现，具备识别不同分期漏肩风的能力，能正确运用中药硬膏热贴敷技术，提高临床中医辨证施护的能力。

## 二、背景介绍

肩周炎，又称为漏肩风、肩凝症、冻结肩、五十肩等，属中医学"肩痹"范畴，发病率为 2%～5%，常见于 40～70 岁的中老年人，50 岁左右为高发年龄，女性多于男性。通常表现为单侧或双侧肩部酸痛，并可向颈部和整个上肢放射，日轻夜重，患肢畏风寒、手指麻胀，肩部呈不同程度僵直，手臂上举、外旋、后伸等动作均受限，罹病日久不愈，可导致患肢肌肉萎缩，影响日常生活及活动，降低患者生活质量。

目前，西医多采用口服镇痛消炎药、局部封闭、康复锻炼等治疗手段。中医内外同治漏肩风有着显著优势，众多临床研究也证实了中医治疗的有效性和安全性，患者乐于接受。

## 三、临床案例

患者，女，57 岁，教师，已婚，发病节气：清明。因"右肩部疼痛伴活动不利 1 周"入院。患者 1 周前批改作业后出现右肩关节刺痛，伴右上肢上举受限，昼轻夜重，影响睡眠，于 2022 年 4 月 6 日门诊拟"肩周炎"收住入院。

1. 既往史。既往体健，否认家族史，否认药物、食物过敏史。

2. 相关检查。T 36.8 ℃，P 68 次/分，R 18 次/分，BP 136/82 mmHg。血常规：白细胞 $8.2 \times 10^9$/L，中性粒细胞 55%，淋巴细胞 20%，红细胞 $4.2 \times 10^{12}$/L。右肩正位片：右肩关节各组成骨未见明显骨质破坏征象，关节在位。

3. 望诊：神清，面色少华，右肩部主被动上举、屈伸均受限，舌质暗，苔薄白。闻诊：心肺无异常。问诊：右肩部刺痛，NRS 评分 4 分，手指皮肤感觉正常，夜寐不安，二便正常。配偶及儿子体健。切诊：脉弦，右肩前部压痛阳性，右肩主被动上举、屈伸均受限。

西医诊断：肩周炎。

中医诊断：漏肩风 - 气滞血瘀证。

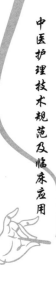

**（一）辨证思路**

1. 辨病分析。患者因长期伏案批改作业，以右肩部刺痛，右肩主被动上举、屈伸均受限为主要临床表现，右肩前部压痛阳性，故属中医之漏肩风、西医之肩周炎。

2. 辨证分析。正虚受损，感受外邪为漏肩风的主要病因。

患者年近六旬，正气亏虚；加上长期劳损外伤，伤及筋脉，致肩部气滞血瘀，不通则痛，故出现肩部刺痛，痛处固定，活动受限；舌质暗、脉弦。病位在肩，病性为实。综上，本病辨为漏肩风之气滞血瘀证。

3. 治护法则。本案例为气滞血瘀之证，以行气活血、祛瘀止痛为主。

**（二）治疗过程及辨证施护**

患者因"右肩部疼痛不适伴上肢活动不利1周"就诊于针灸科收住入院，遵医嘱予桃红四物汤加减口服；中药硬膏热贴敷，每日更换。

1. 病情观察。观察肩部有无疼痛、麻木、酸胀，肩关节活动情况，及其他伴随症状，如乏力、睡眠及大小便情况。

2. 辨证施膳。饮食宜清淡、易消化、富含营养，忌生冷、肥腻、寒性之食品，禁烟酒。气滞血瘀证宜食用行气活血、化瘀解毒的食品，如山楂、白萝卜、木耳等。

3. 辨证施教。

（1）起居护理：居室宜空气清新，环境舒适安静，温湿度适宜。注意肩部保暖，避免久居湿地、淋雨受寒，用温水洗漱，防止感受风邪加重病情。劳逸结合，急性期应卧床休息，缓解期应坚持锻炼。勿提拿重物，避免新的损伤。

（2）情志护理：本病病程长，反复难愈，患者易产生抑郁、焦虑等情绪，采用开导法劝导、安慰、鼓励患者，向患者耐心解释病情、治疗方案，多与患者交流，使其情绪稳定，消除不必要的忧虑和烦恼，保持心情开朗，增强信心。选用羽调五行音乐，如《喜洋洋》《梅花三弄》等；也可选用角调式音乐，如《春江花月夜》《春风得意》等，嘱患者自我调适情志，保持心情舒畅，情绪稳定。

4. 辨证施药。指导患者避免擅自使用止痛药物，需在医生指导下使用。中药方选用桃红四物汤加减方煎剂内服，其中方中桃仁活血祛瘀，红花活血祛瘀、散瘀止痛，当归补血养肝、和血调经，赤芍活血化瘀，川芎入血分为血中之气药，延胡索行气止痛，防风辛散祛风解表，地鳖虫破瘀血、续筋骨，合欢皮活血、消肿、止痛、生肌续骨，没药活血止痛、消肿生肌、散血祛瘀，三七去瘀生新、消肿定痛，焦六神曲健脾和胃，生地黄清热凉血、养阴生津，茯苓利水渗湿健脾，陈皮理气健脾，白术健脾益气、燥湿利水。全方共奏活血化瘀、消肿止痛之功。

5. 辨证施术。遵医嘱使用中药硬膏热贴敷技术。第一步核对医嘱，评估患者，做好解释，嘱排空二便，调节室温。第二步备齐用物，携至床旁。协助患者取舒适卧位，充分暴露贴敷部位，注意保暖及隐私保护。第三步用生理盐水棉球清洁局部皮肤。第四步选择大小合适的膏药，将膏药背面放酒精灯上加温，使之烊化。第五步贴敷前用手背试温，以患者耐受为度，将膏药贴敷在局部皮肤上，轻轻按压一下，用胶布固定。膏药每日更换，两次贴敷之间清洗患处，间隔 1 ~ 2 h 再贴敷，5 ~ 7 天为一疗程。

### （三）小结

患者长期劳损外伤，伤及筋脉为其主要病因，故以行气活血、祛瘀止痛为其治护法则。中药以桃红四物汤加减方煎剂内服，予每天 1 次中药硬膏热贴敷，以活血化瘀、消肿止痛。治疗 7 天后患者右肩部疼痛评分 1 分，肩关节可正常活动，寐安。参考国家中医药管理局发布的《中医病证诊断疗效标准》（1994 年出版）：疗效评价为治愈。（治愈：肩部疼痛消失，肩关节功能完全或基本恢复；好转：肩部疼痛减轻，功能活动改善；未愈：症状无改善或加重。）

（新昌县中医院）

# 第八节　腰腿痛（瘀血阻滞证）

## 一、引言

腰腿痛是以腰部和腿部疼痛为主要临床表现的骨伤科病证。通过本案例的学习，让大家熟悉腰腿痛的临床表现，具备识别不同分期腰腿痛的能力，能正确运用平衡火罐技术，提高临床中医辨证施护能力。

## 二、背景介绍

腰椎间盘突出症俗称腰突症，是骨科常见退行性疾病，具有病程长、易反复发作的特点，患病率高达15.2%，且呈年轻化趋势，中医属"腰腿痛"范畴，中医认为多由风、寒、湿邪侵袭肌表，或跌仆损伤，淤血内停，致使经络痹阻，气血运行不畅，"不通则痛"，由此引发一系列临床症状，表现为腰腿麻木、腰腿痛、下肢放射痛等，严重影响人们的生活质量。

目前，西医多采用消炎止痛药及手术治疗，而中西医内外同治腰腿痛有着显著的优势，众多临床研究也证实了中西医治疗具有其特色优势，安全有效，更易为患者接受。

## 三、临床案例

患者，男，36岁，已婚，技术人员，发病节气：霜降。因"腰部疼痛半月，加重1周"入院。患者半月前因搬运物品不慎腰部扭伤，后经卧床休息，活血止痛膏外用后好转，1周前又出现腰部疼痛，右下肢活动受限，直腿抬高试验65°（＋），站立行走时症状加重，休息后稍缓解，为进一步治疗，来我院就诊，X线报告示：腰4-5椎间盘轻度突出。于2022年10月28日门诊拟"腰椎间盘突出症"收住入院。

1. 既往史。既往体健，否认家族史，否认药物、食物过敏史。

2. 相关检查。T 36.7 ℃，P 67次/分，R 18次/分，BP 115/65 mmHg。MRI报告示：腰4-5椎间盘轻度突出。

3. 望诊：有神，面色如常，形体偏瘦，右下肢活动艰难，转侧不利，舌暗，苔白，舌下脉络瘀曲。闻诊：心肺无异常，说话声高，无气味。问诊：寒热无殊，偶感乏力，腰部感酸痛，NRS评分3分，喜食偏辣食物，胃纳可，大便黄，成形，一天1次，小便色黄，无絮状物，量可，夜寐欠佳。已婚，1女，配偶及子女均体健。切诊：脉弦涩，腰背部压叩痛（＋），痛有定处。

西医诊断：腰椎间盘突出症、腰肌劳损。

中医诊断：腰腿痛－瘀血阻滞证。

### （一）辨证思路

1. 辨病分析。患者半月前因搬运物品不慎腰部扭伤，后经卧床休息，活血止痛膏外用后好转，1 周前又出现腰部疼痛，右下肢活动受限，站立行走时症状加重，休息后稍缓解，痛有定处，转侧不利，俯仰活动艰难，故属中医之腰腿痛、西医之腰椎间盘突出症。

2. 辨证分析。腰部外伤是腰腿痛的主要病因。

患者腰部过度用力，导致损伤筋脉气血，气血运行不畅，壅滞不通，不通则痛，故见腰部疼痛，痛有定处，转侧不利。血流不畅，体内有淤血，故见舌暗，舌下脉络瘀曲。经脉筋经紧急，故见脉弦涩。病位在筋骨，与肝、肾脏腑关系密切。综上，本病辨为腰腿痛之瘀血阻滞证。

3. 治护法则。腰腿痛以"通"为治疗原则，本案例为瘀血阻滞之证，以活血化瘀、通络止痛为主。西医治疗原则以消炎止痛为主。

### （二）治疗过程及辨证施护

患者因"腰部疼痛半月，加重 1 周"收住入院，遵医嘱予中药桃红四物汤加减 7 剂口服，5 天 1 次平衡火罐治疗。

1. 病情观察。观察腰痛部位、疼痛性质、疼痛程度、疼痛时间及其规律性的变化等。实证者腰痛来势凶猛，疼痛较甚，观察局部保暖效果，避免感受风寒致病情加重。

2. 辨证施膳。饮食宜清淡、易消化为主，多食蔬菜水果，选用活血化瘀、消肿止痛的食物，如桃子、香蕉、萝卜、茄子等。

3. 辨证施教。

（1）起居护理：病室环境整洁，温湿度适宜。宜卧硬板床，取仰卧位。患者腰部注意保暖，避免外邪侵袭，阴雨季节或身处潮湿环境中更应注意，不可过度负重、劳累，以免引起疾病的复发。发作期佩戴腰围。

（2）情志护理：急性腰痛者需卧床休息静养，应多关心患者，给予生活上的帮助和精神鼓励，消除其顾虑。

4. 辨证施药。中药汤剂宜温热服，用药期间忌生冷、寒凉食物。疼痛者局部可涂玉龙油、麝香镇痛膏，以止痛消瘀、祛风祛寒。

5. 辨证施术。遵医嘱使用平衡火罐技术，患者取俯卧位，暴露背部皮肤进行操作，总时间 20 min 左右。第一步闪罐：取背部足太阳膀胱经，自上而下，从大杼到关元俞，另一罐自下到上沿足太阳膀胱经，从关元俞到大杼，反复 3 次。第二步揉罐：沿着两侧足太阳膀胱经自上而下，从大杼揉压至关元俞，反复3次。第三步走罐：背部涂抹润滑油，沿督脉和两侧足太阳膀胱经，从大椎向下走至腰阳关，自关元俞由下往上沿两侧足太阳膀胱经走罐至大椎，呈8字形，反复3次。第四步抖罐：沿背部两侧足太阳膀胱经，从大杼快速抖动至关元俞，反复3次。第五步留罐：擦净背部润滑油，将玻璃罐分别留于两侧膀胱经、督脉及阿是穴等。时间10～15min。第六步起罐：右手轻按罐具，向右倾斜，左手示指或拇指按住罐口左侧皮肤，使罐口与皮肤之间形成空隙，空气进入罐内，顺势将罐取下。疗程：5天1次，3次为一疗程。

### （三）小结

患者以腰部外伤为其主要病因，故以活血化瘀、通络止痛为其治护法则。中药以桃红四物汤加减以活血散瘀、养血活血，予平衡火罐技术5天1次、3次为一疗程，以疏通经络、活血止痛、平衡阴阳，从而使患者腰腿疼痛症状缓解。治疗2个疗程后患者自诉腰腿疼痛缓解，NRS评分1分，参考国家中医药管理局发布的《中医病证诊断疗效标准》（1994年出版）：疗效评价为好转。（治愈：腰腿痛消失，直腿抬高70°以上，能恢复原工作；好转：腰腿痛减轻，腰部活动功能改善；未愈：症状、体征无改善。）

（浙江省立同德医院）

# 第九节 腰痹（气滞血瘀证）

## 一、引言

腰痹是由于外伤、劳损或外感风寒等原因侵袭腰部，导致腰部筋膜、肌肉、肌腱和韧带等软组织发生的一种非特异性炎症变化。通过本案例的学习，让大家熟悉腰痹的临床表现，能正确运用中医定向透药技术，提高临床中医辨证施护能力。

## 二、背景介绍

腰背肌筋膜炎，又称之为腰背纤维肌痛综合征、腰背肌疲劳综合征、腰背肌痛征，属中医学"痹证"范畴之"腰部筋伤"，是一种常见的疼痛性疾病，约占肌肉骨骼肌疼痛患者总数的30%～85%，以41～61岁年龄的人常见，以缺少肌肉锻炼和生活环境潮湿寒冷人群为主，通常表现多局部可见疼痛、僵硬、活动受限和软弱无力等症状，一般晨起或受凉时疼痛加重，活动后或遇暖则减轻。如得不到及时治疗，病情迁延不愈，不仅疼痛加重，转化为顽固性疼痛，还伴发情绪暴躁、睡眠障碍等诸多问题，严重影响患者生活质量和加重患者经济负担。

目前，西医多采用西药、超短波、磁疗、频谱仪等配合治疗，以减轻疼痛。而中医则采用手法、药物、练功、针灸、针刀等多种方法综合治疗，有着显著的优势，临床研究也证实了中医治疗具有其特色优势，疗效显著，安全性好，更易为患者接受。

## 三、临床案例

患者，男，45岁，搬运工，已婚，发病节气：清明。因"反复腰背部酸胀痛、活动不利1月，加重3天"入院。患者1月余前劳累后逐渐出现腰背部酸胀疼痛不适，间断发作，呈逐步加重趋势，晨起或受凉时疼痛加重，活动后或遇暖则减轻，伴有起身活动受限；咳嗽、喷嚏时疼痛无明显增加，无双下肢疼痛、麻木不适，无间歇性跛行，经休息后症状未见明显缓解，3天前上述症状加重，影响睡眠，为求进一步治疗，于2023年4月7日门诊以"腰背肌筋膜炎"收住入院。

1. 既往史。既往体健，否认家族史，否认药物、食物过敏史。

2. 相关检查。T 36.6 ℃，P 86次/分，R 18次/分，BP 105/72 mmHg。血常规、CRP、红细胞沉降率均正常。X线：胸腰段椎体轻度后突畸形。

3. 望诊：神疲，面色红润，体型稍肥胖，舌体正常，舌质淡紫，苔薄黄，舌下络脉瘀阻。闻诊：心肺无异常，无口气。问诊：无恶寒发热，无汗出，疼痛评分4分，纳可，睡眠差，二便调顺，无胸闷、腹痛不适，已婚，配偶及儿子体健。切诊：脉弦，腰椎

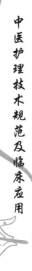

生理曲度存在；腰椎旁肌肉质硬，腰部可触及痛点及条索状硬结，压痛明显，无叩击痛；腰椎活动度稍受限，屈伸、转侧活动时可诱发腰部疼痛；双侧直腿抬高试验及加强试验（－）；双侧"4"字试验（－），仰卧挺腹试验（－），梨状肌紧张试验（－），髋关节过伸过屈试验（－）；双下肢感觉、肌力正常，膝腱、跟腱反射存在，余肢及各关节未见明显异常。

西医诊断：腰背肌筋膜炎。

中医诊断：腰痹－气滞血瘀证。

**（一）辨证思路**

1. 辨病分析。患者以"反复腰背部酸胀痛、活动不利1月，加重3天"为主要表现，腰椎旁肌肉质硬，腰部可触及痛点及条索状硬结，压痛明显；腰椎活动度稍受限，故属中医之腰痹、西医之腰背肌筋膜炎。

2. 辨证分析。劳损及外感风寒是腰痹的主要病因。

腰背肌筋膜炎通常与劳损有关，该患者系搬运工人，长期频繁弯腰劳作形成腰部慢性积累性损伤，肌肉筋膜组织逐渐纤维化，瘢痕形成，故腰部可触及痛点及条索状硬结；经络气血不畅，不通则痛，痛有定处，故腰部压痛明显；晨起受凉时，温度较低，寒则收引，气血凝滞，故疼痛加重，活动后或遇暖则气血畅通，疼痛减轻；夜间阳气内藏，气血运行缓慢，疼痛亦明显。舌质淡紫，苔薄黄，舌下络脉瘀阻，脉弦，均为气滞血瘀之证。病位在腰背，与肝、肾二脏关系密切。综上，本病辨为腰痹之气滞血瘀证。

3. 治护法则。腰痹以"通"为治，本案例为气滞血瘀之证，以活血化瘀、行气止痛为主。

**（二）治疗过程及辨证施护**

患者因"反复腰背部酸胀痛、活动不利1月，加重3天"就诊于骨伤科门诊收住入院，遵医嘱予中药舒筋活血汤加减7剂口服，每天1次中医定向透药技术。

1. 病情观察。观察腰部疼痛的时间、部位、性质、程度、伴随症状和功能障碍、活动受限程度，同时观察体温、脉搏、血压及神色的变化。

2. 辨证施膳。饮食清淡易消化，多食富含纤维素的蔬菜及水果，避免生冷、辛辣、刺激之品，宜进食活血化瘀之品，如黑木耳、海带、山楂、红糖等，食疗方如桃仁粥、川芎羊肉汤等。

3. 辨证施教。

（1）起居护理：室温适宜，指导患者在日常生活与工作中注意腰部保暖，避免风寒湿邪侵袭。患者应注意对腰部的保健，坐硬板凳，宜卧硬板床，应注意腰部的正确姿势，经常变换体位，不可过度负重，避免用力弯腰。

（2）情志护理：了解患者的情绪，采用开导法，劝导、安慰、鼓励患者，避免思虑过度、肝气郁结，保持心情舒畅，情绪稳定。

4.辨证施药。指导患者遵医嘱外用活血止痛膏药，注意观察用药后疗效及皮肤情况；中药服用舒筋活血汤加减，汤剂宜饭后温服。

5.辨证施术。遵医嘱使用中医定向透药技术，第一步，接通电源，开机预热30 min；第二步，将导联电极的插头插入所选择通道的输出插孔内，根据治疗需要调节温度和时间；第三步，患者取合适体位，暴露治疗部位，遵医嘱选择中药制剂，确定穴位或部位，清洁局部皮肤，将被药物浸湿（以湿透不滴为宜）的贴片平整贴于对应穴位或部位上，上面放置电极，用绷带或松紧搭扣固定，防止脱落，按治疗键，调节电流强度，至患者耐受为宜，操作过程中观察询问患者有无不适，及时调整强度；第四步，治疗结束，从患者身上取下电极和贴片，清洁局部皮肤，观察治疗局部皮肤颜色变化，询问有无不适，协助患者穿衣，安置舒适体位，关闭电源，整理床单位及物品，每天1次。

## （三）小结

患者以劳损及外感风寒为其主要病因，故以活血化瘀、行气止痛为其治护法则。中药以舒筋活血汤加减以舒筋活血、行气止痛；予每天1次中医定向透药技术，以活血化瘀、行气止痛，从而使气血、经络畅通，促进无菌性炎性快速吸收。治疗7天后患者腰背无疼痛，疼痛评分0分，腰背肌肉松弛，腰部活动自如，参考国家中医药管理局发布的《中医病证诊断疗效标准》（1994年出版）：疗效评价为治愈。（治愈：腰背部疼痛消失，活动自如，无复发；好转：腰背部疼痛消失，活动时稍有不适；未愈：症状无改善。）

（温州市中医院）

# 第十节　骨痿（肝肾阴虚证）

## 一、引言

绝经后骨质疏松症是绝经后妇女随着卵巢功能减退，雌激素水平显著下降，机体出现骨量进行性丢失的退行性病变。通过本案例的学习，让大家熟悉绝经后骨质疏松症的临床表现，能正确运用五禽戏功法，提高临床中医辨证施护能力。

## 二、背景介绍

绝经后骨质疏松症，属祖国医学"骨痿""骨痹"或"腰背痛"的范畴。绝经之后，女性骨质疏松的发病率明显上升，是男性的 6 ~ 10 倍。绝经 20 年以上发生骨质疏松的概率能够达到 53%，甚至高达 57%。女性在绝经之后容易出现骨质疏松，原因是女性在绝经之后，内分泌功能开始减退，体内的激素水平明显地下降，导致骨骼合成代谢刺激减少，骨密度降低，出现骨质疏松。

目前骨质疏松症的治疗主要以药物为主，常用的抗骨质疏松药物有双磷酸盐类、降钙素类、激素类、甲状旁腺素类似物等，但这些药物发挥抗骨质疏松作用的同时，其药物副作用仍不容小觑。而运动疗法具有积极健康、成本低廉、简便易行、经济有效、易于推广、效果明显且无不良反应等优点，近年来在防治骨质疏松方面越来越受到重视。研究表明，运动过程中肌肉和肌腱相互作用产生应力不但能提高骨密度，增加骨骼强度，维持骨的重建，修复骨骼的微损伤，降低患者骨折风险，还能调节人体的内分泌系统，升高患者雌激素水平，起到防治骨质疏松症的作用。

## 三、临床案例

患者，女，58 岁，农民，已婚，发病节气：秋分。因"停经 12 年，反复腰背酸痛 3 年"就诊。患者于 46 岁停经，3 年始出现腰背疼痛，伴有潮红、潮热症状。患者 2 年前曾因为腰背酸痛在我院行骨密度检查，显示：T 值＜－ 3.5，骨质疏松，患者自行间断服用钙尔奇 D 及保健品等。近期腰背酸胀疼痛加重，膝软无力，3 天前出现视物漂浮物感，口干咽燥，失眠多梦，夜尿 3 ~ 4 次，尿色黄，无关节肿胀，无晨僵，于 2022 年 9 月 23 日至内分泌科门诊就诊。

1. 既往史。既往有高血压病病史 9 年，服用"苯磺酸氨氯地平（压氏达）1#qd"降血压，血压控制不详，否认其他病史，否认药物、食物过敏史。

2. 相关检查。T 37.1 ℃，P 79 次 / 分，R 18 次 / 分，BP 132/94 mmHg。2020 年 9 月 16 日骨密度检查示：T 值＜－ 3.5，骨质疏松。

3. 望诊：神清，精神软，形体消瘦，面色少华，背稍弓，舌红少津，苔薄。闻诊：心肺无异常，无异味。问诊：无恶寒，有潮热，腰背部酸胀，疼痛评分 4 分，膝软无力，下肢时有抽筋，口干咽燥，胃纳差，五心烦热、失眠多梦，大便干，夜尿频，尿色黄。切诊：脉沉细，腹软无殊。

西医诊断：骨质疏松症，高血压病。

中医诊断：骨痿－肝肾阴虚证。

## （一）辨证思路

1. 辨病分析。患者反复腰背疼痛为主要表现，骨密度检查示：T 值 < − 3.5，骨质疏松，故属中医"痿病"范畴、西医之骨质疏松症。

2. 辨证分析。绝经后骨质疏松症的病机以肾虚为根本，脾虚为诱因，肝失疏泄为关键。

肾藏精主骨生髓为先天之本，肝藏血主筋司疏泄为女子之先天，肝肾同源，精血同源，妇女绝经后肾阴不足引起肝之阴血不足，肌筋爪目失所养，而见形体消瘦、视物昏花、筋脉拘急；肝肾阴虚致骨髓生化乏源，髓空骨萎，瘀血阻滞经络，不通则痛引发绝经后妇女出现腰背痛的症状；脑髓、耳失之所养，而见眩晕、不寐、耳鸣；患者久病体虚，以致脾胃虚弱，肝肾亏损，气血阴精亏耗，阴虚则热，故见口干咽燥，五心烦热，潮热盗汗，尿黄、便干，舌红少苔，脉沉细等肝肾阴亏的表现。病位在肾，与肝、脾胃、肾等脏腑关系密切。综上，本病辨为骨痿之肝肾阴虚证。

3. 治护法则。本案例为肝肾阴虚之证，以滋补肝肾、填精壮骨为主。

## （二）治疗过程及辨证施护

患者因"停经 12 年，反复腰背酸痛 3 年"就诊于内分泌科门诊，遵医嘱予左归丸加减，碳酸钙颗粒补钙联合阿法骨化醇软胶囊促进钙吸收；配合健身气功五禽戏锻炼，频率每周 5 ~ 7 天，每次 30 ~ 60 min，强度以心率在 100 ~ 120 次 / 分为度。

1. 病情观察。观察腰背部疼痛的诱因、性质、部位，时间情况，及其他伴随症状，如寒热、胃纳、睡眠及大小便情况。

2. 辨证施膳。多食含钙及蛋白质的食物，多喝牛奶及豆制品。因为牛奶及豆制品含钙较多，鱼、鸡、牛肉蛋白质含量丰富。多食深绿色蔬菜。避免过度吸烟、饮酒，服用过多的咖啡因，应控制服用影响钙吸收的药物或营养物，如含铝的制酸药，长期严格素食或低盐饮食者更应注意钙的补充。肝肾阴虚证宜食用补益肝肾之品，食疗方可选用桑葚牛骨汤、枸杞子羊肾粥。

3.辨证施教。

（1）起居护理：平时注意避免跌倒，以防范骨折的发生，不睡软床，穿合适的鞋子、衣裤。下楼时借助手杖、助步器保持身体平衡。改变体位时动作宜慢，夜间床旁备便器。外出检查、治疗有专人陪伴、搀扶等。适当地多晒太阳，使维生素D合成增加，有利于钙质的吸收。避免暴晒，晒太阳时要保护眼睛。

（2）情志护理：采用开导法，劝导、安慰、鼓励患者，避免思虑过度，肝气郁结；指导患者采用移情法，选用角调五行音乐，如《蓝色多瑙河》等，自我调适情志，保持心情舒畅，情绪稳定。

4.辨证施药。选用具有滋补肝肾、强筋健骨、祛风通络功效的中成药，如六味地黄丸、金天格胶囊等。指导患者应慎用药物，如利尿剂、四环素、异烟肼、抗癌药、泼尼松（强的松）等均可影响骨质的代谢。中药汤剂宜饭后温服，每天1剂，分2次服用。

5.辨证施术。遵医嘱操练健身气功五禽戏，患者站立位，着宽松的衣裤、鞋子大小合适防滑，选择空气清新、大小合适的场所；预备式：起势调息；第一戏虎戏：虎举和虎扑；第二戏鹿戏：鹿抵和鹿奔；第三戏熊戏：熊运和熊晃；第四戏猿戏：猿提和猿摘，第五戏鸟戏：鸟伸和鸟飞；收势：引气归元。练习时全身放松，呼吸均匀，专注意守，动作自然。

## （三）小结

患者为肝肾阴虚之证，以滋补肝肾、填精壮骨为主，医嘱予左归丸加减，碳酸钙颗粒补钙联合阿法骨化醇软胶囊促进钙吸收，配合健身气功五禽戏锻炼，频率每周5~7天，每次30~60 min，强度以心率在100~120次/分为度。以3个月为1疗程，连续2个疗程。治疗3个月后患者腰背酸痛缓解，NRS评分2分，膝软无力缓解，下肢偶有抽筋，胃纳有增，五心烦热、失眠多梦缓解，体重有增。治疗6个月后，腰背酸痛明显缓解，NRS评分1分，复查骨密度示：T值<-2.1，四肢活动自如，胃纳可，夜寐安，二便调。参考国家中医药管理局发布的《中医病证诊断疗效标准》（ZY/，T001.2-94）：疗效评价为治愈。（治愈：肢体活动正常，肌肉丰满，神经系统及实验室检查正常；好转：肢体痿软好转，症状改善，神经系统及实验室检查基本正常；未愈：肢体痿软无改善。）

（金华市中医医院）

# 第十一节　小腿骨骨折（血瘀气滞证）

## 一、引言

小腿骨骨折是临床上常见的创伤疾病，通过本案例的学习，促使大家熟悉小腿骨骨折的临床表现，正确运用中药冷敷技术，起到消肿作用，从而提高临床护理工作人员中医辨证施护的能力，降低骨折及卧床并发症的发生率，减少术前准备及住院时间，同时减轻患者的经济负担。

## 二、背景介绍

小腿骨骨折，属中医学"骨折病"范畴，该部位骨折的发生率较高，约占全身骨折的 8% ~ 10%，病因中以交通伤最为常见，且受伤程度往往较重。通常表现为局部肿胀、疼痛、功能障碍、畸形等，严重者可引起骨筋膜间室综合征的发生，甚至可能因为治疗不及时引起小腿肌肉坏死，致使残疾。总之，小腿骨骨折创伤后肢体肿胀明显，对术中及术后风险影响较大，早期消肿是临床上小腿骨骨折治疗过程中的关键步骤。

目前，临床上西医常用甘露醇、七叶皂苷钠、甘油果糖等药物用于小腿骨骨折血瘀气滞证的消肿，而联合中医内外同治小腿骨骨折有着显著的优势，且得到临床研究证实，中医治疗安全有效，为患者所接受。

## 三、临床案例

患者，女，46 岁，工人，已婚，发病节气：冬至。因"摔伤致左小腿肿痛、活动受限 1 天"入院。患者于 1 天前在路上骑电瓶车时不慎摔伤，致左小腿下段疼痛，程度中等，呈持续性胀痛，被动活动时疼痛加剧，未向他处放射，无牵涉性痛，继而伤处逐渐肿胀，无法站立及负重行走。患者当时未发生昏迷，无头晕头痛，无胸闷气促，无恶心呕吐，无腹痛腰痛，无二便失禁等不适，遂至我院就诊，行 X 线示"左胫腓骨骨折"，为求进一步诊治，急诊于 2023 年 1 月 15 日拟"左胫腓骨骨折"收住入院。

1. 既往史。既往体健，否认家族史，否认药物、食物过敏史。

2. 相关检查。T 37.1 ℃，P 19 次/分，R 18 次/分，BP 131/71 mmHg。X 线示：左胫腓骨骨折；D- 二聚体 1.45 mg/L。

3. 望诊：神志清，痛苦貌，左小腿肿胀明显，舌暗红，苔薄白。闻诊：心肺无异常。问诊：左小腿疼痛明显，疼痛评分 5 分，左小腿活动受限，夜寐安，二便正常。已婚，配偶及子女体健。切诊：左小腿皮温较高，皮温 37.8 ℃，测量小腿腿围 38 cm，局部压痛明显，无波动感，脉弦紧，右小腿肢体未见明显异常，测量小腿腿围 34 cm。

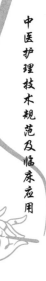

西医诊断：左胫腓骨骨折。

中医诊断：左小腿骨折－血瘀气滞证。

## （一）辨证思路

1.辨病分析。患者左小腿骨折，以肿胀疼痛为主要表现，左小腿局部骨断筋伤，血离筋脉，瘀血停积、血瘀气滞，故局部肿胀、疼痛、活动功能障碍，中医诊断左小腿骨折、西医诊断左胫腓骨骨折。

2.辨证分析。骨断筋伤、血离筋脉、瘀积不散、气血瘀阻不通是骨折肿胀疼痛的主要病因。

中医学认为肢体骨折肢体筋脉受到损伤，从而引起机体气机运行不畅，血溢脉外，离经之血瘀积局部从而导致肢体肿胀的发生，《素问·阴阳应象大论》云"气伤痛，形伤肿"，血瘀气滞乃是肿胀发生的基本病机；"血不利则为水"，气血瘀滞则痰饮水湿停聚，发为肿胀，导致血瘀停滞，气为血之帅，气行则血行，气结则血瘀，气滞则不通，不通则痛，故见肿胀、疼痛。患者因疼痛引起不适而出现痛苦貌，肝气郁结，疏泄失常，气郁不利致经脉拘束，则见弦紧。病位在筋骨，肝应筋，筋与肝合，脾应肉，肉与脾合，肾应骨，骨与肾合，故与肝、脾、肾脏腑关系密切。综上，本病辨为小腿骨骨折－血瘀气滞证。

3.治护法则。本案例为血瘀气滞之证，以活血化瘀、消肿止痛为主。

## （二）治疗过程及辨证施护

患者因"摔伤致左小腿肿痛、活动受限1天"就诊于急诊收住入院，遵医嘱予桃红四物汤加减7剂口服，每天1次中药冷敷技术。

1.病情观察。患肢畸形的程度、活动情况、疼痛程度、皮肤颜色、温度、感觉和足背动脉搏动情况，以及其他伴随症状，如胃纳、睡眠及大小便情况。

2.辨证施膳。饮食宜清淡为主，忌食酸辣，燥热、油腻之品。血瘀气滞证者宜多食黑木耳、金针菇、鲫鱼汤、山楂、桃仁、白萝卜等行气活血之品，少食甜食、土豆等胀气食物。食疗方可选三七当归肉鸽汤、桃仁粥等。

3.辨证施教。

（1）起居护理：室温适宜，骨折早期患者以卧床休息为主，抬高患肢予功能位，采取舒适体位，活动患肢末趾小关节、肌肉等长收缩运动。

（2）情志护理：患者猝然受伤，遭受意外打击，可引起人体的阴阳失调，气血不和，气体受阻，从而不利机体恢复。应做好以下护理：热情接待患者，耐心解释，告知骨折愈合的转归过程，使其树立战胜疾病的信心。语言文明，态度和蔼，讲明骨折与情志的关系，鼓励患者怡情悦志，安心养伤。以现身说法解除患者思想顾虑，积极配合治疗。选用角调五行音乐，如《江南好》等，嘱患者自我调适情志，保持心情舒畅，情绪稳定。

4. 辨证施药：指导患者避免擅自使用消肿、止痛等药物，需在医生指导下使用。中药桃红四物汤加减，汤剂宜饭后温服。可用具有活血化瘀、益气消肿功效的益气活血方中药局部冷敷，注意冷敷药物如引起过敏反应、冻伤时，应立即停用。

5. 辨证施术：遵医嘱使用益气活血方中药局部冷敷。第一步协助患者取合理、舒适体位，垫治疗巾，暴露冷敷部位，触诊评估明确肿胀的部位、皮温等；第二步采用敷料（或其他合适材料）浸取药液，以不滴水为宜，外敷患处，每隔 5 min 重新操作 1 次，持续 20 ~ 30 min（或用塑料薄膜包裹，以保证中药冷敷的湿度；用毛巾盖于塑料薄膜上，保持患处低温），随时观察患者皮肤情况及测量温度，询问有无不适感。此项操作每天 1 次，连续使用 3 天，直至肿胀明显减轻。

### （三）小结

患者以骨断筋伤、血离筋脉为主要病因，故以消肿止痛为其治护法则。中药桃红四物汤加减以行气活血、消肿止痛，予每天 1 次益气活血方中药局部冷敷技术，以消肿止痛，从而使肿胀消退疼痛缓解。治疗 3 天后患者左小腿肿胀基本消退，小腿腿围 35 cm，皮温 37.0 ℃，皮温恢复正常，左小腿疼痛评分 1 分，D- 二聚体 0.65 mg/L，面色如常。依据《中药新药临床研究指导原则（试行）》（郑筱萸主编，中国医药科技出版社，2002 年版）肿胀疗效评价标准为显效，疗效观察症状积分改善率 =［（治疗前积分－治疗后积分）/ 治疗前积分］×100%。（临床痊愈：临床症状、体征消失或基本消失，症状积分改善率 ≥ 95%；显效：临床症状、体征明显改善，症状积分改善率 70% ~ 95%；有效：临床症状、体征均有好转，症状积分改善率 30% ~ 70%；无效：临床症状、体征无明显改善或加重，症状积分改善率小于 30%。）

（绍兴市柯桥区中医医院）

# 第十二节 伤筋病（血瘀气滞证）

## 一、引言

伤筋病（急性踝关节扭挫伤）是指软组织受暴力伤害、外邪侵袭所引起的各种损伤，是骨伤科常见病证。通过本案例的学习，让大家熟悉伤筋病的临床表现，具备识别不同证型伤筋病的能力，能正确运用中药涂擦技术，提高临床中医辨证施护能力。

## 二、背景介绍

急性踝关节扭挫伤，属中医学"伤筋病"范畴之"血瘀气滞证"。临床上分内翻扭伤和外翻扭伤两类，以前者多见。血瘀气滞证伤筋病（急性踝关节扭伤）损伤，临床上主要症状是踝关节疼痛，活动时加剧，局部明显肿胀及皮下瘀斑，关节活动受限。

在治疗方面，西医对踝关节急性损伤通常采用保守治疗。治疗原则分别为休息、冰敷、加压和抬高患肢，增加早期无痛状态下的部分负重行走锻炼。中医对踝关节扭伤的治疗主要以松解肌肉、疏通经络、理筋整复、消肿镇痛及促进功能恢复为主。治疗的方药组成多以通经活络、活血化瘀、消肿止痛为主。

## 三、临床案例

患者，男，54岁，自由职业，已婚，发病节气：谷雨。因"右踝关节疼痛、肿胀、活动受限2小时"入院。患者2 h前，因下楼时不慎踩空而致右侧外踝部扭伤。患者外踝前下方肿胀、青紫疼痛，按之痛甚，关节屈曲不利，行走不便，无右下肢体无力、发麻，无发热、咳嗽，无心慌气短，查体：右下肢无畸形，踝关节肿胀，局部皮肤有瘀斑，皮温稍高，外踝压痛，踝关节活动受限，未触及骨擦感，末梢血运，感觉良好，足内翻试验（＋），右下肢肌力、肌张力正常，膝髋关节活动未见异常，余肢体亦未见异常。于2022年11月16日就诊收住入院。

1. 既往史。既往体健，否认家族史，否认药物、食物过敏史。

2. 相关检查。T 38.6 ℃，P 96次/分，R 18次/分，BP 108/62 mmHg。X线示：踝关节无骨折及明显脱位，内、外踝处可有小骨片撕脱。

3. 望诊：神疲，面色红，外踝前下方肿胀、青紫，关节屈曲不利，行走不便，舌暗红，苔黄。闻诊：心肺无异常。问诊：外踝前下方肿胀、疼痛，按之痛甚，NRS评分4分。切诊：脉弦，右踝关节皮温稍高，外踝压痛，踝关节活动受限，未触及骨擦感，末梢血运，感觉良好。

西医诊断：急性踝关节扭伤。

中医诊断：伤筋病－血瘀气滞证。

**（一）辨证思路**

1.辨病分析。患者2 h前因下楼时不慎踩空而致右侧外踝部扭伤，以右踝关节疼痛、肿胀、活动受限为主要表现，属中医之伤筋病、西医之急性踝关节扭伤。

2.辨证分析。急性踝关节扭伤的发生与下楼时不慎踩空有关。患者外踝前下方肿胀、青紫、局部皮肤有瘀斑，局部脉络损伤，血溢脉外故见瘀斑疼痛，皮温稍高，按之痛甚，关节屈曲不利，行走不便，踝关节活动受限，未触及骨擦感。气血运行不畅，气滞血瘀，不通则痛，故疼痛，舌红边瘀点，脉弦，病属中医伤筋病，证属气滞血瘀。本病病位在踝部筋络，病机是筋络不通。

3.治护法则。舒筋活络、消肿止痛为主。

**（二）治疗过程及辨证施护**

患者因"右踝关节疼痛、肿胀、活动受限2小时"入院，遵医嘱予休息、冰敷、抬高患肢，桃红四物汤加味口服，每天2次涂擦活血通络中药擦剂。

1.病情观察。注意观察踝部肿胀及足趾端血运。

2.辨证施膳。宜进食行气活血化瘀的食物，如山楂、小蓟、姜黄等。饮食清淡为主，多饮水，避免辛辣之品，食疗方可选用萝卜丝汤、丝瓜百合汤。

3.辨证施教。宜抬高患肢制动，踝关节外固定，瘀肿严重者局部冷敷，忌手法按摩。

4.辨证施药。给中药桃红四物汤加减，汤剂宜饭后温服。

5.辨证施术。遵医嘱使用中药涂擦技术，患者坐位或卧位，患处铺治疗巾用生理盐水棉球清洁皮肤并观察局部皮肤情况。将中药制剂用镊子夹棉球蘸取药物涂擦，干湿度适宜，以不滴水为度，均匀涂抹于患处或涂抹于纱布外敷于患处，范围超出患处1～2 cm为宜。选择适当的敷料覆盖并固定。涂擦过程中随时询问患者有无不适。操作完毕，协助患者着衣，安排舒适体位。每天2次。

**（三）小结**

患者以踝部筋络不通为主要病机。故以舒筋活络、消肿止痛为其治护法则。中药以桃红四物汤加减以达到清热、利气、活血化瘀止痛之功效，予每天2次中药涂擦技术，活血通络擦剂以姜黄、大黄、黄柏、苍术、厚朴、陈皮、甘草、白芷、生天南星、天花粉等中药组方，以达到活血祛瘀、消肿止痛之功效。治疗3天后患者右踝关节疼痛、肿胀消退，疼痛评分2分，参考国家中医药管理局发布的《中医病证诊断疗效标准》（1994年出版）：疗效评价为好转。（治愈：踝关节肿痛消失，关节稳定，踝关节活

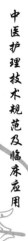

动功能正常；好转：踝关节疼痛减轻，轻度肿胀或皮下瘀斑，关节欠稳，步行欠力，酸痛；未愈：踝关节疼痛无改善，关节不稳定，活动受限。）

（衢州市中医医院）

# 参考文献

［1］裘秀月，刘建军．中医临床护理学［M］．新世纪第4版．北京：中国中医药出版社，2021．

［2］梁繁荣，王华．针灸学［M］．新世纪第5版．北京：中国中医药出版社，2021．

［3］范炳华．推拿优势病种诊疗技术［M］．北京：中国中医药出版社，2012．

［4］徐桂华，胡慧．中医护理学基础［M］．新世纪第4版．北京：中国中医药出版社，2021．

［5］吴勉华，石岩．中医内科学［M］．新世纪第5版．北京：中国中医药出版社，2021．

［6］王富春，岳增辉．刺法灸法学［M］．新世纪第5版．北京：中国中医药出版社，2021．

［7］邓尚平．中医护理适宜技术［M］．重庆：重庆大学出版社，2022．

［8］奉新英．基层中医适宜技术60项规范化操作指引［M］．广州：广东科技出版社，2022．

［9］国家中医药管理局医政司．护理人员中医技术使用手册［M］．北京：中国中医药出版社，2015．

［10］何清湖．中西医结合外科学［M］．新世纪第4版．北京：中国中医药出版社，2021．

［11］郭义．中医刺络放血疗法［M］．北京：中国中医药出版社，2013．

［12］杨明．中医香疗学［M］．北京：中国中医药出版社，2018．

［13］王之虹．推拿手法学［M］．北京：人民卫生出版社，2006．

［14］黄桂成，王拥军．中医骨伤科学［M］．新世纪第5版．北京：中国中医药出版社，2021．

［15］钟枢才．杵针学［M］．北京：中国中医药出版社，2006．

［16］阮岩，田理．中医耳鼻咽喉科学［M］．3版．北京：人民卫生出版社，2022．

［17］张心曙，凌昌全，周庆辉．实用腕踝针疗法［M］．北京：人民卫生出版社，

2002.

  ［18］芦玥. 蜡疗［M］. 北京：科学出版社，2014.

  ［19］国家体育总局健身气功管理中心. 健身气功·五禽戏［M］. 北京：人民体育出版社，2018.

  ［20］国家体育总局健身气功管理中心. 健身气功·六字诀［M］. 北京：人民体育出版社，2021.

  ［21］国家中医药管理局医政司. 中医病证诊断疗效标准［S］. 北京：中国中医药出版社，2023.